U0276743

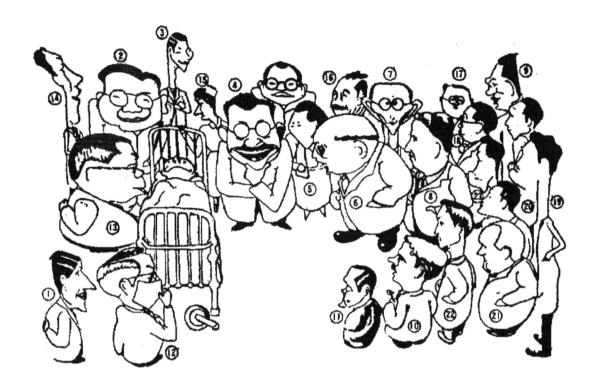

　　源于 20 世纪 20 年代、传承至今的内科大查房，始终是北京协和医院内科临床、教学工作的亮点。上图为北京协和医学院 1940 级学生林俊卿所做，以漫画形式描绘了当年内科大巡诊的壮观场面。

内　　　科：①朱宪彝　　②刘士豪　　⑤郁采蘩　　⑥斯乃博　　⑦诸福棠
　　　　　　⑫董承琅　　⑬钟惠澜　　⑭张光璧　　⑮美籍护士长　⑱王叔咸
　　　　　　⑳王季午　　㉑阿斯布兰德　㉒卞万年　　㉓邓家栋

皮　肤　科：③李洪迥　　④傅瑞思

放　射　科：⑨谢志光　　⑰许建良

病　理　科：㉔秦光煜

神经精神科：⑩希　尔　　⑯魏毓麟

寄 生 虫 科：⑪许雨阶

儿　　　科：⑧麦考里　　⑲范　权

病　毒　科：㉕黄祯祥

　　内科大查房时，几百名医生"集思广益"，为一个病人会诊，解决患者诊治过程中的疑难问题，可以称得上是真正意义上的全科，甚至全院大会诊。很多查房时提出的意见和建议极具针对性，既解决了罕见、复杂、疑难病例的诊断与提出下一步治疗方案，更是培养医学生、青年医师形成临床思维的好形式。

北京协和醫院
PEKING UNION MEDICAL COLLEGE HOSPITAL

内 科 大 查 房

（二）

主　编　张奉春

副主编　严晓伟　李　航

中国协和医科大学出版社

图书在版编目（CIP）数据

北京协和医院内科大查房. 二／张奉春主编. —北京：中国协和医科大学出版社，2017.9
（北京协和医院内科大查房系列）
ISBN 978-7-5679-0846-8

Ⅰ. ①北…　Ⅱ. ①张…　Ⅲ. ①内科-诊疗　Ⅳ. ①R5

中国版本图书馆 CIP 数据核字（2017）第 137392 号

北京协和医院内科大查房（二）

主　　编：张奉春
责任编辑：戴申倩

出版发行：**中国协和医科大学出版社**
（北京市东城区东单三条 9 号　邮编 100730　电话 010－65260431）
网　　址：www. pumcp. com
经　　销：新华书店总店北京发行所
印　　刷：小森印刷（北京）有限公司

开　　本：787×1092　　1/16
印　　张：20.5
字　　数：460 千字
版　　次：2017 年 9 月第 1 版
印　　次：2022 年 6 月第 5 次印刷
定　　价：70.00 元

ISBN 978-7-5679-0846-8

（凡购本书，如有缺页、倒页、脱页及其他质量问题，由本社发行部调换）

《北京协和医院内科大查房（二）》

主　　编　张奉春

副 主 编　严晓伟　李　航

审 稿 人（按姓氏笔画排序）

方卫纲　严晓伟　李　航　李太生　李景南　张奉春
施举红　韩　冰

编　　委（按姓氏笔画排序）

王　为　王　亮　毛玥莹　白　炜　李源杰　吴海婷
张　黎　陈　洋　范俊平　承　飞　胡蓉蓉　秦　岭
夏　鹏

编写秘书　李源杰　王　孜

编　　者（按姓氏笔画排序）

马明磊　王　立　王　辉　王汉萍　叶益聪　田　然
田欣伦　付阳阳　冯云路　刘　英　刘　岩　刘金晶
阮桂仁　严　冬　严雪敏　李　超　李秀霞　杨　辰
杨云娇　杨华夏　吴　晰　吴海婷　吴婵媛　余　洁
余　敏　谷俊杰　沈　晶　张　昀　张　炎　张　晗
张　婷　张冰清　张晟瑜　张紫萱　张慧敏　陈　丹
陈　苗　陈　洋　林伟锋　罗　玲　罗金梅　侍效春
周佳鑫　郑西希　承　飞　赵　伟　赵文玲　赵昔良
施　文　施潇潇　姜　楠　秦　岭　秦红莉　徐　娜
郭潇潇　梅　姜　常　龙　彭琳一　蒋青伟　韩潇
韩业晨　焦　洋　赖晋智　赖雅敏　裴　强　谭　蓓
熊洋洋　薛娇龙

前　　言

《北京协和医院内科大查房（一）》出版以来，受到了业内同道的广泛关注和一致好评。迄今为止，该书已经再印两次，印数过万，销量依然没有减弱的势头。说明在内科领域高度专科化的今天，依然有一批笃学不倦的莘莘学子，在内科学浩瀚的知识海洋中遨游，乐此不疲。无疑，这是对我们的极大鞭策，是激励我们将北京协和医院内科既扑朔迷离、又授业解惑的病例不断呈现给同道的动力。

《北京协和医院内科大查房（二）》带着协和内科人的追求和愿望面世了。我们对2015年全年星期三下午的内科大查房病例进行了仔细的回顾和筛选，遵循一树百获、宁缺毋滥的原则，最终入选了来自心内科、呼吸科、消化科、风湿免疫科等专科的37个病例以飨读者。通过对《北京协和医院内科大查房（一）》编写过程的回顾和总结，我们在本书编写中着重强调了以下几个方面：①医学术语的规范和统一。减少英文缩写，并尽量杜绝不规范、自创的缩写，以提高阅读的流畅性；②对病史的描述力求规范，显示病情随时间和治疗的演变过程，避免大篇幅地罗列实验室检查结果，尤其是与疾病联系不紧密的检查结果；③增加对疾病诊断有决定意义的、治疗后变化显著的或罕见的体征、影像学、病理学、细菌学检查的图片，以帮助读者对疾病有更深刻和全面的认识；④讨论中经治主治医师的分析，无论正确与否，应体现其临床思维过程。再通过各科专家的群策群力，力求展示临床医生对复杂、疑难疾病的认识过程；⑤对病情错综复杂、诊断未明、试验性治疗的病例，在患者的转归中增加了随访的内容；⑥聘请各专科的资深教授对每一份查房病历的内容进行学术把关，并在最后的点评部分介绍病例的精彩之处，以及从讨论中获得的"Take home message"。同时指出在该患者诊治过程中以及在本次内科大查房中存在的问题和今后努力的方向；⑦更新了附录部分的缩略语表，并将一些我院特有的打包检查（如感染4项、补体3项、免疫18项、易栓症4项等）的具体内容制成附录，供读者查阅。

尽管我们和出版社尽心竭力，希望给读者呈现一部精彩纷呈、百看不厌的内科专业书，但由于内科学领域极为广阔、编著者知识面的局限或理解角度的差异，书中的可商榷之处或错误仍在所难免。真诚地希望广大读者发现问题后能及时与我们联系，不吝赐教。愿我们在今后的交流中取长补短、相得益彰，共同为我国临床内科学的发展添砖加瓦。

最后，让我用真诚的感激之心，向多年来给予北京协和医院内科关心、支持、鼓励和帮助的人们表示由衷的感谢。向为本书的编写付出了巨大努力的主编、副主编、各位编委、编审、内科总值班、办公室工作人员以及中国协和医科大学出版社表达诚挚的谢意。

严晓伟

2017 年 5 月 29 日于北京

目　　录

感染内科

呼吸内科

免疫内科

普通内科

肾内科

消化内科

心 内 科

血 液 科

感染内科

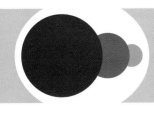

间断咳嗽、发热、皮疹4月余，肛周肿痛1月余

这是一个典型的发热待查的病例。患者中年女性，病程4月余，主要临床表现为反复高热、咳嗽、咳痰、皮疹，病程后期出现肛周脓肿。检查发现外周血白细胞计数明显升高，双侧肺门和纵隔淋巴结肿大，肠系膜上动脉周围软组织病变，皮肤活检病理符合Sweet综合征。多种抗生素治疗无效，糖皮质激素可短期控制病情。整个病程中患者病情进行性加重，来我院时高热、消瘦明显，并出现严重的低蛋白血症和贫血。面对这个患者，我们应该做什么检查以尽快明确诊断？在检查的同时应给予什么治疗措施以尽快缓解患者的病情？

一、病例摘要

患者，女性，48岁，主因"间断咳嗽、发热、皮疹4月余，肛周肿痛1月余"于2014年12月1日入院。

（一）现病史

2014年7月患者受凉后出现咳嗽、咳痰，为白色黏痰，伴心悸、气短，无发热、头痛、头晕、视物模糊、恶心、呕吐，无腹痛、腹泻、尿频、尿急、尿痛等，后逐渐出现发热，Tmax 39℃，无畏寒、寒战，2014年8月就诊于河北医科大学第四医院，查血常规：Hb 95.4～103g/L，WBC、PLT（－）；肝肾功（－）；ESR 98mm/h，CRP 129.0mg/L，IgG 22.80g/L，IgA 4.85g/L；ANA及ANCA（－）；痰培养：铜绿假单胞菌（＋）×1次，溶血链球菌（＋）×1次；尿常规：WBC 208.7/μl，WBC 37.6/HPF，细菌115.9/μl；尿培养：念珠菌（＋＋）；胸部CT：右肺中叶支气管周围软组织影增多伴右肺中叶炎症，右肺门及纵隔淋巴结肿大，右肺中叶结节状高密度灶，左肺多发高密度灶，左肺上叶钙化灶；支气管镜下活检及刷片（－）；骨髓涂片：可见不典型淋巴细胞。考虑"肺部感染、泌尿系感染"，予头孢哌酮/舒巴坦2.25g q12h×7d、左氧氟沙星0.4g qd×4d抗感染后，疗效欠佳。改为予氨曲南及伏立康唑抗感染治疗10天后，仍有发热、咳嗽、咳痰，复查尿常规、尿培养（－）。8月23日复查胸部CT较前无明显变化。8月27日加地塞米松5mg后，体温降至正常、咳嗽咳痰症状较前好转，3天后再次出现发热，性质同前。住院期间患者出现散在红色结节，多分布于双下肢近端、臀部周围，无瘙痒，轻压痛，皮疹活检病理：慢性皮炎伴急性炎症反应，局灶性脓肿形成。考虑不除外球菌感染，予去甲万古霉素 0.8g q12h（疗程不详）抗感染治疗无效，于 9 月 2 日出院。2014 年 9 月于村诊所中药及口服西药治疗（具体不详），体温逐渐降至正常，咳嗽、咳痰、皮疹明显好转。10 月 16 日再次发热，Tmax 39℃，伴咳嗽、咳痰，性质同前，并出现肛周疼痛，于当地医院行肛周脓肿切开引流术（引流量为 10~20ml）及抗感染治疗（具体不详），患者仍有发热，肛周疼痛略有缓解。11 月 11 日复查胸部 CT：右肺中叶外侧段感染、右肺门及纵隔淋巴结肿大，结节软组织影较前明显缩小。2014 年 11 月就诊于我院，查血常规：WBC（8.37~12.39）×10⁹/L，Hb 91~98g/L，PLT（373~460）×10⁹/L；尿常规：WBC 125/μl，Pro 0.3g/L；Alb 29g/L；ESR 86mm/h，hsCRP 169.76mg/L；免疫球蛋白：IgG 23.11g/L，IgA 5.69g/L；甲状腺功能（－）；布氏杆菌凝集试验、T-SPOT. TB、PCT、肥达外斐试验（－）；ANA 3 项、抗 ENA 抗体、ANCA、IgG 亚类分析（－）；肿瘤标志物：CA125 38.5U/ml，余（－）。支气管镜：右肺上叶一亚段黏膜肥厚，表面尚光滑，管腔狭窄；右中叶开口黏膜浸润肥厚，2 点钟方向可见两个突起小结节，表面黏膜粗糙，其中一个结节表面可见黄色分泌物附着；灌洗液及刷片未见异常。浅表淋巴结 B 超未见肿大。现为进一步诊治收入我科。

病来精神、睡眠可，食欲缺乏，尿便如常，病程中逐渐出现活动后双下肢凹陷性水肿，无呼吸困难、憋气等。否认光过敏、脱发、口眼干、猖獗龋齿、口腔及外阴溃疡、雷诺现象等。发病来体重减轻 10kg。

（二）既往史

否认明确慢性病史，否认结核、肝炎等传染病史及接触史，否认食物药物过敏史。

（三）个人史、婚育史、月经史及家族史

个人史及家族史无特殊。

（四）入院查体

T 37.0℃，P 96 次/分，R 20 次/分，BP 124/66mmHg，四肢可见多个陈旧性皮疹，表面结痂，臀部可见 2 个新发红色结节。右下肺闻及少量爆裂音。耻骨联合上方触及一约 4cm 大小包块，轻压痛，不活动。双下肢中度对称性凹陷性水肿，肛周可见 4 个脓肿切开引流术后瘢痕，稍有红肿，切口处挤压可见少量黄白色脓液。

（五）诊治经过

入院后完善相关检查，常规检查：血常规：WBC 11.51×10⁹/L，NEUT 76.8%，Hb 82g/L，网织红细胞 8.9%，PLT 529×10⁹/L；尿常规+沉渣、便常规+OB（－）；生化：肝肾功（－）；Alb 26g/L，Glu（空腹）9.5mmol/L；凝血：PT 15.0s，APTT 36.5s，Fbg 6.84g/L，D-Dimer 1.01mg/L；炎症指标：hsCRP 195.13mg/L，ESR 123mm/h。感染方面：感染 4 项、PPD、G 试验、CMV-DNA、EBV-DNA（－）；血培养×3 套（－）；痰：细菌、真菌涂片+培养、结核/非结核分枝杆菌核酸测定（－）；尿：抗酸染色（－）；肛周脓肿分泌物

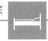

培养：表皮葡萄球菌（++），真菌涂片+培养、奴卡菌涂片、抗酸染色（-）。耻骨联合皮下软组织病原学：细菌、真菌、奴卡菌涂片（-）；细菌及放线菌培养（-）；抗酸染色（-）。血液学方面：铁4项+叶酸+维生素B_{12}：血清铁19.3μg/dl，总铁结合力85μg/dl，铁蛋白386ng/ml，叶酸9.4ng/ml；血清免疫固定电泳（-）；骨髓涂片：增生活跃。粒∶红＝2.72；浆细胞比例稍高4%，可见个别吞噬细胞及吞噬血细胞现象。免疫学方面：ANA 18项、补体均（-）；Coombs'试验：IgG（+++）；血管紧张素转换酶ACE（-）。影像学方面：心脏超声（-）；肛周软组织BUS：左侧臀部皮下多发片状低回声，内可见条状血流信号，炎症改变可能；下肢深静脉BUS：双侧小腿肌间静脉血栓形成；胸腹盆增强CT：双肺多发斑片索条影、磨玻璃影及结节影；双侧支气管血管束增粗，部分支气管管腔略窄；双肺门及纵隔多发淋巴结，部分肿大；双侧腋窝多发小淋巴结；双侧胸膜略厚；肠系膜上动脉周围软组织密度影包绕，肠系膜上动脉管腔变窄；病灶与肠系膜上静脉分界欠清；肝左叶内侧段肝裂处斑片状低密度区；耻骨联合左前方皮下脂肪斑片状密度增高影；腹膜后、肠系膜根部、盆腔及双侧腹股沟多发淋巴结。全身骨显像：双侧上颌骨、下颌骨、双肩关节、双膝关节、右踝关节、双足第1跖趾关节异常，考虑炎症性病变；上消化道造影：贲门不规则充盈缺损。胃镜：镜下表现：食管下段紧邻贲门齿状线处左后壁可见一隆起病变，约0.6cm×0.7cm，分叶状；慢性浅表性胃炎。活检病理结果：外院皮肤病理送我院皮肤科会诊：中性粒细胞反应性增加，病理诊断符合急性发热性嗜中性皮病（Sweet综合征）表现。骨髓活检：（髂后上棘）骨髓组织中造血组织比例增加，脂肪组织比例相对降低，造血组织中粒/红系比例略增高，巨核细胞可见，可见散在及灶性浆细胞及成熟粒细胞。免疫组化：CD15（+），MPO（+），CD235a（+），CD138（+），CD20（散在+），CD3（散在+），CD38（+），CD79α（-）。耻骨联合左侧皮下软组织活检病理结果：炎性渗出物、肉芽组织、纤维组织显急性及慢性炎，可见少量上皮样结节及多核巨细胞，未见坏死。特殊染色结果显示：PAS染色（-），抗酸染色（-）、六胺银染色（-）。胃镜活检病理：（食管下段）鳞状上皮黏膜显慢性炎，伴鳞状上皮增生，黏膜下可见纤维血管增生。

入院后经验性予哌拉西林/他唑巴坦4.5g q8h治疗7天后，肛周脓肿较前好转，无渗出，仍高热，Tmax40.0℃，仍有咳嗽、咳白色黏液痰。加用洛索洛芬钠30mg q8h后体温控制不佳，改用吲哚美辛栓33mg q8h后体温可控制正常范围。病程中逐渐出现食欲缺乏、恶心、呕吐、腹部不适等明显消化道症状，于12月15日加用注射用氢化可的松琥珀酸钠300mg qd×9d体温控制正常，消化道症状明显缓解，12月24日改用泼尼松30mg bid口服治疗。同时针对高血压、糖尿病及双下肢水肿给予降压、控制血糖及利尿的治疗。2015年1月4日复查血常规：WBC 8.33×10⁹/L，NEUT 56.8%，Hb 107g/L，PLT 314×10⁹/L；生化：肝肾功能（-），Alb 32g/L；炎症指标：ESR 50mm/h，hsCRP 2.39mg/L；胸腹盆增强CT：与本院2014年12月5日CT比较：双肺多发斑片索条影、磨玻璃影，较前范围缩小；原双侧支气管血管束增粗，部分支气管腔略窄，较前好转；双肺门及纵隔多发淋巴结，部分肿大，基本同前。肠系膜上动脉周围软组织密度影包绕，肠系膜上动脉管腔变窄，较前好转；肝左叶内侧段肝裂处斑片状低密度区，大致同前；耻骨联合左前方皮下脂肪斑片状密度增高影，较前范围稍增大；余同前。

目前情况：患者一般情况可，无发热、咳嗽、咳痰，无恶心、呕吐，进食可，仍偶有餐后中上腹部不适感。四肢及臀部皮疹结痂，无新发皮疹；心肺腹（-），耻骨联合上方包块较前有所缩小，直径约3cm。双下肢水肿消退，肛周脓肿切开引流术后切口愈合良好。

二、讨　论

感染内科侍效春医师：总结病例特点：中老年女性，病程4月余。主要临床表现为反复高热、咳嗽、咳痰、皮疹。多系统受累：①皮肤软组织：外院皮疹病理片送我院皮肤病理科：提示Sweet综合征；肛周脓肿；耻骨联合上方皮下软组织病理提示少量上皮样结节，无坏死；②呼吸系统：主要表现为咳嗽、咳白色黏液痰，胸部增强CT提示双肺炎症性病变，双侧支气管血管束增粗，双肺门及纵隔淋巴结肿大；③消化系统：以食欲缺乏、恶心、呕吐、腹部不适感为主要表现，腹部增强CT提示肠系膜上动脉周围病变；④血液系统：WBC升高，Hb下降，Coombs'试验（+）。

此次提请内科大查房，主要想解决几个问题：①Sweet综合征的皮疹表现都有哪些？原发病考虑以及治疗原则？②结节病能否解释全部病情？若是结节病，激素的用法以后该如何调整，希望大家共同讨论一下此患者的治疗方案，是否要加免疫抑制剂？③肠系膜周围病变性质？是否考虑腹膜后纤维化？④患者做胃镜发现贲门处一隆起性病变，由于当时没找到家属签字，未将病变切除，而是行穿刺活检提示慢性炎症性表现，此病变是否可用结节病解释？患者何时需要复查胃镜？⑤患者病程进展的过程中曾出现进行性Hb下降，且Coombs'试验（+），其分型中IgG（+++），但是并未发现溶血的证据，想请教免疫内科Coombs'试验（+）对于此患者的意义？

放射科曹建医师：结节病的典型影像表现为纵隔淋巴结肿大合并肺门淋巴结肿大。本患者2014年8月外院做的CT提示右肺中叶支气管周围软组织影增多伴右肺中叶炎症，右肺门及纵隔淋巴结肿大，双肺多发高密度灶。11月复查胸部CT：右肺中叶外侧段感染、纵隔淋巴结肿大，结节软组织影较前明显缩小。入我院后行胸部增强CT：双肺多发斑片索条影、磨玻璃影及结节影；双侧支气管血管束增粗，部分支气管管腔略窄；双肺门及纵隔多发淋巴结，部分肿大；2015年1月复查胸部增强CT可见双肺多发斑片索条影、磨玻璃影，较前范围缩小；原双侧支气管血管束增粗的情况也较前好转；双肺门及纵隔多发淋巴结，部分肿大，双侧腋窝多发小淋巴结，基本同前；4次胸部CT对比来看，患者肺部病变主要是沿支气管血管束的结节病表现，而肺门淋巴结肿大不明显。腹部方面：入院后行腹盆增强CT示肠系膜上动脉周围软组织密度影包绕，压迫肠系膜上动脉致管腔变窄，病灶与肠系膜上静脉分界欠清，软组织影不像是周围肿大的淋巴结；耻骨联合左前方皮下脂肪斑片状密度增高影；腹膜后、肠系膜根部、盆腔及双侧腹股沟可见多发淋巴结。2015年1月复查腹盆增强CT提示肠系膜上动脉周围软组织密度影较前有所缩小；耻骨联合左前方皮下脂肪斑片状密度增高影较前稍有增大，考虑可能与皮下软组织穿刺活检导致局部渗出有关。

皮肤科朱晨雨医师：此病例当时也参加了皮肤科的专业组查房，现在将专业组查房意见汇报如下：外院皮疹活检病理片送我院皮肤病理科：可见表皮正常，真皮乳头层有大量中性粒细胞，同时浸润有少量吞噬细胞及淋巴细胞，小血管周围亦有此改变，并未发现有血管炎的表现，皮下组织未累及。病理诊断符合急性发热性嗜中性皮病（Sweet 综合征）表现。皮肤表现继发于原发病，建议积极寻找慢性感染、其他慢性炎症性疾病等证据明确原发病。重复骨穿，进一步除外血液系统疾病继发皮肤改变。针对皮肤病变，如能排除感染性疾病，可加用糖皮质激素治疗。

Sweet 综合征可继发于以下疾病和致病因素：①感染性疾病：如上呼吸道感染和结核病等；②药物；③肿瘤性疾病；④也可继发于免疫系统疾病，但不常见。结合 Sweet 综合征常累及真皮而很少以皮下结节起病的特点，目前考虑 Sweet 综合征与结节病为并存的关系。通过查阅文献得知当结节病与 Sweet 综合征并存时，往往提示结节病的预后相对较好。就应用激素方面，建议对于 60kg 的患者而言激素剂量为 30mg qd。建议此患者出院后门诊随诊。

病理科张静医师：患者的病理结果：骨髓活检提示增生活跃，造血组织中粒/红系比例略增高，巨核细胞可见，可见散在及灶性浆细胞及成熟粒细胞。耻骨联合皮下软组织活检提示炎性渗出物、肉芽组织、纤维组织显急性及慢性炎，可见少量上皮样结节及多核巨细胞，未见坏死。虽然结节病的病理特征为非坏死性肉芽肿，但是往往是多个大小相近的不融合的上皮样结节同时存在，此患者的活检组织较少，就此病理而言不符合结节病的典型改变。结核等分枝杆菌通常是坏死性肉芽肿炎症，但是也可以表现为无坏死的增殖性改变。另外，异物也可导致上皮样结节改变，此患者无耻骨联合外伤史，暂不考虑。结合病史及病理结果，首先考虑为感染相关性疾病。皮肤的改变可能是感染性疾病引起的一种反应性皮肤病。建议寻找隐源性感染证据。

消化内科李晓青医师：①不认为贲门部单个隆起性病变可用结节病解释。消化道受累多见于胃和肝脏，多表现为胃的弥漫性病变，局限性结节也可见，肝脏受累时多为弥漫性病变，腹腔内可见多发淋巴结肿大，建议复查胃镜时行病灶切除活检；②关于肠系膜上动脉周围病变性质：目前尚不能用结节病解释肠系膜上动脉周围病变，而结节病又与淋巴瘤关系密切，需高度警惕结节病-淋巴瘤综合征，即结节病与淋巴瘤同时存在。建议患者经济允许的条件下可行 PET/CT 检查，寻找肿瘤证据，若经济不允许，嘱患者出院后门诊随诊及早发现血液系统淋巴增殖性疾病。

血液科朱铁楠医师：由于无溶血的证据，Coombs' 试验（+）对于此患者无临床意义。另外不太同意皮肤科 Sweet 综合征几乎只累及真皮的观点。根据血液科的经验，Sweet 综合征以皮下结节起病者亦多见。继发于血液系统增殖性肿瘤时，Sweet 综合征几乎仅见于髓系白血病，用 G-CSF 者更易出现，而合并淋巴瘤则少见。应注意对此患者的随诊。

免疫内科刘金晶医师：血管炎是一种多系统、多器官受累的全身性疾病，可累及皮肤、呼吸系统、消化系统等，但是患者肺部影像学及肠系膜上动脉周围的病变用血管炎难以完全解释，且各项免疫指标均（-），无证据证实为免疫病，可能是在血液系统肿瘤的基础上有感染存在而引起皮肤改变。

呼吸内科田欣伦医师：此患者支气管血管束分布之小结节可以是结节病的表现，但肺门淋巴结肿大不似典型结节病（土豆样）的表现。至于腹腔内包块能否用结节病解释，有文献报道结节病可累及阑尾周围，并无肠系膜上动脉周围病变的报道。另外，皮疹病理提示中性粒细胞浸润为主，不符合结节病的特点。根据治疗反应（对激素反应较好），目前亦不支持感染性疾病，耻骨联合皮下软组织病理中发现的肉芽肿性改变更像是非感染性肉芽肿。综上，暂不能排除结节病的诊断，但需警惕淋巴增殖性疾病，因为结节病和淋巴瘤的胸部 CT 可以有类似表现，且都可以对激素有反应。

呼吸内科徐作军医师：该患者目前不支持结节病诊断的地方较多：①临床表现不像：Tmax 39~40℃ 的持续性高热少见；②ESR、hsCRP 明显升高也不似结节病；③肺门淋巴结肿大不典型；④病理中的类上皮样结节不典型，结节病的类上皮结节边界清晰，圆形或类圆形，本例不符合。结节病是 Th1 细胞的增殖，浸润主要以淋巴细胞为主，而本例皮肤病理都是以中性粒细胞浸润为主。类上皮样结节可见于多种疾病：结核感染、淋巴瘤、其他淋巴细胞增殖性疾病、血管炎、其他非特异性感染如猫抓病等。本例的一些特殊感染如肛周脓肿、肠系膜上动脉周围软组织都未曾在结节病中报道过。目前患者无结核等感染、肿瘤、免疫疾病方面的证据，对激素反应良好，亦不排除结节病可能，可继续目前治疗，激素逐渐减量，可每周减半片直至减至 4 片/天，若无复发，则可维持治疗至少 1 年，暂不加免疫抑制剂。在治疗过程中，亦需要密切随诊，警惕病情的变化。

三、转　　归

查房后于 2015 年 1 月 8 日将泼尼松由早 30mg+晚 30mg 减量为早 30mg+晚 25mg。2015 年 1 月 14 日复查血常规：WBC 4.60×10⁹/L，NEUT% 41.8%，LY% 53.8%，Hb 109g/L，PLT 249×10⁹/L；ESR 13mm/h；hsCRP 0.89mg/L；患者体温正常，无咳嗽、咳痰、新发皮疹，腹部不适感较前有所缓解。于 2015 年 1 月 16 日出院，嘱患者每 2 周减 5mg 口服泼尼松，2 个月后再次住院复查。目前患者门诊随诊中。

四、点　　评

发热待查是内科的疑难杂症，其常见病因包括感染性疾病、结缔组织病、肿瘤性疾病、其他疾病以及病因未明这五大类。本例患者高热伴白细胞显著升高，细菌感染需要考虑，但系统检查未发现感染病原和部位，且抗生素治疗无效，不支持。病程长无自限倾向，特殊病毒如 EBV 和 CMV 检查阴性，不支持病毒感染。分枝杆菌感染特别是结核病是发热待查的重要病因之一，本例支持点：上皮样肉芽肿病变、结核分枝杆菌和非结核分枝杆菌感染均可继发 Sweet 综合征，可累及肺、皮肤软组织等；不支持点：病原学检查均阴性、无法解释腹腔内肠系膜上动脉周围的病变、外周血 T-SPOT. TB 阴性、激素治疗有效。总之，感染性疾病目前无法诊断。而经过检查和讨论，目前也没有结缔组织病和恶性肿瘤的证据。

结节病是我们最怀疑的疾病但呼吸内科认为目前还不能明确诊断，需要随诊观察。鉴于患者对激素治疗有效，可继续治疗并长期门诊随诊。因此，虽然我们努力做了系统的检查和多科室的讨论合作，本例患者依旧诊断未明。据文献报道，随着医疗水平的提高，不明原因发热的病例中诊断未明的比例反而在升高，国外报道的比例高达 50%，我们的资料是 20%。对于这一类患者，只能依据长期随诊观察病情变化，才有可能在随访中明确诊断。

（秦红莉　侍效春）

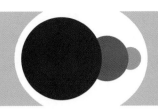

发热伴双下肢疼痛50天

这是一个典型的发热待查的病例。患者老年男性，病程50天，主要临床表现为发热、右侧阴囊肿大、双下肢疼痛以及慢性消耗表现。实验室检查发现炎症指标高、蛋白尿和镜下血尿、肌电图显示神经传导速度可疑异常。糖皮质激素可短期控制体温，停用后反复。于我院就诊时患者仍需非甾体抗炎药控制体温，仍有双下肢疼痛症状，面对这个患者，我们应该怎样尽快明确诊断，并为患者治疗呢？

一、病例摘要

患者，男，67岁，因"发热伴双下肢疼痛50天"于2015年3月13日入我院。

（一）现病史

患者于2015年1月22日着凉后出现低热，体温高峰37~37.5℃，热峰每日1次，多于15点左右体温开始升高，18点达峰，21点体温逐渐降低，晨起恢复正常，伴少量出汗、四肢不适，偶有腹部不适，自服感冒冲剂，症状无明显缓解。2015年1月30日患者自觉右侧腹股沟不适，次日出现右侧阴囊肿大，最大时约15cm×10cm，自觉右侧睾丸与左侧相同，右附睾可达睾丸一半，精索拇指粗细，触诊软，无红肿热痛，平卧时无改变。2月3日患者就诊于北京中医院，查血常规 WBC 9.8×10⁹/L，N 63.9%，Hb 131g/L，PLT 257×10⁹/L。予以"血府逐瘀、瘰立清（中药制剂）"治疗后，阴囊肿大明显缓解，四肢不适较前好转，发热同前。2月10日超声：右侧腹股沟区未见疝囊，右附睾头肿大（附睾头直径1.08cm，附睾尾0.88cm），回声低不均匀。2月15日阴囊恢复正常大小，但发热性质同前，上肢不适逐渐消失，下肢出现小腿酸胀。2月25日患者于北京中医院住院治疗，受凉后出现高热，体温最高39.3℃，每日1次，每日18点体温达峰，可自行出汗退热，出汗较多，晨起体温恢复正常，无畏寒、寒战，双下肢疼痛加剧，为"撕裂样"疼痛，无挤压痛，喜按压，与体温相关，体温37.5~38℃时，疼痛最剧烈，VAS评分8~9分，体温超过38℃后疼痛稍缓解，VAS评分6~7分。予以中药及局部理疗治疗，2天后出现躯干、双下肢散在瘀点，约1mm大小，无突出皮面，考虑药物过敏，抗过敏治疗2天后皮疹逐渐消退。3月4日患者感觉体力明显下降、双下肢疼痛加重，未发热时VAS评分也达6~8分，蹲下后站起无力，轻微活动后大汗，予倍他米松1mg肌注，体温可正常2天。3月6日就诊我院门诊，继续自服中药及洛索洛芬钠控制体温并对症镇痛治疗，并完善血常规 WBC（10.95～14.64）×10^9/L，N 66.9%～77.3%，Hb 108～125g/L，PLT（283～332）×10^9/L；尿常规：BLD++，24hUP 及粪便常规正常；ESR 53～73mm/h、hsCRP 95～121mg/L；BST、CMV-DNA、EBV-DNA、肥达外斐试验、结核杆菌抗体、血 T-SPOT.TB 及血培养×1 套均阴性；梅毒抗体、艾滋病抗原抗体均阴性；免疫方面：RF 28.6 IU/ml，Ig 定量及补体正常，抗 CCP 抗体、ANA 及 ANCA 阴性。肿瘤指标：CA242、CA72-4、CEA、Cyfra21-1、SCC、CA19-9、PSA 及 AFP 阴性。腹部及泌尿系超声未见明显异常。心脏超声：左心室舒张功能减低，左房前后径 4cm，LVEF 68%。胸部 CT：两肺内及胸膜下多发微结节灶，建议随访；胸 9 椎体及右侧第 6 后肋高密度病变，骨岛可能。骨密度正常。骨扫描：双肘、膝关节处骨代谢旺盛，考虑关节炎性病变。肌电图：①NCV：右侧腓总神经运动纤维波幅减低，感觉纤维传导速度减慢，右侧尺神经感觉纤维波幅减低；②EMG：左上肢所检肌肉轻收缩时电压升高，重收缩时左三角肌呈单混相，余未见异常；③右侧胫神经 F 波潜伏期延长，H 反射未见异常。骨髓涂片未见明显异常。结肠镜检查未见明显异常。洛索洛芬钠对症治疗后发热可控制在 37℃ 以下，为进一步诊治收入我科。自发病以来，患者精神尚可，睡眠、食欲稍差，体重下降约 5kg，大便 1 次/日，小便正常。

（二）既往史

高血压病 3 年余，收缩压最高达 180mmHg，2012 年开始予苯磺酸左旋氨氯地平片（施慧达）规律降压，血压控制在 110～120/70～80mmHg。2014 年 10 月发现食管壁增厚，胃镜、PET-CT 均未见明显异常。2012 年底行结肠镜下息肉切除术；脂肪瘤 20 年。

（三）个人史、婚育史、家族史

吸烟 40 多年，20 支/日，戒烟 2 年，偶饮酒。婚育史、家族史无特殊。

（四）入院查体

T 36.1℃，P 93 次/分，R 20 次/分，BP 144/85mmHg。腹壁、腰背部可触及多个 1.5cm×1.5cm 质中皮下结节。心肺腹查体未见异常。双侧睾丸附睾查体正常，四肢肌张力正常，肌力 V 级。

（五）诊疗经过

入院完善血常规 WBC（9.5～15.50）×10^9/L，NEUT 64.7%～82.0%，LY（1.68～2.51）×10^9/L，Hb 96～108g/L，PLT（257～355）×10^9/L；尿常规+沉渣：BLD 25～200Cells/μl，PRO trace-0.3g/L，异形 RBC 80%。尿蛋白电泳：肾小球来源蛋白比例 98.6%。尿免疫固定电泳 3 项（-）；便常规（-），便潜血阳性 2 次、阴性 2 次。ESR 53～101mm/h，hsCRP 78～147mg/L；Alb 25～29g/L，余肝肾功能正常。凝血：APTT 30.2s，Fbg 6.26g/L，D-Dimer 2.92mg/L。IgD 免疫固定电泳及定量、血清免疫固定电泳（IgA+IgG+IgM）、血清 IgG 亚类测定及血涂片均（-）。骨髓涂片：粒系 76%，红系 17%，形态未见明显异常；骨髓活检未见明显异常。感染方面：血培养×3 套+骨髓培养均（-）、ASO、BST 及 T-SPOT.TB

（－）。免疫方面：RF 28.6 IU/ml，抗核抗体谱（18 项）、类风湿关节炎相关自身抗体谱（3 项）、系统性血管炎相关自身抗体谱（4 项）及总免疫球蛋白 E 均（－）。淋巴细胞亚群：B 细胞比例 5.9%↓，NK 细胞比例 31.8%↑；$CD4^+T$ 细胞比例 45.4%，$CD8^+T$ 细胞比例 15.0%↓。影像学方面：双颞动脉超声、口服小肠造影、双侧精索、睾丸静脉超声：均（－）。3 月 23 日行胸腹盆增强 CT+CTA：双肺胸膜下多发微小结节；双侧胸膜略增厚；肝右后叶钙化灶；双肾多发小囊肿；腹膜后多发小淋巴结；左侧阴囊内少量积液。骨显像：脊柱异常所见，考虑为退行性变可能，双侧第 1 前肋、双肩、肘、骶髂和膝关节增高区，考虑为炎性改变。眼底检查：高血压视网膜动脉硬化（1 级）。

治疗方面：予洛索洛芬钠对症治疗，4 月 2 日起加用米诺环素 100mg 每日 2 次经验性抗布氏杆菌病治疗。患者一般情况好，体温可控制正常，无四肢疼痛，精神、食欲、睡眠可，大小便正常。

二、讨　论

感染内科侍效春医师： 总结病例特点：老年男性，病程 2 月余，发热伴双下肢疼痛 50 天，既往高血压病史 3 年。临床表现：①发热方面：低热 1 月，着凉后突发高热；②生殖系统：无诱因右侧阴囊、附睾肿大，中药治疗后，迅速好转；③神经系统：双下肢疼痛，疼痛剧烈，远端为著；④泌尿系统：新发蛋白尿、镜下血尿；⑤消耗表现：体重下降、贫血、低蛋白血症。辅助检查：①炎症指标高：WBC 高，ESR 和 CRP 明显升高；②蛋白尿、镜下血尿；③CT 示多处骨骼散在多发结节状高密度影，但骨扫描正常；④外院肌电图提示神经传导速度可疑异常；⑤BST 3 次阴性，血培养和骨髓培养阴性，T-SPOT. TB 阴性。治疗经过：糖皮质激素：倍他米松肌注后体温正常 2.5 天；NSAIDs：洛索洛芬钠可控制症状，且炎症指标稍有下降，实验性米诺环素 4 天，效果不佳，炎症指标未见明显下降。诊断方面考虑：发热、附睾睾丸炎、肾损待查，布氏杆菌病不除外、结核病不除外、结节性多动脉炎不除外，诊断分析如下：①布氏杆菌病：a. 支持点为发热，附睾睾丸炎，肾损害（间质性肾炎、肾盂肾炎、免疫介导的肾小球肾炎）；b. 不支持点为无明确流行病学史，也没有病原学证据：3 次 BST 阴性、3 套血培养阴性、1 次骨髓培养阴性；②结核病：a. 支持点为发热、附睾结核可能、肾结核可能；b. 不支持点为无结核病史和结核接触史，未经治疗附睾炎自发缓解，缺少肾结核证据（无尿路刺激症状和影像学改变），胸部影像正常，T-SPOT. TB 阴性；③结节性多动脉炎（PAN）：a. 支持点为肌痛、可疑外周神经炎，病程中曾有阴囊肿大，肾脏受累：蛋白尿、血尿，体重下降；b. 不支持点为腹腔 CTA 正常，外周神经炎不确定，肾脏受累需除外慢性肾炎、间质性肾炎等病因。

此次提请内科大查房，主要想解决几个问题：①CT 所见骨骼散在多发结节状高密度影的性质？②阴囊肿大的可能病因？③是否存在外周神经炎？④蛋白尿、血尿的病因？⑤是否需要肾穿刺？⑥能否诊断结节性多动脉炎？

放射科王丹凤医师： 阅患者影像学资料，患者 3 月 23 日胸腹盆增强 CT+CTA 提示：

①双肺胸膜下多发微小结节，特征为胸膜下小于 1cm，与外院 CT 相比无变化，暂无特殊临床提示意义；②动脉期主动脉弓右侧可见锁骨下动脉血管变异，正常的锁骨下动脉是由主动脉弓发出的头臂干直接发出，而本患者右侧锁骨下动脉从主动脉弓右侧壁发出，绕行走形，又称右侧迷走锁骨下动脉，为正常变异；③腹部 CT 可见肝脏内钙化点，为正常现象；④双肾实质无异常；⑤纵隔气管隆突下有增大淋巴结，腹膜后小淋巴结，右侧肱骨头有点灶状高密度灶，右第 6 后肋斑片状高密度灶，胸椎、腰椎、骶髂部可见类圆形高密度；⑥除腹主动脉可见钙化灶外，双侧颈总动脉、锁骨下动脉、腹腔干、肝总动脉、双肾动脉、门静脉等大血管未见明显病变；⑦外院 CT 曾发现食管壁增厚，与本次对比，应该是变异的右侧锁骨下动脉贴近食管壁，误以为食管壁增厚，为正常结构。多发性骨质高密度影鉴别诊断如下：①骨岛，一般为单独出现，单发为主；②骨斑点症，是一种遗传病，无任何临床症状，偶然影像学发现，无临床意义。一般出现在肢端骨，关节面下，呈类圆形，很少累及肋骨、椎骨；③条纹状骨病，全身骨骼可见条纹状高密度影，本患者 CT 基本排除此病；④结节性硬化，可见全身骨骼多发性斑片状钙化，本患者无明确结节性硬化的其他影像学提示，可排除；⑤成骨性骨转移，但 PET-CT、骨扫描均未发现。总之，多发性高密度影，考虑可能为良性病变，与现在的发热、蛋白尿、镜下血尿等病情相关性不大。

泌尿外科文进医师：附睾睾丸肿胀的病因方面分析：①附睾睾丸炎病程在 3 周左右，一般考虑病因以感染为主；②附睾睾丸肿大如病程>3 个月，且为无痛性肿大，一般考虑为肿瘤如睾丸癌等。对于本患者而言，附睾睾丸肿大病程<3 周，一般认为感染性疾病引起可能性大，感染原因可分为①病毒性腮腺炎：腮腺炎合并的睾丸炎，通常并不累及附睾，且本患者无腮腺炎证据；②细菌性附睾睾丸炎，病原体和尿路感染类似，一般以革兰阴性杆菌为主，但本患者仅有阴囊、附睾的无痛性肿大，无局部发红、皮温高，仅口服中药治疗，无抗生素治疗自行缓解，不支持细菌感染；③结核性附睾睾丸炎：老年人对疼痛感觉迟钝，可以出现无痛或轻微疼痛，但未经抗结核药物治疗可自行缓解不支持此诊断。至于是否是 PAN，请免疫内科帮助解答。目前生殖系统超声：双侧精索静脉未见异常，双侧附睾头囊肿，最大 0.3cm×0.2cm；睾丸鞘膜未见异常积液，附睾睾丸炎方面已无任何症状，病因仍不明确。

肾内科李超医师：患者老年男性，慢性病程，以发热伴双下肢疼痛为主要临床表现就诊于我院，在病程中曾出现下肢、躯干的紫癜样皮疹，炎症指标明显升高，既往高血压 3 年，无明确肾脏病病史。肾脏病方面表现，从起病至现在多次肾功能提示 Cr 均正常，白蛋白随发热时间逐渐降低，新近出现非肾病范围的蛋白尿、异型红细胞为主的镜下血尿，无肉眼血尿，24h 尿蛋白>1.5g，尿蛋白电泳提示肾小球来源为主。结合病史，用一元论来解释，肾脏病变与全身疾病相关，即为全身疾病的局部肾脏表现。对于老年男性患者，新发的蛋白尿、镜下血尿，肾内科常见的疾病可分为如下几种：①自身免疫疾病：首先考虑小血管炎，例如 ANCA 相关性小血管炎、免疫复合物性小血管炎等，ANCA 可表现出阳性或阴性，如无有效干预，随着疾病进展会出现肾功能损害，虽然本患者 Cr 正常，但考虑到该患者病程相对较短，不能除外肾损害早期阶段，即刚刚出现蛋白尿、镜下血尿，如果不加干预，很可能下一步会出现肾功能受损；其次，是否有 PAN 可能，PAN 是一种累及中、小动脉的坏死性血管炎。复习相关文献，PAN 主要病理表现为中、小动脉的局灶性全层坏死性血管炎，急性期表现为纤维素样坏死和多种炎症细胞浸润，正常血管壁结构被完全破坏，同时伴随动脉瘤或血栓的形成，而造成的缺血性改变，如肾梗死，Cr 升高、急或慢性伴高血压，但患者增强 CTA 提示并无明确中等血管如肾血管及其分支的受累。对于是否存在 PAN 伴发肾小球肾炎的问题，我们经验并不丰富，临床上极少数怀疑 PAN 合并肾小球肾炎的患者，常出现蛋白尿、血尿，多数肾活检并无典型的入球小动脉的炎症改变或内膜狭窄性改变，一般表现以 IgA 沉积为主的系膜增生性肾小球肾炎；②感染性疾病：我们常见的各种病原菌感染继发的肾脏损害，多数为免疫介导的，一般是以急性肾小球肾炎为主要临床表现的一组疾病，本患者从起病至出现蛋白尿、镜下血尿，约 1.5 个月，为慢性病程，不符合急性肾小球肾炎的表现；③肿瘤方面疾病：患者为老年男性，需警惕肿瘤性疾病，而肿瘤介导的肾损害可分为如下几种：a. 直接浸润，多见于血液系统的肿瘤；b. 实体瘤介导的免疫反应，进而引起肾损害，但目前无明确肿瘤证据，影像学无阳性发现，血液系统肿瘤目前各项辅助检查均不支持；④高血压肾病：患者既往高血压仅仅 3 年，平素血压控制可，一般不会引起明显的高血压肾病，而且高血压肾病所出现的蛋白尿是一个逐渐增多的过程，不同于本患者的蛋白尿由无到有是一个急性过程，且高血压肾病血尿并不突出，而且本患者眼底血管也无明显高血压血管病变的异常提示，由此我们不认为高血压是引起目前肾脏损害的主要因素。综上所述我们认为蛋白尿、镜下血尿是全身疾病肾脏受累的一个局部表现，患者 3 次 24h 尿蛋白均>1.5g，有肾穿刺活检的指征，但肾活检病理对本病的诊断所起到的作用仍是未知的。

肾内科于阳医师：患者起病在附睾睾丸部位，附睾睾丸炎诊断明确，自发病至现在，仅用中药治疗，未给予抗生素系统治疗。个人认为我们是否忽视了附睾睾丸炎，慢性附睾睾丸炎是可以解释新发的蛋白尿、血尿等肾脏病变。我们可以观察到蛋白尿、血尿间断出现，时有时无，正如尿沉渣分析提示红细胞是伴随白细胞出现的，当红细胞增多时，尿镜检白细胞同时增多，这些我们在附睾睾丸炎的患者中是可以见到的，但并不等于已经累及肾脏，这种情况下 24h 尿蛋白也可以出现升高。目前我们不能除外肾脏病变仅仅是全身疾病的一个局部表现，同时也不能排除尿检异常是由慢性附睾睾丸炎引起的，如果从这方面考虑，肾活检对于诊断的意义就偏低一些。

骨科蔡思逸医师：根据患者的临床症状、体征及辅助检查，目前考虑系统性疾病可能性大，原因可能是感染、免疫系统，从 CT、骨密度、骨显像等影像学资料来看，多发结节状高密度影提示患者骨骼代谢方面比较活跃，可能成骨细胞较活跃，这种现象可以出现在老年退行性改变或全身炎性改变，但 CT 中我们没有发现明显的破骨、溶骨性改变，无明确肿瘤、骨髓感染证据，而骨显像提示这些高密度影并无异常高代谢，而骨显像提到的双侧第一前肋、双肩、肘、骶髂和膝关节增高区，仅提示炎性改变，无明确临床提示意义。骨科相关的下肢疼痛疾病，一般分为如下几种类型：①神经源性疼痛，但目前并无明显定位性体征，且神经源性疼痛难以解释蛋白尿、镜下血尿、发热等所有症状；②血管源性疼痛，可能为动静脉问题，但患者双下肢皮肤温度、颜色正常，无水肿、挤压痛等表现，暂不提示存在血运障碍问题，建议行下肢深静脉超声检查，明确有无血栓问题；③骨髓或肌肉炎性疼痛，骨骼源性疼痛，如骨肿瘤、感染等，一般伴随比较明确的临床特点，如静息痛、夜间疼痛等情况，显然与本病不符。对于骨科方面的问题，建议完善胸椎、腰椎平片检查，对整体骨骼有一个全面的评价，以便随诊。

神经内科杨洵哲医师：患者病程中出现发热后下肢酸胀不适感，曾出现一过性上肢酸胀感，随着发热的进展，双下肢疼痛加剧，与体温升高明确相关，VAS 评分可达 8 分，神经查体无明确体征，肌力、肌张力正常，生理反射正常存在，病理征阴性，无明确周围神经损伤体征。常见的下肢疼痛的原因可分为两方面：①肌肉方面：肌肉疼痛，且压痛明显，但本患者无肌肉压痛病史、CK（－）；②周围神经炎：a. 原发性周围神经炎，患者可以表现为感觉性周围神经受累，出现感觉过敏、疼痛等临床表现，本患者外院曾行肌电图检查，但对于肌电图的解读，需结合患者临床症状、体征，且每个肌电图中心对于参考值的设定都是不同的。我院肌电图室重新读图认为，传导速度方面：运动传导波幅外院判读下降约 58%，但从我院实验室参考值来说属于正常值的下限，从运动传导速度来说无太大问题。感觉传导速度方面：右侧尺神经感觉纤维波幅减低，但考虑患者为老年男性，相对来说，尺神经感觉纤维波幅减低并无太大临床意义。肌电方面：并无明确的自发电位，在大力收缩时波幅相对可以，时限的减低在年龄的校正范围之内。整体来说，从肌电图来看，无明确周围神经损害的证据，查体缺少周围神经受累的体征。b. 血管炎累及的周围神经病变：对于这类周围神经病变来说，更多见于多发性、对称性单神经病变，出现对称性手套、袜套样改变、感觉过敏（疼痛或异常感觉）等，肌电图提示明确的周围神经损害，以感觉运动纤维广泛受累，轴索损害为主。但本患者从外院肌电图来看，这方面的证据不太确切，肌电图提示轻度功能的减低与患者的配合度也是相关的，同时也受肌电图波谱选取的影响。整体来说很难用周围神经损伤来解释双下肢疼痛的症状。

免疫内科赵久良医师：是否有必要重复肌电图？重复肌电图需要的条件是什么？

神经内科杨洵哲医师：从治疗的角度来说，该患者目前没有实质神经受累的体征，外院肌电图整体来说，并未见明显的异常，重复肌电图意义不大。但是，如果是诊断仍不明确，为了进一步明确诊断，可以 2 个月以后复查肌电图。

免疫内科赵久良医师：患者老年男性，突出特点有两方面：①炎症反应很重，临床一般情况为发热、体重下降、肌痛，炎症指标明显升高：WBC、ESR、hsCRP 明显升高；②多系统受累，肾脏方面，异型红细胞为主的镜下血尿，肾小球来源为主的新发蛋白尿（24h 尿蛋白>1.5g）；生殖系统方面：阴囊肿大、睾丸疼痛，单侧阴囊积液，目前已恢复，但新发蛋白尿、镜下血尿。肌肉神经方面：下肢疼痛，可疑周围神经受累。综合考虑，存在血管炎可能性。但需要排除类似血管炎的疾病，具体分析如下：①感染性疾病，如布氏杆菌病、结核；②血液系统疾病：血栓、淋巴瘤、淀粉样变、抗磷脂抗体综合征（APS）；③继发血管炎的表现：如副肿瘤综合征、药物性损害、结缔组织病。但本患者免疫方面相关抗体阴性，老年男性，脏器受累不符合结缔组织病表现，不太支持结缔组织病。

如果可以排除感染、肿瘤、感染性心内膜炎、结缔组织病，我们需要考虑到原发性血管炎。而原发性血管炎，2012 年 Chapel Hill 会议根据受累血管的大小分类为：大血管炎、中血管炎、小血管炎。本患者的胸腹盆 CTA 可排除中等以上的大血管问题，可能是中等血管或小血管炎表现。在中、小血管炎中，首先考虑 PAN，支持点为明显炎症表现及附睾睾丸炎；其次考虑显微镜下血管炎（MPA），支持点为新发异型红细胞为主的镜下血尿，肾小球来源为主的蛋白尿；再次考虑冷球蛋白性血管炎，支持点为蛋白尿升高、炎症指标升高、周围神经炎。进一步确诊小血管炎的分类，仍需要更多证据。附睾睾丸炎在小血管炎临床表现的特异性：相关文献中曾提到有 10%~28% 可以出现睾丸疼痛，机制为局部血管节段性坏死，继发炎症反应。我们亦可以看到一些典型 PAN 的患者是因睾丸扭转就诊，所以睾丸症状是一个特异性的临床表现。国外有文献报道，病理活检提示血管节段性坏死，但需除外感染、淋巴瘤、睾丸癌等疾病。目前需要完善免疫球蛋白、补体、冷球蛋白，明确是否存在相关方面的异常。冷球蛋白血症会出现补体降低、类风湿因子升高、冷球蛋白升高、典型皮疹。我们认为新发异型红细胞为主的镜下血尿，肾小球来源为主的蛋白尿，有肾穿意义，用以鉴别 PAN 与不典型的 MPA。

PAN 的来源：在 100 年前，一个小孩在 1 个月内突发病情加重，迅速恶化，直至死亡，尸检中发现血管多发节段性坏死，首次诊断为 PAN。1993 年血管炎分类标准中将 MPA 从 PAN 中分出来，规定患有肾小球肾炎的 PAN 可诊断为 MPA，如无明确肾小球肾炎，没有其他抗体，我们倾向于诊断为 PAN。所以肾穿对于鉴别 PAN 和 MPA 是很有帮助的。另外建议复查肌电图，由于病史较短，仅仅 2 个月，可能周围神经病变暂未进展至多发单神经病变，出现手套、袜套样改变，所以可择期复查肌电图，明确有无周围神经方面的损害。

治疗方面：如果可以排除感染，可诊断性加用激素和免疫抑制剂治疗。

感染内科李太生医师： 从感染角度考虑，目前我们仍不能除外慢性附睾睾丸炎，但是从整个病情上来看，不管是附睾的感染还是泌尿系感染，能引起 2 个月发热，甚至高热的情况，是相对较少的。从另外一方面考虑，病史中明确提到着凉后出现低热，7 天后出现右侧阴囊、附睾的肿大，仅服用中药，未用抗生素，阴囊肿大积液、附睾肿胀可 2 周迅速缓解，但是发热无缓解，炎症指标依然很高，目前不明确附睾睾丸炎与全身发热症状关系。免疫内科认为如果排除其他感染性疾病，附睾睾丸炎可以是血管炎的一个特异临床表现，如 PAN 等。理论上来讲，全身各部位症状应该是相互平行的，附睾睾丸炎在没有应用激素时，可逐渐缓解，而肾脏病变逐渐出现并加重，发热持续存在，从这方面考虑不是特别符合小血管炎的表现的。从感染角度来讲，感染性疾病可分为如下几大类：①病毒感染，病程不太符合；②普通细菌感染，刚开始发热及随后的睾丸附睾炎等还符合，但随着附睾睾丸炎的好转，发热、炎症指标升高仍持续存在，则不太符合普通细菌感染；③特殊病原菌感染：分枝杆菌感染（结核、非结核分枝杆菌）或布氏杆菌。针对这两种情况，我们做了系统的筛查，a. 布氏杆菌方面：临床上布氏杆菌感染的患者，可以表现为无任何流行病学病史，BST 阴性，最后细菌培养提示布氏杆菌感染。虽然本患者血培养、骨髓培养均阴性，但考虑到细菌培养的阳性率很低（约 30%），所以培养结果阴性仍不能排除布氏杆菌病。b. 分枝杆菌感染方面：临床上发热待查的疾病，约 25% 的患者最后诊断为分枝杆菌感染，但分枝杆菌检测阳性率极低，所以仍不能完全排除分枝杆菌感染。免疫内科大夫认为，如可以排除感染性疾病，则可以用小血管炎解释本病的临床表现，但不管是 PAN 还是 MPA，目前我们没有找到明确的实验室或者病理学证据，临床诊断小血管炎仍存在疑问。临床中，在未找到明确结核感染证据情况下，临床上诊断性抗结核治疗，短期内病情可缓解，随后再次出现病情加重的情况不在少数。所以在无明确证据时，我们应该谨慎对待临床诊断。从免疫内科角度来讲，我提出一个问题：假设能够排除感染，什么情况下可以明确诊断小血管炎？

免疫内科赵久良医师： 首先血管炎整个病程进展中，并非均为持续进展的，有可能在病程中出现病情的波动，各症状可不同时出现，可发生病情的反复，如出现附睾睾丸炎并自行缓解，新发尿蛋白、血尿等，在没有有效干预的情况下，可以出现病情的波动，不能因为各症状时间上不匹配而排除血管炎的诊断。其次，我们认为诊断血管炎需要 2 条：①炎症存在，本患者炎症反应明确，且不能用感染性疾病来解释；②需要存在血管病变，a. 如果目前的肾小球来源的蛋白尿、镜下血尿等肾脏病变，无法用感染、高血压等原因来解释，可说明存在肾小球肾炎，这是血管病变的第一个证据；b. 血管炎可引起周围神经损伤，如肌电图可明确提示存在神经源性损害，即为血管病变的第二个证据。这样，在没有病理证据的前提下，临床上是可以诊断为血管炎的，予以诊断性应用激素+免疫抑制剂治疗，根据治疗反应来进一步评估是否为小血管炎。

心内科严晓伟医师： 整个病程中主要临床表现为发热、双下肢疼痛伴随白细胞、炎症指标明显升高，同时出现新发镜下血尿、蛋白尿等，考虑不能除外感染特别是部位非常隐蔽的细菌感染，因为从血象上来看，大多时间仍是以白细胞、中性粒细胞升高为主，伴随血红蛋白、白蛋白降低的较为明显的消耗症状。目前依然发热，虽洛索洛芬钠可控制，且剂量逐渐减少，但 ESR、hsCRP 并没有降低，现在布氏杆菌病、结核找不到证据，PAN 虽能解释病情，但诊断需要排除感染。那么是不是仍然存在一个慢性感染，随着病情的进展出现蛋白尿、血尿等，如果是一个慢性感染病灶存在的话，是可以解释如上所有症状的。

感染内科李太生医师： 对于慢性细菌感染来说，我们一定要明确感染的部位。①最常见为呼吸系统，患者无咳嗽、咳痰、胸痛、胸闷的症状及相关体征，可排除；②消化系统，目前患者并无腹痛、腹泻的症状，可排除；③无皮肤黏膜的疖、痈、蜂窝织炎等；④颅内同样不存在感染症状；⑤如果附睾以我们的经验来看不可能引起如此重的炎症、高热等，除非感染为血源性，但如果为血源性感染应该伴随很严重感染中毒症状，不会出现与常人无异的身体情况。毒力较弱的病原菌引起的感染性心内膜炎，我们多次血培养阴性，除布氏杆菌病、结核等不能完全排除的疾病，其他普通细菌引起的慢性感染，不会出现如此持续发热、炎症指标明显升高。

感染内科侍效春医师： 目前缺少血管炎的直接证据，CTA 可排除中等以上大血管，还有没有其他检查可以提供更多的证据？

免疫内科赵久良医师： 首先考虑系统性血管炎可能，近日出现肾小球来源尿蛋白（24h 尿蛋白>1.5g），镜下血尿中提示 80% 为异形红细胞，个人更倾向于 MPA 诊断，1993 年诊断标准中，明确存在肾小球肾炎的小血管炎可诊断为 MPA，昨日超声提示附睾睾丸未见异常，睾丸鞘膜未见异常积液，仅见双侧附睾头小囊肿（0.3cm×0.2cm），不能解释新发血尿、蛋白尿，个人认为肾穿有意义，小血管炎是一种主要累及小血管（小动脉、微小动脉、微小静脉和毛细血管）的病变，如 ANCA 相关性血管炎、MPA，均为一些不能命名的小血管，所以 DSA、CTA 不能看到这些小血管的异常，小血管炎的诊断多依赖病理诊断，患者下肢曾出现皮疹，但目前已消退，无法取得病理性证据。如进一步寻求证据，只能通过组织病理来评估血管周围是否有淋巴细胞的浸润来判断是否有血管炎的表现，如果没有病理证据的话，只能靠临床诊断性治疗的效果评估并确定诊断。

消化内科方秀才医师： ①本患者病程仅有 2 个月，发热的规律我们了解很少，我们了解到高热持续时间并不是很长，所以该患者与大多数发热待查的患者比较，体温不能解释短时间内血红蛋白下降（Hb 由 131g/L→96g/L）、Alb 下降，同样不能用血尿解释血红蛋白的下降，不能用 37.8℃ 的体温来解释现在的消耗症状；②发热是否因感染、血管炎导致的，临床中诊断明确的血管炎、感染的患者的炎症指标、血象较好解释，hsCRP、ESR 一般不会如此高，我们觉得本患者符合血管炎的临床表现，但我们找不到明确的证据来确定血管炎的诊断，血管炎能否解释现在的如此严重的炎症反应，是否有必要停药观察热型，如果首发症状在生殖系统，那需要仔细询问是否存在冶游史，是否有梅毒等易引起附睾睾丸炎的特殊病原菌，需进一步完善病史，听取泌尿科意见；③现在的发热不能解释血红蛋白的下降，且两次便潜血阳性，如可发现更多次的潜血阳性，网织红细胞计数升高的话，需明确是否存在消化道病变，可能存在隐蔽位置的炎症，不一定是感染、小血管炎，需进一步完善相关检查；④如果患者体温维持在 37.5℃ 左右，一般情况好，可尝试停用洛索洛芬钠，观察体温的变化，搜集更多的证据，来明确诊断及是否有行肾穿、肌电图的必要性，当然在此过程中需密切关注患者肾功能的变化，警惕肾功能的急剧恶化。

感染内科李太生医师： 目前发热待查仍然为世界性难题，进展缓慢，即使是世界最好医院之一的约翰霍普金斯医院仍有 25% 发热待查的患者，查不到病因，而我院的比例为 19%~20%，从上述数据可以看出，发热待查相对比较复杂，但以一元论来看，病因只有一个，但根据现在的病情，我们可以提出至少 3 个以上的可能病因，同样进一步的治疗建议有很多，如停药观察、诊断性治疗、完善肾穿及肌电图等，我们需要综合考虑所有因素，制定出最有益于患者的治疗方案。最后再次感谢所有参加此次大查房的医生。

三、点 评

发热待查是内科的疑难杂症，其常见病因包括感染性疾病、结缔组织病、肿瘤性疾病、其他疾病以及病因未明这五大类。经过我科系统检查并内科大查房会诊，目前本例患者没有感染性疾病、肿瘤性疾病和其他疾病的证据。结节性多动脉炎临床上高度怀疑却没有有力的证据，需要进一步行肾穿刺和重复肌电图等检查来协助明确诊断。并可以考虑给予糖皮质激素治疗，评估临床诊断性治疗的效果并确定诊断。随后我们本打算给患者安排肾穿刺检查，但复查 24h 尿蛋白定量发现患者尿蛋白在减少，随后发热逐渐缓解且炎症指标下降。患者出院随诊，出院 2 个月后，患者无发热、肌痛等症状，尿常规中蛋白阴性。因此，本例患者虽然最终病情缓解却依旧诊断未明。在不明原因发热中，总有一定比例的诊断未明病例，我院的比例在 20% 左右。其中，一部分诊断未明的病例就是自发缓解却没有明确的诊断，这类疾病的诊断还有待于医疗水平的进一步提高。依据我们的经验，对于诊断未明的病例，尤其是患者一般情况较好的时候，应以对症支持治疗为主，"以不变应万变"，而不是盲目地给予抗生素或糖皮质激素。

（付阳阳　侍效春）

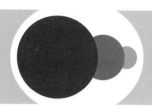

壶腹癌术后 20 月、间断发热 10 月

这是一例壶腹癌术后的患者，临床以反复发热、影像学发现新发肝占位为主要表现，外院根据影像学表现诊断为肿瘤复发，多次行介入治疗及放化疗，但症状仍反复，并渐加重。面对患者的病情反复及早期不典型的肝脏影像学表现时，我们应该如何尽快明确诊断、调整治疗以改善患者预后？

一、病例摘要

患者，男性，59 岁，主因"壶腹癌术后 20 月、间断发热 10 月"于 2015 年 7 月 17 日入院。

（一）现病史

患者因乏力、食欲缺乏、皮肤和巩膜黄染于 2013 年 9 月 18 日行 Whipple 术，病理：壶腹中分化腺癌，切缘阴性，淋巴结未见癌。术后口服卡培他滨化疗共 8 疗程，过程顺利。2014 年 5 月起间断出现发热，体温最高 39～40℃，伴畏寒、寒战，无其他伴随症状，平均每月 1 次，每次予亚胺培南/西司他丁、莫西沙星等抗生素治疗（每次疗程 3～5 天）后体温可降至正常。9 月于某肿瘤医院查腹部 MRI：肝右叶下段新出现结节（图 1），约 0.8cm；PET/CT：术区（肝门区及原胰头位置）肿物，较术后略饱满，代谢较前增高，考虑肿瘤复发可能。9 月 29 日行肝脏病灶（右前叶下段）射频消融，10 月至 11 月行 3 周期（奥沙利铂+氟尿嘧啶）化疗。期间曾有一次发热，性质同前，亚胺培南/西司他丁抗感染治疗 5 天后好转。12 月行肝门部病变放疗。2015 年 1 月 28 日复查腹部 MRI（图 2）：肝左外叶及左内叶新见多个小结节影，大者约 0.8cm，边界清，增强扫描见强化，考虑转移瘤；1 月 30 日于另一三甲医院行 BUS：肝 S2 段及肝 S4 段动脉期可见强化结节，大小分别为 1.5cm× 1.3cm、1.5cm×1.4cm，考虑新生病灶；故于 2 月 5 日行超声引导下射频消融。射频术前曾有发热，莫西沙星治疗 4 天后好转，术后 2 月 16 日再次出现发热，Tmax 39.8℃，予亚胺培南/西司他丁、利奈唑胺治疗 5 天后好转。4 月 3 日因发热入我院肝外科，查血常规提示轻度贫血；腹部增强 MRI（图 3）：肝左内叶可见环状强化囊性结节；考虑肝脓肿、胆系感染可能，于 4 月 4 日至 10 日予头孢哌酮/舒巴坦抗感染，体温降至正常出院。出院后仍间断发热，先后应用亚胺培南/西司他丁（疗程 7 天）、哌拉西林/他唑巴坦（疗程 14 天）治疗，用药后体温可降至正常，但停药后反复。6 月 23 日复查肝区动态 MRI（图 4）提示"肝内肿物"较前明显增大，遂于 6 月 29 日、7 月 6 日在外院行 2 次射频消融治疗，术后出现低热，予头孢哌酮/舒巴坦等抗感染治疗体温正常出院。7 月 16 日患者突发高热，Tmax 39℃，就诊于我院，查血常规：WBC $5.8×10^9$/L，NEUT 72%，Hb 89g/L，PLT $146×10^9$/L；予亚胺培南/西司他丁抗感染治疗并收入院。发病以来体重较术前下降约 15kg。

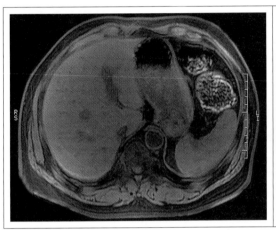

图 1　腹部 MRI：肝右叶下段新出现结节

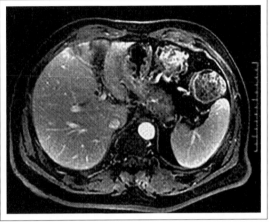

图 2　腹部增强 MRI：肝左外叶及左内叶新见多个小结节影

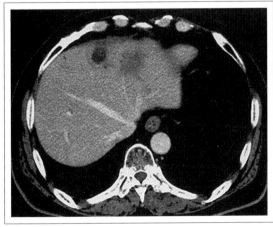

图 3　腹部增强 CT：肝左内叶可见环状强化囊性结节

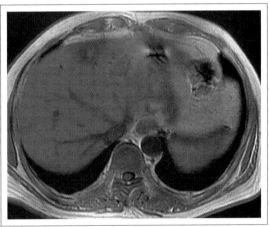

图 4　腹部 MRI：肝左叶肿物较前增大

（二）既往史

否认明确慢性病史，否认结核、肝炎等传染病史及接触史，否认食物、药物过敏史。

（三）个人史及家族史

吸烟20支/日×10年，不饮酒。家族史无特殊。

（四）入院查体

T 36.9℃，P 88次/分，R 19次/分，BP 102/60mmHg，消瘦，贫血貌，轮椅入室。结膜略苍白，全身多发浅表淋巴结肿大，最大者位于左侧腋下，约1cm×2cm，质软，活动度好，无触痛。右下肺可及干湿啰音。心脏、腹部查体无阳性发现，双下肢不肿。

（五）诊治经过

入院后查血常规示：WBC $6.47×10^9$/L，NEUT 76%，Hb 86g/L，PLT $140×10^9$/L；肝肾功能、尿常规、便常规正常；hsCRP 237.8mg/L；4次血培养（需氧+厌氧）（-）；G试验、PCT（-）；CA19-9 240.1U/ml，CEA正常。腹部BUS：肝内见多处中高回声区，形态不规则，边界模糊，最大者位于右叶第一肝门附近，4.8 cm×3.4cm，未见明确血流信号。7月21日腹部增强CT（图5）：肝实质内可见多发类圆形略低密度影，边缘模糊，其内中心区可见小片状高密度影，较大者最大截面约47.6mm×30.1mm，增强扫描强化不明显，不除外转移瘤；动脉期肝左叶可见片状强化影，门脉期及延迟期与肝实质呈等密度。

入院后继续亚胺培南/西司他丁抗感染治疗5天无效停用。结合病史，考虑发热、肝内占位病变性质不明，肝脓肿可能、转移瘤不除外，建议患者行肝穿刺活检以明确诊断，但患者顾虑大，经多次沟通仍拒绝肝穿刺。

因患者仍反复发热，7月30日加用环丙沙星治疗，体温无好转。8月5日晨体温升高至40℃、并出现血压降低、烦躁，考虑感染性休克，予重复抽取血培养、放置中心静脉导管，并调整抗生素为亚胺培南/西司他丁0.5g q6h、万古霉素1g q12h，同时积极补液扩容、血管活性药物治疗。8月6日及7日血培养分别回报：屎肠球菌（万古霉素敏感）、奇异变形杆菌［超广谱β内酰胺酶（ESBL）-］；但经抗感染治疗后患者体温仍无好转。8月10日复查腹部CT（图6）：肝脏内多发液化灶、可见气液平，符合肝脓肿。当日于介入室行肝脓肿穿刺引流，引出大量黄褐色腥臭味脓性液体600ml，并放置3根引流管外引流。次日患者体温高峰降至37.8℃，根据药敏结果将抗生素调整为头孢曲松、万古霉素，复查血培养均阴性。8月15日肝穿引流液培养结果回报：屎肠球菌、奇异变形杆菌（ESBL）、大肠埃希菌（碳青霉烯类耐药），故调整抗生素为替加环素、头孢曲松。8月22日起体温正常，8月27日拔除2根引流管，9月1日停用头孢曲松，继续替加环素抗感染治疗。9月7日条件允许后进行系统评估：眼底未见异常；心脏超声、头颅MRI正常；腹部CT：肝右叶脓肿基本消失、肝左叶脓肿明显减小。

患者目前无不适，肝左叶引流管每日可引流出30~50ml清亮胆汁液，继续抗生素治疗，至满6周后根据病情决定是否停用。

本例患者壶腹癌术后，发热、肝内多发占位10月。回顾病史，急性起病，反复发作，肝脏影像学早期不典型，难以鉴别肝脓肿及肝转移瘤，病情曲折，曾多次建议患者肝穿刺活检明确诊断，但患者拒绝。最终病情加重、肝内病灶形成典型肝脓肿影像学表现时得以确诊。为探讨患者发热、肝内占位病变的诊治思路及下一步治疗方案，特提请于 2015 年 9 月 16 日内科大查房。

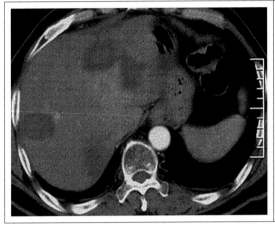

图 5　腹部增强 CT：肝实质内可见多发类圆形略低密度影，边缘模糊，其内中心区可见小片状高密度影

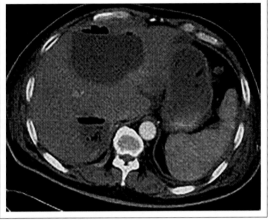

图 6　腹部 CT：肝脏内多发液化灶、可见气液平

二、讨　　论

放射科曹剑医师：患者中年男性，壶腹癌 Whipple 术后 1 年，2014 年 9 月腹部 MRI 可见肝右叶下段 T2 高信号、T1 低信号的异常结节，结合病史考虑转移灶可能性大，行射频治疗后，2014 年 11 月复查腹部 MRI 可见病灶呈现坏死样改变，无其他新发病灶。2015 年 1 月腹部 MRI 可见肝左叶内侧段 T2 高信号、T1 低信号的异常结节，3 个月后复查病变较前增大，并有不均匀强化；5 个月后复查提示病灶继续增大，并转为多发，所以结合其肿瘤病史及影像学表现更支持肿瘤复发伴肝多发转移灶可能。2015 年 8 月腹部 CT 可见肝内多发病灶出现明显液化、气液平，此时才符合典型肝脓肿表现。但在肝脓肿早期，特别是不典型肝脓肿，与肝内转移瘤在影像学上很难截然区分，特别是在没有突出强调其反复发热的临床特点时。所以影像学检查结果的解读需密切结合临床情况。

感染内科阮桂仁医师：本例患者系中年男性，病程长，起病急，反复发作，病情曲折。临床表现为壶腹癌术后，反复发热，肝脏影像学评估出现肝脏多发占位，短期抗生素治疗有效，但停药后反复。诊断上首先考虑感染，感染部位考虑肝胆系统；其次，患者基础存在壶腹癌病史，需要鉴别是否存在肿瘤热，但患者每次抗感染治疗后体温均有好转，不支持肿瘤热，但还需警惕是否在肿瘤复发的基础上继发感染。肝胆系统感染方面，需考虑：

①胆管炎：患者 Whipple 术后，胆道的正常解剖结构受破坏，胆道逆行感染的风险很高，但患者无腹痛、黄疸，影像学胆管系统无明显狭窄、扩张，不支持典型胆管炎；②细菌性肝脓肿：患者影像学可见肝内多发占位，需要考虑是否存在细菌性肝脓肿的可能。患者有 Whipple 手术史，胆道的正常屏障机制受破坏，肝脓肿的发病率显著升高。细菌性肝脓肿早期为急性炎症期，富血供，晚期形成典型肝脓肿后会出现液化坏死，乏血供。影像学可分为典型肝脓肿和不典型肝脓肿，典型肝脓肿可见液化坏死、气液平等征象，而不典型肝脓肿则有多种表现。肝转移瘤也会出现富血供，其影像学表现与不典型肝脓肿存在交叉重叠；所以难以单纯从影像学的特征包括造影表现、强化特点等进行鉴别。患者病初就诊于外院，仅仅依靠影像学表现，就确定为肝转移瘤，行多次介入治疗及放化疗；治疗后仍反复发热、畏寒、寒战，并且病灶逐渐增多增大，这时候需要高度警惕细菌性肝脓肿可能。病程中曾多次建议行肝穿刺活检明确诊断，但患者拒绝，增加了诊治的难度。回顾患者在我院的肝脏影像表现，2015 年 4 月肝脏增强 CT 可见囊性占位、囊壁强化，考虑肝脓肿可能；7 月肝脏增强 CT 可见肝内多发占位，结合外院多次的放化疗病史，影像学诊断再次考虑肝转移瘤不除外；直到 8 月 10 日肝脏 CT 出现典型的肝内气液平、液化病灶后，肝脓肿诊断才明确，脓肿穿刺引流液的性质也证实为肝脓肿。

治疗方面，肝胆系统感染的经验性治疗，需要覆盖肠杆菌科、厌氧菌、肠球菌，本例患者病初均按这一原则进行抗感染治疗，但疗程不够，所以用药后体温正常，但停药后反复。本次入院后抗感染治疗效果差，需要考虑的因素包括病原谱是否完全覆盖（如念珠菌）、细菌是否出现耐药、感染病灶是否清除。回顾患者的诊疗经过，首先患者肝内病灶较大，单纯抗感染治疗效果差，这是关键因素，在介入科充分引流后患者体温迅速下降，休克也得到改善；其次，耐碳青霉烯大肠杆菌对亚胺培南耐药，致病力较强，也可能是治疗效果差的原因之一。

目前虽然诊断明确，但仍存在以下问题，患者病程中始终未做肝穿刺活检进行病理检查，所以现在没有明确的肿瘤复发的病理证据，但目前能否排除肝转移瘤？肝转移瘤射频消融过程中，是否出现胆管损害、继发感染的情况？患者时刻面临感染复发的风险，外科是否有办法来减少胆道系统反流，减少逆行感染的风险？

超声科吕珂医师：超声造影是通过造影剂来增强血液的背向散射，使血流清楚显示，主要用于反映和观察正常组织和病变组织的血流灌注情况，从而达到对某些疾病进行鉴别诊断目的。转移癌可以是富血供的病灶，存在新生的血管，在增强期可出现环状增强、弥漫增强、点状增强；而炎性病灶内部也可以富血供，所以肝脏炎性病变和肿瘤性病变，在超声造影等影像学的表现上存在一定的重叠，难以截然区分，影像学通常需要结合病史进行临床诊断。

该患者壶腹癌术后出现肝内多发病灶，超声造影可见肝内占位明显强化，腹部增强 CT 肝内占位可见增强表现，这都提示肝脏病变为富血供病变，结合病史，首先考虑肿瘤，但也无法排除早期不典型肝脓肿。对于肝内占位性病变，如果两种以上影像学表现一致时可以临床诊断，故而最初外院诊断肝脏占位病变为转移瘤，也多次行射频及放化疗。仔细回顾患者射频治疗前后的影像学表现，尤其第二次射频后左肝内叶增强 CT 可见片状异常强化，但是射频治疗范围可控，形成无血供的凝固性坏死灶，不会出现肝脏片状的异常增强。大片状强化灶是否提示射频过程中形成动静脉瘘或者炎性病灶？随着病程的进展，患者超声可见气体的强回声，非凝固坏死的表现，提示感染。

介入科杨宁医师： 肝脓肿是最常见的腹腔脓肿，肝脓肿的危险因素有糖尿病、肝胆疾病、肝胆疾病干预的治疗史等，死亡率为 2%~12%。随着介入技术的成熟，相比传统抗感染药物治疗，肝脓肿的介入治疗疗效快、效果好。介入治疗在肝脓肿、肝脏肿瘤等疾病的治疗地位逐渐提高，但其本身也存在感染的风险。各种介入治疗发生肝脓肿的高危因素及发生概率各不相同，其中射频消融术相关的肝脓肿的高危因素为胆肠吻合手术、胆道热损伤断裂、肝动脉插管化疗栓塞（TACE）碘化油滞留等，发生率为 0.3%~3%。

肝脓肿的影像学典型表现为双靶征（中心低密度、周边强化高密度）、集簇征（小脓肿聚集现象），形成液化坏死、气液平后基本确诊。临床经常会遇到不成熟的肝脓肿，影像学表现不典型、血培养阴性，诊断困难，建议可以选择介入穿刺，早期诊断、早期治疗。

小于 4cm 肝脓肿可细针穿刺抽吸、大于 4cm 肝脓肿需要介入放置引流管。本例患者肝脓肿较大，放置引流管后抽出约 600ml 脓性液体。通常引流量减少后可拔除引流管，但对于存在肝内胆道损伤或异常的患者需要延长保留引流管时间，部分患者甚至需要 1 个月时间才能形成成熟的窦道，以减少胆汁外漏。肝脓肿除介入引流外通常需要联合 4~6 周的抗生素治疗。如何预防介入治疗相关的肝脓肿，目前已有小样本的临床研究证实可以采取预防性抗生素治疗，但仍需大样本的临床研究。回顾病史，本例患者存在多个肝脓肿形成的危险因素：胆肠吻合术后、射频消融可能损伤胆管等，而且胆管损伤可能为永久性，未来极可能复发。

检验科细菌室杨启文医师： 2000~2014 年北京协和医院肝脓肿（83 例）的病原谱为肺炎克雷伯菌 35%、大肠埃希菌 18%、屎肠球菌 7%、鲍曼不动杆菌 5%、粪肠球菌 4%、铜绿假单胞菌 2%、阴沟肠杆菌 2%。药敏结果分析提示肺炎克雷伯菌非常敏感、产 ESBL 菌株仅占 7%，可选择的抗生素较多。但导致肝脓肿的肺炎克雷伯菌株往往高毒力、侵袭性强、荚膜较厚，尽管敏感抗生素治疗，未必能够获得预期的临床疗效。大肠埃希菌中 66.7% 产 ESBL，美罗培南、亚胺培南、替加环素等均敏感。屎肠球菌对利奈唑胺、替加环素、万古霉素（除外小部分的 VRE）相对敏感。

2000~2014 年我院胆道感染（1073 例）的病原谱为大肠埃希菌 21%、屎肠球菌 11%、粪肠球菌 10%、铜绿假单胞菌 10%、肺炎克雷伯菌 9%。大肠埃希菌中产 ESBL 菌株占 40%；碳青霉烯类耐药的菌株占 5%，对碳青霉烯类抗生素不敏感。屎肠球菌对替加环素、替考拉宁、万古霉素、利奈唑胺非常敏感；粪肠球菌对替考拉宁、替加环素、万古霉素及氨苄西林都较为敏感。铜绿假单胞菌的总体敏感性偏低（最高 69%），对阿米卡星、头孢吡肟、头孢他啶、氨曲南等相对敏感。肺炎克雷伯菌是胆系感染中的第五位致病菌，对替加环素（93%）、阿米卡星（88%）敏感，但对碳青霉烯类药物的敏感性（84%）相对偏低。

本例患者感染部位及病原谱明确，确诊为肝脓肿，致病原包括大肠埃希菌（碳青霉烯类耐药）、奇异变形杆菌（ESBL）、屎肠球菌、曾有一次肺炎克雷伯菌，除外上述四种需氧菌，因其穿刺引流液为恶臭液体，合并厌氧菌感染可能性大，该患者没有培养出厌氧菌，可能与标本的采集及送检过程中耗时太长或暴露于有氧环境中有关，建议以后腹腔标本采集后可请细菌室床旁接种厌氧培养皿，这样阳性率会明显提高。所以，本例肝脓肿应为包含 5 种以上菌株的混合感染。治疗方面：奇异变形杆菌虽然产 ESBL 菌株比例不高（10%~20%），但对替加环素天然耐药，故选择头孢曲松治疗奇异变形杆菌；碳青霉烯类耐药的大肠埃希菌对黏菌素、阿米卡星、替加环素敏感，替加环素既能覆盖耐碳青霉烯类大肠埃希菌，而且药物腹腔浓度高，可以选择替加环素治疗复杂的腹腔感染，如果没有条件使用替加环素，也可尝试加大碳青霉烯类的剂量，并延长输注时间；屎肠球菌对万古霉素、替考拉宁、替加环素均敏感；厌氧菌对碳青霉烯类、替加环素敏感，所以该患者治疗过程中选择替加环素也可以覆盖屎肠球菌及厌氧菌。

肝脏外科桑新亭医师： 本例患者 2 年前因壶腹癌在我院肝外科行 Whipple 手术，术后口服化疗 8 个疗程，过程顺利，术后患者恢复非常好，多次于我院门诊随诊。1 年前患者出现发热，外院复查影像学提示肝脏新发结节性病变。对于这样一个病例，Whipple 术后，虽然无胆道狭窄，但存在胆道反流，仔细回顾病史，患者病程初期反复发热、每次发热前均有饱餐的诱因，抗生素治疗有效，故应当首先考虑肝胆系统感染，而 PET/CT 并无明确的复发转移的可靠证据，外院亦未做肝内病灶的穿刺活检去寻找病理证据，肿瘤复发转移的诊断应十分谨慎。并且本例患者在最初手术时切缘阴性，无淋巴结等远处转移，手术较为彻底，复发的概率相对较低，基于上述考虑，病初我们曾多次建议患者暂不干预，密切随诊。遗憾的是由于多种原因，外院仍然拟诊为肿瘤复发，并对其进行多次射频及放化疗治疗，但病情反反复复，并逐渐加重，然后重新回到我院。胰腺癌、壶腹癌术后 1 年出现肿瘤复发是比较常见的现象，但需要充分可靠的证据证实；而一旦复发并出现肝转移灶，预后一般很差，5 年生存率为 0，很多患者生存期不超过 1 年。目前本例患者距离外院诊断肿瘤复发已有 1 年，患者仍然存活且感染控制后一般情况较好，在缺乏病理证据的前提下，这种病程演变不支持肿瘤复发，也基本上否定了"肝内多发转移瘤"的诊断。

肝脓肿需要外科干预的比例越来越少，介入穿刺引流成为肝脓肿治疗的重要手段，只有脓肿位置特殊或脓肿壁厚、穿刺可能损伤大血管、脓肿破溃等情况才需要手术干预。介入引流时，若引流管无堵塞，引流液清亮，引流量小于 10ml/d，超声复查脓腔直径小于 2cm 或脓肿消失，即可拔除引流管。

回顾患者的增强 CT，患者射频消融术后在肝左叶内侧形成低密度区，从影像学上分析考虑形成胆汁瘤，这也是导致肝脓肿形成的重要诱因。胆汁瘤早在 1979 年由 Gould 和 Patel 首次提出，指胆汁在胆管以外形成囊状聚积。根据胆汁瘤形成原因分为外伤性、医源性、自发性。医源性胆汁瘤主要见于：①胆囊切除手术中误伤胆管或误扎肝动脉；②介入性诊疗技术，尤其以肝动脉插管栓塞化疗等已成为医源性胆汁瘤的常见原因。转移性肝癌介入治疗后的胆汁瘤发生率比原发性肝细胞癌高（9.62%/3.26%），主要原因为胆管为动脉供血，缺血可导致胆管坏死，纤维组织增生，远端胆管压力增大，胆管坏死，胆汁漏出，形成肝内胆汁瘤。胆汁瘤如果与胆管不相通，其内壁可内皮化，自主分泌液体使胆汁瘤逐渐增大，产生压迫；如果与胆管相通，可与胆管压力相平衡，胆汁瘤增大不明显。胆管损伤早期，由于受损胆管壁水肿，胆管扩张而出现门静脉旁的线状或树枝状低密度影，与 Glisson 鞘走行相一致；进展期受损胆管坏死，胆汁漏出并沿坏死胆管壁积聚，CT 平扫为低密度柱状胆汁瘤；后期大量漏出胆汁呈囊状积聚，CT 平扫显示边缘欠光整的低密度囊状影，增强扫描无强化。对于无症状且体积较小的单纯胆汁瘤，首选内科保守治疗，定期观察；其他病例需要行胆汁瘤介入穿刺引流术，如穿刺引流仍无法解决，可考虑行肝叶切除手术治疗。目前该患者肝左内叶穿刺引流管内每日仍有较多清亮的胆汁流出，无法拔管，可继续观察引流液性状及引流量，如引流量始终较多而无法拔除引流管，可考虑手术切除。但患者存在胆肠吻合、多次射频手术等高危因素，目前肝左叶已形成胆汁瘤，很难预防和减少肝胆系统感染，因此感染复发的可能性极大。

总之，患者目前基本可以排除肝内转移瘤；肝胆系统感染相对明确，易复发且难以预防；如果介入穿刺不能解决胆汁瘤的问题可考虑手术切除受损伤的胆管。对于 Whipple 手术的患者，介入治疗应十分谨慎，以免损坏胆管形成胆汁瘤、导致肝胆系统感染。

感染内科李太生医师：本例患者曲折的诊疗过程带给我们医生以下几点经验教训：

1. 要尽量避免先入为主：对于没有肿瘤病史的患者，出现肝脏占位性病变，医生都会尽量去取得病理证据来鉴别良恶性。而本例患者有壶腹癌手术的病史，后出现发热、肝内占位时，是否是肿瘤复发就成为首要的考虑，这个思路很正常，但也容易把我们引入歧途，使我们在鉴别诊断和治疗时容易犯下错误。当然患者在病初十分抵触肝穿刺活检也是一个很重要的因素，但换个角度想，如果对于一个没有肿瘤病史的肝占位患者，在没有病理证据时，又有哪位医生轻易就给患者进行射频治疗？所以接诊患者时要避免这种先入为主的思维惯性，坚持医疗原则，结合患者的整体情况综合判断，减少犯错误的概率。

2. 要重视脓肿病灶的处置：对于感染性病灶形成较大的脓肿时，首选介入或外科引流治疗，否则抗生素保守治疗疗效非常有限。

3. 要重视有创检查：对于不明原因发热的患者，特别是有明确病灶的病例，有创检查对疾病的诊断价值怎么强调也不为过。

4. 要重视病原学检查，必要时重复：患者整个病程中很长一段时间非常抵触有创检查，但转入感染内科后出现感染性休克，及时重复全套血培养报警阳性，影像学也可见明确肝脓肿后，这才说服患者配合肝脓肿穿刺引流，诊断明确了，也挽救了他的生命。培养的结果也对进一步的抗生素调整指明了方向。

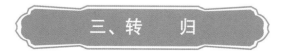

三、转 归

大查房后 9 月 20 日随访患者，继续保留肝左叶穿刺引流管，每日引流 30ml 清亮胆汁，继续替加环素抗感染治疗，无不适，继续随访中。

四、点　评

　　肝占位在临床中很常见，鉴别诊断很多，需要注意结合具体临床情况综合考虑，尽量避免先入为主的思维定式。从本例可以看出，早期不典型肝脓肿与肝脏肿瘤影像学表现有时难以截然区分，确诊依赖于病理诊断。充分引流、病原学检查及充分抗感染治疗是治疗肝脓肿的关键。

（秦　岭　陈　洋　阮桂仁）

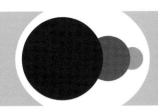

双踝肿痛 1 年余，腰痛 11 月，发热半年

中年女性患者以"低热伴腰椎及骶髂关节炎性病变、重度主动脉瓣反流"为主要临床表现，经验性抗结核治疗效果不佳，短期内出现主动脉瓣右冠瓣脱垂、重度主动脉瓣反流，心脏进行性增大，面对这个患者，我们应该做什么检查以尽快明确诊断？在检查的同时应给予什么治疗措施以尽快缓解患者的病情？

一、病例摘要

患者，女性，44 岁，主因"双踝肿痛 1 年余，腰痛 11 月，发热半年"于 2015 年 11 月 27 日入院。

（一）现病史

患者于 2014 年 9 月劳累后出现左踝关节红、肿、热、痛，影响日常活动，VAS 5 分，无发热及其他系统伴随症状，当地予头孢类抗生素抗感染治疗 3 天后踝关节症状消失。2014 年 10 月出现右踝关节红、肿、热、痛，VAS 10 分，触痛明显，活动受限，影响活动，无发热，予头孢类抗生素治疗 7 天后踝关节症状好转，仍有轻度发红、疼痛，不影响活动。2014 年 12 月患者出现腰部胀痛，VAS 5 分，活动后加重，休息后减轻，伴乏力，活动受限，只能完成简单日常活动，无发热，当地予头孢类抗生素治疗 7 天后腰痛症状减轻。2015 年 3 月出现腰部疼痛加重、性质同前，伴双髋关节、肩关节疼痛，双侧踝关节间断出现红、肿、热、痛，伴活动受限，VAS 9 分，无发热、盗汗、四肢麻木，当地查 ESR 48mm/h，腰椎 MRI：（图 1 左）L_3/L_4、L_4/L_5、L_5/S_1 椎间盘突出、变性，予氯诺昔康、甘露醇、中药治疗后腰部、肩关节及双踝关节疼痛略减轻。2015 年 6 月患者腰痛及髋关节、左踝关节疼痛加重，性质同前，左膝疼痛明显，起床困难，影响活动行走，并出现发热，为午后低热，体温高峰为 37.8℃，伴潮热、盗汗，当地查血常规：WBC 8.27×10^9/L，NEUT 70.2%，Hb 111g/L，PLT 434×10^9/L；CRP 49.66mg/L，ESR 99mm/h。感染方面：血培养 1 次、布氏杆菌凝集试验（BST）、PCT、结核菌素试验、T-SPOT. TB（-）；免疫方面：ANA 1：100（+），抗 Ro-52 抗体（+），人类白细胞抗原-B27（HLA-B27）（-）。腰椎 MRI：L_5、S_1 椎体信号异常（考虑不除外椎体结核）。全身骨显像：第 5 腰椎及右侧髋关节骨代谢异常活跃。腰椎椎体穿刺涂片：镜下见红细胞背景上有少数淋巴细胞；病理：部分骨组织间见增生的梭形细胞伴少量炎性细胞，考虑慢性炎症。当地医院诊断为腰椎结核感染可能，2015 年 6 月 23 日至 7 月 16 日予诊断性抗结核治疗（利福霉素 0.75g qd 静脉输注，异烟肼 400mg qd 静脉输注，乙胺丁醇 1.25g qd 口服、吡嗪酰胺 1.25g qd 口服），2015 年 6 月 23 日至 7 月 22 日使用克林霉素静脉输液，2015 年 7 月 7 日至 22 日使用左氧氟沙星静脉输液治疗。患者发热及关节疼痛无缓解，复查 WBC 7.6×10^9/L，NEUT 69.4%，Hb 103g/L，PLT 357×10^9/L；CRP 50.13mg/L，ESR 99mm/h；2015 年 7 月 17 日复查腰椎 MRI：L$_5$/S$_1$ 椎体及其椎间盘异常信号伴椎旁软组织增厚，水肿较前减轻。2015 年 8 月 31 日因腰痛、双肩关节疼痛，左膝关节肿痛加重伴皮温升高，就诊于郑州市骨科医院，查 WBC 14.98×10^9/L，NEUT 88.1%，CRP 92.41mg/L，ESR 111mm/h；BST（-）、血培养 2 次（-）。心脏超声左心室增大（左室舒张末内径 51mm），主动脉瓣反流，收缩功能正常，LVEF 64%。腰椎 MRI：L$_5$/S$_1$ 改变考虑感染性病变。左膝关节穿刺：抽出约 20ml 黄绿色液体，细菌培养阴性。免疫内科会诊后诊断为"未分化脊柱关节病"，L$_5$/S$_1$ 椎间隙非特异性感染，予"来氟米特 20mg qd 口服×7d，柳氮磺胺吡啶 0.75g tid 口服×7d"，同时予"甲磺酸左氧氟沙星、头孢唑啉、甲硝唑抗感染"10 天后，双肩关节肿痛症状好转，腰痛、左膝关节、踝关节疼痛症状同前，仍有低热 37.5℃，为求进一步治疗来我院。门诊左侧踝关节 MRI：左外踝骨髓水肿，关节面下骨质侵蚀改变；左距骨轻度骨髓水肿，关节面下骨质侵蚀改变；左踝关节腔少量积液；左外踝关节周围软组织肿胀。腰椎 MRI：L$_5$、S$_1$ 椎体相对缘异常改变；腰 3~5（L$_{3~5}$）椎间盘膨出。

近 1 个月来患者间断气短发作，每 1~3 天发作 1 次，多于呼吸冷空气后发作，持续 10 余分钟可自行缓解，无夜间端坐呼吸、咳粉红色泡沫痰发作，否认腹胀、腹围增大、下肢水肿表现。发病以来，饮食、睡眠较差，精神一般，尿便正常，体重减轻 10kg。患者 2015 年 8 月起出现眼干、口干，进食需水送服。间断恶心、呕吐，外院查胃镜"未见明显异常"。病程中双侧臀部及双下肢皮疹，有口腔溃疡 2~3 次/年、可疑外阴溃疡（有脓点）病史，否认雷诺现象。

（二）既往史

患者平素有慢性腰痛病史，活动后加重，休息后缓解。外院住院期间曾被诊为"虹膜炎"，有痔疮史。

（三）个人史、月经婚育史及家族史

皮革厂工人，有皮革制品接触史，月经婚育史、家族史无殊。

（四）入院查体

T 36.5℃，P 94 次/分，R 20 次/分，BP 102/49mmHg，SpO$_2$（自然状态）97%，可触及水冲脉，毛细血管搏动征（+），左侧锁骨上可触及一枚淋巴结，直径约 0.5cm，质软，活动好，无触痛。双肺呼吸音增粗，右下肺呼吸音低，左下肺可闻及胸膜摩擦音。心率 94 次/分，心律齐，主动脉瓣第二听诊区可闻及收缩期 4/6 级杂音、重度舒张期杂音。腹部平

软，无压痛、反跳痛及肌紧张，肝脾肋下及边。移动性浊音（-），肠鸣音3次/分。左肩关节活动受限，双下肢不肿。

（五）诊治经过

入院后查血常规：WBC $7.49×10^9$/L，NEUT 63.5%，Hb 86g/L，MCV 77.9fl↓，MCHC 294g/L↓，PLT $432×10^9$/L；网织红细胞1.72%；尿常规：Pro 微量，BLD 微量；24hUP 0.25g；便常规：OB（+）×3次；肝肾功（-）；铁4项：血清铁9.5μg/dl↓，转铁蛋白饱和度3.1%↓，总铁结合力279μg/dl，铁蛋白41ng/ml；叶酸6.4ng/ml，维生素B_{12} 506pg/ml；D-Dimer 1.67mg/L；免疫球蛋白、补体、抗链O均正常；心肌酶（-）；NT-proBNP 8958pg/ml；ESR 92mm/h，hsCRP 83.05 mg/L；甲功（-）；感染指标：3套血培养未报警，BST（布氏杆菌血清凝集试验）、PPD（结核菌素纯蛋白衍生物）、T-SPOT.TB、肥达外斐试验、军团菌抗体、PCT、G试验（-），CMV-DNA、EBV-DNA均（-）；淋巴细胞亚群分析：CD4阳性T细胞760/μl，CD8阳性T细胞584/μl。免疫指标：ANA、抗dsDNA抗体（-），抗Ro-52抗体弱阳性，抗ENA抗体、ANCA、抗环瓜氨酸肽抗体、HLA-B27（-），AECA、ACL、LA、Coombs'试验均（-），IgG4 2850mg/L↑，RF 26.4IU/ml↑；针刺试验（-）。眼科会诊：未见虹膜炎表现。肿瘤指标：CA125 60.5U/ml↑，CA242、CA19-9、CA72-4、CA15-3、AFP、CEA均正常。胸腔积液常规：黄色微混、细胞总数$2065×10^6$/L，WBC $63×10^6$/L，单核$52×10^6$/L，黎氏反应（-），比重1.014。胸腔积液生化：TP 16g/L（血TP 65g/L），LDH 56 U/L（血LDH 217 U/L）。心电图大致正常；经胸超声心动图（TTE）：主动脉瓣病变，主动脉瓣右冠瓣脱垂，主动脉瓣重度关闭不全，全心增大，轻度二、三尖瓣关闭不全，中度肺高压（69mmHg），右室室壁运动及收缩功能减低，胸腔积液，LVEF 76%。经食管超声心动图（TEE）：未见瓣膜赘生物。腹盆超声：肝稍大，肋下2.5cm。宫颈多发囊肿，阴道少量积液，盆腔积液；血管超声：双侧颈动脉、锁骨下动脉、腹主动脉、双侧髂总髂外动脉未见明显异常。踝关节超声：双侧踝关节内未见液性暗区；踝关节X片：左踝关节骨质疏松；左足诸骨散在小片状略低密度灶。胸腹CT：双侧胸腔积液，双肺下叶膨胀不全，双肺透过度减低，纵隔多发淋巴结；腹膜后、双侧腹股沟区多发淋巴结。腰椎CT（图1，右）：腰椎退行性变；$L_{3\sim5}$椎间盘略膨出；L_5、S_1椎体改变，考虑炎性病变可能。双侧骶髂关节改变，不除外血清阴性脊柱骨关节病。骶髂MRI：双侧骶髂关节面毛糙伴关节面下异常信号。骨扫描：双侧后肋近肋椎关节、左侧骶髂关节异常所见，良性病变可能性大，炎性病变可能，结核不除外；$L_5\sim S_1$、左侧腓骨上端异常所见，良性病变可能；双侧肩关节、双足踝外侧及左侧第一跖趾关节异常所见，考虑关节炎性病变。骨髓穿刺：增生活跃，红系晚幼红比例增高，红细胞大小不等，部分红细胞中心淡染区扩大。骨髓活检：造血组织中粒红系比例略增高，巨核细胞可见。外院腰椎穿刺活检病理会诊：少许骨组织，骨小梁间可见纤维组织增生，其内血管较丰富，建议做CK、CD31等免疫组化进一步诊断。

治疗方面：吸氧、限制入量、间断利尿等治疗，11月27日起予头孢曲松2g qd +阿米卡星0.4g qd抗感染4天（ESR 95→89mm/h，hsCRP 93→83mg/L），12月1日感染内科专业组查房，患者慢性病程，临床主要特点为低热、多发骨关节病变、心脏瓣膜病变，外院诊断性抗结核治疗疗效不佳，需考虑到特殊病原体的可能性，如 NTM（非结核分枝杆菌），进一步完善病原学检查，抗感染方案调整为头孢美唑 2g q12h+阿米卡星 0.4g qd+克拉霉素 0.5g q12h+乙胺丁醇 0.75g qd 治疗（ESR 89→38 mm/h，hsCRP 83→28 mg/L），12 月 10 日患者再次发热，体温高峰 38℃，复查 ESR 49 mm/h，hsCRP 118.4 mg/L，复查 TTE：LVEF 76%→61%，左室舒张末内径 59→61mm，免疫内科会诊考虑感染继发贝赫切特综合征可能，12 月 12 日起开始甲泼尼龙 40mg qd 静脉输液治疗。

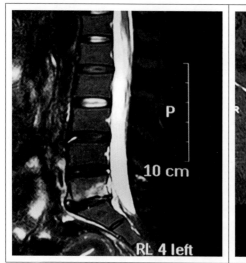 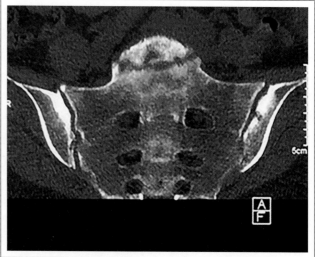

图 1　腰椎（左，2015 年 3 月腰椎 MRI）与骶髂关节病变（右，2015 年 12 月骶髂 CT）

二、讨　论

放射科林路医师：复习患者影像学资料，影像学提示存在多发骨质病变（包括腰椎、双侧骶髂关节、左侧踝关节病变）。①胸腹盆增强 CT：2015 年 8 月 CT 大致正常，2015 年 12 月胸 CT：心脏全心较前增大，主肺动脉较前增宽，提示肺动脉压增高，另外可见双侧胸腔积液，双下肺膨胀不全，双肺实质未见明确病变；纵隔可见多发小淋巴结；②腰椎 CT（2015 年 12 月 1 日）：主要病变部位位于 L_5、S_1，椎间隙变窄，L_5、S_1 相邻的椎体终板下可见骨质破坏，周围软组织信号异常；③腰椎 MRI：2015 年 3 月腰椎 MRI 可见 L_5、S_1 病变最重，水肿范围最大，2015 年 6 月腰椎 MRI 可见病变部位水肿减少，趋于稳定，2015 年 11 月 MRI 提示椎间隙变窄，T2 压脂序列无明显水肿或炎性改变；④骶髂关节 CT（2015 年 12 月）：左侧骶髂关节病变较明显，骶髂关节面下可见骨质侵蚀破坏，小囊状改变，右侧相关损害较轻。骶髂关节 MRI（2015 年 12 月）：T2 相高信号炎症水肿不重；⑤左踝关节正侧位（2015 年 12 月）：关节面下骨质密度不均匀，周围软组织增厚肿胀。左踝关节 MRI：左腓骨远端小囊状损害，关节面下骨髓水肿。患者临床主要表现为多发骨关节炎性病变（腰椎+骶髂关节+踝关节），结合影像学特征，考虑疾病诊断倾向于感染性疾病或者免疫性疾病。①感染性疾病：单从腰椎病变改变，考虑结核感染可能最大，但周围组织病变不重，无典型椎旁冷脓肿表现。此外该患者不规范抗结核治疗后腰椎影像学提示病变呈"自愈"趋势，但临床症状未见好转，需要警惕是否存在其他特殊病原菌感染的可能。常见细菌感染可能性小；②自身免疫性疾病：患者中年女性，发热伴多关节受累，需除外免疫性疾病；③心脏方面：近期CT提示全心增大，肺动脉增宽，需要结合临床分析。

感染内科罗玲医师：患者中年女性，病程1年余，临床表现为多发骨、关节病变（腰5椎体、骶1椎体、左外踝、双侧骶髂关节）；心脏病变（重度主动脉瓣膜关闭不全、右冠瓣脱垂、中度肺动脉高压）；低热。辅助检查方面：WBC不高，炎症指标升高明显，胸片提示心脏进行性增大，脊柱病变 L_5、S_1 骨质破坏呈好转趋势，左外踝关节可见骨髓水肿，关节面下骨质侵蚀，周围软组织肿胀，骶髂关节面可见关节面下信号异常。诊断和鉴别诊断考虑从以下几个考虑：感染性疾病：①病变部位：a. 腰椎及多发骨质病变：病理提示少许骨组织，骨小梁间可见纤维组织增生，血管较丰富。2015年3月腰椎病变较重，6月病变较3月腰椎周围水肿有减轻，2015年6月23日至7月26日接受诊断性抗结核治疗3周后，影像学提示椎体水肿信号减轻。腰椎病变考虑感染可能，但病原体不清。结核感染方面，无典型椎旁冷脓肿表现，腰椎病变在抗结核前水肿已经开始减轻，无明确支持结核感染的证据。b. 感染性心内膜炎（IE）：回顾既往TTE提示此次瓣膜重度反流为新发，符合Duke标准中1条主要标准，但TEE未见赘生物，血培养无阳性回报、Q热抗体（-）。次要标准中仅满足发热、RF略高。诊断依据不足；②病原体方面：a. 化脓菌：WBC、PCT（-），血培养无阳性回报，临床表现不符合典型化脓菌的表现，可能性不大。b. 真菌感染：无免疫力低下证据，无真菌感染的病原学证据，且G试验（-），不支持。c. 布鲁氏菌：可表现为脊柱骨髓炎（胸腰椎多见，相邻椎体边缘骨质破坏，增生反应明显）及心内膜炎。但外院及我院BST 4次（-），且血培养无回报，证据不足。d. 结核感染：可表现为结核中毒症状，脊柱结核（椎体破坏为主，椎间隙变窄常见，可伴椎旁冷脓肿），亦可累及心内膜（极罕见）。但PPD、T-SPOT. TB（-），目前病原学证据不足。e. NTM（非结核分枝杆菌）感染：可累及脊柱，心内膜受累极为罕见，病原学证据缺乏，下一步可完善16S rRNA检测寻找病原学线索。自身免疫疾病：①强直性脊柱炎：好发于青年男性，临床特点为腰背痛、炎症指标升高，骶髂关节MRI异常，查阅文献20%可合并主动脉受累，但强直性脊柱炎好发于青年男性，此病例患者无典型炎性下腰痛的特点，HLA-B27（-），不支持；②贝赫切特综合征：可有口腔溃疡、外阴脓点，可合并主动脉受累，但患者针刺反应（-），眼部无虹膜炎表现，目前诊断证据不足。血液系统疾病：患者发热伴多发骨质病变，需除外朗格汉斯细胞组织细胞增生症，但此例患者无尿崩等中枢神经系统症状及肝脾肿大，腰椎穿刺活检病理亦不支持。

本例提请内科大查房主要目的是请各科讨论以下问题：①免疫内科：协助明确是否合并血清阴性脊柱关节病，下一步激素治疗如何调整；②细菌室：血培养、骨髓培养有无病原学的相关提示；③骨科、介入科：多发骨关节病变的性质，有无进一步穿刺或手术活检的机会；④心内科、心外科：协助判断主动脉病变的性质，判断心脏瓣膜手术的指征与时机。

心内科吴炜医师：本例患者本身无高血压、马方综合征、梅毒等病史，心脏彩超无主动脉瓣及二尖瓣畸形提示，不支持以上因素继发主动脉瓣关闭不全；此外患者为中青年女性无基础心脏病，3次血培养无阳性回报，TEE未见赘生物，无多发栓塞征象，IE诊断依据不足，且从时间顺序来看，患者是以骨痛、骨质病变起病，后出现发热，骨质病变出现近1年后才发现心脏瓣膜病变，因此用IE、菌栓栓塞致多发骨质病变难以解释病情全貌。患者重度主动脉瓣反流、右冠瓣脱垂，偏心反流到左心室内，能够导致上述瓣膜病变的疾病多见于贝赫切特综合征、结节性多动脉炎及大动脉炎，结合患者既往有口腔溃疡，外阴皮疹有脓点，要警惕贝赫切特综合征可能；也要考虑感染原发灶在腰椎，后继发血管炎可能。心脏方面：左室舒张末期内径从51mm（外院2015年9月）增加到61mm（我院），主动脉瓣膜重度关闭不全，中度肺动脉高压，左室大，LVEF尚正常，有限期手术指征。如LVEF进一步下降，则围手术期风险会进一步增加，应考虑在免疫内科指导激素治疗的同时限期手术。心衰方面的治疗应注意利尿和容量管理。

心外科马国涛医师：主动脉瓣膜病变进展较快，病因方面鉴别如下：①先天性：常见于二瓣畸形（心脏彩超多见瓣叶钙化、主动脉狭窄，继发升主动脉窦部扩张）、马方综合征（患者无相应体征，不支持），本例患者不符；②后天性：原发的退行性病变，常见于大于60岁的老年人，可见瓣膜钙化，但此例患者年龄不符。继发性：a. 感染：IE，目前IE诊断证据不足，病原学证据缺乏，不能除外特殊病原的感染。b. 免疫疾病：2015年6月胸片提示心影增大，要警惕当时存在心包炎可能。患者目前主动脉瓣重度反流，有限期行主动脉瓣置换术的手术指征，但手术也存在下列顾虑：如果有感染灶未清除，术后人工瓣膜可继发新的感染灶，影响手术效果；如果原发病为免疫性疾病，如炎症控制不满意，术后并发症较多，如瓣周漏等，二次手术难度进一步增大。因此建议进一步明确病因后再考虑行心脏瓣膜手术。

骨科杨波医师：①患者以踝关节红、肿、热、痛起病，影像学提示踝关节存在明确的滑膜炎，病因可见以下几种情况：a. 外伤：患者否认外伤史。b. 劳累：患者职业（皮鞋厂工人—卖货小贩）需长期负重行走，可能为关节病变的原因。但不好解释腰椎以及其他关节局部红、肿、热、痛的表现。c. 感染：$L_5 \sim S_1$椎间隙变窄：结核感染多见，但抗结核3周效果不明显，炎症指标不下降，也无明确支持结核的证据。d. 免疫：为多发关节病变，且反复发作，不能除外免疫相关骨关节炎；②目前患者关节症状不重，关节镜手术成本高，虽然关节镜手术可有助于诊断，但无治疗意义，指征不强，找到病原体阳性率不高。可试行关节穿刺术，但目前B超提示踝关节积液较少，必要时可行关节腔内灌洗后抽吸，可能有助于病原体培养。另外腰椎MRI提示$L_5 \sim S_1$病变好转，腰痛减轻，脊柱活检阳性率低，意义不大。

免疫内科彭琳一医师：此例患者经风湿免疫内科专业组查房后认为：患者青年女性，慢性病程，主要临床特点：①腰5骶1病变（感染性病变或Andersson病变可能，强直性脊柱炎患者出现的X线下椎间盘-椎体破坏性病损称为Andersson病变）；②多发大关节炎

（双踝、右髋、双肩、左膝关节）；③左侧为主的骶髂关节病变；④心脏瓣膜病变（短期内进展，主动脉瓣右冠瓣脱垂、重度主动脉瓣反流）；⑤低热；⑥可疑虹膜炎；⑦臀区痛。辅助检查：炎症指标显著升高，补体、免疫球蛋白正常，RF 正常，HLA-B27（-），ANA18项、ANCA、AECA、抗心磷脂抗体、LA、CCP 检测均为阴性。抗 NTM 治疗后体温一度正常，炎症指标曾有下降趋势。患者存在的问题需考虑：血清阴性脊柱关节病：虽然患者存在骶髂关节炎、下肢为主的大关节炎、脊柱病变、瓣膜病变、可疑虹膜炎等表现，但患者为女性，发热、炎症指标显著升高，HLA-B27（-），骶髂关节炎为单侧，骶髂关节 MRI：无骨髓水肿表现，骶髂关节周围软组织病变，非 Andersson 病变好发部位，且瓣膜病变进展迅速，均为血清阴性脊柱关节病的不支持点，目前不能诊断。心脏瓣膜病变：患者主动脉反流进展较快，快速进展的心瓣膜病变原因需考虑：①感染性病变：如 IE，但目前血培养阴性，心脏彩超未见赘生物，诊断证据不足；②血管炎：如贝赫切特综合征心脏瓣膜受累，但患者仅有 2 次口腔溃疡、可疑虹膜炎、可疑痤疮样皮疹，无外阴溃疡、结节红斑，针刺反应阴性，贝赫切特综合征证据尚不足。结合临床表现，目前考虑感染继发血管炎所致可能性大。下一步可心外科手术治疗时送瓣膜病理及病原学培养进一步帮助明确。治疗上：积极抗感染治疗，进一步寻找病原学证据；控制继发血管炎，继续甲泼尼龙 40mg 静脉输液，每日 1 次），积极创造心外科手术条件。

介入科王志伟医师： 此次会诊主要是评估骨骼、关节病变可否有再次活检的机会。恶性病变病理活检阳性率高，但良性病变阳性率低。患者外院活检结果已除外恶性病变，再次活检寻找病原学证据，获取特异性感染证据阳性率低，且手术费用高，需与家属交代穿刺相关风险及获益率低的可能性。

细菌室王澎医师： 本例患者前后共送检血培养 4 次，均延长培养时间至 1 月。需氧瓶培养均发现存在生长曲线，但机器未报警，不除外因病菌生长慢、代谢慢、CO_2 代谢率减低致假阴性可能。而同期的厌氧瓶则未见生长曲线呈同样的上升趋势。而骨髓涂片进行革兰染色后可见革兰阴性杆菌，抗酸染色、弱抗酸染色（-）；Gimasa 染色可见胞内可疑小杆状菌。患者存在心脏瓣膜病变不除外 IE，而多次血培养阴性需考虑以下情况：①体外无法培养的特殊病原体（如 Q 热、立克次体、巴尔通体、Whipple 菌等少见病原体可能）；②使用了抗生素的治疗，细菌的生物活性下降，培养阴性；③苛养细菌（需要耗时，特殊营养）。为进一步明确是否存在病原体，可完善分子生物学检查：①血培养物提取核酸做 16S rRNA 检测；②病变组织活检 PCR 或特殊涂片染色。

病理科任新瑜医师： 该例患者骨髓活检组织标本少，为大致正常组织。该例患者造血组织比例正常。镜下可见巨核细胞形态、结构、分布正常，粒系较多，红系略减低。免疫组化结果阴性：AE1/AE3（-）。外院腰椎穿刺活检病理我院会诊提示：无明确造血组织，成纤维细胞浸润，要除外上皮来源的转移性肿瘤，但目前未找到原发肿瘤证据。

血液科庄俊玲医师： 患者存在小细胞低色素贫血，铁蛋白不高，血清铁降低，转铁蛋白饱和度下降，但总铁结合力不高，符合缺铁性贫血表现，OB（+）3 次，需进一步评估有无消化道受累。

心内科严晓伟医师： 患者病情复杂，难用一元论解释病情全貌，有继发的免疫因素存在。病原学方面需警惕隐匿的活动性病原菌（低毒性，活动弱）。

感染内科阮桂仁医师： 患者以踝关节红、肿、热、痛起病，头孢类抗生素治疗后踝关节病变有好转，脊柱关节病变经多种抗生素治疗后似也有好转，病程后期出现新发瓣膜反流。心脏彩超提示主动脉瓣膜重度反流，瓣膜脱垂，虽未见明确赘生物，瓣周脓肿，仍要考虑 IE 的可能，多系统受累表示也可考虑用菌栓多处转移来解释。但抗感染治疗后症状反复，可用局部病灶未完全清除来解释。如果 IE 不能除外，为外科手术的重要指征。

心内科严晓伟医师： IE 诊断的主要标准中瓣膜损害需发现瓣膜赘生物、脓肿或新发瓣膜反流的证据，本例患者 TTE 和 TEE 提示主动脉瓣膜关闭不全，重度脱垂，未见赘生物、瓣周脓肿、明显瓣膜破坏、侵蚀或连枷样改变，不满足 DUKE 标准的主要标准，诊断 IE 证据不足。目前诊断不清，还需要在特殊病原体的寻找上作更多的工作。

三、转　归

大查房后患者行骶髂关节穿刺，送检 NTM 核酸检测弱阳性。加用甲泼尼龙治疗后发热、骨痛明显好转，但复查心脏彩超发现心脏进行性增大。于 2016 年 1 月 12 日于全麻低温体外循环下行"右冠窦瘤修补术、右冠瓣瓣环重建、主动脉瓣置换术"，术后恢复好，复查心脏彩超：瓣膜功能正常，瓣膜病理："纤维组织增生伴黏液样变"，瓣膜组织送检细菌、真菌、结核、NTM 等病原学检查均为阴性。2016 年 1 月 20 日糖皮质激素调整为泼尼松 50mg qd 口服，1 月 22 日停用阿米卡星（疗程 7 周），1 月 29 日抗感染方案调整为莫西沙星 0.4g qd、克拉霉素 0.5g q12h、乙胺丁醇 0.75g qd 口服覆盖 NTM 治疗；免疫内科随诊：诊断考虑符合继发性血管炎，建议足量糖皮质激素应用 1 个月后逐渐减量，后期加用沙利度胺、柳氮磺吡啶治疗。截至 2016 年 10 月患者病情稳定，炎症指标持续正常。

四、点　评

低热、骨关节病变、主动脉瓣反流在临床工作中容易让人想到血清阴性脊柱关节病、贝赫切特综合征等可能，但通过本例病例，临床工作中还应注意到部分特殊感染可以继发血管炎样表现，对于充分抗感染疗效不佳的病例，在积极寻找病原学证据后应请相关科室协助诊治，必要时进一步加强抗炎治疗。

（罗　玲　李秀霞）

呼吸内科

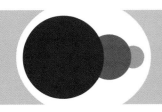

发热20天

这是一例以发热，肺内多发结节影为主要表现的青年男性病例，有肝大、肝功能异常、肝细胞性黄疸，脾脏进行性增大；血三系低；EBV-DNA增高，呈多系统受累表现。先后行6次组织病理活检，活检部位包括：支气管黏膜、肝脏、骨髓、皮肤及咽部肿物等，最终确诊为淋巴瘤。

一、病例摘要

患者，男性，21岁，主因"发热20天"于2015年1月3日入院。

（一）现病史

患者2014年12月无明显诱因出现每日午后高热，Tmax 39.5℃，伴畏寒、乏力、轻度头痛，间断流脓涕、干咳，伴皮肤轻度黄染，尿色变黄，双下肢对称性凹陷性水肿，给予退热治疗后体温可降至正常，头痛缓解。无恶心、呕吐、腹痛、腹泻，无胸痛、呼吸困难，无盗汗、肌肉酸痛、意识障碍等。2014年12月10日就诊当地医院，查肝功异常、胆红素升高、白蛋白低，HAV-Ab（-）；结核抗体蛋白芯片测定、痰抗酸染色（-）；胸片：右中肺野多发结节影；胸腹部CT（2014年12月19日）：双肺多发结节影，以右中叶为主，最大约2cm×1.5cm，右侧少量胸腔积液，右肺门肿大淋巴结；肝脾大。给予白蛋白10g qd×5日+左氧氟沙星0.2g bid×3日+"保肝药"治疗后头痛、皮肤黄染及乏力缓解，仍每日午后高热。2014年12月22日就诊于山西省人民医院，查血常规：WBC 1.99×10⁹/L，NEUT# 1.14×10⁹/L，LY# 0.71×10⁹/L，Hb 87g/L，PLT 93×10⁹/L；网织红细胞2.25%；外周血涂片：异型淋巴细胞6%；凝血：Fbg 0.97g/L，APTT 49.1s，D-Dimer 1086ng/ml；血生化：ALT 95 U/L，AST 150 U/L，TBil 63μmol/L，DBil 30μmol/L，GGT 155 U/L，ALP 310 U/L，LDH 739 U/L，Alb 28g/L；嗜肺军团菌抗体IgM（+）。HAV-Ab、HBV-Ab、HCV-Ab、HEV-Ab（-）；PCT 1.37ng/ml；ESR 18mm/h，hsCRP正常范围内。胸部CT（2014年12月30日）：双肺散在多发结节影较前减小，左下叶新发斑片影，双侧少量胸腔积液；腹部MRI：肝脾大，门静脉增宽（2.8cm）。行支气管镜检查：镜下所见正常，毛刷抗酸染色阴性。给予"左氧氟沙星×2日，亚胺培南/西司他丁钠×3日，莫西沙星×3日+重组人粒细胞刺激因子×3日"治疗，复查血常规：WBC 6.11×10⁹/L，NEUT% 65.4%，NEUT# 4.00×

10^9/L，LY# $1.98×10^9$/L，Hb 100g/L，PLT $111×10^9$/L。但仍每日高热，热型同前，伴乏力、双下肢水肿。为求进一步诊治收入我院。

起病以来，无关节痛、口腔溃疡、外阴溃疡、口干、眼干、雷诺现象等。精神欠佳，食欲、睡眠可，大便每日3次，成形黄色便，小便正常，体重无明显变化。

（二）既往史

2000年鼻窦手术史；2003年发现双侧瞳孔大，未特殊诊治；2010年诊断为"社交恐惧"（治疗不详）；2013年无明显诱因发热（Tmax 38℃）后左踝部、左小腿内侧、左大腿外侧出现皮疹，起初为红斑，后破溃，予抗生素+中药外敷后热退、皮疹结痂愈合。可疑头孢过敏。

（三）个人史、婚育史及家族史

出生于山西省，太原市上学，专业为地质学，2014年6月赴山西省朔州市黑驼山勘察，否认蚊虫叮咬史、进食海鲜史。家族史无特殊。

（四）入院查体

T 39.2℃，R 30次/分，HR 126次/分，BP 120/80mmHg。反应迟钝，查体部分合作。声音低哑，情绪紧张，双手、双足出汗多，面部皮肤及巩膜轻度黄染，四肢皮肤苍白，双侧瞳孔等大等圆，约6mm×6mm，眼球运动迟缓，咽充血，心脏查体阴性，双肺呼吸音粗，未闻及干湿啰音及胸膜摩擦音。肝脏右锁骨中线肋下7cm可及，剑突下6cm可及，质韧，表面无结节，无压痛。脾大，第一测量线7cm，第二测量线10cm，第三测量线5cm，质韧，无结节，无压痛。双下肢轻度对称性凹陷性水肿。四肢肌力5级，肌张力检查不能配合，双侧Babinski征可疑阳性。脑膜刺激征阴性。

（五）诊治经过

入院后完善相关检查。常规检查方面，血常规：WBC $4.68×10^9$/L，Hb 106g/L，NEUT# $2.54×10^9$/L，NEUT% 54.3%，PLT $150×10^9$/L，RET 2.39%。尿常规+沉渣、便常规+OB（－）；ABG（自然状态）：pH 7.438，pCO_2 32.9mmHg，pO_2 66.2mmHg，$cHCO_3$ 21.9mmol/L；肝肾功：TP 54g/L，Alb 26g/L，白/球比（A/G）0.9，TBil 34.2μmol/L，DBil 28.2μmol/L，GGT 153U/L，ALP 422U/L，ALT 84U/L，AST 106U/L，LDH 337U/L；血脂：TC 2.74mmol/L，HDL-C 0.61mmol/L，TG、LDL-C正常范围内；铜蓝蛋白（－）；肿瘤标志物：CA125 67.4U/ml，NSE 19.3ng/ml，TPS >1200.0U/L；心电图、ECHO正常。

炎症和免疫方面，ESR、hsCRP正常范围内，C4 0.437g/L（正常值0.1～0.4）；Ig定量：IgA 4.22g/L（正常值0.7～4.0），IgG、IgM正常。ANA18项、ANCA3项、自身免疫性肝病相关抗体、原发性胆汁性肝硬化相关抗体均（－）。淋巴细胞亚群：①B细胞比例及计数降低，NK细胞比例及计数升高；②$CD4^+$T细胞和$CD8^+$T细胞比例及计数降低；③纯真$CD4^+$T细胞比例及计数降低；④$CD8^+$T细胞第二信号受体（CD28）表达比例升高；⑤$CD8^+$T

细胞有异常激活。

呼吸系统方面，痰病原学：可见白色念珠菌、G$^+$球菌及G$^-$杆菌；痰抗酸染色×3次（－）；支气管镜下可见支气管黏膜多发结节，支气管肺泡灌洗液（BALF）病原学：培养出草绿色链球菌；真菌涂片、抗酸染色均（－）；BALF细胞分类：灌入100ml，回收55ml，细胞总数22.6×10^{6}个，吞噬细胞81%，中性粒细胞0.5%，淋巴细胞18.5%，嗜酸性粒细胞0%；BALF淋巴细胞亚群：CD4$^+$T细胞/CD8$^+$T细胞0.5；支气管黏膜病理：慢性炎，CD20（部分+），CD3（+），EBER原位杂交（+）。胸部增强CT（2015年1月19日）：双肺多发分布结节影较前增多，部分结节周围可见晕征，左下肺斑片影较前减少。

感染性疾病方面，EBV抗体：VCA-IgA、EA-IgA、VCA-IgG、EBNA-IgG均（+）；EBV-DNA 99 000 copies/ml；嗜肺军团菌：IgG和IgM均（+）；输血八项：HBcAb、HBeAb、HBsAb（+）；HBV-DNA、PCT、G试验、6次血培养均（－）；血T-SPOT. TB、CMV-DNA、CMV-IgM、微小病毒B19-IgG/IgM、HCV-Ab、血吸虫IgG、肺吸虫IgG、肝吸虫IgG、利什曼原虫IgG、弓形虫IgG/IgM、布氏杆菌凝集试验、隐球菌抗原、支原体抗体均（－）；肥达-外斐反应试验：FD-O阳性。感染内科会诊：诊断考虑EBV感染继发淋巴系统增殖性疾病，淋巴瘤不除外；针对EBV无特效药，必要时试用更昔洛韦。

血液系统方面，凝血：PT 13.1→12.0s，Fbg 1.14→1.72g/L，APTT 35.3→36.0s，D-Dimer 0.89→0.42mg/L FEU；铁四项+叶酸+维生素B$_{12}$：Fe 52.6μg/dL，TRF 1.93g/L，总铁结合力235μg/dL，IS 22.4%，铁蛋白正常范围内；血清蛋白电泳：α$_1$ 6.9%，Alb% 46.4%，β$_2$ 7.6%，γ 24.9%，A/G 0.9；血免疫固定电泳、尿免疫固定电泳、Coombs'试验、CD55+及CD59+血细胞比例、JAK2 V617F基因突变均（－）；2次骨髓涂片均提示骨髓增生活跃，可见吞噬细胞及吞噬血细胞现象；骨髓活检：骨髓组织中造血组织减少，脂肪组织增加，余无异常。血液内科：诊断考虑EBV感染，不除外淋巴瘤；贫血存在慢性贫血因素；需警惕噬血细胞综合征，但尚未达到诊断标准。

消化系统方面：腹部BUS：肝右静脉可疑部分闭塞，需除外布加综合征，肝脾大；血管BUS：门脉、肠系膜上静脉、脾静脉内径增宽，下腔静脉、肝静脉正常。腹部增强CT+下腔静脉CTV：肝脾大，门静脉及脾静脉增粗，下腔静脉肝上段稍增宽，下腔静脉肝内段略细，轻度脂肪肝，胆汁淤积可能。消化内科会诊：外周淋巴结如无明确活检部位，可考虑肝活检或脾切除术，有条件可考虑行PET/CT。肝活检示非特异性炎，网织纤维（+），EBER原位杂交（－）。

影像学：浅表淋巴结BUS均（－）；头颅MRI：双侧上颌窦、筛窦炎，双上颌窦内侧局部骨质缺损，双侧乳突炎；PET/CT：双肺多发斑片、结节影，部分病灶代谢增高，右肺门代谢增高淋巴结，双侧颈部、纵隔、双侧腋下及腹股沟区无明显代谢活性淋巴结，肝脾肿大，且肝内局灶性代谢增高灶，全身骨髓代谢增高，考虑血液系统恶性病变可能，双侧筛窦及上颌窦炎，前纵隔囊性占位，良性病变可能性大。

其他科室会诊：神经内科：需除外肝豆状核变性可能；基本外科：建议完善病原学检查，保护腹部，避免外伤。

入院后考虑肺部感染不除外，给予头孢他啶×2周，亚胺培南/西司他丁钠×3日，阿莫西林/克拉维酸×3日+莫西沙星×3周，热峰曾两次逐渐下降至37.4℃以下，之后仍午后高热；同时予甘草酸二铵+多烯磷脂酰胆碱保肝，补充白蛋白等治疗，下肢水肿及肝功能均好转。入院后发现脾逐渐增大，2015年1月14日开始回缩，肝脏变化不大。

目前情况：患者仍每日晚上发热，Tmax 39.3℃，新发咽痛，伴头痛、畏寒，无寒战。对症治疗体温可至正常。间断咳嗽、痰不多。查体：肝脏较入院无明显变化，脾脏较入院有所缩小。双下肢无水肿。

二、讨　论

呼吸内科罗金梅医师：患者青年男性，急性病程。临床主要表现为多系统受累，呼吸系统：咽痛、干咳、低氧血症；胸部CT示双肺随机分布的结节影和斑片影，右肺门淋巴结肿大；支气管镜下见支气管黏膜上弥漫分布的白色结节，黏膜病理EBER（+）。消化系统：肝功能异常、肝细胞性黄疸，肝脾大。血液系统：曾有血三系低；Fbg下降，APTT延长；LD增高，铁蛋白及甘油三酯正常；骨髓涂片可见噬血现象。感染及免疫方面：炎性指标轻度增高，军团菌IgM抗体（+）、EBV-DNA增高。

目前考虑EBV感染明确，急性感染可能性大，急性EBV感染可以解释发热、血三系减低、噬血现象、肝脾大，但是难以解释患者的肺部影像学改变。急性EBV感染常常无症状，EBV肺炎的发生率5%~10%。文献报道，免疫功能正常的患者急性EBV感染可见双肺弥漫性病变，而双肺伴有晕征的多发结节样的表现少见。其他病毒如CMV肺部感染可表现为随机分布的结节影，周围可见晕征。此外，患者肝脾增大明显，需警惕慢性活动性EBV感染，慢性活动性EBV感染的肺内改变多为淋巴间质性肺炎，影像学上可表现为弥漫的磨玻璃影，伴有小叶间隔和支气管壁增厚，病理表现为肺泡间隔和支气管周间质组织的淋巴细胞浸润和淋巴滤泡形成，EBV编码的RNA（EBER）原位杂交阳性。本例患者病程偏短，不符合慢性活动性EBV感染的诊断标准，影像也不符合淋巴间质性肺炎的改变，慢性活动性EBV感染证据不足。另外，患者高热，肺内多发结节伴晕征，肝脾大，且肝脾内有高代谢病灶，合并EBV感染，需警惕淋巴增殖性疾病，但目前无明确证据，需要进一步病理才能确立诊断。

其他需鉴别的感染性疾病包括：①军团菌感染：患者发热、肺部阴影、肝功能异常、军团菌IgM（+），莫西沙星治疗一度有效，军团菌不除外。但是肺内改变非典型军团菌肺炎表现，军团菌感染无法解释进行性脾大，莫西沙星治疗中再次发热，所以患者可能合并军团菌肺炎，但不能用该病解释整个病程；②结核感染：患者午后发热、肝脾大、肺内阴影、支气管黏膜结节，警惕结核感染可能，但患者消耗症状不明显，多次痰抗酸染色阴性，血T-SPOT. TB阴性，肺内非典型结核表现，结核感染证据不足；③莱姆病：患者发热、肝脾大，起病前到山区，曾有皮疹，需考虑莱姆病可能，但是无关节痛、神经系统相关症状，用该病难以解释肺部阴影，可查莱姆病相关抗体进一步除外。

本次提请内科大查房，主要想解决以下问题：①肝脾表现能否应用EBV感染解释，肝内高代谢病变是否需要进一步活检寻找淋巴瘤的证据？②是否能诊断噬血细胞综合征？若仍每日发热，是否需加用激素治疗？③切脾的指征？④EBV 感染能解释患者 T 细胞亚群改变吗？以及两者之间的关系？⑤更昔洛韦治疗 EBV 感染的有效性、疗程及既往的经验？⑥EBV 感染的预后？⑦是否有莱姆病的可能？⑧若需要再次取活检，根据 PET-CT 结果，选择哪个部位最合适？

放射科何泳蓝医师：患者行多次胸部影像学检查，阅片如下：2014 年 12 月 10 日外院胸片：右肺多发团片影；双肺多发结节影，右肺为著。2014 年 12 月 19 日外院胸部平扫：病变主要位于右侧，右肺多发团片影和结节影，部分病变周围可见斑片影，部分结节沿支气管血管束分布；左肺下叶小结节影；前纵隔可见囊性低密影，双侧胸腔少量积液，右侧为著。2014 年 12 月 29 日外院胸部 CT 平扫：右肺病变较前减轻，左肺下叶基底段新发斑片影及磨玻璃影，左肺结节影较前明显增多；前纵隔低密影无变化；胸腔积液左侧较前加重，右侧较前减轻。2015 年 1 月 19 日双肺多发结节影较前增多，部分结节周围可见晕征，部分沿血管支气管束分布，部位位于胸膜下；左下肺斑片影较前减轻；右肺门、纵隔淋巴结较前显示清晰，双侧胸膜增厚，双侧胸腔积液吸收。腹部方面，外院 2 次腹部 CT 及 1 次腹部 MR 检查示病变变化不明显。2015 年 1 月 8 日我院腹部增强 CT：肝大，肝实质密度稍减低，轻度脂肪肝；脾大，下缘达髂嵴水平；左肾受压，体积较小；门静脉主干及脾静脉明显增粗，三支肝静脉可见，下腔静脉肝上段增宽，肝内段管腔略狭窄，肝下段无异常；胆汁淤积可能；副脾结节；肠系膜根部、腹膜后多发小淋巴结。头颅 MR：脑实质内未见明显异常信号，枕大池增宽，双侧上颌窦内侧局部骨质缺损，双侧上颌窦、筛窦炎性改变，双侧乳突炎性改变。

病理科常晓燕医师：本患者有 4 份组织病理标本。①支气管黏膜：支气管黏膜显慢性炎，可见黏膜下层结构清楚，大量淋巴细胞浸润，伴少量浆细胞，无急性炎症细胞。免疫组化示 CD20、CD3（+），提示非单克隆肿瘤性改变，原位杂交：EBER（+）；②肝脏：肝基本结构存在。汇管区扩大，可见较多淋巴细胞浸润，汇管区周围可见肝细胞脂肪变性，点灶状坏死，小胆管轻度增生，部分肝窦扩张。免疫组化示汇管区大量 CD3+T 细胞，肝窦内可见少量 CD3+T 细胞，CD20+T 细胞散在阳性。从目前切片诊断 T 细胞淋巴瘤证据不足；但结合病史，有可疑之处，因为淋巴细胞很少进入肝窦，而本患者肝窦可见少量 CD3+T 细胞，仍需警惕淋巴瘤。肝汇管区可见个别淋巴细胞 EBER（+），网织染色（+），可排除上皮性肿瘤；③骨髓：两次骨髓活检未见明显异常，且 EBER（-）。

核医学科程午樱医师：患者 PET/CT 显示：①双肺多发斑片、结节影，部分代谢增高（SUV 值最高 2.5）；②右肺门代谢增高淋巴结（SUV 值最高 3.6），双侧颈部、纵隔、双侧腋下及腹股沟区无明显代谢增高淋巴结；③肝、脾明显肿大，且肝内局灶性代谢增高灶；④全身骨髓代谢增高。本患者肝脏内局灶性高代谢病灶是高度可疑的，难以用感染解释。传染性单核细胞增多症可有肝脾大，但肝脾活性不高。本患者肝内病灶在增强 CT 无明显密度改变，获取病理组织困难。脾脏受累的淋巴瘤患者，PET/CT 常表现为脾大伴代谢增高，骨髓代谢增高，但增高灶呈点状不均匀性；感染病变在 PET/CT 上也可有脾大、骨髓代谢增高的表现，但骨髓代谢是均匀增高，无点状增高灶。本患者单纯脾大，与淋巴瘤累及脾脏表现不同，故切脾是否能获取淋巴瘤证据存疑。右肺门高代谢淋巴结方面，结核或肉芽肿性病变淋巴结代谢也可增高，SUV 值最高可达 10 以上，但综合本患者肝、脾、骨髓表现来看，恶性不能除外。对于本患者，难以单纯从 PET/CT 上判断病变良恶性，但可帮助判断病变范围，随访疗效。

感染内科阮桂仁医师： 诊断方面，患者间隔 10 天两次查 EBV-DNA 拷贝数均较高，且下降不明显，故 EBV 感染明确。EBV 感染病程可呈急性自限性或慢性迁延性。急性病程，即传染性单核细胞增多症，其特点为起病急，有咽峡炎、颈部淋巴结大、肝损、肝脾大等表现。其淋巴细胞亚群特点为 $CD4^+T$ 细胞不低，$CD8^+T$ 细胞显著升高，CD4/CD8 倒置；$CD8^+T$ 细胞激活明显，其中 90% 以上表达 CD38，90% 以上表达 DR。但本患者无咽峡炎、颈部淋巴结大等表现，肝脾明显增大，病毒持续阳性，无下降趋势，难以用急性病程解释。慢性活动性 EBV 感染，病程要求半年以上，其淋巴细胞亚群特点为 CD4/CD8 正常，$CD8^+T$ 细胞轻度激活。本患者临床表现更倾向于慢性活动性 EBV 感染，不除外本次高热前已有临床表现不明显的感染。需警惕继发淋巴系统增殖性疾病，如噬血细胞综合征、淋巴瘤等。本患者血三系减低、肺内多发结节、肝内高代谢病灶、巨脾，高度怀疑淋巴瘤。莱姆病是一种经蜱叮咬传播的螺旋体感染的传染病，主要表现为发热、移行性红斑、关节痛、心脏炎、神经系统症状，很少以肝脾显著增大、肺内多发结节为表现，可能性小。治疗方面，目前无抗 EBV 的特效药，慢性活动性 EBV 感染抗病毒治疗不改变预后。急性 EBV 感染可自愈，因为急性感染时 EBV 主要攻击 B 淋巴细胞，T 淋巴细胞可被激活并消灭 EBV 感染的 B 细胞；而慢性活动性 EBV 感染时，EBV 攻击 T 淋巴细胞或 NK 细胞，人自身免疫系统无法控制病毒复制。若继发淋巴系统增殖性疾病，以处理并发症为主。若出现噬血细胞综合征，使用激素治疗；若出现淋巴瘤，则行化疗。本患者淋巴瘤较难诊断，可用激素控制高热等症状。但目前没有明确的指南说明激素用量及疗程。免疫球蛋白对该病治疗效果不明确，不推荐。

血液内科朱铁楠医师： 本患者整个病程可用 EBV 感染解释，且肝脾巨大，考虑存在 EBV 感染相关的淋巴系统增殖性疾病。虽然患者本次起病时间短，但症状不符合急性感染的常见表现，且病程迁延，无明显好转，倾向于慢性活动性 EBV 感染。本患者尚达不到噬血细胞综合征诊断标准，是否有淋巴瘤，目前没有病理证据。患者肺内结节影不固定，不支持淋巴瘤；肝脏高代谢病灶病变深，且在增强 CT 无明显强化灶，难获取病变部位病理组织；不建议为获取淋巴瘤证据而切脾，因为 EBV 感染、噬血细胞综合征引起的脾大多为反应性改变，难以证实为淋巴瘤；若有血象进行性恶化的脾亢证据或其他高度怀疑淋巴瘤累及脾脏的证据时，再行切脾更合适。治疗方面，目前无明确证据表明抗病毒治疗可改变预后，不推荐抗病毒治疗；激素可在短期内控制症状，但不改善长期预后。建议①转北大医院行 EBV 特异性细胞毒性 T 细胞治疗，短期可控制病情；②若病情长期迁延，建议行造血干细胞移植。若无条件行 EBV 特异性细胞毒性 T 细胞治疗或造血干细胞移植，可予激素控制症状。慢性活动性 EBV 感染预后差，若合并淋巴瘤，早期诊断对生存期影响不大。

消化内科李玥医师： 本患者为青年男性，肝脾在短期内进行性增大，肝功示肝细胞性黄疸、胆管酶高，临床表现符合浸润性肝病。文献示 EBV 感染在肝脏的病理表现为肝窦淋巴细胞浸润及 EBER 阳性。故本患者肝脏病变可以用 EBV 感染解释。肝脏高代谢病变性质需取病理来明确，建议联系放射介入科医师，是否可将增强 CT 与 PET/CT 结合起来行肝脏穿刺获取病理，不建议行外科肝活检。患者脾大、门静脉及脾静脉增宽考虑为感染后反应，入院治疗后血象好转，PET/CT 上脾脏代谢活性不高，脾亢不能成立，切脾增加风险但无明显获利，故不建议。

呼吸内科许文兵医师：本患者肺部阴影原因首先考虑 EBV 感染所致，其次不能除外淋巴瘤。支气管黏膜 EBER（+），支持 EBV 感染；肺部阴影游走，性质不明确。综合以上兄弟科室的意见，目前 EBV 感染诊断明确，高度怀疑淋巴瘤，但无病理证据。肺结节性病变穿刺活检对寻找淋巴瘤证据意义不大，因为穿刺所取组织小，且肺部病变游走不支持淋巴瘤；而若行肺门淋巴结活检，需借助外科胸腔镜，创伤大，暂时不考虑。肝脏高代谢病灶，定位困难，可联系放射介入科医师明确是否可结合 PET/CT 穿刺取病变组织。目前可暂观察，定期随诊。治疗上：抗病毒治疗不一定有效，可用激素控制症状，另外联系北大医院血液科了解是否可行 EBV 特异性细胞毒性 T 细胞治疗。

三、转　归

查房后补充病史：患者曾于 2014 年 8 月出现高热，Tmax39℃，就诊于当地医院，查腹部超声示脾大，未予重视及诊治，予退热药及抗感染治疗后体温降至正常。之后患者间断发热，未予诊治，自服退热药后体温降至正常。查房后联系放射介入科医师，示高代谢病灶在增强 CT 上无明显强化病灶，不宜定位行 CT 引导下肝脏病变部位穿刺活检。患者家属就诊于北大医院血液科门诊咨询，考虑淋巴瘤不除外，不宜行 EBV 特异性细胞毒性 T 细胞治疗。莱姆病特异性抗体 IgG、IgM 均阴性，2015 年 2 月 3 日复查 EBV-DNA 7600copies/ml。体温正常 2 周，于 2015 年 2 月 9 日出院。

随访：患者出院后再次出现高热，伴刺激性咳嗽，逐渐出现声音嘶哑，静脉使用更昔洛韦无效，后出现小腿多发结节红斑样皮疹，中间破溃，周围红肿明显。外院予以激素治疗后体温可下降。2015 年 3 月 19 日复查 CT 原肺部斑片影部分吸收，部分增大，并出现新发斑片影。2015 年 3 月 24 再次住院，住院后取左下肢新发皮疹处皮肤活检，病理回报为皮肤组织内见异型淋巴细胞浸润，结合免疫组化符合非霍奇金淋巴瘤外周 T 细胞性。因入院后声嘶明显，喉镜发现声门下新生物，经多科会诊后于 2015 年 4 月 3 日行全麻下保护性气管切开+声门下肿物活检术。声门下肿物病理诊断结外 NK/T 细胞淋巴瘤，后于 2015 年 4 月 15 日行 1 周期硼替佐米+CHEP 化疗，2015 年 5 月 4 日复查肺部 CT 肺内病变大部分吸收；2015 年 5 月 10 日行 1 周期 SMILE 方案化疗后出现噬血细胞综合征，一般情况差，家属放弃进一步治疗自动出院。

四、点　评

本例最终通过皮肤及声门肿物确定诊断。经过化疗后复查胸部 CT 显示肺内病变吸收，说明患者肺内病变可能也是淋巴瘤表现之一。可见淋巴瘤肺部表现多样性及非特异性。患者起病初期是否应积极行肺活检，如何评估患者有创检查风险与获益，尚需进一步积累临床经验。

（陈　丹　罗金梅　王汉萍）

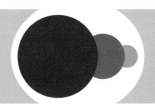

发现低白蛋白血症13年，干咳、胸闷10天

这是一例低蛋白血症、双侧胸腔积液、心包积液的患者，临床诊断缩窄性心包炎。经心包剥离手术后，患者低蛋白血症纠正，症状改善。缩窄性心包炎引起双侧胸腔积液常见，但缩窄性心包炎导致右心压力升高，静脉系统压力升高，继而出现淋巴管回流障碍，导致肠黏膜水肿，出现蛋白丢失性肠病的病例罕见。

一、病例摘要

患者，男性，30岁，主因"发现低白蛋白血症13年，干咳、胸闷10天"于2015年5月21日入院。

（一）现病史

2002年患者因发热、全身皮疹就诊于外院，期间发现白蛋白低，双侧胸腔积液，心包积液，给予抗感染、输白蛋白、胸腔穿刺、心包穿刺等治疗后症状好转。2003年开始出现双下肢水肿，间断输注白蛋白及口服利尿剂可好转。2008年9月我院门诊查便OB（+）；生化：ALT 42U/L，Alb 27g/L；Ig：IgG 3.02g/L↓（7.00~17.00），IgM 0.3g/L↓（0.60~2.50）；甲功：TSH 6.25μIU/ml↑，余（－）；胃镜：慢性浅表性胃炎伴胆汁反流；十二指肠活检病理：小肠黏膜显慢性炎，固有层淋巴管扩张。患者拒绝住院治疗，给予左甲状腺素钠口服1月后自觉疗效不佳，自行停药。2014年8月因干咳于外院查胸部CT：双肺多发斑片状、磨玻璃影，双侧胸腔积液，右侧为著。输液治疗（具体不详）后症状好转。2014年12月为明确低白蛋白血症原因就诊于外院消化内科，完善相关检查后考虑为"蛋白丢失性肠病，结核相关缩窄性心包炎，乙肝慢性活动期"，给予恩替卡韦抗病毒、异烟肼、利福喷丁、乙胺丁醇三联抗结核，ACEI类药物抑制心脏重构，利尿剂减轻水负荷治疗，针对亚临床甲减加用左甲状腺素钠治疗。2015年5月6日患者突发右下肢无力，于外院行头颅MRI提示多发脑梗，自行停用上述药物。2015年5月10日无诱因出现左上腹痛，检查示脾静脉栓塞；期间无诱因出现一次阵发性房颤，ECHO：LVEF 52%，双房增大，左室壁运动欠协调，各室壁厚度正常，二尖瓣及三尖瓣反流，估测肺动脉压力31mmHg。给予依诺肝素钠6000U q12h抗凝、阿司匹林+胺碘酮+美托洛尔、输白蛋白等治疗。5月12日出现干咳、咳白色泡沫痰，咯鲜血共10余口，并逐渐出现活动后气短，无发热，查血常规：WBC

12. 11×10⁹/L，NEUT# 10. 14×10⁹/L，Hb 130g/L，PLT 259×10⁹/L；尿常规：RBC 及 Pro（+/-）；便 OB：弱（+）；生化：Alb 15.4g/L，GGT 64U/L，LDH 304U/L，余（-）；凝血：D-Dimer：400ng/ml，FDP 5.50μg/ml；ANA18 项、ANCA 及补体（-）；胸腹部 CT 平扫（5 月 16 日）：右下肺巨大空腔伴气液平面，双下肺片影，双侧胸腔少量积液并两下肺膨胀不全，肠管积气扩张，脾脏不均匀低密度改变，下腔静脉肝段扩张；输液后疗效欠佳。5 月 15 日开始出现黑便，5 月 17 日为进一步治疗来我院急诊，查血常规：Hb 88g/L，余（-）；生化：Alb 20g/L，ALT 66U/L，K 3.3mmol/L，NT-proBNP 523 ~ 859pg/ml；ESR 33mm/h；D-Dimer 2.57mg/L FEU；ABG（自然状态）：pO₂ 78.1mmHg，余（-）；Ig3 项：IgG 1.88g/L（7.00 ~ 17.00），IgA 0.59g/L（0.70 ~ 4.00），IgM 0.19g/L（0.40 ~ 2.30）；ANA18 项、ACL、β₂GP1 均（-）；ECHO：LVEF 33%，心肌病变？缩窄性心包炎？双房比例增大，轻度二、三尖瓣关闭不全，下腔静脉增宽。予头孢他啶+甲硝唑、布地奈德+可必特（异丙托溴铵+沙丁胺醇）雾化、依诺肝素钠 6000U q12h 抗凝治疗，现为进一步诊治收入我科。

发病以来，饮食睡眠可，大便 1~2 次/天，颜色发黑，偶呈稀糊状，小便如常，体重下降 3kg 左右。

（二）既往史

既往身体状况可，自诉与同龄人相比无体弱多病表现。慢性乙型肝炎 17 年。

（三）个人史、婚育史及家族史

已婚，育 1 女 1 子。个人史及家族史无特殊。

（四）入院查体

T 36.8℃，P 100 次/分，R 21 次/分，BP 105/73mmHg，SpO₂（自然状态）93%，双肺呼吸音粗，右肺呼吸音稍低于左侧，未闻及明显干湿啰音。心脏听诊可闻及频发期前收缩，各瓣膜听诊区未闻及病理性杂音。腹部移动性浊音（+），肠鸣音稍活跃。全身水肿，右下肢肌力Ⅳ级，余肌力正常。

（五）诊治经过

入院后完善相关检查：
常规检查：血常规：WBC 8.10×10⁹/L，NEUT% 81.6%，LY# 0.63×10⁹/L，Hb 86g/L，PLT 426×10⁹/L；尿常规（-）；便 OB（+），苏丹Ⅲ染色（-）；D-Dimer 4.57mg/L FEU；生化：Alb 20g/L，TP 33g/L，GGT 79U/L，LDH 279U/L，Ca 1.59mmol/L，BNP 198ng/L；炎症指标：ESR 10mm/h，hsCRP11. 31mg/L。

感染方面：感染 4 项（-）；乙肝 5 项：HBcAb、HBeAg、HBsAg（+）；HBV-DNA 1. 07×10⁹/L；G 试验、隐球菌抗原、CMV-DNA、EBV-DNA 均（-）。

免疫方面：LA、RF、Coombs' 试验（-）。

入院后给予输注白蛋白、蛋白后利尿、静脉输注丙种球蛋白，亚胺培南/西司他丁钠序贯克林霉素及左氧氟沙星抗感染以及依诺肝素钠抗凝等治疗。6 月 1 日复查 Ig3 项：IgG 3.58g/L，IgA 0.71g/L，IgM 0.26g/L；胸部 CT 平扫（6 月 3 日）：右下肺脓肿可能大，右肺中叶斑片、索条、实变影及左肺上叶舌段、下叶多发磨玻璃密度斑片影，纵隔及双肺门淋巴结肿大，双侧胸腔积液，心脏增大，左心室变形，局部心包增厚、钙化，缩窄性心包炎不除外，心腔内血液密度减低，贫血？肝脏尾状叶及左叶饱满，脾大，脾内楔形低密度灶，脾梗死可能。行支气管镜检查：右下叶背段开口扭曲狭窄，外侧壁黏膜水肿。肺部空洞开口部位无法行支气管镜下引流。北京世纪坛医院行肠失蛋白显像示：肠蛋白丢失，可能漏出部位位于回肠。世纪坛医院淋巴外科会诊：患者蛋白丢失性肠病诊断基本明确；引起原因可能有：①缩窄性心包炎→右心压力升高→头臂静脉压力升高→淋巴压力升高→淋巴管破裂；②患者慢性乙型肝炎 17 年余，目前肝功能未见异常，但不能排除肝纤维化可能，肝纤维化可引起淋巴量生成急剧增加，淋巴管内压增加导致淋巴管破裂。完善肝纤维化四项：透明质酸 178.2 ng/ml↑，Ⅲ 型胶原前肽 51.1 ng/ml↑，Ⅳ 型胶原 407.3 ng/ml↑，层粘连蛋白 19ng/ml。复查超声心动图：符合缩窄性心包炎表现：心脏变形，左右心房增大，心室内径正常；下腔静脉增宽；左室收缩功能正常偏低，室间隔运动不协调，呈抖动样；左室心尖侧壁脏层心包增厚约 6mm、活动僵硬受限；LVEF 55%；检查过程见频发室性早搏。外周肘静脉压：28cmH$_2$O。心内科行右心漂浮导管，提示 CVP、RAP、RVP、PAP 及 PAWP 均增高，符合缩窄性心包炎表现，会诊考虑诊断明确。消化内科会诊：蛋白丢失性肠病诊断明确，肝纤维化四项特异性低，肝硬化证据不足。目前情况：患者近期精神、食欲、睡眠可，二便可。尚有干咳。查体：颈静脉怒张，右肺呼吸音未闻及，左肺呼吸音稍强。双下肢轻度水肿，右下肢肌力Ⅳ级，余肌力正常。

二、讨 论

放射科王凤丹医师：解读患者近期的 3 份 CT 片：①胸腹部 CT 平扫（5 月 16 日）可见右下肺巨大空腔伴气液平面，双下肺片影，双侧胸腔少量积液并两下肺膨胀不全；心尖部心包可见钙化灶；下腔静脉肝段扩张，明显增粗，提示右心压力升高；脾脏不均匀低密度改变，结合病史考虑存在脾梗死；②胸部 CT 平扫（6 月 3 日）：与 5 月 16 日 CT 相比：右下肺空腔伴气液平较前有所增大，空腔壁较前增厚；右肺中叶斑片、索条影及左肺上叶舌段、下叶多发磨玻璃密度斑片影；双侧胸腔积液较前稍增加；③经过静脉输注丙种球蛋白（IVIG）、抗感染等治疗后复查胸部 CT（6 月 15 日）：与 2015 年 6 月 3 日本院胸部平扫 CT 比较：右肺厚壁空洞大致同前；原右肺中叶斑片及索条影较前有所吸收；左肺上叶舌段、下叶多发磨玻璃密度斑片影亦较前减少；双侧胸腔积液，双肺膨胀不全，右侧胸腔积液较前增多，左侧胸腔积液较前减少；余大致同前。

核医学科霍力医师：肠失蛋白显像的示踪剂为 Tc-99m 标记的人血浆白蛋白（Tc-99m-labeled human serum albumin，Tc-99m HSA）。Tc-99m HSA 静脉注射后腹部显影早期，正常人可见肝脾较高放射性浓聚，腹部大血管显影，肾脏隐约显影。随显影时间延长，肝脾内示踪剂随尿液排出体外。有蛋白从肠道漏出时，腹腔会出现较多放射性浓聚影，并随时间延长，肠型出现，肠内浓聚灶位置、形态随肠蠕动发生变化。Tc-99m HSA 显像诊断蛋白丢失性肠病的原理包括：①肠道黏膜破损，血浆蛋白直接漏入肠道，如炎症性肠病、结肠癌等；②肠道黏膜完整但对蛋白质通透性增高，如嗜酸性肠炎、过敏性紫癜、SLE、儿童多系统透明样变等；③原发或继发肠道淋巴管扩张症。查阅相关文献：Chiu 等报道称，在所研究的 26 名成年人中：Tc-99m HSA 敏感性96%，特异性100%；Halaby 等报道称在患蛋白丢失性肠病的 18 名儿童患者中 12 例阳性，6 例阴性。WANG 等在对 7 名患者的研究中发现 Tc-99m 蛋白核素显像不仅可以诊断蛋白丢失性肠病，还可用于蛋白丢失性肠病治疗后随访。目前核素显像诊断肠道蛋白漏出的示踪剂有：In-111-transferin，Tc-99m human immuno-globulin，Tc-99m dextran，Tc-99m HSA，Tc-99m methylene diphosphonate（Tc-99m MDP）。肠失蛋白显像可以诊断是否存在蛋白丢失性肠病，但无法明确病因诊断。此患者肠失蛋白显像提示肠蛋白丢失部位可能位于回肠。

呼吸内科王汉萍医师：患者青年男性，病程 13 年。病初主要表现为发热、皮疹、多浆膜腔（胸腔、心包）积液、低白蛋白血症。此后 13 年间反复双下肢水肿，给予输注白蛋白及利尿剂后可好转。2008 年我院门诊检查提示低白蛋白血症，低免疫球蛋白血症，亚临床甲减，小肠固有层淋巴管扩张。此次入院前半个月出现了多系统异常：血管方面：包括多发脑梗、脾梗死；心脏方面：包括可能的缩窄性心包炎，心肌炎可能；肺部：CT 发现右下肺巨大空洞伴气液平；消化道：抗凝后黑便、Hb 下降，提示可能存在消化道出血；全身水肿、下肢水肿。辅助检查的主要异常包括血常规：WBC、NEUT 升高，Hb 降低；生化：白蛋白低（Alb 15.4g/L）；ESR、hsCRP 升高；IgG、IgM、IgA 均明显降低；T 细胞亚群：T、B 细胞数量减少、免疫功能低下；自身免疫性疾病相关抗体（-）；乙肝活动期、肝硬化相关指标的升高。入院后主要诊断为：①低蛋白血症原因不明；②缩窄性心包炎？心功能不全；③右下肺空洞伴液平待查。

根据其病史，患者低蛋白血症的病史很长，近期以继发表现为主，因此首先从低蛋白血症分析。低蛋白血症常见原因包括：①蛋白摄入不足；②蛋白质消化吸收障碍；③蛋白质合成障碍：主要见于严重或晚期肝病、肝功能衰竭；④蛋白丢失过多：包括肾病性蛋白尿、蛋白丢失性胃肠病、慢性失血、反复大量排放腹水或胸腔积液、大面积烧伤引起创面大量蛋白渗出、大面积渗出性皮肤病等；⑤蛋白质消耗过多：包括恶性肿瘤晚期、恶病质、慢性重症感染或者失治的重症甲亢、失控的糖尿病等内分泌疾病；⑥体内水容量增加引起的相对的总蛋白降低。本患者低蛋白血症的特点：病史长；白蛋白、球蛋白均低，A/G 未倒置，前白蛋白基本正常；转氨酶、胆红素正常，无高脂血症；肝脏体积不小；无腹泻；尿蛋白阴性；平素除间断水肿外无其他肿瘤、感染、免疫病等病史及相关提示；有小肠黏膜淋巴管扩张的病理提示；肠失蛋白显像证明存在肠蛋白丢失，漏出部位可能位于回肠。因此低蛋白血症的原因为蛋白丢失性肠病诊断明确。

蛋白丢失性肠病的可能机制包括：①胃肠黏膜糜烂或溃疡导致蛋白渗出或漏出；②黏膜细胞损伤或缺失，细胞间紧密连接增宽，导致黏膜通透性增加，血浆蛋白漏入肠腔；

③肠淋巴管阻塞，肠间质压力升高，使富含蛋白质的肠间质不但不能保持在间质中或被吸收入血循环，反而使其溢出，进入肠腔而丢失。本例患者无炎性肠病、长期腹泻等表现，而结合其心脏的表现考虑最可能的原因为缩窄性心包炎，具体机制为：缩窄性心包炎→右心压力升高→头臂静脉压力升高→淋巴压力升高→淋巴管破裂。然而缩窄性心包炎的病因，具体病程等，由于前期病历资料的缺乏，仍不能完全解释清楚。

我科主要的问题为肺部空洞加液平，根据病史，病因首先考虑肺脓肿可能：患者有明确的免疫力低下的易感基础；发病时患者因脑梗、脾梗辗转于各医院就诊；临床表现为相对急性的呼吸道症状，包括干咳、咯血、呼吸困难等；有血象升高、炎性指标的升高；CT新出现肺内阴影伴空洞及液平，且 2 周后复查的 CT 提示空洞壁增厚，厚薄不均匀，周围实变渗出病变增加，右侧胸腔积液增多，因此首先需要考虑肺脓肿可能。但患者病程中无发热、咳痰等典型肺脓肿表现，一般情况与影像学表现不符，为不支持点，需要进一步寻找证据明确。鉴别诊断：癌性空洞、结核空洞，均无相关证据。其他原因：肺囊肿、囊腔内感染等目前证据均不足。

本次内科大查房的主要目的有：①请消化内科介绍蛋白丢失性肠病的相关内容，本例患者的可能病因及处理；②请心内科明确缩窄性心包炎的诊断，可能的病因，以及下一步治疗；③请心外科介绍本例患者缩窄性心包炎的手术时机、手术风险及预后；④患者肺部空洞诊断不明，请胸外科讨论可能的原因以及处理，决定有无外科干预指征。

消化内科孙晓红医师： 患者低白蛋白血症明确，回顾我院 2008 年门诊病历，患者当时同时存在白蛋白低下及总蛋白低下，白球比例正常，白蛋白及总蛋白平行下降的情况下需想到蛋白丢失性肠病可能。但从 2002 年到 2008 年之间患者是否仅有白蛋白降低不得而知。但根据现有病史资料及核素显像，考虑蛋白丢失性肠病诊断明确。蛋白丢失性肠病的机制包括：①肠黏膜屏障损伤：糜烂或溃疡，病因包括炎性肠病、肿瘤等；②肠黏膜屏障损伤：非溃疡性疾病如成人乳糜泻、过敏性肠炎，自身免疫性疾病如 SLE；③间质压力增高：淋巴管阻塞如先天性淋巴管扩张、弥漫性小肠淋巴瘤、肠系膜淋巴回流受阻，右房压力增高如缩窄性心包炎、充血性心衰。本患者同时存在低蛋白血症（包括 TP 及 ALB）及淋巴细胞明显降低，十二指肠病理提示小肠淋巴管扩张，均提示可能存在淋巴管回流阻塞。缩窄性心包炎方面：患者既往发热、低白蛋白，目前胸部影像学不除外结核，流行病学也提示缩窄性心包炎病因以结核感染较常见，考虑本患者结核导致缩窄性心包炎不除外。如结核引起缩窄明确，则很可能也同时存在淋巴结受累，即淋巴结结核，那么蛋白及淋巴液的漏出就不仅仅是淋巴压力增高所致，还可能由淋巴结阻塞或破裂导致，所以建议患者于北京世纪坛医院进一步行淋巴管显像，必要时需行淋巴结修补手术。此外，患者同时存在免疫球蛋白低下，一般来说，Ig 降低可见于：肠道丢失、CVID（普通变异型免疫缺陷病）、Good Syndrome（GS）（多同时存在胸腺瘤）；结合患者病史考虑蛋白丢失性肠病导致继发性免疫球蛋白丢失可能性大。另外，患者有长期肝炎病史，查体肝脏稍大，触诊边缘光滑，且肝功代偿能力强，肝硬化导致蛋白丢失少见，故慢性肝病导致蛋白丢失不成立。

心内科陈未医师： 患者 30 岁男性，回顾病史：2002 年出现发热、皮疹、白蛋白低，双侧胸腔积液，心包积液（穿刺 60ml）；2003 年起反复双下肢肿，Alb 13~27g/L，间断服利尿剂；2014 年 4 月、8 月、12 月多次入院，ECHO 提示心脏大；2015 年 5 月出现脑内多发梗死、脾静脉血栓、右肺脓肿；此患者与心脏相关的问题如下：①缩窄性心包炎：支持点：多种影像证实心包增厚钙化；25% 缩窄性心包炎患者中可见到心包钙化现象，但 20% 左右的正常人中也可出现心包钙化；ECHO：胸骨旁长轴位可见左心房明显增大，心脏变形，室间隔抖动征，左室后壁运动可，侧壁运动明显减低，靠近房间隔处运动增强，心尖部活动受限，心包与心壁粘连，心脏被心包固定，心尖部心包厚度约 6mm（正常<3mm，>5mm 为增厚），另外可见心底部运动代偿性增强，患者曾多次 ECHO 提示心脏增大可能与其有关；右心导管：心脏四腔压力增高，且趋于一致（差值<5）。以上均提示缩窄性心包炎可能性大；②缩窄性心包炎需与限制性心肌病相鉴别，因为二者临床表现类似但是治疗方法与预后不同，前者手术机会大，后者无手术机会。根据右心导管四腔压力平行性升高且 PAP 升高不明显（限制性心肌病可升高到 60 mmHg 以上）提示更倾向于缩窄性心包炎；③缩窄性心包炎的原因：国外资料：心脏手术占很大部分（29%），另外还有特发性（26%）、心包炎（16%）、放射性（11%）、感染（3%）等。国内：根据 1990～2004 年我院心内科 83 例患者资料，经过超声诊断达 96.4%，手术死亡 6 例，术后死亡独立危险因素包括术后心功能、手术并发症；④文献提示缩窄性心包炎和蛋白丢失性肠病二者有明确关系，有多个报道提示缩窄性心包炎可致压力升高，造成淋巴管扩张或压力升高，导致蛋白及淋巴细胞漏出；对于低蛋白血症及多浆膜腔积液患者需常规检查是否存在缩窄性心包炎。对于此患者，目前缩窄性心包炎可基本解释病情，患者发病初即有蛋白丢失，需考虑当时是否有缩窄性心包炎，但患者缩窄性心包炎发展相对来说很慢，结核能否解释，目前仍不清楚。

心外科刘剑州医师：患者缩窄性心包炎目前诊断明确，特殊之处在于以心尖部局部增厚为主，此可解释患者左室运动受限的表现。另外，患者 EF 下降，需通过右心漂浮导管检查与限制性心肌病鉴别。心包剥脱术是缩窄性心包炎治疗的首选方案，切除范围根据患者具体病情尽可能做彻底切除：病情较短，彻底切除；病程较长，见好就收（CVP<14）。回顾我院 15 年近 200 例患者手术资料，病程长者术后并发症多。此患者属于手术高危患者，原因包括：病史长；存在心律失常；心房增大、累及心肌可能；术前射血分数低；心包压迫时间长，心肌纤维化；低蛋白血症；乙肝，肝功能差；脑梗死、脾栓塞、消化道出血；肺脓肿导致肺功能受损。另外，发生术后低排风险大。目前患者肺功能可能不能耐受手术，如果肺部感染灶不清除可能导致术后感染不易控制，出现围手术期休克等，所以不是手术时机。

普通内科曾学军医师：此患者肺脓肿是否诊断明确？患者短期内出现右下肺巨大空腔内气液平，但无肺脓肿相关临床表现如何解释？胸部 CT 所见胸腔积液并不多，胸腔积液引流量目前有多少？

呼吸内科王汉萍医师：患者是在 CT 引导下行胸腔穿刺引流置管术，目前引流液约有 2000ml，引流量较大，确实与影像学表现有不符的地方。肺脓肿方面：目前诊断尚不明确。结合患者曾有咯血，入院时仅有干咳，无发热、咳痰，且存在 Hb 下降（130g/L→88g/L），不除外患者空腔内气液平为出血的表现。拟下一步行穿刺以明确病变性质。

普通内科曾学军医师：患者 2002 年开始出现发热、多浆膜腔积液，若是结核感染，当时已有低白蛋白血症如何解释？若当时存在缩窄性心包炎，至今已有 10 余年，但患者整个临床表现似乎并不严重，如何解释？

消化内科孙晓红医师：2002 年可能处于急性感染期，仅存在低白蛋白血症，尚无缩窄性心包炎；2008 年发现小肠淋巴管扩张；2002～2008 年期间是否逐渐出现缩窄性心包炎目前无证据。

心内科陈未医师：详细询问病史，患者 2002 年出现发热、皮疹、多浆膜腔积液，后来皮疹处逐渐化脓破溃，当时未发现缩窄性心包炎，白蛋白低可能是从皮肤丢失所致；另外，患者缩窄性心包炎比较特殊，以心尖部心包缩窄为著，而不是整个心包；以上两点可能能够解释患者为什么病程长却临床表现不严重。

普通内科曾学军医师：这个患者有很多疑点：①肺部突然出现巨大脓腔伴气液平，看患者时发现患者双侧脉搏不等，双侧脉搏收缩压差值>20mmHg，需考虑是否存在血管因素；②年龄不大却出现多发脑梗，需探究背后原因；③希望呼吸内科能够明确肺部病变性质。

胸外科张晔医师：患者低白蛋白血症、缩窄性心包炎及淋巴回流受阻诊断明确。2002 年即出现白蛋白降低，当时无缩窄性心包炎证据，需考虑是否存在先天淋巴管发育不良，先天性淋巴管发育不良以胸导管多见。之后可能由于长期心包炎症导致继发性缩窄性心包炎，使得白蛋白更低，如此形成恶性循环。建议于北京世纪坛医院进一步完善淋巴管显像，关于如何根据淋巴管显像区别先天性和后天性淋巴管扩张，需根据医师经验。右肺病变方面：结合临床表现及影像学，肺脓肿可能性不大。CT 上示病变沿右肺斜裂方向，挤压右肺下叶，不除外叶间包裹性积液可能，另外，囊内液体密度与胸腔积液密度类似，但不均匀，结合患者应用抗凝剂、出现过消化道出血及咯血，可能囊内混杂血性液体。追问病史，患者虽然曾发生脑梗，但否认意识丧失、呛咳及误吸史，亦不支持肺脓肿。治疗方面：不管是肺脓肿还是积液，首选充分引流，考虑到介入引流创伤小，可联系介入科。引流充分及肺部复张后可复查胸部 CT 再次评估肺部病变。

呼吸内科徐凯峰医师：对于此患者的诊治，关键是缩窄性心包炎如何解决。根据各个兄弟科室的讨论意见，下一步除了完善肺穿刺引流明确肺部病变性质外，还请心外科协助降低围手术期风险。同患者及其家属沟通后，择期可行淋巴管显像。在治疗过程中，需密切关注患者病情变化。

三、转　归

①患者双上肢血压差较大，完善双上肢动脉及深静脉彩色多普勒超声未见明显异常；②抗感染方面：患者 6 月 18 日出现一过性发热，Tmax 37.8℃，停克林霉素及左氧氟沙星，调整抗感染药物为哌拉西林钠/舒巴坦钠粉针 5g q8h 抗感染（6 月 18 日至 24 日），后体温降至正常；③肺脏方面：胸腔积液结果回报提示渗出性；6 月 20 日在 CT 引导下行肺囊肿穿刺引流置管术，引流出血性浓稠液体。囊肿引流液：WBC $2.97×10^9$/L，Hb 47g/L。暂停依诺肝素钠抗凝。6 月 23 日复查肺 HRCT：与本院 2015 年 6 月 15 日老片对比；右肺空洞及

空洞周围斑片、索条影较前变小，洞壁较前变薄；双侧胸腔积液，左侧较前增多，右侧较前明显变少；新见心包积液；余所见大致同前。6 月 29 日拔除胸腔引流管（共引流 2360ml），7 月 1 日拔除肺囊肿内引流管（共引流 500ml）；④心脏方面：嘱患者择期心外科就诊，评估是否可行心包剥脱术。

目前患者精神状态可，间断干咳，尚有活动后气短，每天 1 次成形软便，利尿剂作用下尿量为 1000～1500ml/d。查体：SpO_2 94% RA，HR 103 次／分，双侧脉搏不等，左侧微弱。右肺呼吸音低，左肺呼吸音稍粗，双肺未闻及明显干湿啰音，可闻及早搏，双下肢轻度水肿。双侧足背动脉搏动可。患者于 2015 年 7 月 2 日出院，嘱出院后呼吸内科、消化内科、心外科门诊随诊。

随访：患者出院后继续予以支持治疗，2015 年 12 月于外院行心包剥脱术，术后恢复良好，复查血浆白蛋白水平正常，体重恢复至 65kg，一般情况好。

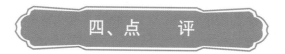

四、点　评

病例从最终诊断来说并不疑难，参与查房的医师们从各专科角度对病例分析，抽丝剥茧，思路清晰，均体现多年临床思维训练和实践积累的宝贵经验，也体现了协和多科协作的特色，值得细读。

（秦红莉　王汉萍）

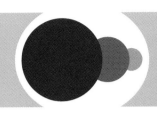

淋巴结肿大 5 年，活动后喘憋 1 年，加重 3 月

这是一例以多发淋巴结肿大、肺内弥漫囊泡、呼吸困难为主要表现的青年男性病例，伴有高热、体重下降、高球蛋白血症，IL-6 明显升高。淋巴结活检病理证实为 Castleman 病。Castleman 病累及肺的病理表现在文献报道中有滤泡性细支气管炎、闭塞性细支气管炎、淋巴细胞间质性肺炎或类淋巴细胞间质性肺炎样改变，影像学表现包括磨玻璃影、小结节、薄壁囊泡、胸腔积液等，但表现为类似该病例如此弥漫囊泡者，临床十分罕见。推测可能为细支气管周围浆细胞浸润，导致气道狭窄形成活瓣，从而形成囊泡。

一、病例摘要

患者，男性，28 岁，主因"淋巴结肿大 5 年，活动后喘憋 1 年，加重 3 月"于 2015 年 7 月 30 日入院。

（一）现病史

2009 年 2 月患者无明显诱因出现发热，Tmax 42℃，每日 1~2 次热峰，伴畏寒、无寒战，同时触及颈部、腋下、腹股沟淋巴结肿大，不伴疼痛及压痛，无盗汗、皮肤瘙痒，予"皮质激素或退热药"后体温可降至 38.5℃ 左右，就诊当地医院，血常规：WBC $19.4 \times 10^9/L$，NEUT# $14.8 \times 10^9/L$，Hb 134g/L，PLT $488 \times 10^9/L$；生化：TP 63.2g/L，Alb 22.2g/L，球蛋白 41g/L；骨髓涂片：骨髓增生活跃，粒系细胞比例增高，部分细胞颗粒多、粗大；红系形态大致正常；淋巴细胞少；全片共见 115 个巨核细胞，可见成簇的血小板；腹部 BUS 提示脾大；胸部 CT 显示双肺纹理清晰，纵隔未见肿大淋巴结影，双侧腋窝可见肿大淋巴结影。行左颈部淋巴结活检，镜下见淋巴结结构基本保存，髓索内有一种中等大细胞浸润，提示淋巴结反应性增生。当地医院考虑"感染"，予抗感染治疗（具体不详）效果不佳，之后自服中药（不详），体温半年内逐渐降至正常，期间体重下降 10~15kg。自诉体温正常后，肿大淋巴结较前缩小。2013 年夏天起出现咳嗽，咳少量白痰，未在意。2014 年 5 月出现活动后气短、憋喘，尚能爬 5 层楼，就诊于当地医院，CT 检查提示"双肺间质性肺炎，肺气肿，肺大疱"（图1），予"消炎药"治疗后咳嗽咳痰好转，但呼吸困难逐渐加重，2014 年 9 月出现静息时憋喘，平卧位加重，2015 年 4 月出现夜间不能平卧，端坐位呼吸，无发热、皮疹、关节痛，无双下肢水肿。2015 年 7 月就诊当地医院，血常规：WBC 11.7×10⁹/L，NEUT# 6.75×10⁹/L，EOS# 0.13×10⁹/L，Hb 122g/L，PLT 540×10⁹/L；ABG（自然状态）：pH 7.41，pCO₂ 45mmHg，pO₂ 74mmHg；hsCRP 17.30mg/L，抗链球菌溶血素 O（ASO）1270IU/ml；Ig 定量：IgG 57.4g/L，IgA 7.37g/L，IgM 1.21g/L；IgE 4640IU/ml；肺功能：提示重度阻塞性通气功能障碍，限制性通气功能障碍，弥散功能重度减低，舒张试验（−）；胸部 CT（2015 年 7 月 17 日）：双肺弥漫性气肿及囊样变，以下肺为主，纵隔淋巴结不大。2015 年 7 月 2 日就诊我院门诊，为进一步明确诊断收入病房。精神可，进食量下降（进食时憋喘），睡眠较差（平卧易憋醒），大小便正常，近 1 年体重下降 10kg（52 kg → 42kg）。

（二）既往史

6 岁时右侧中耳炎，间断流液，持续 10 余年，5 年前行手术治疗。4 年前出现猖獗龋齿，无口干、眼干、反复腮腺肿大病史。

（三）个人史、婚育史及家族史

吸烟 20 支/天×10 余年，戒烟半年，不饮酒。家族史无特殊。

（四）入院查体

R 24 次/分，SpO₂（自然状态）90%，消瘦，轮椅入室，轻度三凹征，轻度发绀，无杵状指。多发浅表淋巴结肿大，最大者位于左侧腋下，约 1cm×2cm，质软到质中，活动度好，无触痛。右下肺可及爆裂音。心腹查体阴性，双下肢不肿。

（五）诊治经过

入院完善常规检查及评估。常规检查方面，血常规：WBC 9.21×10⁹/L，单核细胞 0.82×10⁹/L，NEUT# 5.08×10⁹/L，Hb 121g/L，PLT 509×10⁹/L；尿常规+沉渣、便常规+OB（−）；生化：TP 114g/L，Alb 28g/L，Na 131mmol/L，UA 537μmol/L；凝血：PT 15.6s，Fbg 4.84g/L，APTT 43.5s，D-Dimer 0.33mg/L FEU；正浆纠正试验：PT、APTT 0 小时、2 小时均可纠正至正常。炎症指标方面，hsCRP 42.81mg/L，ESR 100mm/h；白介素-6（IL-6）23.1pg/ml↑，白介素-8（IL-8）141pg/ml↑，白介素-10（IL-10）5.0pg/ml，肿瘤坏死因子 α 23.0pg/ml↑；铁蛋白 152ng/ml。血液系统方面，Ig 定量：IgG 62.23g/L↑，IgA 9.02g/L↑，IgM 1.60g/L；血清 IgG 亚类测定：IgG1 43 500mg/L↑，IgG2 22 100mg/L↑，IgG3 2010mg/L↑，IgG4 7880mg/L↑；血清蛋白电泳：γ 球蛋白 55.7%↑；血、尿免疫固定电泳（−）；血清游离轻链：κ 链 117mg/L（3.3~19.4），λ 链 91.8mg/L（5.7~26.3），κ/λ 1.27（0.26~1.65）；尿 κ 链 13.70mg/dl↑，λ 链<5.00mg/dl，24h 尿 κ 链定量 192mg；EBV-DNA（−）。外周血涂片：红细胞呈"缗线"状排列，血小板增多，晚幼粒细胞 3%；骨髓涂片：增生明显活跃，粒系＝61%，红系＝17%，红细胞轻度大小不等，呈缗线状排列；骨髓活检：基本正常；外院切片我院病理科会诊意见：（左颈部淋巴结）淋巴结反应性

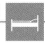

增生伴皮质区大量浆细胞浸润，结合免疫组化，符合 Castleman 病，浆细胞为主的混合型。我院淋巴结活检病理：（右颈部淋巴结）符合 Castleman 病，浆细胞为主的混合型。免疫系统方面，ASO 748.9IU/ml↑；C3、C4、RF（−）；ANA（＋）斑点型 1∶80；抗 ENA、ANCA（−）；LA 1.19s，ACL 26PLIgG-U/ml↑，抗 β_2GP$_1$ 43RU/ml↑；天疱疮相关自身抗体谱 3 项：抗桥粒芯糖蛋白（Dsg）-37U/ml↑，抗 BP180 抗体、抗 Dsg-1（−）；口腔科检查：不支持干燥综合征；眼科检查：考虑干眼症。呼吸系统方面，肺功能：重度阻塞性通气功能障碍（FEV$_1$/FVC 占预计值 53.6%，FEV$_1$ 占预计值 16%），弥散功能减低（DLCO 占预计值 18.5%），舒张试验（−）。血总 IgE ＞5000KU/L→3779KU/L↑；便找寄生虫（−）；多种霉菌过敏原血清特异性 IgE 筛查（Mx2、M2、M3）：0 级。肾脏系统方面，血 β_2 微球蛋白 3.600mg/L↑，尿 β_2 微球蛋白＜0.225mg/L；24hUP 0.38g，尿氨基酸定性（−）。影像学方面，ECHO：LVEF 72%，下腔静脉内血流缓慢，三尖瓣见少量反流束，估测肺动脉收缩压为 70mmHg。提示重度肺高压，轻度三尖瓣关闭不全。腋窝淋巴结 BUS：双侧腋窝可见多个低回声淋巴结，左侧较大者 3.2cm×1.0cm，右侧较大者 2.7cm×1.3cm，皮质明显增厚，髓质变窄，血流信号丰富；颈部淋巴结、锁骨上窝 BUS：双侧颈部及锁骨上窝可见多个低回声淋巴结，右侧较大者 2.0cm×0.8cm，左侧较大者 2.7cm×0.9cm，皮质明显增厚，血流信号未见明显异常；腹股沟淋巴结 BUS：双侧腹股沟区可见多个低回声淋巴结，左侧较大者 1.9cm×0.6cm，右侧较大者 2.4cm×0.9cm，均位于股总动脉内侧，内见树枝状血流，分布规则；肺部 HRCT（图 2）：双肺多发弥漫囊泡影，双肺多发索条影，右中叶、双下肺磨玻璃影，左下肺斑片影；纵隔、锁骨上、两腋下多发肿大淋巴结；双侧胸膜稍增厚，双侧少量胸腔积液；腹盆增强 CT：肝脏、脾脏肿大；盆腔及双侧腹股沟多发肿大淋巴结。PET/CT：双侧颈部、纵隔、双侧腋下及双侧腹股沟多发放射性摄取增高结节，部分融合，大小 0.5~1.5cm，SUVmax 1.7~2.7；双肺弥漫囊泡影，双下肺为著，放射性摄取未见明显升高；胃壁弥漫性代谢增高，考虑炎性病变可能。治疗上，呼吸方面予布地奈德/福莫特罗及异丙

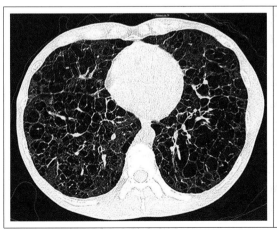

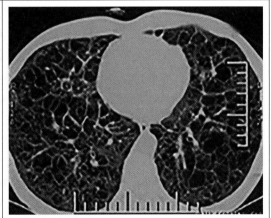

图 1　外院 2014 年胸部 CT 显示双肺弥漫性改变

图 2　2015 年 8 月 12 日我院肺部高分辨 CT 可见双肺弥漫囊性改变较 2014 年有明显加重

脱溴铵吸入后，鼻导管吸氧 2L/min 时监测血氧饱和度在 94%~95%，不吸氧时 90%~92%，基本无憋喘症状发作，夜间可高枕卧位入睡，可平地行走 20~50m。

二、讨 论

放射科曹剑医师： 2015 年 6 月外院肺部 CT 可见双肺囊泡影，双肺下叶多见；2015 年 7 月外院 CT 可见双肺弥漫囊泡，双肺下叶为主，右肺中叶小斑片，双下肺索条影。2015 年 8 月我院复查胸部高分辨+腹盆增强 CT：肺部可见双肺囊泡影，双肺下叶多见，右肺中叶斑片影，肺动脉主干增宽，胸膜增厚，右侧少量积液，肝脾明显增大，双侧腋窝、腹股沟、腹膜后肿大淋巴结，增强后可见强化，其余未见异常；总体上看，该患者影像学特点为双肺多发囊影，双肺下叶为主，肝脾肿大，双侧腋窝、腹股沟、腹膜后肿大淋巴结。该患者病理已证实为 Castleman 病（CD），多中心型、以浆细胞为主的混合型。CD 根据受累部位可分为单中心（UCD）和多中心型（MCD），病理上可分为透明血管型、浆细胞型及混合型。UCD 以透明血管型为主，肺受累可表现为肺门肿大淋巴结影，增强后明显强化。MCD 累及肺部表现不特异，可表现为囊性变，小结节，磨玻璃。另外，影像学表现为双肺弥漫囊泡的疾病常见淋巴管平滑肌瘤病（LAM），肺朗格汉斯细胞组织细胞增生症（PLCH）等。LAM 好发于育龄女性，双肺多发囊泡，可融合成肺气肿、肺大疱，晚期可有乳糜胸，累及肾脏可有肾脏血管肌脂瘤改变。PLCH 累及肺部下叶少见，更常见小结节样改变，与该患者影像均不符。综上，该患者的影像学表现可以是 Castleman 病导致的肺受累。

呼吸内科田欣伦医师： 该例患者为青年男性，慢性病程。病程可分为以下 2 个阶段：第一阶段为 2009 年 2 月至 2009 年 8 月，主要表现为发热、无痛性淋巴结肿大，需使用"皮质激素或退热药"方可退热。中间有将近 5 年缓解期。第二阶段从 2014 年 4 月开始，出现活动后憋喘，呼吸衰竭，进行性加重，肺功能提示极重度阻塞性通气功能障碍，FEV_1 仅占预计值的 16%，同时有严重的弥散功能障碍，舒张试验阴性。肺部 CT 可见双肺弥漫性气肿/囊样变，以下肺为主。实验室检查突出特点为多克隆性高球蛋白血症，IL-6 为主的炎症指标明显升高，T-IgE 明显升高，低效价抗体阳性。综上特点，临床高度怀疑 Castleman 病（CD）可能。取外院 5 年前淋巴结病理我院会诊，及我院重新取淋巴结送检病理，均证实为 CD，浆细胞为主的混合型。但 CD 累及肺实质表现为弥漫囊性病变者十分少见。因此目前仍存在以下两方面疑惑：

（1）CD 是否是导致肺部囊性病变的原因？

CD 在病理上可有小气道周围淋巴细胞或浆细胞浸润，使气道狭窄形成活瓣，吸入气量大于呼出气量，形成气体潴留，从而导致囊的形成。这从理论上可解释其肺部囊性改变。若 PET/CT 提示肺部高摄取，则更能从另一个角度证实肺内 CD 导致的囊性变。遗憾的是，该患者的 PET/CT 并未见肺内高摄取。Uptodate 上总结 MCD 的影像学表现，包括纵隔肺门多发淋巴结肿大（直径 1~3 cm），肺实质受累则可见胸膜下结节，小叶间隔增厚，支气管血管束增粗，磨玻璃影，片影，实变，以及少到中量双侧胸腔积液。1999 年 Osamu Honda

等报道 MCD 肺部受累可表现为薄壁囊腔，经胸腔镜（VATS）肺活检病理提示为淋巴细胞性间质性肺炎（LIP）样的表现。2006 年 Nei T 等报道一例 MCD 患者合并肺部弥漫囊性改变，同时有纵隔及肺门多发淋巴结肿大，VATS 肺活检病理提示细支气管及其周围间质可见浆细胞浸润，免疫组化证实为多克隆的浆细胞，血生化可见多克隆高免疫球蛋白，IL-6 升高。我科罗金梅等医师总结我院 MCD 肺部受累，共 32 例。文中提出 MCD 肺部受累病理上可表现为滤泡性细支气管炎，LIP 样改变，及闭塞性细支气管炎（BO），其中 LIP 样改变的一例患者肺部表现为多发囊性病变，与本例患者类似，但不及本例弥漫、严重。BO 常合并副肿瘤天疱疮，因抗体异位沉积导致免疫反应，引起细支气管闭塞。影像学可表现为支气管扩张，马赛克征，Air-trapping（气体潴留）。其病理为细支气管完全闭塞而不是狭窄，因此影像学上更多表现为充气过度，而不会形成囊。不合并副肿瘤天疱疮者文献中仅 1 例报道。综上，该患者肺部改变首先考虑为 CD 累及肺部，病理考虑为 LIP 样改变可能性大。另外肺部囊性病变的鉴别诊断方面：①肺气肿。无清晰囊壁，仅表现为充气过度；②肺淋巴管平滑肌瘤病（LAM），可分为散发型和 TSC 相关型，囊泡大小相对均一，囊壁薄，清晰可见，常合并乳糜胸；③肺朗格汉斯细胞组织细胞增生症（PLCH）。囊泡大小不一，形态不规则、怪异，常融合。上肺受累为主，膈顶受累少见；④LIP（特发或常继发于干燥综合征等免疫系统疾病）。需依靠病理鉴别；⑤BHD（Birt-Hogg-Dubé 综合征）。常有自发性气胸家族史，遗传相关；⑥淀粉样变性（特发或继发）或轻链沉积症；⑦转移性肿瘤等；⑧特发性肺纤维化（IPF）、支气管扩张症等。以上情况均与患者的影像学特点不符。遗憾的是本例患者存在严重的肺动脉高压和肺功能受损，很难有机会进行外科肺活检明确患者的病理类型。

（2）血 IgE 升高的原因能否用 Castleman 病解释？

查阅文献，仅 1 篇文献有报道 MCD 者 IgE 明显升高，但未见原文。是否与 CD 的非特异性免疫异常激活相关？

免疫内科吴婵媛医师： 患者 CD 诊断明确，诊断干燥综合征（SS）证据不足，考虑如下：①本例患者系青年男性，不是 SS 高发人群；②虽有口干、眼干症状及猖獗龋齿，但腮腺造影并未见外分泌排空障碍及导管点球状扩张，眼干检查虽泪膜破碎时间及 Schimer 试验阳性，但更具特异性的角膜染色阴性，干眼证据不足；③ANA 低效价阳性，但抗 SSA、抗 SSB 阴性；④高球蛋白血症虽常见于 SS，但其肺内表现多为肺大疱、支气管扩张，表现如此弥漫囊性变者，十分少见。综上，该患者不符合 SS 分类标准。而 ANA 升高，口干、眼干症状，均可用高球蛋白血症解释。

核医学科霍力医师： 该例患者 FDG-PET/CT 上的表现主要是全身多发淋巴结放射性摄取轻度增高，SUVmax 1.7~2.7，大小 0.5~1.5cm，包括颈部、腋下、纵隔、腹膜后、腹股沟，部分融合、边界欠清。肺部突出表现为囊性变，肺气肿，无弥漫性或局灶性放射性摄取增高。查阅文献，关于 CD 的 FDG-PET/CT 表现，大部分为个案报道，报道中涉及的 MCD 病例，均可见受累淋巴结摄取轻度增高，脏器受累者仅在一篇关于 HIV 相关的 CD 表现中提及肝脏摄取明显增高，关于肺部受累的表现未见报道。回顾我院 CD 患者的 FDG-PET/CT 影像，有一例患者与该患者类似，52 岁男性，该患者经淋巴结病理证实为 CD，影像学上可见双肺弥漫性摄取增高，其中可见代谢浓聚的结节，纵隔、腋下、腹股沟淋巴结摄取轻度增高，有肝脾大，脾脏摄取增高不明显，肝脏可见局灶性放射性摄取轻度升高，SUVmax 2.8。经过化疗，上述累积病灶代谢明显减低甚至消失。但是该患者没有肺部囊性变的表现。综上，本例患者 FDG-PET/CT 的表现主要为多发淋巴结放射性摄取轻度增高，PET/CT 无法为 CD 的肺部病变提供更多临床依据。

病理科卢朝晖医师： 该患者我院淋巴结活检病理特点如下：大体观，最大径 1.8cm，较正常淋巴结明显增大。镜下观：①淋巴滤泡普遍缩小，生发中心萎缩；②滤泡间及髓质可见大量成熟浆细胞浸润。CD 经典的浆细胞型病理表现为淋巴滤泡增生，但该例淋巴滤泡萎缩、甚至消失，个别呈同心圆样改变，有血管长入，这些符合透明血管性的特点，但表现尚不充分，因此该例病理诊断为 CD，浆细胞为主的混合型。该患者骨髓活检病理所示淋巴组织和脂肪组织比例尚可，细胞成分基本正常。

血液科张炎医师： 患者青年男性，慢性病程，临床表现为全身多发淋巴结肿大，伴有多克隆性球蛋白血症，以 IL-6 为主的多种炎症指标升高，2 次淋巴结活检病理证实为 CD，病程后半段出现双肺囊泡性病变。因此该患者 MCD 诊断明确。MCD 肺部表现多样，囊泡性病变虽然少见，但也有文献报道。同时从病理机制上可解释囊泡形成；另外浆细胞病如多发性骨髓瘤也可出现肺部囊性改变，而 CD 也属于浆细胞病的范畴，因此从一元论的角度可认为肺部病变与 CD 相关。治疗上，目前有以下几种方案：①CD 发病机制的核心是 IL-6 升高，因此可应用 IL-6 单抗或 IL-6 受体拮抗剂，目前国外临床试验有效率 40% 左右，副作用为严重的感染，但 SFDA 并未批准曲妥珠单抗（IL-6 受体抗体）用于治疗 CD；②CHOP 样经典化疗方案，但疗效不持久，多在数年后复发；③针对 B 细胞治疗，即利妥昔单抗联合细胞毒药物，疗效确切，多数仍会复发；④针对浆细胞治疗，如 BCD、TCD 方案等，有试验显示以上方案对 MCD 有效，同时因骨髓抑制作用轻，感染风险较低。该患者肺功能极差，一旦出现肺部感染将是致命打击，因此综合考虑，选择 BCD/TCD 方案进行治疗，相对较安全。另外，通过总结我院 CD 患者的预后因素发现，肺动脉高压与预后差相关。该患者肺部病变严重，合并重度肺动脉高压，预后极差。且抗 CD 治疗难以逆转肺部病变，因此化疗仅是一个过渡，肺移植或心肺联合移植可能为改善患者整体预后的最佳选择。

IgE 升高是否与 CD 相关？目前并没有文献就两者联系做深入研究。我们可以从 IgE 的合成方面，寻找二者的关联。①IL-6 升高导致其下游因子 IL-8 升高。经过外界刺激的肥大细胞或嗜酸性粒细胞，通过 IL-8 的激活作用，释放 IL-4、IL-13 等，IL-4、IL-13 可以刺激浆细胞合成 IgE；②MCD 存在 NF-κb 信号通路激活，而 NF-κb 激活与 IgE 相关基因表达水平升高有关。因此以上两个机制可从理论上解释 IgE 的升高。虽然目前仅能检索到一篇文献报道 CD 患者出现总 IgE 升高，但也许是我们并没有关注 CD 患者总 IgE 水平。若有条件可请病理科做 IgE 染色，若染色阳性，则更加支持 IgE 升高与 CD 相关。

胸外科张晔医师： 对于外科肺活检，要求活动耐量可上三层楼，$FEV_1>1L$，DLCO 大于预计值 40% 以上。该患者一般情况弱，活动耐量差，血气提示 I 型呼吸衰竭，FEV_1 和 DLCO 都极差，手术风险极高，因此暂不考虑。该患者严重肺部疾病，出现呼吸衰竭，重度肺动脉高压，活动耐力极差，有肺移植的指征。

呼吸内科徐凯峰教授： CD 在我院不少见，但肺部表现为如此弥漫囊泡者的确罕见。患者未做肺活检，病理尚不明确，推测 LIP 样改变可能性大。理论上，淋巴增殖性疾病、浆细胞病均可导致肺部囊性病变。弥漫性肺囊性病变病因方面，我院常见为 LAM，其次需警惕干燥综合征。治疗上，该患者经过抗 CD 治疗后肺功能恢复不容乐观，下一步治疗需考虑肺移植。患者肺部基础差，一旦感染则可能难以控制，因此加强氧疗及预防肺部感染亦很重要。肺动脉高压方面，多不主张降肺动脉压治疗，因为缺氧导致的 PAH 是一种通气血流比的代偿，降低肺动脉压力后，有可能加重缺氧。但 LAM 合并 PAH 者降肺动脉压治疗效果较好，因此必要时该患者也可尝试，可选用任一种降肺动脉压力的药物。

三、点 评

这是一例罕见的以肺部囊性病变并导致呼吸衰竭为主要表现多中心 Castleman 病。虽然由于患者疾病严重，难以承受外科肺活检来证实其病理类型，但是临床情况支持其肺部囊性病变是长期的大量增生的淋巴细胞和浆细胞在小气道浸润所致。Castleman 病常见的影像学表现包括磨玻璃影、肺部多发结节、团块、实变、胸腔积液等，但是也可以出现肺部囊性病变。因此在肺部囊性病变的鉴别诊断中，如果患者出现了多克隆的免疫球蛋白升高，炎症指标的升高，也应考虑到 Castleman 病的可能性。该患者在多科协作下，寻找了适当的治疗方案，但远期预后可能需要更积极的肺移植方能解决。

（余 洁 田欣伦）

免疫内科

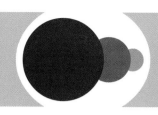

反复双眼红痛10年，臀区背部痛3年，血压升高6月

　　这例患者病程时间长，受累系统较多，病情比较复杂。眼部虹膜炎、腰背痛及骶髂关节影像学特点，均支持脊柱关节炎的诊断。但近期患者新出现的高血压症状，以及多处大、中血管的狭窄性病变，诊断并不清楚。这些表现，是与脊柱关节炎相关的临床表现吗？还是背后另有其他疾病呢？

一、病例摘要

　　患者，54岁，男性，主因"反复双眼红痛10年，臀区背部痛3年，血压升高6月"于2015年1月21日入院。

（一）现病史

　　2005年起患者无明显诱因反复出现双眼发红、疼痛、视物模糊，诊为"双眼虹膜睫状体炎"，使用糖皮质激素滴眼液后症状可逐渐缓解。2011年底开始逐渐出现双侧臀部疼痛，坐位时加重，VAS 8分，并逐渐出现双侧背部疼痛，晨僵>1h，弯腰时加重，活动后减轻，伴双侧骶髂关节区压痛，无夜间痛醒，无发热、乏力、盗汗，无皮疹、关节红肿，无腹痛、腹泻，无尿频、尿急、尿痛等。就诊外院查血常规：WBC 10.4×10⁹/L，Hb 163g/L，PLT 411×10⁹/L；ESR 21mm/h，hsCRP 4.09mg/L；HLA-B27（+）；ANA、抗dsDNA、ANCA、RF（-）；骶髂关节MRI：左侧骶髂关节间隙模糊，可见长T1长T2信号，考虑"强直性脊柱炎"，予非甾体类抗炎药（NSAIDs）、柳氮磺胺吡啶（SASP）治疗，症状较前好转。此后未规律服药，间断复查血常规：WBC（11~14）×10⁹/L，PLT（300~500）×10⁹/L；ESR 5~31mm/h，hsCRP 3.4~11.02mg/L，曾有1次ESR 100mm/h，hsCRP 36.86mg/L，具体情况不详。2014年7月无诱因出现全头部搏动性疼痛，测BP 200/120mmHg，并逐渐出现左下肢间歇性跛行，平地步行2km即感左下肢麻木、发凉，直立休息1~2min后可缓解，外院查血：WBC 11.28×10⁹/L，Hb 145g/L，PLT 324×10⁹/L；肝肾功能（-）；ESR 43mm/h，hsCRP 11.11mg/L；CEA 10.44ng/ml↑；肾动脉BUS：右肾动脉主干狭窄>70%；腹部CTA：腹主动脉管壁增厚，并累及双侧髂总动脉、髂外动脉起始段，右侧肾动脉起始段变窄，双侧髂内动脉（左侧为著）变窄；冠脉CTA（-）；ECHO：主动脉瓣轻度反流。予塞来昔布0.2g bid、SASP 1g bid口服及硝苯地平控释片、美托洛尔降压，血压控制在140/90mmHg左右，间断有臀部疼痛症状。2014年8月底就诊我院门诊，予口服泼尼松50mg qd×1月→每周减5mg→30mg qd×4周→22.5mg qd×3周→20mg qd至今，规律加用SASP 1g bid，继续予硝苯地平控释片、美托洛尔降压，症状较前好转，血压未再监测，复查ESR 16～100mm/h（2014年9月9日为16mm/h，其余均大于30mm/h）。为进一步诊治收入院。

病程中曾出现双侧眉毛明显脱落，右腕关节伸面直径为2～3cm红斑，无瘙痒、疼痛，否认发热、口眼干、口腔及外阴溃疡、光过敏、脱发、肌痛、雷诺现象等。近期感食欲缺乏、厌油、入睡困难，夜尿较前增多（3次，既往1～2次），近半年体重下降约5kg。

（二）既往史

5岁时诊断"肺门淋巴结结核"，链霉素治疗后未再发作。10岁时行双侧扁桃体切除术。20岁时行阑尾切除术。43岁时因腹痛、便血就诊，胃镜示"十二指肠球部溃疡"，药物治疗后症状缓解，未再发作，未再复查胃镜。

（三）个人史、婚育史及家族史

抽烟40支/天×30余年。家族史无特殊。

（四）入院查体

血压170/100mmHg（双侧对称），体型消瘦，右腕关节伸面可见2处红斑，较大者直径约2cm，无脱屑，右侧颌下可及1枚直径约1.5cm淋巴结，质稍韧，压痛（+）；双颈动脉未闻及杂音；双肺呼吸音清，左肺下叶可及少许Velcro啰音；心、腹（-）；腹部血管未闻及杂音；胸椎后凸、向右侧凸，T9-T10椎体压痛，叩击痛、椎旁压痛（-），胸廓活动度、腰椎活动度大致正常，枕墙距0，Schober试验（-），双侧4字征（-），全身各关节无红肿、压痛、畸形、活动异常，四肢肌力V级，肌张力正常。双下肢不肿。双侧桡动脉及足背动脉搏动对称可及。

（五）诊治经过

肝功、凝血（-）；血脂：TC 6.99mmol/L，TG 1.91mmol/L，HDL-C 1.56mmol/L，LDL-C 4.49mmol/L；ESR 56～74mm/h，hsCRP 11.90mg/L；IgG 7.08g/L；补体、RF、抗CCP（-）；IL-6 7.6pg/ml↑，TNF-α 14.3pg/ml↑。HLA-B27（+）；ANA 18项：抗SSA弱阳性；ANCA（-）；PPD、T-SPOT. TB（-）；肿瘤标志物：CEA 7.65ng/ml↑，ProGRP 62.5pg/ml，Cyfra21-1 4.09ng/ml，TPS 93.91U/L；血管BUS：颈动脉、股动脉多发粥样斑块形成；经颅多普勒、颞动脉BUS（-）；肾脏BUS：右肾缩小8.2cm×3.9cm×3cm；肾血流图：GFR：右12ml/min，左50ml/min；腹部增强+CTA：腹主动脉管壁增厚伴多发钙化，大动脉炎不除外，腹主动脉管径略扩张，腹腔干根部轻度狭窄，环周非钙化斑块形成，左肾动脉根部轻度狭窄，左肾动脉根部钙化及非钙化斑块形成，右肾动脉近中段闭塞，右肾萎缩；胸部HRCT：左肺尖后段条状及结节状高密度影，主动脉壁及头臂干、左颈总动脉、左锁骨下动脉壁钙化，T$_{10}$椎体前缘骨性隆起；心电图、ECHO、肾上腺BUS（-）。全脊柱正侧位 X 线片：胸腰椎骨质增生；PET/CT：右肾萎缩，左肾代偿性增大，$C_{4~6}$ 椎体骨质硬化，腰椎生理弯曲消失，双侧骶髂关节面毛糙，关节间隙变窄，无代谢增高，可符合强直性脊柱炎表现，$T_{10~11}$ 棘突、L_5 左侧横突、右侧髂骨周围软组织轻度代谢增高，考虑炎性病变，左肺下叶少许索条，无代谢增高，考虑陈旧病变，全身大血管壁钙化。眼科会诊：双眼陈旧性虹膜炎，双侧高血压性视网膜病变 I 级。入院后继续口服泼尼松 20mg qd、SASP 1g bid，并积极控制血压，目前口服硝苯地平控释片 30mg bid、美托洛尔 37.5mg q12h、多沙唑嗪缓释片 4mg qn、哌唑嗪 1mg qd（2pm）及补钾治疗，加用阿托伐他汀 20mg qn，血压波动于 140~160/80~90mmHg，间断 190/100mmHg，伴头晕，血钾正常。考虑系统性血管炎活动不除外，且无明确感染迹象，予甲泼尼龙 80mg qd 静滴 5 天后改为甲泼尼龙 40mg qd 静滴。患者臀部和背部疼痛及血压无明显变化，复查 ESR、CRP 变化不明显，并间断出现低热，Tmax 37.6℃，可自行退热，复查胸部 CT 较前无明显变化。

二、讨 论

免疫内科杨云娇医师： 患者中年男性，慢性病程，逐渐加重。病程初期表现为反复发作的前葡萄膜炎，双侧臀部、背部疼痛、晨僵，活动受限，双侧骶髂关节区压痛，骶髂关节 MRI 示左侧骶髂关节间隙模糊，炎性指标升高，HLA-B27（+），ANA、ANCA、RF（-）。根据患者临床表现及辅助检查结果，考虑脊柱关节炎（SpA）诊断明确，分类方面，患者起病年龄较大，无银屑病样皮疹等表现，考虑反应性关节炎可能性大。病程后期，出现右肾动脉起始段狭窄，腹主动脉管壁增厚，并累及双侧髂总动脉、髂外动脉起始段，双侧髂内动脉（左侧为著）变窄，考虑大血管炎如 GCA 可能性大。提请内科大查房希望解决的问题：①患者经足量糖皮质激素联合免疫抑制剂治疗，炎症指标持续升高，与关节等症状不符，是否存在免疫病以外的原因？②合并多种动脉粥样硬化危险因素，动脉病变较广泛且不是常见巨细胞动脉炎（GCA）受累血管，血管炎和动脉粥样硬化分别在动脉病变中参与多少？③肾动脉病变严重，下一步如何处理？

感染内科阮桂仁医师： 患者既往曾有明确肺门淋巴结和颈部淋巴结结核病史，左肺间有陈旧病变，曾接受颈部淋巴结链霉素注射治疗，治疗并不充分。虽然目前血 T-SPOT.TB、PPD 试验阴性，但仍无法排除结核，而结核感染与结核感染相关的变态反应临床表现复杂。如虹膜睫状体炎、关节炎、大动脉炎等可由结核感染导致的全身变态反应所致。结合该患者既往存在结核病史、血管炎不典型、消瘦明显、并且糖皮质激素治疗后炎症指标下降不满意，提示存在潜伏结核感染可能，建议积极考虑尝试诊断性抗结核治疗。其他感染结合患者病史特点和相关辅助检查，暂不考虑。

血管外科陈跃鑫医师： 病因方面，患者 54 岁、男性、吸烟、高脂血症等危险因素，腹主动脉等多处动脉钙化，考虑动脉粥样硬化症存在，但难以解释 ESR、hsCRP 等炎症指标明显升高，因此需考虑同时存在动脉粥样硬化症和血管炎的可能，但该患者无典型大动脉炎其他血管受累表现，是否合并血管炎需结合患者其他情况综合考虑。关于右肾动脉闭塞的处理，目前右肾已萎缩，肾血流图提示右肾 eGFR 仅 12ml/min 左右，一般 eGFR < 15ml/min 时不再考虑肾血管重建治疗，但仍有部分患者积极行肾血管重建后可能一定程度上改善肾功能，这可能与其血管病变病程偏短、肾单位萎缩尚不明显有关。该患者发现血压升高仅 6 个月，病程可能相对短，如充分沟通后患者及家属仍积极要求尝试肾血管重建治疗，可予考虑，但需充分评估获益与风险。技术上，该患者右肾动脉闭塞段较长且接近肾门，血管重建治疗有一定难度，需请泌尿外科行原位自体肾移植术协助肾动脉重建。处理狭窄右肾动脉目的为帮助控制血压、保护左肾功能，但无法改变右肾萎缩及协助控制全身炎症。

泌尿外科张学斌医师：同意陈大夫意见，患者右肾已萎缩，肾血流图提示右肾 GFR 明显下降，此种情形下行血管重建治疗保肾的临床意义并不大。如血压难以控制、肾素水平升高明显，可考虑在全身炎症控制后行右肾切除术，以期保护左肾功能。建议先内科保守治疗。

心内科杨明医师：分析患者右肾动脉狭窄病因，存在男性、吸烟、高脂血症等多种危险因素，伴其他外周动脉粥样硬化斑块形成，因此肾动脉粥样硬化症可能性较大。但患者炎症指标明显升高，大动脉炎亦可引起肾动脉起始端狭窄，故需考虑存在或合并大动脉炎可能。大动脉炎引起的管壁增厚多为弥漫均匀增厚，而动脉粥样硬化症则表现为偏心不规则增厚，PET/CT 也能较好协助鉴别是否存在血管炎，该患者 PET/CT 上并无典型血管炎表现，进一步行 MRA 可能更利于鉴别血管病变原因。此外，需注意大动脉炎本身可促进动脉粥样硬化，二者合并存在并不罕见。治疗上，关于是否需进行肾血管重建意见与血管外科和泌尿外科相一致，可能获益较小，建议先加强药物治疗，如效果不佳可在充分交代风险的情况下再考虑是否需要血管重建。

肾内科蔡建芳医师：关于右肾动脉狭窄病因讨论不再赘述。在此提出问题以供讨论，即目前的炎症状态是否可能并非血管炎所致，而是与动脉粥样硬化症、肾素-血管紧张素-醛固酮系统（RAAS）活化等引起的微炎症状态有关。如在恶性高血压继发 RAAS 活化中，可出现 hsCRP 升高。本例患者的炎症激活状态分为两阶段，第一阶段是 2014 年 9 月初，ESR 在 60~70mm/h，糖皮质激素治疗有效，ESR 可降至 30~40mm/h。第二阶段继续糖皮质激素治疗，ESR 无进一步下降，而此时患者存在明确低钾血症、高血压，提示继发性 RAAS 活化，故此阶段炎症激活或许为 RAAS 活化导致的微炎症状态所致。治疗方面，同意以上医生意见，不推荐有创的肾血管重建治疗，原因在于：该患者无急性肺水肿、难以控制的高血压等处理指征，右肾功能已明显减退，右肾萎缩明显，长期 RAAS 活化可能已损伤远端肾动脉，故即使重建右肾动脉，最终右肾功能恢复的可能性较小，而介入治疗引起造影剂肾病、胆固醇结晶栓塞等并发症的风险较高，权衡血管重建治疗的利弊，更倾向于药物保守治疗，需进一步抑制 RAAS 过度活化以保护肾功能，可从小剂量开始加用短效血管紧张素转换酶抑制剂（ACEI）药物卡托普利，通过监测血压、血钾和血肌酐评价疗效及副作用。该患者全身动脉粥样硬化，尤其需警惕肾功能恶化，如无明显副作用，可逐渐加量，并最终更换为长效 ACEI 或血管紧张素受体阻断剂（ARB）类药物。

心内科严晓伟医师：该患者公式法计算 eGFR 约 90ml/min，而肾血流图提示双侧 eGFR

共计仅约 60ml/min，相差较大，对于与该患者类似的体重较轻者，哪种方法估算 GFR 更可靠？

肾内科蔡建芳医师： 我院肾血流图估算 GFR 也仅根据单次抽血化验结果，为单血浆法，而双血浆法才更为可靠。公式法则基于群体，难以判断对于特殊个体是否适用，总体上公式法更适合观察单个个体的动态变化，而血肌酐动态变化亦能更直接反映肾功能水平变化。

心内科严晓伟医师： 患者目前健侧肾脏处于代偿性高滤过状态，使用 RAAS 阻断剂对其有保护作用，如果加用后血肌酐无明显升高，则可继续使用 RAAS 阻断剂。

感染内科刘正印医师： 患者虽幼年患有肺门淋巴结结核，但病程中基本无低热、盗汗等明显结核中毒症状，CT 提示肺部索条影、淋巴结无钙化，并无结核感染及其他感染表现，血 T-SPOT. TB 阴性，目前无结核感染证据，且结核感染引起关节炎多为反应性关节炎，无器质性损害，结核引起大动脉炎少见。综合以上目前可先不予抗结核治疗。

血管外科陈跃鑫医师： GFR 等目前评估肾功能指标并不能完全准确地评价存活肾单位的比例，而且 GFR 下降程度并不能反映肾血管重建后肾功能恢复的能力，例如急性肾动脉栓塞时 GFR 可很低，但血管重建后仍可较大程度恢复。是否存在更好的指标评估肾功能及预测肾血管重建后肾功能的改善程度？

肾内科蔡建芳医师： 准确评估肾功能及预测重建后改善情况的确是临床常见难题，可通过开放肾活检病理，观察肾小球、肾血管硬化的比例预测残留肾功能，从而预测肾血管重建后肾功能改善的效果。

消化内科朱丽明医师： 动脉粥样硬化一般进展比较缓慢，患者 2014 年 7 月 CTA 提示右肾动脉狭窄 70%，此前病史资料并不多，6 个月后右肾动脉已闭塞，动脉粥样硬化能否有类似的进展速度？

肾内科蔡建芳医师： 或许并非狭窄进展速度快，只是从不显著影响血流动力学转变为明显影响血流动力学，或者可能与斑块不稳定、加速血管闭塞有关。此外，CTA 仅能反映血管狭窄程度，并不等同于血流动力学改变，既往可通过测定狭窄前后梯度压力变化、肾素水平改变反映血流动力学变化，目前这些手段已不再开展。

血管外科陈跃鑫医师： 动脉粥样硬化基础上斑块破裂继发血栓形成，可导致血管狭窄进展较快。

心内科严晓伟医师： 该患者原发病治疗充分包括足量糖皮质激素治疗后仍有间断发热，ESR 等炎症指标仍较高，动脉粥样硬化症的炎症过程可使 hsCRP 轻度升高，但一般不会导致 ESR 明显升高，血管病变是否能完全用动脉粥样硬化解释？而炎症指标增高是否存在其他原因如继发感染的问题？患者并非大动脉炎典型表现，但是否存在其他病因导致的血管炎，炎症指标增高可否单一免疫相关脊柱关节炎或血管炎所致？该患者动脉粥样硬化存在，应积极给予他汀类药物及抗血小板等药物治疗，而炎症指标增高原因仍需进一步明确。

免疫内科费允云医师： 该患者诊断方面，脊柱关节炎诊断明确，反复虹膜炎、腰背痛、骶髂关节 MRI 存在长 T1 长 T2 信号、HLA-B27 阳性均为支持点，患者目前临床症状不明显，与炎症指标升高程度不符合。我院既往研究观察到部分脊柱关节炎患者可合并血管炎包括大动脉炎，该患者 CTA 提示腹主动脉管壁明显增厚，动脉粥样硬化可能难以解释，免疫内科专业组查房意见倾向于诊断血管炎。但血管炎难以解释足量糖皮质激素治疗后炎症指标仍无明显下降，是否存在潜在结核感染或其他原因所致的炎症激活存在疑问。可考虑进一步试行 MRA 了解是否存在血管水肿等炎症情况，以鉴别血管炎与动脉粥样硬化。

血管外科陈跃鑫医师：仔细观察 CTA 影像，患者的腹主动脉壁增厚似乎均发生在钙化之内，不除外为动脉粥样硬化症的内膜增生或附壁血栓形成。

免疫内科费允云医师：患者诊断考虑系统性血管炎可能性大、脊柱关节炎，合并动脉粥样硬化症，可减少糖皮质激素用量，加用环磷酰胺。右肾动脉闭塞可考虑行介入血管重建治疗，但预计获益较小，存在风险较高，故可先予以药物保守治疗，小剂量开始加用卡托普利，如血肌酐、血钾稳定，可更改为长效 ACEI/ARB 类药物。如血压仍难以控制、RAAS 明显活化，可考虑右肾切除手术。

三、转　归

出院继续口服药物治疗门诊随诊中，症状稳定，血肌酐 80～90μmol/L，ESR 23→75→33mm/h，hsCRP 14.3 → 4.31mg/L。

四、点　评

这是一个影响多个系统的复杂病例，对这样的患者如何理清诊断思路很重要。哪些是肯定的，哪些是不能明确的，他们相互之间存在什么样的关联，需要我们引起重视。就这个病例而言，我们比较肯定的有两个疾病：一个是脊柱关节炎，另一个是动脉粥样硬化。不能肯定的是，是否有系统性血管炎的存在。如果有系统性血管炎，它与脊柱关节炎的相关性如何？是脊柱关节炎引起血管炎改变，还是独立存在的？脊柱关节炎与系统性血管炎虽同属风湿性疾病，但两者发病机制相差较大，通常脊柱关节炎很少引起大血管的炎性改变。因此如果考虑有系统性血管炎，应考虑是与脊柱关节炎合并存在的疾病。

（施潇潇　杨云娇）

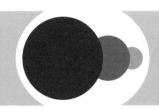

咯血2年余，发热2月

这是一例以咯血起病的病例，患者老年男性，结合肺部、鼻窦病变及血ANCA阳性，肉芽肿性多血管炎（GPA）诊断明确。特殊之处在于一方面患者既往有胸椎结核病史，在治疗过程中结核的评估和处理值得注意；另一方面，患者因近2个月出现发热入院。这次的发热，究竟是GPA的病情活动，还是再次出现活动性结核感染所致呢？入院后患者又出现了很多新的病情变化，其中浮现出的蛛丝马迹，又指向什么临床诊断呢？

一、病例摘要

患者，男性，66岁，主因"咯血2年余，发热2月"于2015年3月19日入院。

（1）现病史

患者2012年9月无诱因咯鲜血，共3~4口，无咳嗽、咳痰、喘憋、发热、盗汗。查ESR 92mm/h，ANCA（+）、PR3-ANCA 231.02RU/ml（0~20）。鼻窦CT：右侧额窦及筛窦病变累及周围骨质，左侧上颌窦炎。胸部CT：右肺下叶空洞，T_9骨质破坏并椎旁软组织灶。腹盆增强CT：$L_{2~3}$椎体术后改变；腰椎结核后遗改变。气管镜示气管支气管炎症，病原学（-），支气管镜毛刷、活检、灌洗液涂片及右肺下叶穿刺物病理均未见恶性细胞。诊断考虑GPA，合并胸椎结核。2012年11月28日我院加用泼尼松40mg qd，环磷酰胺（CTX）100mg qd，泼尼松规律减至10mg qd，2013年9月停CTX（累计21g），改硫唑嘌呤50mg qd（2013年10月至2014年7月），同时加用异烟肼+利福平+吡嗪酰胺+乙胺丁醇抗结核治疗，6月后改为异烟肼+利福平维持。患者病情稳定，期间监测炎症指标正常。2014年4月患者无诱因出现发热，Tmax 39℃，查hsCRP 24.8mg/L，ESR 82mm/h，C-ANCA（+）1：10，PR3-ANCA 187RU/ml，将泼尼松加至15mg qd后体温正常，复查ESR、CRP正常。2014年7月患者自行停用抗结核治疗。2015年1月服用泼尼松10mg qd后患者再次出现乏力、活动耐量下降、发热，Tmax 39.8℃，夜间多见，可自行退热，伴左下肢凹陷性水肿。我院查尿常规：WBC 70/μl，BLD 200/μl，Pro 1.0g/L；T-SPOT. TB（-）；Cr 109→128μmol/L，ESR 99mm/h，hsCRP 171.54mg/L；胸部及腰椎CT较病情缓解时无明显变化。3月10日予甲泼尼龙80mg×3天，后改为泼尼松25mg bid，CTX 0.6g qw，雷公藤20mg tid，左氧氟沙星 0.5g qd iv，热峰稍下降，为进一步诊治收入院。

发病以来，无光过敏、结节红斑、关节痛，无口腔溃疡、口眼干、牙齿片状脱落，饮食、睡眠正常，近日大便较干，夜尿增多，无尿色、尿量改变，体重近 2 年下降 4kg。

（二）既往史

2006 年患腰椎结核，行手术及抗结核治疗 1 年半。

（三）个人史、婚育史及家族史

均无特殊。

（四）入院查体

T 38℃，P 120 次/分，BP 91/69mmHg，浅表淋巴结未及肿大，心肺（-），右下腹陈旧手术瘢痕，左下肢轻度凹陷性水肿。

（五）诊治经过

入院后完善检查：血常规：WBC $2.43×10^9$/L，NEUT $2.28×10^9$/L，Hb 105g/L，PLT $157×10^9$/L；尿常规（-）；24hUP 0.98g；肝肾功：Alb 29g/L，GGT 108U/L，ALP 142U/L，LDH 308U/L，Cr 102μmol/L，余正常；ESR 23mm/h，hsCRP 61.35mg/L；IgG 6.95g/L，IgM 0.33g/L；补体（-）；C-ANCA（+）1:10，PR3-ANCA 179RU/ml；鼻窦 CT：右侧额窦内骨质破坏；肺部 CT 见少许小结节影。查血培养苯唑西林敏感金黄色葡萄球菌（MSSA）（+）×4 次（8~16h），CMV-DNA 7000 拷贝/ml，CMV-PP65 4 个阳性细胞/$2×10^5$WBC；ECHO：主动脉瓣增厚，轻-中度主动脉瓣关闭不全。患者入院初期仍间断发热，体温最高 40.4℃，每天 1~2 个体温高峰。加用异烟肼+利福平+乙胺丁醇抗结核治疗，3 月 24 日加用阿莫西林/克拉维酸、左氧氟沙星、更昔洛韦抗感染，泼尼松减至 30mg qd。患者热峰渐降至 38.4℃，复查 CMV-PP65（-），CMV-DNA 拷贝数下降。309 医院会诊考虑结核情况稳定。3 月 29 日患者体温再次升高，体温最高 39.5℃，伴轻度畏寒，复查血培养（7 天培养阴性），将抗生素改为万古霉素 1g q12h，4 月 1 日予人免疫球蛋白 20g iv×3 天。4 月 2 日复查 ECHO 新见三尖瓣中度反流，重度肺动脉高压（99mmHg）。4 月 3 日复查肺部 CT：双肺多发磨玻璃及索条影；右肺多发小结节；双下肺胸膜下肺组织膨胀不全伴少量胸腔积液。于 4 月 3 日起停用抗结核药物，加用美罗培南 1g q8h，后体温降至正常。4 月 13 日复查胸部 HRCT：双肺磨玻璃影显著减少，双下肺肺组织膨胀及胸腔积液较前好转。其他方面：①入院后查 B 超：左侧肌间静脉多发血栓；双侧髂外及髂总静脉血栓，查血 ACL、LA、抗 $β_2$GP1 抗体、易栓症四项均（-）；CTPA：双肺下叶内、前基底段肺动脉可疑点状充盈缺损，左肺上叶舌段肺动脉边界模糊。V/Q：右肺中叶内、外段血流灌注减低，V/Q 不匹配，肺栓塞中度可能，左肺上下舌段血流灌注减低，V/Q 匹配，肺栓塞低度可能。加用抗凝治疗；②入院后血三系进行性下降，WBC 最低 $1.17×10^9$/L，NEUT 最低 $1.04×10^9$/L，Hb 最低 77g/L，PLT 最低 $85×10^9$/L，骨髓涂片+骨髓活检无特殊提示，予粒细胞集落刺激因子（G-CSF）对症升白及支持治疗。近期患者一般情况可，体温正常，监测 WBC 及 PLT 逐渐恢复正常。

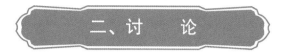

二、讨　论

放射科林路医师： 2015 年 3 月 10 日腰椎 CT 见 $L_{2\sim3}$ 椎体术后改变，椎体周围骨质不规则，右侧椎旁软组织毛糙增厚。3 月 10 日胸部 CT 肺窗见右肺胸膜下多发小结节，双下肺多发索条影，纵隔窗见心包少量积液。3 月 24 日胸腹盆增强 CT，心包积液量无明显变化，右肺胸膜下有少量新发的微小结节，腹盆部分可见 $T_{9\sim10}$ 骨质破坏及骨质不规则，右侧椎旁可见软组织增厚，肝脏多发囊肿，双肾囊肿，双肾静脉水平以下、L_2 椎体金属植入物旁下腔静脉管腔显示不清，该水平以下下腔静脉管腔增粗，内可见条状充盈缺损，并沿下腔静脉走行向下，双侧髂总静脉、髂外静脉、双侧股总静脉均可见条状充盈缺损，考虑为血栓，静脉壁毛糙增厚，左侧可见迂曲增粗的侧支循环汇入左肾静脉。3 月 30 日鼻窦增强 CT 见双侧上颌窦黏膜增厚，右侧筛窦和额窦见不规则高密度影，筛窦内边缘清楚者考虑为骨瘤改变，右侧上颌窦见骨性密度影，密度低于筛窦内骨瘤，周围骨质破坏。4 月 3 日 CTPA 检查，主要肺动脉分支未见明确充盈缺损以及分支狭窄，肺动脉主干增粗表现不明显，在薄层增强 CT 可见双肺内前基底段腔内有可疑点状充盈缺损，与之前胸部 CT 比较，新见少量胸腔积液以及双下肺膨胀不全，肺窗见双肺新发磨玻璃影和斑片索条影以及胸膜下间质性改变，小叶间隔增厚。4 月 13 日复查 HRCT，和 4 月 3 日 CTPA 肺窗相比较，磨玻璃影和斑片索条影明显吸收，心包积液减少。

核医学科陈黎波医师： 复习 V/Q 显像原理，Q 显像使用的是 ^{99m}Tc-MAA，是聚血清白蛋白，大分子，直径 $10\sim90\mu m$，多数在 $40\mu m$ 左右，毛细血管粗细在 $7\sim9\mu m$，静脉注射示踪剂后可嵌顿至肺毛细血管前动脉，分布与血流灌注呈正比。当血管出现狭窄时，血流灌注减少，相应的肺段呈放射性减低区。肺栓塞影响到肺动脉或其分支时，灌注减低，而通气不受影响，即肺灌注/通气不匹配，为诊断肺栓塞的一个标准。缺损面积大于 75% 肺节段为 1 个当量，$25\%\sim75\%$ 为 0.5 个当量，$<25\%$ 为 0。2 个节段当量以上不匹配则诊断肺栓塞高度可能；2 个节段当量以下诊断中度可能，建议做进一步检查；多发的、匹配的放射性减低区，为肺栓塞低度可能，建议随访；Q 显像完全正常可以除外肺栓塞。本患者动态血流显像示双肺放射分布不均，静态显像示中叶内侧段、外侧段放射性减低，通气显像正常，不足 2 个节段当量，考虑肺栓塞中度可疑，建议 CTPA；舌段放射性减低区，通气显像也减低，为同时缺损区域，按照核医学科诊断指南，为肺栓塞低度可能。

免疫内科周佳鑫医师： 患者老年男性，病史 2 年余，慢性病程近期加重。2012 年起病时有咯血，CT 可见右肺下叶空洞，结合鼻窦炎病史，炎症指标升高，ANCA 及 PR3-ANCA 明确阳性，考虑 GPA 诊断明确。既往 2006 年曾因腰椎结核行手术治疗，之后规律抗结核治疗 1 年半。2012 年 11 月因 GPA 在免疫内科住院期间，曾对结核情况进行评估，腰椎结核相对稳定，但 T_9 可见骨质破坏及椎旁软组织灶，考虑为胸椎结核。患者自 2012 年 11 月后起，GPA 方面予大剂量糖皮质激素联合 CTX，后改为小剂量糖皮质激素维持，CTX 累及

21g，期间曾使用硫唑嘌呤，总体来讲，GPA 的治疗还是比较规律的。同时予正规四联抗结核治疗半年，后长时间序贯二联抗结核治疗，共抗结核治疗 18 个月。该患者在随访期间原发病整体平稳，2014 年 4 月曾有波动，表现为发热、炎症指标升高，PR3-ANCA 效价升高，将糖皮质激素加量后病情很快得到控制。病情变化重点为今年 1 月份，当时患者口服泼尼松 10mg qd，出现活动耐量下降、下肢水肿以及高热，门诊对 GPA 方面进行了评估，尿常规见少量蛋白尿以及镜下血尿，血肌酐轻度升高，炎症指标升高；结核方面，完善 T-SPOT.TB 以及影像学检查，总体来讲结核情况稳定，2 月份保护性加用异烟肼+利福平抗结核治疗，但患者因为自身原因，未规律服用利福平。3 月 10 日在门诊曾短期使用大剂量糖皮质激素、1 次环磷酰胺以及少量雷公藤和左氧氟沙星，体温高峰稍有下降，以发热待查入院。发热原因分析，感染方面，患者血培养 4 次 MSSA 阳性，4 次需氧以及前 2 次厌氧，报警时间 8~16 小时，MSSA 血流感染明确；但胸腹盆增强 CT 未见明确脓肿，入院后心脏超声见主动脉瓣增厚，伴轻度反流，未见明确瓣膜异常，感染灶未能明确。除了明确的血流感染外，患者还合并有明确 CMV 感染。结核方面未见明确活动提示。GPA 方面，患者入院前有一过性肌酐升高，但予增加入量后血肌酐很快恢复正常，尿常规也未见镜下血尿，多次 24h 尿蛋白均在 1g 左右，尿蛋白电泳提示蛋白为小管来源为主，以上均不太支持 GPA 累及肾脏；患者胸部 CT 见胸膜下小结节，整体看肺部情况稳定；鼻窦 CT 见骨质破坏，考虑为陈旧性病变；另 ANCA 水平较前无明显变化，综上，GPA 活动证据不多。其他发热原因如肿瘤尚未发现明确证据，但消化系统方面仍有待进一步完善。患者入院后发现左侧小腿肌间静脉血栓，双侧髂外、髂总静脉甚至下腔静脉血栓，但目前经积极检查后尚未发现明确继发因素。此外，患者入院后还有一过性全血细胞减少。治疗方面，GPA 方面继续减糖皮质激素，目前泼尼松 27.5mg qd；感染方面，根据血培养结果，予阿莫西林/克拉维酸联合左氧氟沙星，体温高峰似有一过性下降，但后来很快升至 40℃，将抗生素升级为万古霉素，予更昔洛韦治疗 CMV，并予三联抗结核治疗；此外还予积极抗凝及支持治疗。3 月 29 日患者再次出现高热，复查血培养×3 次阴性，监测血 CMV-PP65 转阴，CMV DNA 拷贝数逐渐下降。予静脉输注丙种球蛋白（IVIG）3 天无好转。4 月 2 日出现指氧降低，复查超声心动图，新见三尖瓣中度反流和重度肺动脉高压，完善 CTPA 检查未见明确的肺栓塞表现，但肺窗新见多发磨玻璃影及纤维索条影，双下肺少量实变影及胸腔积液。关于新发肺动脉高压与三尖瓣反流原因，首先考虑肺栓塞，但 CTPA 仅在双下肺见少量充盈缺损，无明确肺栓塞证据，再次完善 V/Q 显像，在右肺中叶见血流灌注减低，与 CTPA 检查提示不一致，但结合患者有下肢深静脉血栓，虽然没有明确影像学证据，但仍需高度警惕肺栓塞。肺动脉高压其他原因，患者无明确左心病变，不支持左心功能异常所致的肺动脉高压；患者发病很急，不支持慢性缺氧所致的肺动脉高压；此外还有一大类 I 型肺动脉高压，包括免疫病继发的肺动脉高压，但是 GPA 继发肺动脉高压少见。其他原因如肺小静脉闭塞症（PVOD）也是慢性病程，与患者病程不符。此后治疗方面加用了美罗培南，并继续使用万古霉素、更昔洛韦和预防量磺胺；同时因结核证据不足停用抗结核药。患者使用美罗培南第 2 日体温即降至正常，一般情况逐渐改善，指氧逐渐恢复至正常，复查血培养阴性，CMV 情况稳定。4 月 10 日复查心脏超声，三尖瓣反流情况明显好转，肺动脉压降低，复查胸部 CT 示磨玻璃影和索条影明显减少，胸椎病灶稳定。新发病情变化，前日患者主诉新发多个右侧大腿内侧结节，超声提示大隐静脉曲张和血栓形成。本次查房问题，①发热原因本质上是什么，感染在其中扮演了怎样的角色，患者是否为在 MSSA 感染基础上新发了院内感染；②是否可除外感染性心内膜炎（IE）；③肺部感染如何评价，如何调整抗生素；④一过性肺动脉高压，是否可用肺栓塞解释；⑤患者规范抗凝下还有新发血栓，原因如何，是否需要调整抗凝策略。

心内科陈未医师：患者老年男性，2012 年诊为明确的 GPA，近期出现发热，2015 年 1 月出现左下肢凹陷性水肿。和心脏相关主要包括以下几点，①此次入院初期多次血培养 MSSA 阳性；②3 月 26 日 ECHO 基本正常，主动脉瓣轻度增厚，轻中度主动脉瓣反流，没有明确赘生物。4 月 2 日复查 ECHO，新见三尖瓣重度反流，反流速度 3.72m/s，估测肺动脉压 99mmHg，当时患者临床存在低氧血症。4 月 10 日经过抗感染、抗凝治疗后，肺动脉反流明显减少，估测肺动脉收缩压 43~44mmHg。此外，4 月 2 日估测肺动脉平均压和舒张末期压力均明显升高，4 月 10 日压力明显下降。两个问题，①患者是否存在 IE？患者存在明确血培养阳性，但超声心动图未见明确赘生物以及和 IE 相关的心脏脓肿形成，也未见和赘生物相关的瓣膜反流，新发三尖瓣反流的主要原因应是肺动脉压升高导致右室增大及其所致的三尖瓣关闭不全，从 ECHO 表现上看，主动脉瓣回声稍增强，无冠瓣稍微增厚，但未见赘生物，二尖瓣前后叶干净、未见赘生物，肺动脉瓣显像清晰，未见赘生物摆动，三尖瓣也未见甩动的赘生物，同时结合患者使用美罗培南后临床症状及体温迅速好转，均不支持 IE 诊断；②是否存在肺栓塞？患者年龄>65 岁，有明确深静脉血栓，为肺栓塞高风险。对于高危患者，CTPA 阳性预测值高达 92%~95%，但是阴性预测值只有 60%，因此，对于高危患者，即使 CTPA 结果阴性也不能除外肺栓塞。此外，从 3 次 ECHO 结果来看，患者 4 月 10 日复查 ECHO 示肺动脉压显著下降，期间采用的重要治疗措施就是抗凝，因此，从临床上讲，应高度怀疑肺栓塞。从心内科角度讲，该患者右室增大不明显，肺动脉收缩压有一过性增高，但很快降至 40mmHg 左右，因此，右心功能改变为一过性、可逆的过程。对患者进行危险分层，有 2 个危险因素，30 天死亡率在 10% 左右，为中低危者。治疗方面，该患者应为明确的肺栓塞，治疗上应采取抗凝，中低危患者抗凝时间为 3 个月，如果找到可逆的导致血栓的因素，抗凝 3 个月；如不能找到可逆因素，抗凝需要更长时间；如果合并肿瘤，需要终身抗凝。患者存在下腔静脉血栓，且有加重趋势，是否与椎体手术相关，需要进一步明确，如果明确相关，且临床无法处理，需要长期抗凝。

血液科杨辰医师：与血液科相关的有 3 个问题：①全血细胞减少，患者存在明确血流感染和现症 CMV 感染，这两个因素本身就可以导致全血细胞减少，随着患者的抗病毒治疗以及支持治疗，目前血象已经基本正常；②患者为易栓患者，背后原因为何，病房已经针对常见的易栓因素做了筛查，包括抗磷脂抗体以及易栓症全套。该患者本身即合并易栓的高危内科因素，如高龄、长期糖皮质激素治疗、活动量少，需要担心的是背后是否存在其他易导致血栓的因素，已建议病房完善 JAK2 基因检测，以除外骨髓增殖性疾病，另可完善血 CD55/CD59 阳性细胞检测；③患者老年男性，既往曾使用中大剂量糖皮质激素，CTX 累积 21g，需要担心肿瘤的问题。且患者在充分抗凝下，仍新发大隐静脉曲张合并血栓形成，需要进一步筛查肿瘤，如病情允许可行 PET/CT 以及消化道肿瘤的排除。患者低分子肝素抗凝是否充分，目前难以评价。低分子肝素抗凝充分性需要检测凝血因子 Xa 活性，但我院不能进行。华法林目前尚未达标，需要警惕华法林耐药，必要时可行耐药基因检测。

消化内科朱丽明医师：肺栓塞诊断方面，同意心内科陈未医师意见，患者存在低氧血症，一过性肺动脉高压，结合 4 月 3 日与 4 月 10 日肺部影像学改变、抗凝前后氧合改善以及深静脉血栓的基础，考虑肺栓塞诊断明确。血栓背后的原因需要筛查肿瘤、同时需考虑是否与既往外科手术相关。发热方面，根据患者对治疗的反应，可以用感染解释，但感染灶目前尚不清楚。此外患者血栓形成是否与 GPA 的原发病相关？

免疫内科周佳鑫医师：GPA 是属于 ANCA 相关性小血管炎，以小血管受累为主，包括小的动脉以及静脉均可受累，但本患者为明确的下肢深静脉血栓，累及双侧髂静脉、下腔静脉，考虑与 GPA 相关性小。

心内科严晓伟医师：患者抗凝过程中肺动脉压力降低，但下肢血栓未见明确好转，同时新发下肢浅静脉血栓。患者抗凝及时、有效，但是否足够充分值得商榷。低分子肝素的使用过程中由于暂时无法检测 Xa 因子活性，部分患者可能有抗凝不充分问题。如果患者存在华法林短期内难以达标的话，可改用肝素抗凝，缓慢过渡到华法林。患者血栓广泛，需深入完善血栓形成背后的原因。

呼吸内科黄慧医师：抗凝方面，患者氧合持续改善，肺动脉压下降，考虑肺栓塞好转，同时结合患者近期需完善多项相关检查，考虑可继续低分子肝素抗凝，该药物半衰期短，且较普通肝素使用方便。

肾内科于阳医师：患者体温是否已完全降至正常？患者胸椎旁软组织影是否为冷脓肿？患者存在明确金葡菌感染，使用阿莫西林/克拉维酸、万古霉素后虽然血培养转阴，但对体温未见明显治疗效果，而美罗培南效果显著，美罗培南亦能覆盖结核菌，血播结核可同时解释患者低氧、肺动脉高压等肺部改变，虽目前尚无证据，但仍值得注意。

感染内科郭伏平医师：血播结核的诊断依赖于血培养阳性，但患者使用美罗培南 1 日后体温即降至正常，不支持血播结核。我们确实需警惕结核感染，但是当前活动性结核感染证据不足。此外，患者体温正常是否为阿莫西林/克拉维酸使用疗程足够长有关？

免疫内科周佳鑫医师：患者使用美罗培南前病情处于逐渐恶化状态，肺部影像学亦加重，不支持阿莫西林/克拉维酸疗程足够而治疗起效。

免疫内科尤欣医师：今天是一个经典的发热待查病例。患者高龄，有明确结核感染病史、长期大剂量糖皮质激素联合免疫抑制剂治疗，且患者血 WBC、特别是淋巴细胞显著降低，血 IgG 水平低，考虑为免疫缺陷状态，易出现机会性感染。从患者的临床症状及辅助检查结果看不支持免疫病活动，肿瘤方面亦无明确发现。综上，考虑患者本次发热为感染所致。

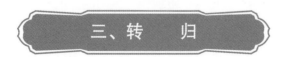

三、转　　归

患者 4 月 16 日停万古霉素，改为莫西沙星，4 月 30 日停用莫西沙星。4 月 20 日将美罗培南改为阿莫西林/克拉维酸，直至 5 月 5 日停用，期间患者未再发热。同时完善 PET/CT 检查：双肺多发散在斑片影，代谢不同程度增高，考虑炎性病变，心包少量积液，食管下段代谢稍高，炎性病变可能；下腔静脉中远段及左髂总静脉近分叉处代谢增高灶，考虑血栓可能；上腔静脉入右房处代谢增高灶，性质待定；乙状结肠代谢增高灶，不除外腺瘤；脾大，代谢增高，中央骨髓弥漫代谢增高。患者及家属拒绝行结肠镜检查。4 月 20 日患者无明显诱因再次出现全血细胞进行性减少，复查血 CMV PP65 及 CMV-DNA 均（-），骨髓涂片：粒系中性分叶核粒细胞比例增高，其他各阶段比例均减低，红系极少见，巨核细胞未见，血小板减少。骨髓活检：骨髓组织中造血组织减少，脂肪组织增多，造血组织中红系比例增高，巨核细胞可见。血液科会诊考虑本次 WBC、PLT 下降，不除外一过性感染所致，予 G-CSF 升白，并调整抗凝方案为磺达肝癸钠 2.5mg，每日一次皮下注射。监测患者 PLT 逐渐恢复正常。患者于 2015 年 5 月 19 日出院，目前门诊随诊中。

四、点　评

这是一个复杂危重的病例，既有自身免疫性疾病——肉芽肿性多血管炎（GPA），又同时合并有结核感染。在经过比较正规的抑制 GPA 和抗结核治疗的情况下又出现发热、静脉血栓和全血细胞下降的复杂情况。针对 GPA 治疗临床医生必须很快判断出发热是 GPA 所致，还是感染所致？还是两者同时加重？如果是感染，是结核感染复发，还是有其他感染？出现的并发症是何种原因所致？经过临床医生的充分检查和推敲，本例患者排除了 GPA 活动，排除了结核再感染，确定为 MSSA 及 CMV 感染。经过有效地治疗，血象回升，肺动脉压下降。严重的感染可以造成多种并发症，包括造血功能下降、血栓，而肺栓塞又可导致肺高压。当然，本例的这些并发症是否有其他原因，还需再论证。

（赵昔良　周佳鑫）

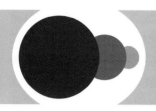

全身皮肤结节 19 年，咳嗽咳痰 20 余天

这是一位 35 岁的男性，病史却已经有很长时间了，临床上表现为多系统受累。从患者存在的诸多临床问题出发，在住院期间我们完善了多方面的检验检查，获得了纷繁复杂的资料。如何通过多科的协作，从这些资料中梳理出一条条的线索，并最终明确患者存在的问题呢？究竟是多种疾病合并出现，还是常见疾病的不典型表现，抑或有某些罕见的疾病呢？

一、病例摘要

患者，男性，35 岁，主因"全身皮肤结节 19 年，咳嗽咳痰 20 余天"于 2015 年 4 月 22 日入院。

（一）现病史

患者 1996 年 7 月出现臀部红色触痛质硬结节，突出皮肤表面，直径约 1.5cm，渐增多并发展至四肢、躯干、头皮、颜面部等，当地医院行结节活检病理提示"脂膜炎"（具体不详），予糖皮质激素及雷公藤治疗半年（具体剂量不详），结节渐消失，凹陷、萎缩并遗留瘢痕、色素沉着，臀区脂肪萎缩显著，此后未再出现新发结节。2008 年 11 月出现低热，Tmax 38.4℃，伴颜面水肿，颜面、躯干及下肢近端肌肉疼痛，肌力正常，就诊于当地医院，查血常规：WBC 1.5×10^9/L，NEUT 1.1×10^9/L，Hb 73g/L，PLT 59×10^9/L；生化：CK 304U/L，LDH 742U/L，ALP 413U/L；ESR 40mm/h；APTT 51.7s；骨髓穿刺：红系增生明显，巨核细胞成熟障碍。诊断为"多发性肌炎"，予地塞米松 10mg qd 静脉输液×11 天→泼尼松 40mg qd×10 天后好转。后未规律随诊，无特殊不适。2015 年 4 月 7 日患者出现咳嗽，咳白色痰，伴头痛，胸痛，就诊于当地医院，查血常规正常，尿常规：Pro（++）；ESR 79mm/h；Cr 109.8μmol/L；胸部 CT：右肺中叶不张，右肺门增大，纵隔淋巴结增大及右侧胸膜腔积液；腹部 BUS：肝实质回声较强；ECHO：左心增大，二尖瓣重度反流。2015 年 4 月 20 日就诊于我院，查 ANA、抗 dsDNA 抗体、抗 ENA、ANCA、AECA 等均（－），血清血管紧张素转换酶（ACE）（－），胸腹增强 CT：右肺门占位，右下肺纤维索条影，纵隔内多发淋巴结肿大。为进一步诊治收入病房。

起病以来精神、睡眠、食欲良好，大便 1 次/日，尿量可，体重无明显变化。

78

（二）既往史

2001 年 7 月其母亲去世，出现癫痫大发作，之后间断出现失神发作及手指、脚趾抽搐，无癫痫持续状态，曾于当地医院诊断癫痫，长期规律口服丙戊酸钠。2001 年发现血压升高，BPmax 200/100mmHg，2010 年开始规律服用硝苯地平 5mg q12h，平素监测血压 130/90mmHg。

（三）个人史、婚育史及家族史

无特殊。

（四）入院查体

T 36.5℃，P 85 次/分，R 16 次/分，BP 130/90mmHg。语速缓慢，记忆力下降。全身皮肤可见陈旧性瘢痕伴色素沉着，累及面部、头部、躯干及四肢，以后背部皮肤为著，表面凹凸不平。浅表淋巴结未及明确肿大，舌体不大，心肺腹查体未及明显异常，四肢肌力 V 级，肌张力正常，双下肢无水肿。

（五）诊治经过

入院后完善检查：血常规正常；便 OB（+）×3，（-）×2；尿常规+沉渣：Pro 0.3g/L，BLD（-）。24hUP：1.36 ~ 1.76g，100% 肾小球源性；生化：Cr 121μmol/L，Urea 6.52mmol/L，UA 464μmol/L；hsCRP 26.67mg/L，ESR 33mm/h；RF、Ig、补体、抗磷脂抗体谱、抗 GBM 抗体均（-），LA 2.29；凝血：APTT 52s，正浆纠正试验不能被纠正；肿瘤标志物：ProGRP 48.8pg/ml↑，TPS 192.03U/L↑；PPD 试验（+++），有水疱；痰细菌、真菌、抗酸杆菌涂片+培养（-）；血 T-SPOT. TB 744 SFCs/10^6PBMC；血清蛋白电泳：M 蛋白 0.5%；血清免疫固定电泳：IgM λ 型 M 蛋白阳性（+）；尿免疫固定电泳（-）；甲功：TSH 10.411μIU/ml↑，余（-）。血清总皮质醇、血浆 ACTH、血管紧张素 II+肾素活性+醛固酮（立位）、24h 尿皮质醇、儿茶酚胺均（-）；ECHO：左房增大，LVEF 60%，二尖瓣狭窄、关闭不全。双肾、肾动脉 BUS：（-）；全消化道造影、全身骨显像（-）；骨髓穿刺涂片：浆细胞 0.5%，余（-）；腹壁脂肪、齿龈活检病理刚果红染色（-）；背部皮肤萎缩性皮损处行皮肤活检未取到脂肪组织，余未见明显异常，病原学（-）。支气管镜检查示气管散在黏膜小结节，右侧中叶支气管黏膜略显水肿，支气管肺泡灌洗液（BALF）病原学及经支气管镜淋巴结活检（TBNA）穿刺涂片细菌、真菌、抗酸杆菌、奴卡菌均（-），未见瘤细胞，病理提示慢性炎，刚果红染色（-）；淋巴结病理示出血、炎性渗出物及少许淋巴细胞及上皮细胞，刚果红染色（-）。腰穿检查脑脊液压力正常，常规、生化、细胞学、髓鞘碱性蛋白、病原学、Hu. Yo. Ri 抗体均（-）。脑电图：后部导联示短程低-中波幅 8 ~ 10cpsα 节律及活动，波形欠整，调节欠佳，中度不正常脑电图。肌电图：未见肌源性及神经源性损伤。头 MRI+T2*+DWI：脑沟裂宽，右额叶、双顶叶、双枕叶、胼胝体明显体积减小，双基底节、脑桥、脑白质内多发斑点状异常信号，脑桥、左侧脑室旁软化灶形成，脑内多发微出血灶，以幕下及深部灰质核团为著，考虑小血管病相关改变可能；头 MRV 未见明显异常。入院后患者一般状态良好，无发热、咳嗽咳痰等不适，无新发皮疹，间断有癫痫小发作，表现为意识丧失，双眼上翻，四肢肌肉僵硬，持续 15～30s 自动缓解，无尿便失禁等，恢复后神经系统查体无阳性发现，调整抗癫痫药物后未再有癫痫发作。

二、讨　论

放射科王凤丹医师：患者 4 月 21 日于我院行胸腹增强 CT，胸部：右肺中叶斑片影，对比外院肺不张好转，右侧胸膜下结节，增强无强化，右中肺及胸膜下斑片影，另肺内多发小结节，纵隔窗多发小淋巴结，以右肺门及隆突下淋巴结为主，需考虑感染或肿瘤性病变，结合病史，对比外院影像学检查，经抗感染治疗后好转，考虑炎性改变可能。腹部：脾脏略饱满，两个副脾结节，肾皮质表面波浪状，皮髓分界清，符合高血压肾脏表现，肝、肾上腺区未见明显异常。5 月 4 日行头颅 MRV 示右侧横窦、乙状窦略细，未见明确血流信号充盈缺损。头 MRI+T2*+DWI：脑沟裂宽，右额叶、双顶叶、双枕叶、胼胝体明显体积减小；双基底节、脑桥、脑白质内多发斑点状异常信号，脑桥、左侧脑室旁软化灶形成；脑内多发微出血灶，以幕下及深部灰质核团为著；考虑小血管病相关改变可能。

免疫内科姜楠医师：本例患者系青年男性，慢性病程，临床多系统受累表现：①皮肤方面：皮肤多发结节，外院病理示皮肤脂膜炎，经激素及免疫抑制剂治疗好转；②肾脏方面：肌酐升高，CKD 2 期，蛋白尿，无血尿；③肺内病变：右肺门及纵隔内多发淋巴结肿大；④血液系统方面：正浆纠正试验无法纠正的 APTT 延长，体内 LA 升高，并筛查发现 IgM λ 型 M 蛋白，但骨髓穿刺及多部位活检病理刚果红染色均无明确提示；⑤中枢神经系统方面：患者多种发作类型的癫痫，影像学检查示颅内多发点状异常信号及微出血灶，提示颅内小血管病变；⑥患者病程中曾有发热，入院查炎性指标升高，PPD（+++），有水疱，血 T-SPOT. TB 升高。根据上述病史，从我科角度出发，需考虑：自身免疫性疾病：①系统性红斑狼疮：患者多系统受累，系统性红斑狼疮可引起脂膜炎样皮疹，并可解释病情全貌，但相关抗体筛查均阴性，不支持；②抗磷脂综合征（APS）：患者狼疮抗凝物阳性，但无血小板下降，血栓栓塞等其他表现，且其他抗磷脂抗体阴性，原发性抗磷脂综合征不能解释全貌，继发性抗磷脂综合征方面需考虑其他因素；③系统性血管炎：如小血管炎可引起多系统病变，但无法解释皮肤改变，且肺门病变、血液系统受累少见，ANCA 筛查阴性，均不支持；④结节病：可引起纵隔多发淋巴结肿大，但血清 ACE 阴性，且 TBNA 无明确提示；⑤自身炎症性疾病：患者 15 岁起病，有皮肤脂膜炎，癫痫发作，炎性指标升高，需考虑蛋白酶体相关自身炎症综合征，此类疾病包括中条-西村综合征、CANDLE 综合征（慢性非典型中性粒细胞性皮炎伴脂营养不良和发热综合征）、JMP 综合征（关节挛缩-肌萎缩-小细胞贫血-脂膜炎相关脂营养不良综合征），均需 *PSMB8* 基因位点突变造成蛋白酶体异常，大多幼年起病，经常有皮肤的脂肪萎缩，癫痫发作，炎性指标升高，但多有如皮肤冻疮样皮疹、杵状指、关节挛缩、基底节钙化、小细胞低色素性贫血等其他特异性表现，此患者发病年龄较晚，缺乏特异性临床表现，请我院儿科教授会诊考虑目前自身炎症性疾病诊断依据不足。感染性疾病：患者病程中有发热，PPD 试验有水疱，血 T-SPOT. TB 升高，支气镜检查黏膜下多发小结节，需考虑结核感染可能，但患者病程中无明显盗汗、体重下降等结核中毒症状，且 BALF 送检病原学检查无明显提示。血液系统疾病：如脂膜炎样 T 细胞淋巴瘤，但患者病程长，病理检查无明显提示。另患者筛查 M 蛋白阳性，需考虑淀粉样变，但目前包括骨髓活检及其他活检病理刚果红染色均无阳性发现。另如 Castleman 病可引起多发淋巴结增大，但确诊需病理。用一元论难以解释病情全貌，需考虑是否为多种疾病合并如：皮肤脂膜炎 + 特发性癫痫 + 肺肾病变如肺癌导致的副肿瘤综合征引起膜性肾病，或结核、Castleman 病导致的肾损伤等，此外，患者高血压为肾源性或肾损伤由高血压引起。故提出以下问题请各位老师协助：①皮肤病变是否符合脂膜炎改变？对原发病有何提示？②癫痫为特发性或全身疾病表现？颅内微血管病变有何提示？③肾脏病变性质？是否可行肾穿活检？④结核能否诊断？可否解释病情全貌？是否需诊断性抗结核？⑤APTT 延长及 M 蛋白为血液系统原发病表现或继发改变？目前是否考虑 T 细胞淋巴瘤或 Castleman 病？⑥结节病可能性？肺部病变性质如何进一步明确？是否需胸腔镜/纵隔镜活检？⑦目前病理结果对诊断有何提示？

病理科游燕医师： 患者入院后送检 5 份病理：①髂后骨髓活检病理：低倍镜下见造血组织与脂肪组织比例正常，高倍镜下显示成熟中性粒细胞比例稍多，免疫组化显示 CD15 弥漫阳性，CD3、CD20、CD138 散在阳性，为正常骨髓象表现，未见肿瘤性病变，刚果红染色（-）；②纵隔下 TBNA 组织病理：在纤维素及渗出物背景下见小灶细胞团，纤毛柱状上皮，无异型性，AE1/AE3 证实了其上皮源性，刚果红染色（-）；③支气管黏膜活检病理：正常的支气管黏膜，被覆假复层纤毛柱状上皮，其下为平滑肌成分，未见肉芽肿性病变，刚果红染色（-）；④腹壁脂肪活检：真皮层角化的鳞状上皮，小血管周围非特异性散在淋巴细胞围绕，脂肪结构正常，未见淀粉样物质沉积，刚果红染色（-）；⑤齿龈组织活检：散在慢性淋巴细胞浸润，刚果红染色（-）。

皮肤科张舒医师： 患者 19 年前皮肤多发结节表现，伴发热，外院皮肤结节活检病理提示：回归热型结节性非化脓性脂膜炎，既往曾名为 Weber-Christian 综合征，随着对此疾病的认识加深，目前认为此归为皮肤脂膜炎的一种类型，但确诊需要符合病理特征，此患者目前无新发结节，我科活检未取到脂肪组织，无明确提示。且患者近 20 年皮肤表现静止，目前认为患者为陈旧性皮肤损伤，无法解释疾病全貌。

神经内科牛婧雯医师： 患者青年男性，神经系统表现为 2001 年开始的发作性症状，根据其家属及患者描述其发作症状主要分为两种形式：一种为突然的双眼上翻、头往一侧偏、口吐白沫、四肢肌肉的抽搐，伴有意识丧失、尿便失禁，持续 3~5 分钟缓解，多于夜间睡眠中发作，符合强直阵挛大发作表现；另一种主要为双眼发直，手中活动停止，持续几秒钟缓解。从 2010 年开始规律口服丙戊酸钠 0.2g bid 治疗，因患者独居，如无发作后的尿便失禁患者无法计数发作次数，故治疗效果无法评估。既往高血压、肾功能不全病史，否认脑炎、脑外伤、高热惊厥、一氧化碳中毒等。神经系统查体除可疑的 Chaddock 征外无其他阳性体征，头部影像学示脑沟增宽，对比同龄人脑萎缩明显，脑小血管病变，右侧脑桥及左侧侧脑室旁腔隙性梗死灶，幕下、小脑、基底节区微出血灶，未见海马硬化。脑电图提示发作间期右前叶可见癫痫波。颅内小血管病变考虑与血压控制不佳相关，结合脑电图颞叶癫痫诊断较明确，与全身其他系统相关性不大，经过治疗调整目前癫痫控制良好，继续目前丙戊酸钠 0.5g bid，奥卡西平 0.3g bid 治疗。

血液科庄俊玲医师：血液方面：①筛查 M 蛋白（+），多系统受累，但患者心电图提示高电压表现，超声心动图未见心肌异常物质沉积，肾脏方面虽然有尿蛋白，但尿蛋白成分为白蛋白，尿轻链及免疫固定电泳均阴性，无肾脏增大表现，结合患者高血压病史多年，血压管理不佳，考虑目前 M 蛋白引起系统病变证据不足，且 M 蛋白类型为 IgM，考虑意义未明的单克隆免疫球蛋白病（MGUS）可能性大；②APTT 延长，即刻及孵育后均不能被纠正至正常，体内 LA 阳性，可解释凝血功能异常，但患者缺乏血小板降低、血栓栓塞事件，APS 证据不足。

呼吸内科孙雪峰医师：患者呼吸系统症状病史 1 月余，主要表现为咳嗽咳痰，胸部 CT 提示右肺中叶不张，经抗炎治疗后复查胸部 CT 右肺中叶不张消失，散在斑片影，纵隔内多发淋巴结肿大，支气管镜下显示右肺中叶开口处黏膜略水肿，符合右肺中叶不张再通损伤表现，TBNA 及 BALF 未明确提示。右肺中叶不张最常见于感染或肿瘤。结合患者 PPD 强阳性，血 T. SPOT-TB 升高，TBNA 见小量上皮细胞，由于 TBNA 操作为负压吸引，取材量受限，无法获取完整淋巴结，可能取材完整后可见到上皮性肉芽肿性疾病。故考虑患者肺内病变结核感染不能除外，但肺内病变是否为全身病变的一部分目前尚无明确关联。结节病方面肺受累多为弥漫性病变，并间质病变为主，纵隔内淋巴结肿大多见于双侧，且对 PPD 试验反应性低，临床上与结核相鉴别困难。

感染内科郭伏平医师：患者皮肤脂膜炎起病，近期出现咳嗽咳痰呼吸系统表现，PPD 强阳性，T-SPOT. TB 升高，需考虑结核感染可能，但患者病程中无明确结核中毒症状，肺内病变不是典型结核病变，且结核感染无法解释神经系统、肾脏病变。

肾内科李超医师：患者肾脏损伤于近期发现，血肌酐 120～140μmol/L，肾功能无进行性升高，根据 EPI 公式计算 GFR 60～70ml/（min·1.73m²），比较稳定在 CKD 2 期水平，尿中主要为 1g 左右的尿蛋白，小球来源，定位于肾小球疾病，病因方面：继发病因：①代谢因素：高血压肾脏损伤：患者有左心增大、头颅 MRI 微出血灶，均提示高血压控制不佳，良性肾小球动脉硬化，且患者主要为蛋白尿，肾脏影像学检查肾脏表面凹凸不平，均符合高血压肾损伤表现；②结缔组织病：患者多系统受累，但患者尿检无镜下及肉眼血尿，自身抗体筛查无阳性，均不支持结缔组织疾病累及肾脏。另患者 LA 阳性，APS 肾损伤典型表现为肾脏微血栓，引起难以控制的高血压，尿检蛋白尿、血尿；③肿瘤：患者血 M 蛋白阳性，需考虑肾淀粉样变性或骨髓瘤等引起的肾损伤，但患者尿中无轻链、M 蛋白成分，无心肌等其他系统表现，多部位活检病理刚果红染色阴性；④感染方面：如乙肝、丙肝、HIV、感染性心内膜炎等均可引起肾损伤，但患者无相关表现；⑤药物：患者仅长期口服丙戊酸钠治疗，无相关引起肾损伤的报道；⑥其他如结节病可引起肾损伤，肉芽肿性疾病多引起小管间质受损，典型出现急性肾损伤，患者无相关表现，且 TBNA 无明确提示。综合上述，患者高血压代谢相关的肾损伤可能性大，因患者 APTT 延长考虑肾穿出血风险高，且患者及家属对肾穿风险顾虑大，未行肾穿检查无法获取病理。治疗方面如考虑高血压肾损伤，可在钙离子通道阻断剂（CCB）基础上加用 ACEI 类药物治疗，但需密切监测血肌酐、尿蛋白等指标变化。

心内科陈未医师：患者 14 年前出现癫痫发作时发现血压升高，此前血压情况不详，病史中无皮肤结节性红斑及游走性关节炎，查体方面于心尖部可闻及 3/6 期收缩期杂音，向腋下传导，ECHO 提示左室舒张末内径明显扩张达 55mm，室间隔厚度正常，二尖瓣前叶打勾样表现，后叶固定，超声方面符合风湿热表现，风湿热可有舞蹈征、游走性关节炎、结节红斑等表现，需考虑此病可能。高血压方面病史多年，内分泌相关筛查及肾脏方面的表现无明确提示，且 ECHO 符合多年高血压表现，如除外其他继发因素可考虑原发性高血压。

免疫内科沈敏医师：患者 15 岁起病，皮肤脂膜炎，癫痫，查体见右手第 5 小手指轻度屈曲挛缩，双手轻度杵状指，需考虑自身炎症性疾病中的蛋白酶体缺乏疾病，且自身炎症性疾病随病情进展可能逐渐发展为淀粉样变等。经典的该类疾病为常染色体隐性遗传，成人起病的临床表型及基因表型可不同。另患者 LA 阳性，虽然无明确血小板下降、血栓栓塞事件，但头 MRI 提示颅内存在微小腔梗灶，如无抗凝的反指征，可考虑加用抗凝治疗预防。

普通内科曾学军医师：患者疾病复杂，早年皮肤脂膜炎，近期发现肺内病变、肾损伤，说明患者体内免疫系统存在问题，一个小的打击即可出现系统性病变，目前多发系统受累，虽然目前无明确诊断，但可能处于疾病发展的过程中，背后不除外自身免疫性疾病的存在，如患者家庭经济条件允许，可完善相关基因筛查。另患者 APTT 延长，LA 阳性，体内高凝，可进一步评估是否可完善肾穿明确肾脏病变，颅内存在小的腔梗灶，如排除明确抗凝禁忌，可加用抗凝治疗。

免疫内科郑文洁医师：通过此患者的查房，我们加深了对多系统受累疾病的认识，除需考虑结缔组织疾病、肿瘤性疾病、感染性疾病外，还需警惕近年新提出的自身炎症性疾病。该类疾病是一类遗传性疾病，多于幼年起病，临床表现根据基因缺陷不同表现多样，炎性指标升高明显，此患者表现不典型，如经济条件允许可完善相关基因检测。患者多系统病变，病情复杂，根据各专科意见拟定综合治疗方案。

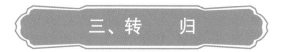

三、转 归

患者家属拒绝行自身炎症性疾病相关基因检测，目前加用异烟肼、利福平、乙胺丁醇三联抗结核治疗，在硝苯地平基础上加用贝那普利 5mg qd 降压治疗，并加用阿司匹林 0.1g qd，继续丙戊酸钠 0.5g bid 及奥卡西平 0.3g bid 控制癫痫。门诊随诊中。

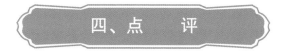

四、点 评

这是一个全身多系统损伤的病例，从发病到现在有长达 19 年的病史，因此分析起来，特别是用一个病解释尤其困难。好在经过多科的共同努力把一些问题明确了，比如癫痫问题、血液病的问题，使得临床的问题更加集中：是否有自身免疫病、结核感染、高血压与肾脏损伤的问题。本例因某些原因虽未明确诊断，通过多科会诊，集多科的思路还是明确了一些检查诊断的思路，也确立了当下治疗的一个方案。因此，对待一个复杂、多系统受损的病例，我们一定要坚持利用多科的力量，集思广益争取更好的诊断治疗方案。

（沈　晶　姜　楠　王　立）

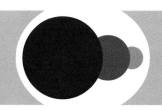

喘憋 2 月余

这是一例以呼吸困难为突出表现的青年男性病例，临床主要表现为肺部炎症、炎性胸腔积液及多发淋巴结肿大，虽然无诊断结核感染的直接证据，但临床证据高度提示结核感染。临床上结核感染表现多样，确诊困难，且甲亢及强直性脊柱炎等基础疾病混杂其中，增加了此病例的诊断难度。

一、病例摘要

患者，男性，27 岁，主因"喘憋 2 月余"于 2015 年 6 月 3 日入院。

（一）现病史

2015 年 3 月 20 日患者无明显诱因出现活动后喘憋、气短，无发热、咳嗽、胸闷、下肢及颜面部水肿等症状，休息后好转，症状逐渐加重，活动耐量下降，步行 40~50m、上 2 层楼即出现喘憋、气短，4 月就诊于外院：血常规：WBC $3.3×10^9$/L，Hb 119g/L，PLT $210×10^9$/L；生化：Alb 32g/L、LDH 148U/L，hsCRP 5.66mg/dl，ANA、抗 ENA 及 ANCA 均（−），T-SPOT. TB：55 SFC/10^6PBMC；胸部 CT：双侧胸腔积液伴右肺下叶膨胀不全，右肺炎症，左肺局限性纤维化，心包少量积液；予胸腔穿刺做胸腔积液化验：红色混浊，pH 8，比重 1.024，黎氏试验（+），有核细胞 $661×10^6$/L，红细胞 $11120×10^6$/L，中性粒细胞 3%，淋巴细胞 73%，间皮细胞 22%；胸腔积液生化：Alb 20.7g/L，LDH 64U/L，ADA 2.7U/L，Glu 5.92mmol/L，涂片未见瘤细胞；颈部 BUS：双侧颈部淋巴结肿大，左侧大者 2.2cm×0.9cm，右侧大者 2.4cm×1.0cm，内部可见血流信号；右腋窝淋巴结活检：淋巴结组织、窦组织和脂肪组织增生，小血管增生，部分出血。未予明确诊断及治疗，5 月就诊于我院：血常规（−）；尿常规：Pro 微量；生化：LDH 138U/L，ESR 26mm/h，IgG4 247mg/L；ANA、ANCA（−）；腹膜后 BUS 检查未见明确肿大淋巴结；腹部 BUS：肝剑下 5.3cm，肋下 2.6cm，右肝斜径约 13.9cm，门脉 1.0cm；胸腔积液常规：血性混浊，黎氏实验（+），细胞总数 17726/μl，白细胞数 726/μl，单个核细胞 90%，多个核细胞 10%；生化：TP 41g/L，LDH 58U/L，Cl 108.8mmol/L，Glu 5.74mmol/L，ALT 58U/L，胸腔积液/血清 LDH 58/148＝0.4，胸腔积液/血清 TP 37.8/81.3＝0.46。为进一步诊治收入免疫内科。

病程中否认发热、盗汗、皮疹、脱发、光过敏、雷诺现象，发病以来食欲、精神稍差，尿便正常，体重下降 3.5kg。

（二）既往史

17 年前因发热、消瘦诊断甲亢，无心悸、突眼，未规律用药，2 年前因甲状腺肿大开始口服丙硫氧嘧啶（PTU）50mg bid；4 年前因脊柱后突于我院诊断强直性脊柱炎（HLA-B27 阴性），建议口服柳氮磺吡啶和生物制剂，患者拒绝。2012 年出现腹部、胸部、腋下多发静脉曲张，未就诊。左下肢小腿外伤后手术史。

（三）个人史、婚育史及家族史

吸烟 20 支/日×9 年；余无殊。

（四）入院查体

T 36.4℃，P 100 次/分，SpO$_2$ 91%（自然状态），双侧颈部、腋窝淋巴结肿大，较大者直径约 2cm，质韧，部分融合，无压痛，表面皮肤正常。双侧甲状腺Ⅲ°肿大，未及震颤及血管性杂音。右侧第 8~9 肋下叩诊浊音，左侧第 9~10 肋下叩诊浊音，双下肺呼吸音低，未闻及干湿啰音；心尖部可闻及 3 级收缩期杂音；腹壁可见明显静脉曲张，向上延伸至胸壁及颈部，血流方向向上。脊柱后突，各方向活动受限，胸廓扩张度下降（扩张 1.5cm），枕墙距 16cm，Schober 试验测量脊柱最大前屈度增加距离 1cm，骶髂关节、脊柱、椎旁肌肉无压痛，双下肢外展受限，双侧 4 字试验（+），生理反射存在，病理反射未引出。

（五）诊治经过

入院后完善相关检查：

常规检查：血常规：WBC 8.51×10^9/L，NEUT 6.44×10^9/L，Hb 137g/L，PLT 219×10^9/L；尿常规 + 沉渣：Pro 微量；24hUP 0.13g；生化：TP 88g/L，LDH 156U/L，Cr 68μmol/L，Urea 7.24mmol/L；凝血：PT 13.1s，Fbg 5.95g/L，APTT 33.5s，D-Dimer 4.78mg/L；ESR 38mm/h，hsCRP 71.16mg/L，IL-6 24.3pg/ml，IL-10 5.0pg/ml，IgG 22.50g/L，IgM、IgA、补体正常；淋巴细胞亚群：B 细胞比例 22.9%，NK 细胞比例 7.2%，CD4$^+$T 细胞比例 43.7%，CD8$^+$T 细胞比例 16.5%，CD4$^+$T 细胞/CD8$^+$T 细胞 2.65；血 T-SPOT. TB：460 SFCs/10^{6}PBMC；肿瘤标志物、免疫固定电泳、血清蛋白电泳均（−）。

胸腔积液方面：常规：血性混液，白细胞总数 4133×10^6/L，多核 53%，单核 47%，黎氏试验（+），比重 1.028；生化：TP 45g/L，ADA 9.9U/L，Alb 24g/L，LDH 388U/L，Glu 4.8mmol/L，TC 1.10mmol/L，Cl 106mmol/L；胸腔积液乳糜试验（+）；胸腔积液 T-SPOT. TB（−）；胸腔积液病理：（我院、北京医院、肿瘤医院）未见肿瘤细胞；免疫组化：CD7（间皮细胞+），CK20（−），Desmin（间皮细胞+），TTF-1（−），D2-40（个别+），WT-1（+），EMA（−），CD68（+++）。右侧胸腔置管引流 7 天后胸腔积液量减少，予拔除胸腔引流管，次日患者出现胸闷、憋气，复查胸腔积液 B 超：双侧胸腔积液，右侧 11.3cm，左侧 6.7cm，再次予右侧胸腔置管引流：胸腔积液常规、生化提示渗出性胸腔积液，乳糜试验

（＋）；胸腔积液 T-SPOT. TB：2152 SFC／10⁶PBMC。第二次胸腔置管引流 5 天后胸腔积液量减少，予拔除。

BUS：双侧颈静脉、双上肢深静脉、双下肢静脉及双侧髂总及髂外静脉未见明显异常。肝大，肝实质回声尚均。下腔静脉肝后段闭塞伴侧支循环形成不除外。脾门处脾静脉迂曲扩张，内径 1.2cm。

淋巴结方面：BUS：双侧颈部淋巴结肿大，右侧较大者 1.9cm×1.0cm，皮髓质分界欠清，可见点条状血流，双腋下可见多个肿大淋巴结，右侧较大者 3.0cm×1.3cm，左侧较大者 3.3cm×1.0cm，皮髓质分界尚清，血流稍丰富；PET／CT：甲状腺两叶增大，密度减低，放射性摄取增高，SUVmax 2.2～2.4；双侧颈部（Ⅱ区、Ⅲ区、Ⅳ区、Ⅴ区）及双侧锁骨上、双侧腋下、纵隔、腹膜后、髂血管旁、及双侧腹股沟见多发肿大及放射性摄取增高结节聚集成团，SUVmax 2.3，位于颈部。肝左叶下缘局部片状放射性摄取增高，范围 3.0cm×1.6cm×3.3cm，SUV 为 2.4（最高为 4.2），延迟显像 SUV 2.3。外院腋窝淋巴结活检标本送我院、肿瘤医院及友谊医院病理科会诊淋巴结慢性炎伴淋巴组织增生及局部出血；我院颈部淋巴结活检提示反应性淋巴结增生，我院病理标本送友谊医院病理科会诊，提示淋巴结慢性炎伴局灶血管增生，偶见巨核细胞，建议做 CD61、CD235。

强直性脊柱炎（AS）方面：ANA、抗 ENA、ACL、ANCA、HLA-B27（－）；双手放大相：双手骨质疏松；胸椎、腰骶椎、颈椎 X 线：符合强直性脊柱炎。骶髂关节 CT：双侧骶髂关节改变符合 AS。

甲亢方面：甲功：FT₃、FT₄（－），TSH 0.0078μIU／ml，TRAb 23.39IU／L，A-Tg 558.75IU／ml，A-TPO>1000IU／ml；甲状腺 BUS：甲状腺增大伴弥漫性病变，双侧颈部淋巴结肿大；气管相：气管右偏；C₇～T₁ 水平气管缘压迹，气管腔局限性狭窄，远段局部膨大。

治疗方面：考虑结核性胸膜炎不除外，予异烟肼、利福平、乙胺丁醇、吡嗪酰胺抗结核治疗，患者仍有低氧，SpO₂（鼻导管 2L／min）91%，诊断性抗结核 10 天后复查 ESR 35mm／h，hsCRP 52.78mg／L。颈部淋巴结 BUS：淋巴结大小较前无明显变化。复查胸腔积液 BUS：右侧胸腔积液 7.7cm，左侧胸腔积液 4.3cm。第三次予右侧胸腔穿刺引流，胸腔积液常规、胸腔积液生化提示渗出液。

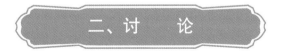

二、讨　论

放射科王凤丹医师：患者入院后的影像学包括三方面：气管相：影像学上可见患者气管右移，在胸椎水平变窄，侧位相上可见气管为受压的改变，两侧颈部软组织影明显增厚，在 CT 上可见气管的前后径大于左右径，甲状腺的两叶明显增大，考虑与甲亢相关。强直性脊柱炎（AS）方面：患者的骨盆相和骶髂关节 CT 可见双侧骶髂关节间隙消失，右侧几乎完全消失，左侧可见少许间隙，提示晚期病变、存在骨性融合，双髋关节可见骨质密度增高，双侧髋关节的间隙变窄，双侧股骨头的形态变扁，密度增高，提示 AS 累及双髋关节。此外患者胸椎正侧位可见明显的脊柱后凸畸形，腰椎的生理曲度消失，侧位和后伸位的变化不大，提示活动受限，可见广泛的前纵韧带钙化、棘突间钙化和椎旁韧带钙化，以上表现符合 AS 晚期的改变。胸部 CT：患者胸部 CT 可见右肺多发肺大疱，肺纹理稀疏，叶间积液、胸膜下积液，纵隔淋巴结和双侧腋窝都可见多发肿大淋巴结；HRCT 在右肺中叶还可见少量斑片影；抗结核治疗 10 天后抽胸腔积液后复查胸部 CT：右肺中叶的斑片影较前好转，左侧胸腔积液在未曾引流的情况下较前减少，提示病情好转的趋势。此外患者腹盆 CT 可见肝大、脾大，多发肿大淋巴结影，双侧髂血管周围、盆腔和双侧腹股沟均可见多发淋巴结。腹壁可见多发结节，呈连续走行，符合临床查体所见的静脉曲张。平扫的时候血管的密度和肝实质的密度相同，奇静脉周围存在大量的淋巴结，难以区别。且静脉的管径变化较大，肝大本身可压迫导致下腔静脉塌陷。进一步评估建议增强 CT 和血管重建，但增强 CT 的造影剂含碘，为重度和有中毒症状的甲亢患者禁忌；可考虑使用肝区动态 MRI 评估肝脏和下腔静脉、门静脉和脾静脉的情况；而由于上腔静脉 MRV 采集的信号不好，因此不一定要做上腔静脉的增强 MRI。

病理科肖雨医师： 本患者淋巴结几次活检的病理均阴性。三次胸腔积液找瘤细胞均阴性，均为增生的间皮细胞，可见少量的淋巴细胞、浆细胞，这种增生与肿瘤无关。

PET/CT 可见患者甲状腺两叶增大，密度减低，弥漫性轻度放射性摄取增高，SUV 2.2～2.4，符合甲亢的特点。颈部可见多发软组织代谢增高，可见多个淋巴结融合，代谢不高，SUV 1.4，SUVmax 2.3，不符合常见淋巴瘤的表现，常见的淋巴瘤代谢活性较高，而这种低摄取水平的淋巴结多与反应性增生相关。患者全身多发淋巴结肿大、融合，包括双侧腋下、纵隔、腹膜后、盆腔、双侧腹股沟，SUV 值不高，与周围软组织影相同，考虑为良性病变。胸部可见胸腔积液，胸膜无明显放射性摄取增高，不支持胸膜的恶性病变。此外，肝左叶下缘可见代谢增高灶，延迟显像仍可见，与周围肝脏组织的摄取特点不同，考虑可能具有临床意义，建议进一步完善检查明确病变性质。

免疫内科吴婵媛医师： 患者青年男性，亚急性病程，存在较多基础疾病：包括 Graves 病 15 年，最近 3 年出现显著的甲状腺肿大和气管受压，近 2 年规律药物治疗。4 年前我院诊断强直性脊柱炎，目前存在脊柱畸形。本次就诊的主要原因为双侧血性胸腔积液，伴有血炎症指标的升高。同时患者存在全身多发淋巴结肿大，PET/CT 提示为 SUV 不高，反复活检均证实为反应性增生。患者还存在难以解释的血管病变，包括胸腹壁的血管曲张，下腔静脉肝后段闭塞和脾静脉迂曲。从时间轴上来看：15 年前出现甲亢，曾不规律的药物治疗；4 年前出现 AS，并没有治疗；3 年前出现甲状腺肿大；2 年前出现淋巴结的肿大和腹壁静脉曲张；2 月前出现活动后气短，双侧胸腔积液和血清炎症指标升高。首先针对胸腔积液进行鉴别诊断：免疫方面：患者存在明确的 AS，且从病史和检查方面提示已经为 AS 晚期；既往文献中报道 AS 合并胸腔积液的报道较少，仅为个案报道，且多与不典型 AS 和使用生物制剂相关；且 AS 无法解释淋巴结和血管的病变；其他免疫指标均阴性。第二个鉴别诊断为甲亢：患者 15 年前诊断甲亢，3 年前出现了甲状腺肿大，1 年前出现静脉曲张，这 3 件事情先后出现，目前不确定甲亢及其治疗药物是否对胸腔积液有影响。其次对淋巴结肿大和血管栓塞进行鉴别诊断：先需考虑淋巴瘤，由于患者存在血性胸腔积液、淋巴结肿大、PET/CT 可见肝脏存在代谢增高灶；但不支持点为 PET/CT 的 SUV 值比较低，多次淋巴结活检和胸腔积液病理均为阴性。再考虑为结核，支持点为双侧血性胸腔积液、血和胸腔积液 T-SPOT. TB 阳性，PPD 阳性，相对良性的病程，淋巴结肿大也为良性的，不支持点为无发热、盗汗等临床症状，肺内无肉芽肿性病灶，总体而言并无直接证据。治疗方面，由于患者目前存在的证据只有结核，予患者四联诊断性抗结核治疗，治疗 10 天后患者的淋巴结较前变软，胸腔积液减少，但 B 超上淋巴结的大小较前变化不大，ESR 和 CRP 仍比较高，因此结核是否可以解释全部病情改变？希望讨论的问题：甲亢和 PTU 与胸腔积液的相关性，同时是否可以进一步处理甲亢，以方便临床完善影像学检查？其次患者下腔静脉、脾静脉和腹壁静脉的病变是否为压迫、药物或 AS 所致的解剖异常？第三，目前已加用诊断性抗结核，但结核是否能解释胸腔积液、淋巴结和血管的情况，下一步的治疗是否需要调整，是否还需要加用中等剂量的糖皮质激素以控制其炎症反应？第四，患者淋巴结、胸腔积液病理、PET/CT 均无恶性疾病提示，是否有必要进一步明确肝脏病变性质？

内分泌科王曦医师：青年男性，10 岁时诊断甲亢，有典型临床症状，没有发热、颈部疼痛，除外亚甲炎，3 年前开始规律的诊治，监测甲功正常。甲功可见 T_3、T_4 正常，TSH 降低，提示甲亢症状控制可，TRAb 为高效价的阳性，气管相可见气管受压，BUS 提示甲状腺增大，血流丰富，有典型的甲亢症状，PTU 治疗有效，甲功支持原发甲亢，考虑 Graves 病诊断明确。目前国内外文献关于甲亢合并胸腔积液的报道多与全心衰、PTU 治疗以及甲亢控制不佳相关，本患者并不符合这些情况，考虑甲亢与胸腔积液的关系不明确。甲亢的进一步治疗方面，目前甲亢控制可，但停药后复发风险高；目前已有压迫症状，基本外科会诊考虑有手术指征。患者门诊查 ANCA 低效价阳性，需警惕 PTU 相关血管炎，需进一步随诊。

血管外科陈跃鑫医师：患者查体可见下肢水肿，胫前色素沉着，腹壁存在静脉曲张，腹部 CT 可见腹膜后淋巴结和迂曲的静脉团块，考虑存在下腔静脉闭塞以及侧支循环形成。此外在胸部层面可见奇静脉与主动脉有伴行，考虑可能存在奇静脉的建立和交通支的开放，结合前胸壁的静脉曲张，需除外上腔静脉的闭塞的可能。建议进一步完善影像学检查，如 MRI 的水成像和增强 MRI。同时，患者若为体循环淤血，不太可能出现大量的胸腔积液，除非合并淋巴管受累导致乳糜胸，可考虑行淋巴管造影。治疗方面，单纯的下腔静脉闭塞，若闭塞节段不长，可考虑放置支架开通血管；若闭塞的节段比较长，则可考虑从通畅的血管到心房、心耳的搭桥，重建下腔的血运。但患者目前还存在其他方面问题，外科手术不一定能完全解决。

感染内科阮桂仁医师：患者存在包裹性胸腔积液，胸腔积液为血性、渗出性，胸腔积液 T-SPOT. TB 升高，有诊断性抗结核的指征。患者存在显著的淋巴结肿大，结核导致的淋巴结肿大，一种为直接侵犯，一种为反应性增生。本患者的淋巴结病理可见反应性增生，未见典型的肉芽肿性改变。但患者的全身情况难以用结核解释。体液、组织培养、涂片找到抗酸杆菌、TB-DNA 阳性或组织病理为结核特异性表现为诊断结核的公认标准。T-SPOT. TB 仅为免疫学检测，虽然不能鉴别是潜伏感染或现症感染，但胸腔积液 T-SPOT. TB 高于血清时常具有诊断结核性胸膜炎的临床意义，但也存在假阳性的情况。因此，目前患者诊断结核需谨慎，病情全貌难以单用结核解释。治疗方面，患者抗结核治疗后胸腔积液减少，可继续目前治疗，但时间要比较长，疗效判断至少观察 2 个月。目前公认的加用糖皮质激素治疗的指征为结核性心包炎和结核性脑膜炎，而结核性胸膜炎是否需要加激素存在争议。当诊断不明确时，加用激素后可能导致病情混杂，干扰对结核的判断。

呼吸内科侯小萌医师： 患者因双侧胸腔积液入院，从胸腔积液的性质进行考虑：双侧胸腔积液多与全身疾病相关；根据 Light 标准：患者第一次胸腔积液引流的性质为漏出液，虽然常规提示为血性，但由于 Light 标准不涉及细胞，血性胸腔积液可以为漏出液。而漏出性胸腔积液考虑与血管的静水压和胶体渗透压相关，患者的肝大，肝功能、白蛋白和心脏功能以及肾脏方面影响胶体渗透压和血管静水压方面的都没有太多的证据，可除外；患者存在显著的胸腹壁静脉血管显露、怒张甚至瘤样扩张，胸腔积液增长速度快，考虑静脉来源的广泛漏出和胸导管漏出为两个最主要的因素。结合 CT 的纵隔窗：未看到两侧无名静脉汇入上腔静脉的情况，上腔静脉非常细小，甲状腺肿大和大量的颈部淋巴结，考虑胸部血管受到压迫。进一步评估发现下腔静脉闭塞。而胸导管漏出方面，只有胸腔积液 TG > 1.24mmol/L 时才能诊断乳糜胸，因此虽然不能看到胸导管的形态，推测应该没有问题。患者在反复放胸腔积液的过程中发现了胸腔积液性状的改变，加用抗结核治疗 10 天后发现颈部静脉的张力下降，左侧胸腔积液的量减少，淋巴结缩小，考虑全身情况用结核解释的可能性大。

呼吸内科徐凯峰医师： 患者全身多发淋巴结肿大，目前病理提示阴性，必要时可进一步检查除外其他疾病，同时可考虑行胸腔镜检查。患者胸腔积液增长速度快，多发淋巴结肿大，需考虑胸导管受累，必要时可考虑行淋巴显像。肝脏病灶若用结核解释，应与全身其他淋巴结的表现相同，但患者肝脏病灶呈明显的高摄取，需考虑为独立性病变，必要时可进一步检查明确。治疗方面，可加用诊断性抗结核治疗，但患者病程中无发热、盗汗等中毒症状，目前诊断结核需持怀疑态度，需警惕其他系统性疾病的可能。

消化内科王海燕医师： 患者 PET/CT 可见肝脏的高摄取病灶，CT 平扫上未能发现，建议进一步检查明确诊断，必要时可作穿刺。

免疫内科吴庆军医师： 患者本次就诊的原因为反复的血性胸腔积液，初期为漏出液，后期转变为渗出液，同时伴有多发淋巴结肿大，PET/CT 提示为良性病变，目前仅有的证据提示结核的可能。但患者同时存在甲亢、强直性脊柱炎、肝脏病变，结核难以解释全身症状。目前已加用诊断性抗结核治疗，可继续目前治疗，观察病情变化。

普通内科曾学军医师： 结核方面：患者临床表现复杂，目前仅有的证据为 T-SPOT. TB，加用抗结核治疗后胸腔积液存在减少的趋势，静脉曲张和淋巴结肿大有好转的趋势，但患者炎症指标无明显好转，整个病程中无发热、盗汗的表现，诊断现症结核存在困难，但考虑不除外既往结核感染，导致全身炎症反应，累及全身淋巴结和静脉血管，从而产生了多发淋巴结肿大和静脉闭塞的症状，治疗方面可继续抗结核治疗，同时借用中等剂量的激素控制全身炎症反应。肝脏方面：患者肝脏存在明显的高摄取病灶，与全身其他部位淋巴结的表现不同，有必要进一步明确。喘憋方面：患者的临床表现为喘憋，可能因素包括胸腔积液、胸廓变形和活动度受限以及上气道的压迫。因此是否可以考虑进一步手术处理肿大的甲状腺，缓解气道压迫和喘憋症状。AS 方面，患者虽然目前已进展到了晚期，已有骨性融合和变性，但患者年轻，未曾治疗，可考虑予缓解病情抗风湿药物（DMARDs）控制疾病的进展。

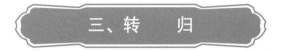

三、转　归

拟予患者肝区动态磁共振检查，但由于患者强迫体位限制，不能行 MRI 检查；与患者家属交代病情，患者及家属对肝脏活检表示顾虑。7 月 13 日起加用泼尼松 30mg qd 以及柳氮磺吡啶 0.5g→1g bid 治疗，患者发热症状好转，无其他不适主诉，出院随诊。

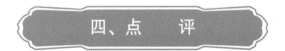

四、点　评

此病例直到出院也未能明确诊断，病情全貌很难用一个疾病解释，但是主要临床表现和依据更倾向于结核感染。结核感染，虽有典型的临床表现，但常常可以出现类似全身性疾病样表现，包括多器官的受累，因此对这样一个病例不能轻易排除结核感染的诊断，仍需密切随诊观察，包括抗结核治疗后的转归，特别是可以做电话随访，这对明确诊断，提高我们对疾病的认识意义重大。

（张冰清　吴婵媛）

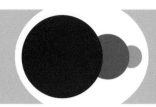

皮肤紫癜1年余，下肢水肿、面部红斑1月

本例的患者是一位青年女性，从皮疹、全血细胞减少和肾脏损害的临床表现，结合多种自身抗体的阳性，不难得出系统性红斑狼疮的诊断。但随着治疗的进展，我们遭遇了前所未有的困境，患者的病情并没有如我们想象的一样顺利好转。通过内科大查房，在多个兄弟科室的通力协作下，患者的诊断和治疗能否出现柳暗花明的转变呢？

一、病例摘要

患者，女性，24岁，主因"皮肤紫癜1年余，下肢水肿、面部红斑1月"于2015年7月7日入院。

（一）现病史

患者2014年5月左右无明显诱因四肢皮肤紫癜，于当地医院查"血小板减低"（具体不详），予中药治疗后逐渐缓解，未监测血小板。2015年6月初出现双下肢水肿，从双足逐渐向上蔓延至大腿，伴眼睑、颜面水肿，伴尿色加深，尿中泡沫增多，尿量减少（1200→600ml/d）。同时发现双颊部红斑，腹泻2~3次/天，稀水便，曾有进食后呕吐伴阵发性腹部绞痛。13天前外院查血常规：WBC 3.51→2.34×10^9/L，Hb 92→79g/L（正细胞正色素），PLT（52~59)×10^9/L；尿常规：Pro（+++），BLD（+++），WBC 5~8个/HPF；生化：Alb 19→16g/L，Cr 142~156μmol/L，Urea 20.9~22.5mmol/L，K 5.1mmol/L，TC 6.87mmol/L，LDL-C 4.62mmol/L；ESR 65mm/h，hsCRP 4.33mg/L，C3 0.197g/L，C4 0.036g/L，Ig正常；ANA（+）斑点型1∶10 000，抗Sm抗体（+），抗dsDNA抗体（+），抗RNP抗体（+），抗SSA抗体（+），P-ANCA（+）。予利尿、纠酸、降脂及低分子肝素5000U qd预防性抗凝。8天前出现腹胀，大便仍不成形，2~3次/天。腹胀逐渐加重，伴纳差、干呕，无腹痛，大便同前。6天前出现每日午后低热，体温最高<38℃，伴头痛、乏力。就诊于我院查血：WBC 3.50×10^9/L，Hb 80g/L，PLT 46×10^9/L；尿常规：Pro≥3.0g/L，BLD 200Cells/μl；生化：Alb 20g/L，Cr 242μmol/L，Urea 31.5mmol/L，K 5.9mmol/L；BUS：双肾弥漫性病变，腹腔积液。考虑系统性红斑狼疮（SLE），狼疮性肾炎。予甲泼尼龙40mg qd，利尿、降钾、抑酸及厄他培南抗感染治疗，患者颜面红斑消退，

腹胀、纳差有所缓解，可恢复进食，血三系有所恢复，但尿量增加不明显，下肢水肿无减轻，Alb 19g/L。为进一步诊治收入病房。

患者否认口腔溃疡、光过敏、脱发、关节肿痛、口眼干及雷诺现象，无视力、听力下降。起病以来，精神、体力、食欲差，睡眠尚可，二便见前述，体重增加8kg（61→69kg）。

（二）既往史

体健。

（三）个人史、婚育史、月经史及家族史

无特殊。

（四）入院查体

T 36.3℃，P 72次/分，R 18次/分，BP 145/98mmHg。贫血貌，心肺查体无明显异常，腹部饱满，无压痛，移动性浊音（+）。双下肢重度凹陷性水肿，腰骶部水肿。

（五）诊治经过

入院后完善检查，血常规：WBC $6.22×10^9$/L，Hb 75g/L，网织红细胞 2.58%，PLT $104×10^9$/L；尿常规+沉渣：Pro≥3.0g/L，BLD 200Cells/μl，正常RBC 70%；24hUP 31.01g（输注人白蛋白20g qd 中）；肝肾功：Alb 24g/L，LDH 255U/L，UA 728μmol/L，Urea 33.71mmol/L，Cr 147μmol/L，K 5.7mmol/L，Ca 1.91mmol/L，P 2.08mmol/L；NT-proBNP 1794pg/ml；ESR 26mm/h，hsCRP 0.61mg/L；C3 0.176g/L，C4 0.005g/L；自身抗体：ANA（+）斑点型1∶640，抗dsDNA抗体1∶320/>800IU/ml，抗Sm抗体（+），抗RNP抗体（+），抗SSA抗体（+），抗rRNP抗体（+），抗ANuA抗体（++），抗PCNA抗体（+），Coombs'试验、ANCA、抗GBM抗体、LA、ACL抗体、抗$β_2$GP1抗体（−）；血T-SPOT.TB、PCT、G试验、CMV-DNA、EBV-DNA（−）；双下肢深静脉、肾静脉、肾动脉BUS（−）；胸HRCT+腹盆CT平扫：双侧胸腔积液，双侧腋下多发淋巴结，双侧肾前筋膜增厚，腹盆腔及皮下脂肪间隙密度增高，考虑水肿，盆腔积液；头MRI平扫：未见明显异常。

治疗上，入院当日ABG提示高钾血症、代谢性酸中毒，予纠酸、降钾治疗，高钾、酸中毒较前改善。原发病方面，入院予静脉甲泼尼龙40mg q12h，考虑患者急进性肾小球肾炎（RPGN），7月9日开始予甲泼尼龙1g qd冲击治疗3天→序贯甲泼尼龙60mg qd。7月13日予CTX 0.4g iv一次，用药后患者出现恶心、呕吐、胃部不适，7月14日血常规Hb 58g/L，PLT $59×10^9$/L，均较前明显下降，肾功能恶化至Cr 243μmol/L，Urea 50.35mmol/L，LDH 444U/L，临床考虑患者SLE继发血栓性血小板减少性紫癜（TTP）可能性大，7月15日行血浆置换（双膜600ml）及血透2次，PLT降至$28×10^9$/L，Cr上升至394μmol/L，尿量减少至300ml。考虑患者双膜血浆置换效果欠佳，对血透不耐受，容量负荷重。7月16日转入ICU，行血浆置换（单膜2000ml）两次，效果欠佳，送检外院查血管

性血友病因子裂解蛋白酶（ADAMTS13）活性及抗体（－），血涂片×5：偶见红细胞碎片。7月18日起再次予甲泼尼龙 1g qd +静脉输注丙球蛋白（IVIG）20g×3d 治疗。治疗后 PLT 16→45×10^9/L，肾功能仍持续恶化，Cr 300→666μmol/L，予床旁持续肾脏替代治疗（CRRT）21h，滤后 Cr 392μmol/L，后再次升高至 548μmol/L。化验检查及治疗情况如图1。

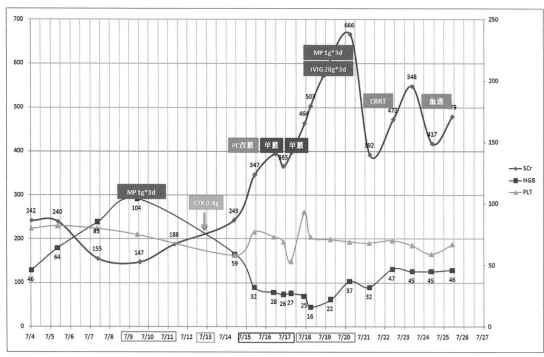

图 1　患者肌酐、血红蛋白、血小板变化趋势图

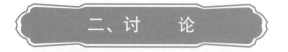

二、讨　论

免疫内科彭琳一医师：年轻女性，慢性病程，多系统受累。血液系统：PLT 减低起病，近期出现血三系下降。肾脏方面：大量蛋白尿、低白蛋白血症，符合肾病综合征表现，活动性尿沉渣、血肌酐升高，RPGN 不能除外。皮肤方面：表现为面部红斑。辅助检查提示炎症指标升高，补体 C3、C4 重度减低。多种 SLE 特异性抗体、致病性抗体阳性。SLE 诊断明确。入院后病情评估：有肾脏、血液系统受累，消化系统可疑受累，因肾功能不全，暂未行腹部增强 CT 检查。肺部、心脏、神经系统评估无阳性提示。SLEDAI 评分 22 分，提示 SLE 重度活动，且考虑患者肾脏为增殖性肾小球肾炎表现，所以治疗上给予糖皮质激素冲击。但糖皮质激素冲击治疗后，患者的治疗反应与经典狼疮性肾炎患者的转归不同，在糖皮质激素冲击后第 3 天患者出现血液系统和肾脏方面显著变化，血液系统上表现为贫血和血小板下降，肾脏方面表现为肌酐进行性升高及尿量急性减少。结合上述表现，临床考虑

血栓性微血管病（TMA）可能性大，并排除了弥散性血管内凝血（DIC）、噬血细胞综合征等可引起类似临床表现的情况，遂给予血浆置换治疗。但患者血小板仍明显下降，临床出血风险高，因此，针对原发病治疗，予第二次糖皮质激素冲击及IVIG治疗，治疗后，血小板有上升趋势，血红蛋白基本稳定，但仍存在中度贫血，肾脏方面肌酐仍无明显恢复。故提请此次内科大查房指导SLE、狼疮性肾炎（LN）合并TMA的诊治，以及肾功能不全患者的容量管理。

重症医学科隆云医师： SLE、LN患者，因以下情况转入重症监护室：①全身水肿明显加重；②血透期间容量耐量性差；③Cr进行性升高；④拟行单膜血浆置换。这种情况下，我们面临的问题是：患者的容量到底是过多还是不足？转入时患者生命体征稳定，吸氧条件不高，组织灌注尚可。床旁超声提示下腔静脉1.1cm，提示血管内容量并不多，床旁心脏彩超提示心脏收缩功能良好，少量心包积液，未形成心包填塞。肺功能评估上，超声可见少量胸腔积液，无肺水肿表现。综合上述评估，患者虽然全身水肿明显，但血管内并无容量过负荷表现，此时若积极脱水，可能会出现低灌注表现，故转入重症监护室时并未立即行CRRT治疗。入室3天后患者已正平衡2700ml，仍少尿，血肌酐明显升高，遂启动CRRT。共24小时，每小时负平衡300~400ml，共负平衡6800ml左右，血流动力学稳定，患者主观感觉良好。总平衡为负4000ml左右。对该患者，血流动力学治疗是贯穿患者整个治疗的重要环节。患者组织间隙水肿明显，但血管内容量并不一定多，因此最初需首先用胶体扩容，补充血容量以维持灌注，随后要优化调整，包括纠正低蛋白血症及贫血，优化器官功能状态后，才能达到有效脱水。

血液科朱铁楠医师： 诊断上，TMA主要临床及实验室证据包括：①微血管病性溶血性贫血；②血小板减少；③相关的器官功能损害：包括肾、消化道、中枢神经系统等。患者的临床表现包括：①贫血：a. 红细胞破坏的直接证据：患者入院后多次行血涂片检查均可见少量破碎红细胞，存在一定程度红细胞破坏的直接证据。b. 红细胞破坏的间接证据：患者LDH显著升高，但间接胆红素水平不高，红细胞破坏的间接证据不充分。c. 红细胞代偿性增生的证据：患者网织红细胞轻度升高，骨穿提示粒红比轻度下降。综上，患者存在微血管病性溶血的证据；②血小板下降；③器官损害的证据：患者有显著的肾功能恶化。患者具有上述TMA的临床表现，若可取得TMA的组织病理证据，如肾穿刺活检病理，可明确TMA诊断。但患者目前血小板明显降低，无肾穿条件。临床考虑TMA可能性大，但需与SLE本身导致的溶血性贫血、血小板减少及肾功能损害鉴别。患者多次血涂片可见破碎红细胞，且在糖皮质激素冲击治疗后才突然出现急剧的血红蛋白和血小板下降，肌酐的明显升高，难以用原发病解释，故倾向于TMA。

SLE可以从多种机制上导致TMA：①合并抗磷脂综合征（APS）；②合并高血压；③药物相关TMA（如环孢素等）；④DIC。除外上述原因后，考虑是否为原发性TMA综合征。原发性TMA按传统的分类方面，第一类即经典的血栓性血小板减少性紫癜（TTP）：无论遗传性还是获得性因素导致的ADAMTS13缺乏，使血管性血友病因子（vWF）过度活化引起血小板血栓，导致TTP。第二类即经典的溶血尿毒综合征（HUS）：即大肠杆菌O157或其他菌株毒菌相关的TMA。第三类即不典型HUS，指无论是先天性补体调节异常，还是后天性补体调节因子的抑制物，导致补体过度活化，介导小血管内皮损害和凝血激活。不同类型 TMA 的病理生理机制不同，组织病理学不同，但最终均通过血栓形成或管腔狭窄，导致红细胞通过时发生破坏及血小板消耗，最后导致心脏、消化道、神经系统及肾脏等组织缺血性改变。对于该患者，无抗磷脂抗体证据，无相关用药史等继发因素。临床表现上无典型的发热、中枢神经系统损害，微血管病性溶血较轻，特别是 ADAMTS13 的活性完全正常且抑制物阴性，可基本排除经典的 TTP。因此，该患者 TMA 的发病机制推测为补体介导或原发病直接导致 TMA 可能。若有条件，可行补体相关调节基因突变检测或补体因子 F 抑制物测定。肾活检可提供组织病理学证据，对于机制的了解更为可靠。

治疗上，原发病治疗最为重要，若 SLE 不控制，病情难以好转。①血浆置换：对于 TTP，血浆置换可清除血浆中的 ADAMTS13 抑制物，清除血浆中的大分子 vWF，代替以含金属切割酶 ADAMTS13 的正常血浆，明确有效。对于典型 HUS，效果不肯定。该患者 TMA 发生机制尚不完全确定，从原发病进展本身来说，重度活动的 SLE，血浆置换也可去除一些相关的炎性介质和高效价抗体，对 SLE 本身有益。若有条件，可继续血浆置换治疗；②免疫抑制治疗：除糖皮质激素冲击及环磷酰胺外，利妥昔单抗在免疫相关疾病包括 TTP 中，应用越来越多，可用于血浆置换无效或联合血浆置换作为一线治疗，可用于复发的 TTP 或在缓解期作为维持治疗，有较好疗效。但对于非 TTP 的 TMA 效果不明确，经验不多。TMA 的治疗新药，伊库珠单抗（Eculizumab），血液科主要用于治疗阵发性睡眠性血红蛋白尿症（PNH），价格昂贵，国内尚未引入；③抗凝治疗：部分指南推荐可作为 TTP 的辅助治疗方法，而非主要治疗，对于重症的内科疾病患者，因其血栓栓塞的高风险，可予预防性抗凝。对该患者，血小板恢复后，可考虑预防性抗凝。

肾内科高瑞通医师：患者 SLE 诊断明确，肾脏方面，表现为急性肾功能衰竭、肾病综合征，伴高血压，多次尿沉渣提示大量正常形态的镜下血尿。LN 的疾病诊断包括功能评价和病理分型。功能评价上，患者存在急性肾功能衰竭，两次糖皮质激素冲击效果不佳，反而持续恶化，原因上应考虑：①RPGN：可以表现为急性肾损伤（AKI）及肾病综合征，但一般对糖皮质激素冲击治疗效果好，患者早期经过两轮糖皮质激素冲击治疗后肌酐反而进行性升高，RPGN 可能性不大；②急性肾小管坏死（ATN）：患者有多种药物使用史，且尿蛋白量大，存在 ATN 可能，但从一元论角度，ATN 难以解释 PLT 减少、贫血等病情全貌；③SLE 合并 TMA：可以解释患者 PLT 减低、贫血、肾功能恶化等整个病情。TMA 分类上考虑 TTP 可能性小，不典型 HUS 可能性大，可送北大医院查补体因子 H、I。狼疮性肾炎病理分型：推测Ⅲ型或Ⅳ型可能性大，可能合并 V 型。若条件允许建议肾穿。治疗上：原发病方面，肾外系统恢复尚可，免疫抑制治疗力度足够，可过渡为口服糖皮质激素。肾脏方面，血浆置换：文献报道，不典型 HUS 血浆置换约 50% 有效。患者目前的血浆置换量不足，次数尚少，难以评估治疗是否有效。若条件允许，建议继续坚持血浆置换，连续置换 5 天才能起到一定效果。按患者血细胞比容计算，血浆置换需要 4.2L，若血浆申请困难，可予血浆 3L，其他 1.2L 用白蛋白替代。靶向治疗：因患者 ADAMTS13 抗体阴性，并不适合利妥昔单抗治疗。肾素-血管紧张素（RAS）调控药物：对于狼疮合并肾内血管病变，①肾小球毛细血管腔内血栓或入球小动脉腔内血栓：RAS 调控药物是否有效不肯定；②肾内小动脉内血栓：如恶性高血压，RAS 调控药效果好。对该患者可尝试使用血管紧张素转换酶抑制剂（ACEI）。抗凝治疗：患者无 APS 相关表现，HUS 的抗凝治疗无明确的循证医学证据，且患者血小板明显降低，正常形态 RBC 的肉眼血尿，出血风险大。

免疫内科沈敏医师：对于 TMA 疾病谱，目前认识越来越多，从血涂片找到破碎红细胞，到现在可以查 ADAMTS13 甚至补体因子，随着发病机制的研究，对该疾病的临床认识也会得到进一步的深入，治疗会有更多的手段和方法。当临床上还不能明确诊断时，我们总希望有更多的手段、更多的检查方法以助于诊断、更快地认识某一疾病，但当检查和手段提示，特异性和敏感性提高，也给临床医生带来困惑，即当实验室检查出现异常，但临床并未出现相关症状时，是否需要干预，对患者的获益有多少，值得我们在以后的工作中进一步体会和总结。

三、转 归

内科大查房后，2015 年 7 月 31 日再次予单膜血浆置换（3200ml＋白蛋白注射液 1200ml），患者血象仍无明显改善。8 月 5 日予第三轮甲泼尼龙 1g qd 冲击治疗 3 天，序贯静脉甲泼尼龙 60mg qd×8d→口服甲泼尼龙 48mg/d×7d→每周减 4mg/d，根据血象耐受情况间断予 CTX 0.2g 每 3～5 天 1 次。2016 年 9 月 10 日出院前血常规：WBC $6.31×10^9$/L，Hb 68g/L，网织红细胞 4.02%，PLT $90×10^9$/L；肝肾功：Alb 20g/L，LDH 444U/L，Cr 172μmol/L，Urea 9.39mmol/L；C3 0.763g/L，C4 0.177g/L；尿常规+沉渣：Pro 1.0g/L，RBC 207.7/μl，异常 RBC% 60%；24 小时尿蛋白 8.38g。出院前评估 SLEDAI 13 分。

出院后糖皮质激素继续规律减量，联合环磷酰胺+吗替麦考酚酯+羟氯喹治疗，因血象不耐受，停 CTX 改为他克莫司治疗。继续利尿、降压、促红细胞生成素等对症治疗。患者尿蛋白逐渐减少（24 小时尿蛋白<0.5g），血常规、肾功能基本恢复正常。随诊至 2017 年 2 月，患者糖皮质激素已减量至甲泼尼龙 4mg qod 维持，继续服用他克莫司 1mg bid，吗替麦考酚酯 0.5g bid，病情稳定。

四、点 评

这是一例非常典型的 SLE，属重症患者，影响多个系统和器官，最突出的表现是血三系的下降和进行性的肾功能下降。在临床医生的努力下，经过多个专业的讨论，得出合并 TMA 的可能。临床坚持治疗使得患者最终病情缓解。从这个病例中我们可以体会到临床基础知识的重要性，多科协作的重要性。如果没有这两个方面的支持难以达到这样的疗效。

（张 婷 彭琳一）

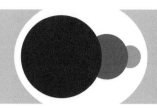

关节肿痛 4 年，气促 1 年，发热伴皮疹 9 天

这是一例诊断明确的干燥综合征患者，患者为中年女性，住院治疗过程中相继出现了特殊的皮肤和神经系统的问题，是原发病累及，抑或是药物不良反应，还是合并了感染等其他新的问题？病情扑朔迷离，诊断过程曲折，但依赖多科协作的力量，最终拨开云雾，发人深思。

一、病例摘要

患者，女性，43 岁，主因"关节肿痛 4 年，气促 1 年，发热伴皮疹 9 天"于 2015 年 7 月 22 日入院。

（一）现病史

患者 2011 年无诱因出现双手近端指间关节肿痛，伴晨僵约半小时、脱发，无发热、皮疹、光过敏，当地医院查 RF 阳性，诊断"类风湿关节炎"，予蝎子酒治疗，症状反复。2014 年初出现反复腮腺肿痛、舌下腺囊肿，无口干、眼干，对症治疗后好转。2014 年 8 月出现活动后气促，上 3 层楼困难，进行性加重。2015 年初劳累后突发无力跌倒，持续 2～3min 后自行恢复正常。2015 年 6 月出现左腕关节疼痛。2015 年 7 月就诊当地医院，查血常规：WBC 2.44×10⁹/L，NEUT 1.4×10⁹/L，Hb 88g/L，MCV 85.8fl，MCH 25.1pg，PLT 160×10⁹/L；尿常规（-）；肝肾功正常；ANA（+）斑点型 1∶320，抗 SSA（+），抗 SSB（±），抗 Ro52（+）；RF 107U/ml；ESR 69mm/h；CRP、补体正常；IgG 3140mg/dl；ECHO：肺动脉收缩压 43mmHg；唇腺活检：腺体萎缩，导管扩张，腺体间及导管周围见多灶淋巴细胞浸润。当地医院诊断"干燥综合征、肺动脉高压"，予来氟米特、帕夫林、NSAIDs 等治疗，症状无明显改善。2015 年 7 月 12 日受凉后低热，7 月 18 日外院予头孢克肟、左氧氟沙星输液 1h 后出现高热，Tmax 40.5℃，伴全身皮肤潮红，NSAIDs 类药物可短暂退热。7 月 20 日就诊我院，查血常规：WBC 3.91×10⁹/L，NEUT 89.2%，Hb 89g/L，PLT 64×10⁹/L；生化：Alb 33g/L，LDH 1013U/L，CK 61U/L；hsCRP 78.19mg/L；ESR 72mm/h；IgG 21.21g/L；EBV-DNA 800copies/ml；CMV-DNA（-）；PCT>10ng/ml；ANA（+）斑点型 1∶320，抗 SSA（+++），抗 Ro52（+++）；ANCA（-）。诊断结缔组织病（CTD），肺动脉高压？予泼尼松 25mg bid、洛索洛芬钠 60mg q6h 治疗后体温得到控制。7 月 22 日患者洗澡后四肢、头颈部、躯干出现米粒大小水疱疹，并逐渐融合。为进一步诊治入院。

发病以来，精神欠佳，食欲、睡眠尚可，尿便正常，体重无增减。

（二）既往史

2年前行阑尾切除术。

（三）个人史、婚育史、月经史及家族史

无特殊。

（四）入院查体

双侧颧部、颈部、前胸后背、四肢近端充血性皮疹，融合成片。全身浅表淋巴结未及，关节（－）。$P_2 = A_2$，心音无分裂亢进。双肺清，腹部查体大致正常。双下肢不肿。

（五）诊治经过

入院后完善检查：常规检查方面，血常规：WBC 2.56×10^9/L，NEUT 1.73×10^9/L，LY 0.43×10^9/L，Hb 78g/L，PLT 54×10^9/L；网织红细胞3.86%；尿、便常规（－）；血生化：ALT 141U/L，GGT 84U/L，ALP 163U/L，AST 246U/L，LDH 727U/L，Ca 1.89mmol/L，TG 3.47～1.37mmol/L；NT-proBNP 4133pg/ml，BNP 398ng/L；凝血：PT 10.4s，APTT 20.7s，Fbg 4.33～1.54g/L，D-Dimer 1.36mg/L；淋巴细胞亚群：B细胞 128/μl↓，CD4阳性T细胞 168/μl↓，CD8阳性T细胞 98/μl↓；ESR 43mm/h，hsCRP 14.12mg/L；铁蛋白 1807ng/ml；免疫球蛋白3项：IgG 17.25 g/L，余正常；补体正常；甲功：FT_4 1.225ng/dl，FT_3 2.09pg/ml，TSH 4.960μIU/ml，A-TPO 153.50IU/ml，A-Tg 102.00IU/ml。肿瘤方面，血清免疫固定电泳（－）；肿瘤指标：CA125 35.8U/ml，余大致正常。感染方面，G试验、PCT、血T-SPOT.TB（－）。自身免疫病方面，ANA（＋）1：320；抗SSA（印记法、双扩散法）均（＋）；类风湿关节炎相关自身抗体谱、抗Jo-1抗体、抗磷脂抗体谱、LA（－）；Coombs'试验（－）；血清IgG亚类测定：IgG1 18100mg/L，IgG4 78mg/L；总IgE（－）。血液系统方面，NK细胞活性13.9%（正常值15.1%～26.9%），可溶性CD25 1230.6pg/ml；骨髓涂片：可见噬血细胞和吞噬血细胞现象；骨髓活检：造血组织中粒红系比例大致正常，巨核细胞易见。影像学检查方面，双手放大相：双手关节面下骨质密度略减低；ECHO：肺动脉收缩压40mmHg，中度三尖瓣关闭不全。其他BUS：甲状腺多发囊性及囊实性结节，良性倾向；双乳增生双侧腋下淋巴结可见，左侧者皮质增厚；胸HRCT+腹盆CT平扫：双侧胸膜增厚，双肺多发斑片及索条影，肝、脾饱满，胆囊窝少量积液，盆腔积液，腹膜后、系膜上、盆腔及双侧腹股沟多发淋巴结，纵隔及双侧腋窝多发淋巴结。入院后治疗：考虑患者结缔组织病，干燥综合征，系统性红斑狼疮不除外，继发性噬血细胞综合征可能大，肺动脉高压（轻度），心功能Ⅰ级（NYHA分级）。7月23日起予甲泼尼龙80mg qd，7月24～26日予静脉输注丙种球蛋白（IVIG）20g qd×3天。8月5日予环磷酰胺（CTX）0.4g iv，因骨髓抑制未再使用。7月23日患者原有皮疹加重，表现为胸背部、颈部、双上肢对

称性大片脱落褐色斑片，可见多发透明薄壁水疱，局部可见表皮剥脱，尼氏征（＋）。皮肤科会诊：考虑中毒性表皮坏死松解症，建议 IVIG 40g qd×5 天，皮疹逐渐好转。7 月 26 日起患者诉夜间阵发性头痛，枕部为主，性质如雷击样，VAS 10 分。头颅 MRI：右侧额叶、双侧顶枕部及小脑半球脑沟异常信号，伴部分皮层肿胀及异常信号。头颅 MRV 未见明显异常。行腰穿脑脊液压力 120mmH$_2$O，常规、生化正常，病原学阴性。考虑原发病引起的神经系统受累、狼疮脑病可能。给予甲泼尼龙 1g qd×3 天（7 月 30 日至 8 月 1 日），序贯给予甲泼尼龙 40mg qd 治疗，并于 7 月 30 日、8 月 4 日予鞘注 2 次（甲氨蝶呤 10mg+地塞米松 10mg）。8 月 1 日起患者间断出现双颞侧视野缺损、发作性双眼失明、视物模糊。眼科床旁检查：考虑中枢受累所致视力下降可能性大，不除外血管炎中枢受累可能，建议完善头颅 MRA。予前列地尔（凯时）10μg qd，视力略恢复。查头颅 MRA+T2：右侧大脑前动脉 A1 段、双侧大脑后动脉 P1 段局部狭窄；左侧大脑前动脉 A1 段、双侧大脑前动脉 A2 段、右侧大脑中动脉 M2 管腔不规整；T2＊左侧顶部及右侧枕部脑沟异常信号，考虑蛛网膜下腔出血不除外。请示神经内科：结合患者症状和影像学变化，考虑可逆性脑血管收缩综合征可能，双眼失明也可能与血管痉挛有关，可予尼莫地平静脉泵入治疗。治疗后，患者头痛未再发，双眼视野、视力逐渐恢复，仍有右侧同向偏盲。完善经颅多普勒（TCD）（8 月 7 日）：双侧大脑前、大脑中、大脑后动脉、基底动脉流速增快、有杂音，提示上述动脉狭窄。复查 TCD（9 月 1 日）：各血管血流频谱未见明显异常。复查脑 MRI（8 月 26 日）提示脑实质病灶缩小。脑 MRA（8 月 26 日）仍提示脑动脉狭窄病变。复查 BNP 39ng/L，NT-proBNP 160pg/ml。ECHO（9 月 7 日）：轻度肺动脉高压（41mmHg），中度三尖瓣关闭不全。

二、讨　论

免疫内科杨华夏医师：总结病例特点：患者因关节肿痛 4 年，气促 1 年，发热伴皮疹 9 天入院。中年女性，慢性病程，急性加重，有多系统受累症状，症状呈阶段性进展。总体上病程分 3 个阶段，其中后两个阶段发生于入院后、较为急骤：第一阶段主要为原发病表现，包括关节痛、腮腺肿大、ANA（＋）、抗 SSA（＋），外院唇腺提示灶性淋巴细胞浸润，活动耐量下降、ECHO 提示轻度肺动脉高压，故原发病方面干燥综合征、轻度肺动脉高压可诊断，因为缺少 SLE 特异性抗体及特异性靶器官损害，故 SLE 诊断证据不充分；第二阶段主要是皮肤科方面，表现为进展性皮疹，此前曾有抗生素及 NSAIDs 药物使用史，先后出现皮肤黏膜红疹、水泡、全身表皮剥脱，尼氏征阳性，结合患者皮疹性质、范围，中毒性表皮坏死松解症（TEN）诊断明确，经大剂量激素、IVIG 治疗后，皮疹两周后痊愈；第三阶段主要是神经、眼部症状，突出表现为枕部雷击样头痛，VAS 评分 10 分，几天后出现发作性双眼失明，结合患者临床表现及影像学表现，病变定位于中枢，中枢病变包括脑血管、脑白质、部分灰质病变，脑血管病变特点是串珠样改变，患者临床出现神经科急症，我科进行了充分的病因讨论并予积极处理，鉴别诊断方面，患者有免疫病基础，是否为结缔组织病脑病表现？患者有发热，是否为病毒性脑炎等感染性病变？患者病程之初有噬血细胞综合征，是否为单核细胞活化综合征（MAS）脑病表现？患者有免疫病、使用免疫抑制药物，是否合并或继发可逆性后部脑病综合征（PRES）？考虑到 CTD 相关脑病可能，我科予激素冲击、鞘注等针对原发病的积极治疗，但患者病情加重，出现双眼失明，因此中枢神经系统症状用原发病无法解释；感染方面，进行了一系列筛查，无阳性发现；MAS 方面，虽然病程之初有 MAS，但出现中枢神经系统症状时全血细胞已经恢复，用 MAS 无法解释；完善脑部影像学检查，发现有脑白质、灰质及脑血管的一些特殊表现，病因是否为血管炎、血管病或血管痉挛，进一步完善检查未发现血管炎、血管病的证据，痉挛是否为中枢系统症状的病因？请神经科会诊，我们认识到可逆性脑血管收缩综合征（reversible cerebral vaso-constriction syndrome，RCVS）这一类疾病，该病是一组以剧烈头痛（典型者为雷击样头痛）为特征性临床表现，伴或不伴有局灶性神经功能缺损或癫痫发作的临床综合征，其病理基础是大脑动脉的可逆性收缩，多于发病后 1~3 个月恢复。诊断标准包括：①急性起病的剧烈头痛，伴或不伴神经症状；②起病后只有单相病程而没有新发症状达 1 月以上；③MRA、CTA、血管造影可见脑血管节段性收缩；④无动脉瘤性蛛网膜下腔出血证据；⑤脑脊液检查正常或接近正常（蛋白<100mg/dl，WBC 15/mm^3，葡萄糖水平正常）；⑥起病 12 周后脑血管影像学检查显示脑血管痉挛完全或显著缓解。RCVS 发病机制：血管张力的短暂失调导致大脑动脉的节段性、多灶性收缩和舒张。分为 2 大类：原发性：自发性的；继发性：占 25%~60%，病因包括：①血管活性物质：毒品、酗酒、麦角新减、儿茶酚胺；②免疫抑制剂：他克莫司、CTX、IVIG、α-干扰素、EPO；3. 其他：产后、高钙血症、头部创伤、硬膜下血肿、神经外科手术。检索我院 30 年病例记录，发现 RCVS 一例，该患者有使用兴奋剂病史，雷击样头痛起病，影像学有脑血管收缩表现，经舒张血管治疗后好转。PubMed 上检索该病与自身免疫病关系，文献报道少，只有 3 例个案：一例吉兰-巴雷综合征使用 IVIG 后出现 RCVS；第二例为 SLE 继发抗磷脂综合征（APS），APS 可能导致 RCVS；第三例为 SLE 使用 CTX 后出现 RCVS，考虑为 CTX 诱发。RCVS 合并免疫病时需进行一系列鉴别，包括模拟血管炎样表现、原发中枢神经系统血管炎、系统性血管炎中枢表现。关于 TEN 方面，我院免疫病相关的 TEN 较少（只有 7 例），常见于 SLE，如 TEN 样狼疮，此外，某些药物如 NSAIDs、镇静药、中药等也可诱发 TEN。PubMed 上检索发现 TEN 在自身免疫病中主要与 SLE 相关，一些与治疗药物相关。鉴于患者病情较为复杂、诊断少见，故提请内科大查房。希望解决以下问题：①皮肤科方面问题：TEN 的诱因：原发病所致还是药物诱发的可能大？TEN 的治疗：IVIG、激素的地位（大剂量/冲击）；②神经系统方面问题：雷击样头痛的鉴别：脑白质/血管病变的鉴别（血管炎/血管病/血管痉挛）；RCVS 的诊断、鉴别诊断、治疗和预后；RCVS 与 CTD 的关系？TEN 与 RCVS 的关系？③眼部表现问题：失明，视野缺损的鉴别诊断？血管炎/血管病/血栓/血管痉挛。RCVS 的眼部表现；④血液系统问题：全血细胞减少的鉴别：MAS/CTD/药物？MAS 是否与神经系统病变相关？⑤放射科问题：解读 RCVS 的影像学特点。

放射科王凤丹医师： 7 月 28 日患者出现头部症状时行头颅 MRI 平扫检查，右侧额叶、双侧侧脑室后方顶枕叶可见少许斑片状长 T2 长 T1 信号，FLAIR 为高信号。FLAIR 为压水相，脑脊液在 FLAIR 上应为低信号，但该患者左顶叶脑沟在 FLAIR 上仍为高信号。T_2^* 为

GRE 成像，对磁场敏感度很高，该患者 T_2^* 上这些脑沟呈低信号；结合 FLAIR 和 T_2^* 提示该患者有左侧顶叶局部蛛网膜下腔出血，患者头颅 CT 印证了左侧顶叶脑沟内高信号为蛛网膜下腔出血，但该患者的蛛网膜下腔出血与我们平常所见不一样，一般的蛛网膜下腔出血范围更广、脑池也会有出血，而该患者出血仅局限在几个局部脑沟里。此外，该患者右额叶、双侧顶叶皮层及皮层下白质可见高信号，这些高信号在 DWI 上未见明显高信号（即没有弥散受限）。总体而言，该患者初次颅脑影像学提示：①有局灶的蛛网膜下腔出血；②有累及多个脑叶的多发病变，累及范围包括皮层、皮层下白质及深部白质。患者 MRA 上可见前循环病变，双侧大脑前动脉 A1 段不规则狭窄，双侧大脑前、大脑中动脉远段节段性狭窄，受累血管较为广泛；后循环上，右侧大脑后动脉 P1 段狭窄明显，双侧大脑后动脉远段节段性狭窄；该患者虽然前后循环均有病变，但以后循环症状为主，这主要与前循环有较为完善的交通动脉有关。患者 MRV 上未见充盈缺损。

8 月 5 日该患者因症状加重复查颅脑 CT 和 MRI，CT 上可见脑沟内高密度病变有好转，但新发左顶叶大片低密度影。在磁共振 FLAIR 相上，可见双侧顶叶大片状高信号，较上次明显增多范围增大，左侧为著，沿脑回分布，白质、灰质均有受累，DWI 有明显弥散受限，提示有脑缺血性病变，病变主要是大脑中动脉的供血区。该患者经过治疗后复查颅脑影像学，可见大片状异常高信号明显好转、范围变小，左侧顶叶有些软化。复查 MRA 可见狭窄明显好转，右大脑前动脉 A1 段较前局部好转，右大脑后动脉 P1 较前好转，但从侧位上看，患者脑动脉远端仍有多发狭窄病变，不除外与磁共振场强不同相关。

总结该患者的特点：①脑部受累广泛、多个脑叶受累，皮层及皮层下白质均有受累，8 月 5 日检查提示主要为大脑中动脉供血区受累；②病灶变化速度快，具有可逆性，病变较重但好转迅速；③蛛网膜下腔出血为局灶性，主要局限于顶叶脑沟内；④颅内血管受累广泛，与一般缺血性疾病不同。该患者有免疫病基础，上述病变需首先考虑是否为干燥综合征、系统性红斑狼疮所致颅内血管病变，但免疫病一般引起颅内小血管病变，呈血管炎改变，MRA 检查上一般难以呈现，且多为深部白质受累，此与该患者表现不太相符，故鉴别诊断上需考虑 2 个疾病：可逆性脑血管收缩综合征（RCVS），可逆性后部脑白质病综合征（PRES）。RCVS 为临床和影像学表现的综合征，临床上有剧烈头痛，影像学上诊断标准为：脑动脉广泛、节段性收缩，这种收缩为可逆性，3 周左右收缩血管可以恢复，血管造影、CTA、MRA 均可发现这种收缩改变。RCVS 的病因较多，药物、创伤均可诱发，机制尚不明确。RCVS 需与许多疾病鉴别，其中主要是与 PRES 鉴别，PRES 为后循环供血区受累，表现为双侧对称性脑白质异常信号、融合，也可累及皮质，也可出现局灶性出血和蛛网膜下腔出血，机制为血管源性水肿。以前认为 PRES 主要是后循环受累、深部核团不受累、DWI 上无高信号，但最新研究发现，PRES 也可出现全循环受累，深部核团也可受累，DWI 上也可出现高信号，机制也是血管收缩，只是血管受累范围不如 RCVS 广泛，对于 PRES 和 RCVS 的认识在不断更新和变化，目前最新的文献认为：①9% ~ 38% 的 RCVS 存在与 PRES 相同的影像学表现（PRES-like），85% 的 PRES 存在与 RCVS 相同的血管痉挛、收缩（RCVS-like）；②RCVS 和 PRES 受累血管和供血区可以相同；③两者通常同时存在，诱因可以相同，以前认为 PRES 与高血压有关，但目前发现血压正常者也可有 PRES；④两者的临床表现及影像学有时难以区分。目前有一种理论认为两者有一种共同的病理生理学机制，只是我们认识尚不深入。综合该患者的临床和影像学表现，我们认为目前应诊断为 RCVS，因为从影像学诊断标准角度，RCVS 与 PRES 的区别主要是两者的累及范围，该患者血管及脑实质受累范围更倾向于 RCVS，但两者的界限不是非常确切，或许随着认识的加深和对疾病发病机制的了解，两者可能是同一种病。

皮肤科曾跃平医师： 该患者外院用过头孢克肟、左氧氟沙星和 NSAIDs 药物，入院查体可见颊部有水泡，嘴唇黏膜糜烂，颈部、胸背部、四肢可见充血性大片红斑，此后患者皮疹加重，有表皮剥脱，颈部、胸部为著，前胸小水疱增多、密集，考虑中毒性表皮坏死松解症（TEN），予 IVIG 40g qd 治疗 5 天，皮损最终痊愈。引起 TEN 的常见药物为别嘌呤醇、卡马西平及 NSAIDs 类等药物。TEN 典型表现为皮肤烫伤样外观，该病需与 Stevens-Johnson 综合征（SJS）鉴别，两者的区别主要是表皮剥脱面积的大小，表皮剥脱面积小于全身体表面积 10% 诊断 SJS，10%~30% 为 SJS-TEN 重叠，大于 30% 为 TEN；TEN 和 SJS 一定有口腔黏膜和眼睛受累，否则诊断需慎重。该患者皮疹加重前后使用过 NSAIDs 药物，有口唇黏膜受累，皮疹加重时全身表皮剥脱面积大于 30%，符合 TEN 的表现。但该患者有可疑的 CTD，CTD 也可出现类似皮肤改变，如 TEN 样红斑狼疮（TEN-like LE）。查阅文献，TEN-like LE 大多数有 ANA、抗 ds-DNA、抗 SSA 阳性；该患者 ANA、抗 SSA 阳性，不除外 TEN-like LE，两者鉴别困难，目前有学者使用凋亡性泛表皮松解急性综合征（ASAP）代替，ASAP 包含 4 大类疾病：TEN、TEN-like LE、TEN 样假性卟啉病、TEN 样移植物抗宿主病，这 4 种病鉴别比较困难，有时 SLE 患者使用多种药物，无法区分是 SLE 或是药物导致的皮损。但根据该患者临床表现，SLE 基本排除，且皮疹加重前后有使用 NSAIDS 药物的病史，故诊断还是倾向于药物引起的 TEN，TEN-like LE 可能性不大。TEN-like LE 极为少见，全世界报道不足 50 例，因此本例患者皮肤改变用药物引起的 TEN 解释更为妥当。治疗上，TEN 倾向于使用 IVIG，而糖皮质激素的使用目前存在争议，TEN-like LE 则首选糖皮质激素，IVIG 作为二线选择。关于 IVIG 和激素在 TEN 治疗中的作用与地位，两者均缺乏随机双盲对照研究，但根据治疗经验，IVIG 对于 TEN 治疗的证据等级较激素稍高，用法为 2~3g/kg，分成 3~5d 使用，强调早期使用，IVIG 总量应 >2g/kg；而激素（冲击或大剂量）证据等级偏低，争议较多。我科总结 82 例 SJS/TEN 治疗经验：早期使用激素对患者有益，激素 +IVIG 较单用激素效果好。

眼科姜洋医师： 黑蒙为眼科急症，如果是视网膜动脉栓塞，30~90 分钟内没有及时治疗，即使通过溶栓等治疗恢复血供，也可能导致视网膜功能的永久性丧失，视力不可恢复。眼部本身病变导致的双眼同时黑蒙较为少见，因为同时发生双侧视网膜或视神经供血障碍的情况较为少见，一般为单眼病变，所以如果是双眼同时黑蒙需高度怀疑中枢神经系统病变。8 月 3 日该患者双眼黑蒙同时发作，且此前曾有类似发作、几分钟内可自行恢复，故考虑血管痉挛可能性大。眼底检查对于眼科疾病的诊断与鉴别非常重要，如 A/V 比值，该患者双侧眼底检查未见视网膜层面阻塞、渗出、血管痉挛等现象，而且双眼黑蒙同时发生，故从定位、定性上高度怀疑为神经科症状。供应视神经、视网膜的眶后血管痉挛时，静脉前列地尔治疗可迅速改善症状，根据该患者此前曾有双眼黑蒙自行恢复现象，高度怀疑血管痉挛，故建议予前列地尔治疗，静脉给药 30 分钟后该患者视力即好转，由双眼手动 10cm 恢复到指数 10cm。8 月 5 日该患者再次发作，前列地尔给药 1 小时后无好转，眼底检查正常，此种情况需与神经科的皮质盲鉴别，主要鉴别点是双侧瞳孔对光反射，正常人双眼能视物（即视觉正常）取决于两个方面，一个是能提供外界信号的眼球正常，另一个是通过外侧膝状体到枕叶皮质的视放射通路正常；如果眼球正常，但放射通路有障碍，这时患者虽然视觉有障碍，但由于瞳孔对光反射通路是不经过外侧膝状体，而是通过视束进入中脑的动眼神经核，故对光反射可正常。该患者 8 月 5 日再次出现双眼黑蒙发作时，眼科检查发现虽然视觉有障碍但双侧瞳孔对光反射正常，再次证明了该患者双眼黑蒙、视觉障碍为中枢神经受累所致。该患者目前同侧偏盲可以用枕叶病灶解释。血管炎、血管痉挛、血管其他事件的鉴别点：正常人的眼底血管走行十分流畅；血管炎时可见动脉有白鞘，周边有大量沿血管走行的渗出、出血（樱桃红斑）；如果是血管堵塞可见血管不充盈，血管供应区域视网膜呈灰白色。患者的预后方面，虽然目前视力有改善，但不是完全恢复，RCVS 对视力造成的损害可能不是完全可逆。

神经内科彭斌医师： 患者脑部临床表现为剧烈头痛，有免疫病基础，病因初步考虑包括免疫病相关血管炎、颅内静脉血栓形成、可逆性后部脑白质病综合征（PRES）、高血压脑病等。患者 MRV 正常，故静脉血栓形成可排除。患者发病时血压不高，故高血压脑病可排除。PRES 是一种可逆性后循环脑白质病，一般表现为对称性顶枕部白质受累，最初与高血压脑病关联，部分高血压患者合并有后循环脑白质病，呈现为高血压、PRES 重叠现象，但随着对 PRES 认识加深，发现无高血压患者也可出现 PRES，如某些免疫病患者使用免疫抑制剂后出现。本例患者需考虑 PRES，但患者的病变部位与典型 PRES 不太相符，患者 MRA 提示串珠样狭窄，从病变范围及特点上更倾向于可逆性脑血管收缩综合征（RCVS）。RCVS 的表现包括：患者从未遇到过的撕裂样头痛，脑血管多发狭窄、扩张（串珠样），呈可逆性，可有蛛网膜下腔出血。蛛网膜下腔出血常见病因为动脉瘤破裂出血，这种出血影像学上病变较为弥漫，较少表现为局灶性脑沟高信号，但也有部分蛛网膜下腔出血表现为局灶性病变。RCVS 的蛛网膜下腔出血不是动脉瘤破裂所致，而是脑血管剧烈收缩导致的出血。影像学检查很重要，如 MRA，不但可以明确 RCVS 诊断，而且可排除动脉瘤。RCVS 常见诱因包括药物、肿瘤、创伤、手术、自身免疫病（抗磷脂抗体综合征、SLE 等）、偏头痛、产前子痫等。常见药物包括抗抑郁药、静脉丙种球蛋白、免疫抑制剂、干扰素、减肥类药物、NSAIDs、酒精、毒品等。该患者有干燥综合征基础病，曾使用冲击剂量丙种球蛋白，头痛发作与丙种球蛋白使用有时间上关联，存在诸多 RCVS 诱发因素，是 RCVS 诊断的支持点，尤其是大剂量静脉丙种球蛋白的使用，静脉丙种球蛋白常用剂量为 0.4g/kg，该患者使用冲击剂量丙种球蛋白可能是 RCVS 的一个重要诱因，故临床上可与皮肤科探讨今后能否降低静脉丙种球蛋白的使用剂量。RCVS 治疗上：首先要求血压控制在正常水平，对于降压药物的种类无特别要求，CCB 是一种可选药物，如尼莫地平对于缓解血管痉挛效果较好，静脉尼莫地平治疗渡过急性期后可改为尼莫地平口服，可避免疾病复发，但要注意避免降压过大引起灌注不足。RCVS 的可逆性不是短期内可逆，一般 12 周后恢复，该患者视力减退可能与血管痉挛有关，也可能与脑实质病变有关，需治疗一段时间后评价。有些

RCVS、PRES 的病变不一定是完全可逆的，会遗留一些病灶，该患者颞叶及左枕叶病灶可能会遗留一段时间。如果血管持续无法扩张，可能对脑实质造成永久损伤，这种情况下如果药物治疗无效，部分报道可考虑使用血管支架扩张。PRES 与 RCVS 的关系：随着研究的深入，目前认为两者有趋同趋势，PRES 除典型脑后部病变外，部分病例还有脑前部、脑干、深部核团病变，以及其他不典型表现，也有可节段性血管狭窄。RCVS 对称性改变少见，也可有不典型临床表现，可表现为偏侧、双侧脑部病变，可表现为脑缺血或出血，可有脑血肿、水肿表现，有的甚至没有典型头痛表现。PRES 和 RCVS 可能存在共同发病机制，不同病因、症状下可能有不同临床形式。RCVS 与 TEN 的关系文献未见报道，但 TEN 引起的炎症等因素是否可诱发 RCVS 有待进一步研究。患者 MRA 上提示串珠样狭窄，除考虑 RCVS，还需考虑血管炎狭窄。

血液科韩潇医师：该患者与血液科相关的病例特点主要是全血细胞减少，可分为 2 个阶段，第 1 次出现全血细胞减少是疾病初期，第 2 次是在治疗过程中。这两次全血细胞减少的病因是否相同？从血常规上看，白细胞和血小板的变化趋势是一致的，第 1 次全血细胞减少出现在疾病初期，持续了 4 天左右，第 2 次在治疗过程中，持续了 7 天左右，中间和后期血常规正常。在第一阶段的全血细胞减少，病房考虑原发病活动，给予甲泼尼龙和 IVIG 治疗，血小板和白血病很快恢复正常。第 2 阶段，单次给予 CTX 0.4g 后 3 天，白细胞和血小板下降，给药后 1 周达到最低，停药 10 天后恢复正常。全血细胞减少的病因可分为血液系统疾病和非血液系统疾病两大方面，血液系统疾病方面可分为良性和恶性，非血液系统疾病可分为感染、非血液系统肿瘤、结缔组织病、药物、中毒、脾亢、放射性物质辐射等。该患者第一次全血细胞减少时伴有一些与原发病不一样的现象：该患者此前无甘油三酯异常，但入院后甘油三酯持续升高，Fbg 下降，骨髓涂片见噬血现象（一般免疫病中不常见）。上述 3 点用原发免疫病无法解释，依据 2004 年国际组织细胞协会公布的噬血细胞综合征（HLH）诊断标准，临床及实验室标准 8 条中符合 5 条即可诊断 HLH：①发热；②脾大；③血细胞减少 ≥ 2 系：Hb < 90 g/L，NEUT < 1×10^9/L，PLT < 100×10^9/L；④TG ≥ 3mmol/L 和（或）Fbg<1.5g/L；⑤骨髓、脑脊液、淋巴结噬血细胞增多，没有恶性疾病的证据；⑥铁蛋白 ≥ 500 μg/L；⑦可溶性 CD25 ≥ 2400 U/ml；⑧NK 细胞活性减低或缺如。该患者除无脾大外，8 条中符合 7 条，故第 1 次全血细胞减少时 HLH 诊断明确。HLH 可概括为体内免疫细胞不受约束活化导致的一种高炎症状态，如 NK 细胞、细胞毒 T 细胞出现异常，其穿孔素、颗粒酶无法发挥灭活巨噬细胞作用，巨噬细胞在某些诱因作用下持续激活，机体处于高炎症状态。故临床上这些患者可出现高热、肝脾大、淋巴结肿大、炎症指标升高，该患者较为典型。HLH 分类上可分为原发性和继发性，原发性一般认为家族性，但目前认为有基因突变也算原发性；继发性常见于感染（尤其是病毒）、恶性肿瘤（尤其是血液系统肿瘤如淋巴瘤）、自身免疫病（常见为成人 Still's 病、SLE、类风湿关节炎、原发性干燥综合征、肉芽肿性多血管炎等）。HLH 治疗上，目前有 1994、2004 方案 2 种，1994 方案有 3 个核心药物，包括地塞米松、依托泊苷、环孢素，其中地塞米松最为重要。2004 方案与 1994 方案的区别是对环孢素的使用时机做了调整，1994 方案中环孢素是放在诱导治疗后（8 周后）的缓解期使用，而 2004 方案将环孢素使用时机提前，放在诱导期使用。目前

2004 方案的随访数据尚不充分，故国际上更倾向于使用 1994 方案，即地塞米松为主，选择性加用依托泊苷，缓解后使用环孢素，如果有中枢神经系统受累，使用鞘注治疗。总体上，一旦确诊 HLH，必须立刻开始治疗，以期降低死亡率。该患者发现 HLH 后立即给予甲泼尼龙治疗，兼顾了原发病治疗，效果尚可。HLH 治疗上分原发与继发，对于原发性 HLH，如果是家族性，需考虑移植，如果是非家族性，持续不缓解也可考虑移植，如果非家族性缓解后再次复发亦考虑移植。对于继发性 HLH，需针对基础病同时治疗，如果治疗后仍持续活动，需查基因看是否为原发性。单核细胞活化综合征（MAS）为 HLH 的一个亚类，特指继发于免疫病的 HLH，发表于 2010 年中华内科杂志的一篇文献总结我院 11 年共 45 例 HLH，发现近一半继发于血液系统恶性肿瘤（基本全为淋巴瘤）；9% 继发于自身免疫病（11 例），最常见于成人斯蒂尔病、肉芽肿性多血管炎，诱因包括基础病活动、合并感染，均有发热表现，将近一半患者存活，死亡时间范围为 24~44 天，合并 DIC 者全部死亡。HLH 预后方面，平均死亡时间为 1~12 个月，一般为 5 个月，合并 DIC 者预后差。我院总结的数据来看 HLH 似乎预后比国际（6 年生存率 60%）、国内（北京人民医院 6 年生存率 70%）差，可能与我院重症患者多有关。导致病情加重和死亡的原因包括：多器官功能障碍综合征（MODS）、DIC 等。文献发现存活组与死亡组在临床、实验室检查方面无显著差异，但合并 DIC 全部死亡。文献认为合并免疫病的 HLH 有以下几点值得注意：①活动性自身免疫病合并 HLH 时不易与原发病活动鉴别；②合并 DIC 者预后差；③确诊 HLH 后早期激素、免疫抑制剂治疗很重要，合并感染早期抗感染治疗很重要。总体上，第一阶段全血细胞减少用 HLH 是可以解释的，是否可以用原发病活动解释不好确定，但原发病活动可能是个参与因素。第二阶段全血细胞减少与使用 CTX 密切相关，且筛查噬血指标、感染、肿瘤等其他指标无发现，故考虑与 CTX 有关。对于本例患者，HLH 与神经系统症状有无关系？文献回顾发现 HLH 中有 1/3 有中枢系统表现，是 HLH 的一个严重后果，但异质性强，临床表现有轻有重，检查方面脑脊液可有单核细胞为主的轻度白细胞升高、蛋白升高。HLH 也可出现 PRES，即血管源性水肿，该患者更倾向于 RCVS，文献上尚无 RCVS 合并 HLH 的报道，本例患者结合其临床特点，RCVS 用 IVIG 相关来解释更为合理，用 HLH 来解释较为牵强。

三、转归

患者维持足量激素+硫酸羟氯喹治疗，出院随诊，激素规律减量，病情稳定，神经系统症状改善，复查头颅影像学颅内病灶较前缩小，原颅内多发动脉狭窄较前减轻。

四、点评

这是一个原发性干燥综合征（PSS）患者，是否后期合并有系统性红斑狼疮（SLE），从整个临床资料分析仍略有欠缺。通常 PSS 的临床表现不如 SLE 发展快、损伤严重，但是从这例 PSS 患者可以看到，无论哪种弥漫性结缔组织病（CTD）都可能发展到非常严重的阶段。在本例中最突出的表现即中枢神经系统受累，从影像学显示大脑沟回异常信号，到局灶蛛网膜下腔出血，再发展为 RCVS 这样一个复杂的过程。如果因为有 PSS 而简单把中枢神经系统的表现都简单归结为 PSS 脑病，则无法得到好的疗效。因此临床工作一定要充分注意每一个细节，发现问题，去伪存真，使疾病得到正确的诊疗。

（林伟锋　杨华夏）

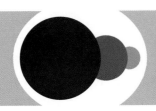

瘀斑 15 年，乏力 5 月，发热、意识障碍近 2 月

这是一例以间断双下肢瘀斑为首发表现的中年女性病例，伴有血两系下降、抗核抗体阳性、补体下降等特征，系统性红斑狼疮血液系统受累诊断明确，积极治疗仍持续血小板减少。因突发高热、意识障碍，抗感染治疗后体温正常，但脑积水加重。行脑室-腹腔分流术后患者意识状态得以改善，有 1 次脑脊液病原学检查阳性。患者脑积水的鉴别诊断方面，主要考虑狼疮原发病和感染，结合治疗反应，考虑感染可能性较大。

一、病例摘要

患者，女性，52 岁。主因"间断双下肢瘀斑 15 年，乏力 5 月余，发热、意识障碍近 2 月"于 2015 年 10 月 22 日入院。

（一）现病史

患者 2001 年双下肢磕碰后出现瘀斑、出血点，偶有牙龈出血、鼻出血，当地查 PLT（10~30）×10^9/L；骨穿：骨髓增生活跃，巨核细胞成熟障碍，血小板少。予泼尼松 60mg qd，PLT 正常，之后规律减量至 5~10mg qd 时，PLT 波动于（20~100）×10^9/L 之间。外院予"达那唑"等口服，血小板可恢复正常，此后停激素，偶有碰撞后瘀斑。2005 年出现手臂皮下血肿，外院予大剂量糖皮质激素治疗有效，激素减量至 5~10mg qd 时，PLT 波动于（20~100）×10^9/L 之间，予"达那唑"等口服略改善。后停用激素，间断有皮肤瘀斑，伴月经量增多、经期延长，间断口服地塞米松 1~3 片 qd，未规律治疗。2015 年 4 月出现乏力、面黄、心悸、气短，伴全身散在瘀斑。5 月查血常规：WBC 11.4×10^9/L，Hb 53g/L→46g/L，PLT 3×10^9→1×10^9/L，网织红细胞 7.65%。尿常规：BLD（+++），便 OB（+）。融合基因 CD55、CD59、Coombs' 试验、Ham、尿 ROUS 试验、铁蛋白均（-）。ANA（+）斑点型 1∶100，抗 U1RNP（+）；C3 0.33g/L↓，C4 0.067g/L↓，IgA 4.15g/L，IgG、IgM、IgE（-）。CRP 正常。ECHO：少量心包积液。间断输注成分血。考虑病情活动，5 月 25 日予甲泼尼龙 48mg qd，吗替麦考酚酯 0.5g tid，及静脉输注丙种球蛋白（IVIG）治疗。2015 年 6 月我院查 ANA（+）斑点型 1∶640，抗 SSA（+），LA 1.5，ACL、抗 β$_2$GP1（-）。予甲泼尼龙口服 48mg qd，硫唑嘌呤 100mg qd，IVIG、长春新碱，患者仍乏力，血小板减少无改善。于 2015 年 7 月收住免疫内科病房。骨穿：骨髓增生活跃，E/A＝2∶1，全片见巨核细胞 152 个，幼稚巨核细胞 10 个，颗粒型巨核细胞 119 个，裸核型巨核细胞 23 个，血小板少见。7 月 4 日起予甲泼尼龙 1g/d×3d，PLT（3~5）×10⁹/L，专业组查房考虑难治性免疫性血小板减少性紫癜，7 月 20 日起再次予甲泼尼龙冲击 0.5g/d×3d，后序贯甲泼尼龙口服 48mg qd，环磷酰胺（CTX）0.4g qw，环孢素（CsA）50mg tid，羟氯喹 0.2g bid 治疗。2015 年 8 月复查 PLT 12×10⁹/L。出院后甲泼尼龙规律减量，维持环磷酰胺、环孢素、羟氯喹治疗。2015 年 8 月 18 日患者洗澡时摔倒致右上臂大片瘀斑。8 月 25 日畏寒、寒战，体温最高达 39.8℃，伴颈后皮肤肿胀。我院急诊停用免疫抑制剂，予厄他培南、莫西沙星等抗感染，逐渐出现意识不清、语言混乱，答非所问，生活不能自理。8 月 31 日体温降至正常，但意识、言语不清无明显好转。8 月 31 日头颅 CT 示幕上脑积水。9 月 6 日头颅增强 MRI 示：幕上脑积水表现，双侧脑室枕角少量蛋白大分子物质沉积，左侧枕叶两个点状异常信号，考虑栓塞梗死可能。9 月 13 日行腰穿示：颅内压 100mmH₂O，脑脊液 Pro 2.22g/L，Glu 5.3mmol/L，WBC 16×10⁶/L，单个核 14×10⁶/L。先后间断予头孢曲松、氟康唑、厄他培南、莫西沙星（每种 1~2 周）抗感染治疗。患者未再发热，但意识障碍加重，遂于 9 月 21 日开始予静脉输注地塞米松 10mg q12h、加用美罗培南 2g q8h 抗感染。9 月 26 日复查头颅 CT 幕上脑积水较前加重，患者出现嗜睡、少语。监测 PLT（10~20）×10⁹/L，9 月 28 日、9 月 30 日、10 月 2 日分别行腰穿：颅内压分别为 200、135、260mmH₂O；脑脊液 WBC 22×10⁶/L→61×10⁶/L→78×10⁶/L，单个核 20×10⁶/L→57×10⁶/L→76×10⁶/L；Pro 1.97→1.35→1.59g/L，Cl 132→137→127mmol/L，Glu 6.8→9.4→7.4mmol/L。予地塞米松、脱水药物降颅压，输血小板、IVIG 对症支持无效，2015 年 10 月 7 日急诊全麻下行"脑室、腹腔分流术"，术后意识状态逐渐恢复如常。术后隔日输注血小板，维持 PLT 50×10⁹/L 以上，将地塞米松改为甲泼尼龙 40mg qd，羟氯喹 0.2g bid，未再抗感染。为进一步诊治收住院。

（二）既往史

类固醇糖尿病史，激素加量后血糖控制差。否认结核、肝炎等传染病史及接触史，否认食物、药物过敏史。

（三）个人史、婚育史、月经史及家族史

无吸烟、饮酒嗜好；女儿患系统性红斑狼疮（SLE），弟弟患免疫性血小板减少性紫癜（ITP），母亲患脑梗。

（四）入院查体

患者体温正常，神清精神可，因下肢肌无力卧床。全身皮肤大量散在瘀斑双下肢肌力Ⅱ-，双上肢肌力Ⅳ+。

（五）诊治经过

入院后完善相关检查：血常规：WBC $9.65×10^9$/L，NEUT 77.2%，Hb 113g/L，PLT $57×10^9$/L（输注血小板后）；便OB阳性；生化：Alb 34g/L，Glu 6.8mmol/L，hsCRP 132.29mg/L，ALT 204U/L，Cr 23μmol/L；ESR 111mm/h；ANA（+）斑点型1∶80；LA 1.19～1.8。感染方面：CMV-DNA 870copies/ml（后复查转阴），CMV-IgM、CMV-pp65（-），EBV-DNA（-）。淋巴细胞亚群：B细胞40/μl，NK细胞31/μl，CD4阳性T细胞220/μl，CD8阳性T细胞760/μl。

原发病方面，入院后予注射用重组人白介素-11 1周，PLT逐渐升至正常，并维持稳定。继续甲泼尼龙口服治疗，12月16日减量为16mg qd；间断予CTX 0.4g静脉输注，目前静脉累积量4.0g。

中枢神经系统方面，11月5日复查头增强MRI：脑积水脑室-腹腔分流术后改变，脑室无明显扩大，脑室周围异常信号消失，DWI上脑室后角高信号消失，原左侧枕叶两个点状异常信号，本次未见，DWI上右侧枕叶点状高信号，ADC未见异常信号，考虑亚急性梗死灶可能，为新见。入院后多次行腰穿变化如表1，期间11月5日至12月14日予头孢曲松2g q12h抗感染治疗。

11月26日脑脊液（11月18日送检）细菌培养报警：洛菲不动杆菌（提纯后培养仅见1个菌落）。12月1日复查脑脊液涂片可见少量球杆菌，培养未见细菌生长。神经内科会诊：考虑感染所致梗阻性脑积水可能性大，头部影像学改变可用脑室、腹腔分流术后脑室压力减轻解释，建议头孢曲松抗感染足疗程4周。请感染内科会诊：中枢神经系统表现不能用洛菲不动杆菌解释，应考虑原发病或巨细胞病毒（CMV）感染可能。近期脑脊液病原提示不动杆菌阳性，但临床无感染征象，脑脊液淋巴细胞为主，均不支持洛菲不动杆菌感染。建议停用头孢类抗生素，行腹部CT了解脑室-腹腔分流管及末端情况。遂完善胸腹盆CT平扫：脑室-腹腔分流术后，管末端位于盆腔内。自阅片未见导管末端肿胀、积液。

目前患者一般状况良好，神清精神好，食欲、睡眠佳，二便正常。持续康复锻炼，双下肢近端肌力V-，远端肌力IV，可在搀扶下慢走。BP 120～130/60～70mmHg，HR 80～90bpm。全身皮肤散在瘀斑较前大致相同，心、肺、腹查体无明显异常。

表1 住院期间脑脊液结果变化

脑脊液分析	10月26日	11月3日	11月18日	12月1日
压力（mmH_2O）	130	200	180	145
白细胞数（10^6/L）	27	15	4	0
单个核（10^6/L）	26	14	0	0
多核（10^6/L）	1	1	4	0
蛋白（g/L）	1.49	1.22	1.3	1.4

续　表

脑脊液分析	10 月 26 日	11 月 3 日	11 月 18 日	12 月 1 日
氯化物（mmol/L）	126	127	127	131
葡萄糖（mmol/L）	5.1	3.2	2.7	2.7
细胞学				
收集白细胞总数（0.5ml）	1200	1000	1000	200
激活淋巴细胞	+	+	+	-
细胞溶解				+
淋巴细胞比例	90	90	90	90
单核细胞比例	10	10	10	5
中性粒细胞比例				5

二、讨　论

放射科张大明医师： 8 月 31 日头颅 CT：侧脑室、三脑室扩张，四脑室无扩张，提示符合幕上脑积水；9 月 6 日头颅增强 MRI：幕上脑积水，间质性脑水肿表现；少量蛋白大分子物质沉积；左侧枕叶见两个点状异常信号，考虑栓塞梗死可能；DWI 上见高信号；无硬脑膜强化；软脑膜强化不明显；9 月 26 日至 10 月 6 日，5 次头颅 CT，脑积水逐渐加重。11 月 4 日头增强 MRI：符合脑室-腹腔分流术后改变。

免疫内科刘金晶医师： 患者中年女性，慢性病程，病史 15 年，反复 PLT 减少伴出血倾向，激素有效，但治疗不规范；半年余前（2015 年 4 月）可疑 EVANS 综合征，骨穿见巨核细胞成熟障碍，ANA、抗 SSA、LA 阳性，补体减低，SLE 诊断明确。2015 年 7 月大剂量激素冲击 2 次，联合 2 种免疫抑制剂治疗，效果不佳。有 ITP、SLE 家族史。2015 年 8 月摔倒后出现发热、疖肿、意识障碍，颅压正常或略高，脑脊液 WBC 数十个，单核细胞为主，蛋白高，糖、氯化物不低，常规培养阴性。予头孢曲松、氟康唑、厄他培南、美罗培南、莫西沙星等可控制体温，但脑积水加重，脑室-腹腔分流术有效，术后间断输注 PLT，时间间隔较前增加，PLT 逐渐改善。术后输注重组人 IL-11 一周，PLT 逐渐升至正常并维持稳定。入院后完善多次腰穿，脑脊液多次查细胞学提示激活淋巴细胞炎症，再次予头孢曲松抗感染 2 周后脑脊液培养洛菲不动杆菌 1 次，涂片 G⁻ 球杆菌 1 次，无腹腔感染表现。脑脊液行二代测序检测病原，因无洛菲不动杆菌数据库，进行同种属检测，匹配度良好。目前患者主要存在两个问题：难治性 ITP，脑积水。

ITP 方面，患者基础病为 SLE，骨穿提示明确的巨核细胞成熟障碍，虽未查抗体，PLT 减少与病情活动度平行，可用原发病解释。患者行大剂量激素冲击两次，CTX、CsA 治疗 2

月余，PLT 无恢复。随感染、脑积水解除，PLT 逐渐恢复，考虑 PLT 减少与重症感染、应激相关。此外，患者多次查 LA 阳性，但解释 PLT 减少证据不足；头 MRI 虽有枕叶脑梗证据，但无明确血栓事件，无不良孕产史，APS 证据不足。

脑积水方面，患者行脑室-腹腔分流术后，临床症状很快改善。影像学方面，术前、术后脑室扩张改变明显；9 月 6 日头颅增强 MRI 见软脑膜强化；术后复查时已消失；侧脑室附近大分子物质沉积也有所改善。住院后多次查脑脊液，细胞数偏高，单核为主，细胞学提示淋巴细胞为主的炎症；脑脊液蛋白明显升高，但糖、氯化物不低，不符合典型细菌感染表现。

患者存在 SLE 背景，经文献检索，SLE 可导致脑积水，有个案报道，但罕见。病例回顾分析提示，SLE 脑积水与蛛网膜等脑膜组织炎症和 APS 缺血事件引起交通性脑积水相关；多与病情活动度相关，患者脑积水相关临床表现病程较长，少有急性起病；多为正常颅压性脑积水（normal pressure hydrocephalus，NPH），影像学多符合交通性脑积水，而非梗阻性脑积水。本例为梗阻性脑积水。

本例脑积水起病相对较急，在原发病高强度治疗后发生，当时无 SLE 活动证据。发病时为免疫抑制状态，高热伴皮肤破损，迅速出现意识障碍，抗感染治疗可控制体温；结合脑脊液蛋白明显升高，头 MRI 见软脑膜炎、室管膜炎、侧脑室后角大分子物质沉积，考虑感染导致梗阻性脑积水可能性大。病原方面，结合多次病原培养，分枝杆菌和真菌可能性不大；病毒引起脑积水病例极少；考虑细菌可能性大。但洛菲不动杆菌能否解释病情全貌？查阅文献，洛菲不动杆菌不嗜糖，或可解释患者脑脊液糖、氯化物不低，但能否表现为淋巴细胞活化为主的炎症？能否解释药物治疗反应？本例免疫抑制状态，存在混合感染可能，经抗感染后，是否其他快生长的细菌得以消除，而洛菲不动杆菌生长缓慢，得以检测？病原学结果为术后脑脊液检测所得，是否可能与 VP 分流手术相关？如 VPS 管路反流？是否需拔管？患者已无症状，是否继续抗感染治疗？以上问题希望通过各科老师协助解决。

血液科段明辉医师：患者病史长达 15 年，问题主要集中于今年。患者近期有高强度激素+免疫抑制剂治疗，为免疫力低下人群，感染风险高，同意免疫抑制治疗后感染导致脑积水可能性大。

血液方面：贫血方面，追溯 2015 年 6 月贫血最重时，网织红细胞最高 44%，但 LDH、TBil 几乎完全正常，无红细胞破坏证据；溶血证据不足，网织红细胞增多考虑骨髓造血恢复所致。除了溶血外，SLE 还有其他机制可以导致贫血，包括感染、溶血危象等；患者反复 CMV 感染，强烈免疫抑制后，病毒感染也可能导致贫血。后期经治疗后，患者贫血得到改善，PLT 减少成为突出问题。

ITP 诊断明确，患者基础疾病为 SLE，考虑 ITP 系继发于 SLE。治疗方面，合并结缔组织病者主要治疗原发病。后期患者出现一系列问题，包括颅内可疑感染迹象等，未来激素使用应适当控制，尽可能采用非激素二线治疗，否则感染风险会继续增高。

此外，患者 SLE 病情的控制与 PLT 的恢复有 2 月左右的时间差；原因考虑：各系对治疗反应存在差异；IL-11 对造血干/祖细胞有损伤的疾病可能有作用；后期 PLT 减少也可能与 CMV 或其他未知感染等有关；综合来讲，在充分的免疫抑制治疗后，感染得以控制，加上 IL-11 的作用，使得 PLT 恢复稍有延迟。

神经内科关鸿志医师： 从患者发病情况及头颅影像学、脑脊液检查来看，考虑颅内感染可能性大。本例有进行性加重幕上脑积水，符合梗阻性脑积水影像学表现。同时影像学双侧脑室枕角异常信号支持室管膜炎，脑膜炎与室管膜炎可以解释神经系统主要症状，也是梗阻性脑积水的原因，迅速加重的梗阻性脑积水可以导致意识障碍。脑膜炎伴室管膜炎继发梗阻性脑积水常见于中枢神经系统（CNS）细菌感染。脑脊液细胞学虽不符合典型化脓性细菌性脑膜炎表现，但患者为免疫抑制状态，脑脊液炎性细胞反应可以不典型。

二代测序结果： 11 月 18 日脑脊液送检二代测序（华大基因研究院），对脑脊液进行了"全病原体检测"，测序获得的核酸序列经过与病原体基因组数据库比对，并未发现可疑的病原体序列。后来同次的脑脊液标本送检细菌培养洛菲不动杆菌阳性；我们把培养的结果告之华大，他们确认用于结果比对的病原体基因组数据库并未列入洛菲不动杆菌的基因组——因为目前尚无该菌的全基因组信息。华大将收集到洛菲不动杆菌部分基因序列信息加入数据库，并重新对测序结果进行了分析比对，结果与洛菲不动杆菌匹配度高。脑脊液二代测序有助 CNS 感染的病原体鉴定，我们近期报道了一组病毒性脑炎的脑脊液二代测序结果，该技术对 CNS 细菌感染确诊也有帮助，但存在假阳性和标本污染的可能。本例患者二代测序有一定意义，因为同次标本送检细菌培养阳性，两个实验室同时污染可能性小，但能否解释临床全貌，还需结合临床。本患者为免疫抑制人群，结合颅内情况，细菌性感染可能性大，病毒性感染较少引起梗阻性脑积水，而且 SLE 本身也不会引起梗阻性脑积水。

神经外科吴昊医师： 从以下几个方面学习脑积水：术前诊断，手术方式的选择，手术工作原理，术后可能面临的问题。

术前诊断： 患者脑积水诊断明确，分类方面：根据解剖学可分为梗阻性、交通性脑积水，本例患者分类不明确。头 CT 主要表现为三脑室、侧脑室扩张，四脑室不扩张，符合梗阻性脑积水；但交通性脑积水早期四脑室也可不扩张，若观察时间足够长，也可出现四脑室扩张，因此影像学上不能完全除外交通性脑积水。根据病因可分为原发性、继发性脑积水，本患考虑继发性脑积水，可能与 SLE 相关；经查阅文献：SLE 导致脑积水多为交通性脑积水，但也有些为梗阻性脑积水，主要原因是中脑导水管硬化性狭窄；压力方面，多数为正常压力性脑积水。

临床表现上，因患者出现进行性意识障碍，有急诊手术指征。手术方式的选择：继发于肿瘤占位的脑积水，首先需积极治疗原发病；单纯梗阻性脑积水，主要有三种方法：三脑室造瘘、经典的脑室-腹腔分流术、侧脑室外引流。交通性脑积水主要为回流障碍，三脑室造瘘无效，只能选择脑室-腹腔分流术；侧脑室外引流只用于临床应急，引流管只能放 2 周，每 2 周需重复手术更换管路。本例患者，因不能完全除外交通性脑积水，若行造瘘术，日后发现为交通性脑积水，则需重新手术。此外，考虑本例脑积水不除外与 SLE 相关可能，原发病不一定很快缓解，病情可能会有所反复，故不选择侧脑室外引流，而选择脑室-腹腔分流。脑室-腹腔分流的绝对禁忌：明确的细菌性脑膜炎。结合患者当时临床表现，脑脊液 WBC 轻度升高，不符合典型化脓性细菌性脑膜炎。综合考虑，脑室-腹腔分流最合适。

工作原理：脑积水的原因包括脑脊液产生增加、回流障碍；若回流通道受阻，可人为创造引流通路；脑室-腹腔分流将脑脊液引流至腹腔，起到分流作用；工作核心：头皮下分流泵，可调压，可根据颅内压进行人工设置；单向，颅内压高于设定压力时才工作；有抗反流作用，只允许脑脊液由脑室流向腹腔，不允许逆流。

目前可能出现的问题：①因患者 SLE，若 SLE 进入活动期，可能会有脑积水症状反复，颅内压可能会有所波动，若再次出现意识障碍，或脑积水长期表现，如步态异常、尿失禁、智能下降等。可复查 CT，若仍有脑室扩张，首先考虑是否压力不合适，可通过调压装置调节压力，简单、无创；②颅内感染：若出现明确细菌性脑膜炎，应拔除引流管，若取出后仍有脑积水症状，包括脑室迅速扩张，应临时放置脑室外引流，予抗感染治疗，待感染控制后，择期再行脑室-腹腔分流术（VP 分流）；③脑脊液性状发生问题，导致管路堵塞：一方面会有临床症状，另一方面 CT 会有脑室扩张表现，此外按压头皮泵可了解管路是否通畅；若有管路堵塞，需拔除、重新放置。

此外，脑室-腹腔分流虽有抗反流作用，但不除外有逆行感染可能：若腹腔感染，可沿管路逆行感染。拔管指征：①临床上有发热、脑膜刺激征等时；②脑脊液 WBC 大于 $10 \times 10^9/L$；③脑脊液培养阳性；3 条满足 2 条即可拔管。目前管路是否需处理，取决于是否存在明确的化脓性细菌性感染，本患者前两条不符合，第三条可疑，不除外污染或非致病菌可能。我科认为目前不需要拔除引流管，但若存在明确细菌性脑膜炎，则应拔除，并继续观察。

细菌室王澎医师：患者病情复杂，单用洛菲不动杆菌感染难以解释疾病全貌。最初脑脊液细胞数高、蛋白高、糖不低，涂片有 G⁻球杆菌，培养 1 个菌量的洛菲不动杆菌，量少。患者或许曾有一过性感染；但后期病情复杂，难以单用洛菲不动杆菌解释。

洛菲不动杆菌是环境中的致病菌，为完全需氧菌，易污染，阳性率低，污染率高，感染极少。洛菲不动杆菌在自然界很多地方都存在，如饮水机，接种饮水机量水管就可培养出洛菲不动杆菌。若有水污染或操作过程中相关污染，即可导致洛菲不动杆菌阳性。脑脊液感染阳性率低，污染率高；培养出洛菲不动杆菌少见。第一区长出 1 个菌落，不能轻易忽视；是否污染，需结合临床综合判断。报道洛菲不动杆菌导致的系统性感染、院内感染均极少；主要为机会性感染，易受环境影响。同菌属的鲍曼不动杆菌，在急诊、ICU、重症病房常见，尤其易定植呼吸机等；鲍曼不动杆菌多为泛耐药；而洛菲不动杆菌多为敏感菌，很多抗生素敏感；若单用洛菲不动杆菌难以解释病情全貌，可能有更为复杂的免疫基础。

患者起病时有过洗澡时摔伤，洛菲不动杆菌水里多见，或许有相关性；早期使用的厄他培南，是碳青霉烯类唯一一对铜绿假单胞菌无效的；头孢菌素类，头孢他啶、头孢匹肟、哌拉西林钠/他唑巴坦钠、哌拉西林可能有效，第 1、2 代头孢菌素效果不好，如头孢呋辛可能存在天然耐药；抗菌谱较特殊，类似铜绿假单胞菌的抗菌谱。

本患者还需考虑导管相关感染；脑室-腹腔分流虽有抗反流作用，但细菌可沿管壁生长。管壁无自净能力，静脉插管相关感染拔管后有助于治疗。

感染内科周宝桐医师：患者 SLE、PLT 减少症，前期经高强度激素+免疫抑制剂治疗，后出现发热、意识丧失、神志改变，发现存在脑积水。首先考虑 CNS 感染，但需要注意：患者 2015 年 8 月 25 日出现发热，随即出现意识障碍、胡言乱语，8 月 31 日第一次行头 CT 提示脑积水。时间非常短，若为细菌、病毒性脑膜炎或脑膜脑炎，似乎不足以短时间内导致脑积水。或许因感染严重，短时间出现大量蛋白，堵塞脑脊液回流；也可能患者在 SLE 基础上，本身就有慢性脑积水，缓慢出现，未达临界状态，本身已耐受，在突发感染情况下，机体不耐受，而出现 CNS 改变。

可以肯定的是，感染是存在的，但是否为可解释病情的病原菌，还需仔细考虑：本患者多次行腰穿，脑脊液检查非典型化脓性细菌感染表现。脑积水，多在慢性感染中较常见，如结核、隐球菌等；已充分行相关筛查，目前无支持证据，暂不考虑。是否还存在其他感染，目前暂不明确，但很难用洛菲不动杆菌解释病情全貌。洛菲不动杆菌为不动杆菌属，该菌属均为机会致病菌；临床更常见的为鲍曼不动杆菌，经常为多重耐药或广泛耐药；洛菲不动杆菌较少见，药敏可参考不耐药的鲍曼不动杆菌：碳青霉烯类、喹诺酮类、四环素类、多黏菌素、替加环素、头孢他啶等可能有效；经查阅文献，头孢曲松效果可能并不理想。目前，本患者的临床表现、脑脊液检查包括常规、生化、压力、细胞学等均有改善，可能为某种药物起效，也可能为自然病程在改善。

洛菲不动杆菌脑膜炎应符合细菌性脑膜炎表现，不动杆菌常发生在院内，免疫抑制人群多见；不动杆菌脑膜炎非常难治，文献报道多数人需多黏菌素全身用药及脑室用药，才可治愈；若未经强化治疗，多数人预后不好。从整个治疗经过来看，认为洛菲不动杆菌不是本例致病菌；用其他细菌感染也难以解释；也可能存在过某种感染，经治疗后改善，现已无法追踪；且经脑脊液分子学检测，未检测出其他病原菌。

本患者可能解释：存在免疫病基础，之前可能存在慢性脑积水，但不重，后期可能因合并 CMV 病毒感染（入院后曾检测到血中低水平 CMV-DNA 阳性），但入院时患者已无发热，患者感染最严重阶段已过去，病毒血症可能已有所改善，而病毒已进入靶器官，影响 CNS；病毒性脑膜脑炎解释很早出现的胡言乱语，似乎更合适。强的免疫抑制抑制后，CMV 出现活动，加上可能存在慢性脑积水基础，导致病情急剧加重；后期病毒感染自限，感染情况得以改善，体温下降，但脑积水无改善，后经脑室-腹腔分流，脑积水得以改善，颅内压下降，整个情况好转。免疫病经充分的激素和免疫抑制剂治疗，原发病得以控制，PLT 也有所恢复。

目前患者一般情况良好，不需继续抗感染治疗；可继续观察；以后也可能再次发生感染，出现后再进一步处理。

普通内科曾学军医师：患者原发病 SLE 需长期治疗，大家临床分析和文献复习考虑脑积水可能与 SLE 相关，也不除外感染导致，脑室-腹腔分流管需长期放置，因此本次查房需特别重视目前有无感染的问题，即如何对待洛菲不动杆菌检查阳性。患者日后需长期免疫抑制治疗，管路相关感染风险高。脑脊液感染培养阳性者少数，污染找到细菌更少；本患者脑脊液有两次细菌涂片或培养阳性，细菌室认为不能完全当作污染；若视作有意义的致病菌，虽并未引起强烈的感染，但可引起免疫炎症反应。若清除本菌，可能有助于改善免疫炎症反应，延缓或避免这个菌造成感染可能。若抗感染治疗后，复查转阴，病原得以清除，日后再次出现病原菌阳性，则毋庸置疑应拔除引流管。若现在不处理，日后原发病反复，需加强激素及免疫抑制剂治疗，或可能再次出现 CNS 症状，需重新考虑有无感染问题，处理方面会比较被动。现阶段洛菲不动杆菌可能确实难以解释病情全貌，不一定对疾病全程有影响，但患者免疫抑制剂且有脑室-腹腔分流管路存在，不能完全无视潜在的风险。需平衡抗感染获益与风险，是否还是可以针对洛菲不动杆菌使用抗生素。

感染内科周宝桐医师：若一开始即为洛菲不动杆菌，则入院后未行针对洛菲不动杆菌有效的治疗，患者已明显好转时才发现，不大可能。但患者免疫低下，有感染的高危因素，可能是后期新出现的，需考虑继发于脑室-腹腔分流术，为分流导管相关感染。

若确实认为洛菲不动杆菌为分流导管相关感染的病原菌，则必定要干预；但单纯抗生素治疗可能仅能延缓脑室-腹腔分流相关感染进程，推迟处理管路的时间，并不能彻底清除感染，改善结局，须去除引流管，同时予适当抗感染治疗。患者目前一般状况好，无发热、脑膜刺激征等脑膜炎表现，脑脊液检查不支持细菌性脑膜炎，且一旦去除脑室-腹腔分流管，很可能会再次出现颅高压和脑积水。因此是否马上干预应慎重。个人倾向于暂不干预，密切观察，有更明确的脑膜炎表现时再采取行动。若要干预，抗生素方面可予足量美罗培南 2~3 周；但药物费用及可能带来二重感染等问题，以及拔出脑室-腹腔分流管的利弊，需与患者及家属充分沟通后再做决定。

免疫内科费允云医师：患者 SLE 诊断明确，大剂量激素、免疫抑制剂情况下出现发热、意识障碍，感染明确；SLE 也可引起脑积水，但少见，且多为交通性脑积水。目前交通性、梗阻性并不能完全明确，脑积水原因也并不明确。目前患者 SLE 无活动证据，糖皮质激素和免疫抑制剂无须加强，继续目前治疗即可。SLE 合并的脑积水可行鞘内注射，但必须先除外感染，否则不能行鞘内注射。患者脑脊液不止一次明确的病原阳性，不像污染，且患者免疫力低下。经免疫内科专业组查房，认为 SLE 基础上合并感染导致脑积水可能性更大，建议加用全身抗感染治疗。下一步是否使用全身抗感染治疗，如美罗培南或喹诺酮类，会与家属商讨后决定进一步治疗。

三、转　归

经与患者及家属交代抗感染相关利弊后，于 2015 年 12 月 25 日开始加用美罗培南 2g q12h 抗感染治疗；10 天后肝酶、胆管酶均有增加，考虑药物性肝损，权衡利弊停止抗感染治疗。随诊至 2016 年 7 月，患者一般情况良好，无头痛、发热，神清语利，活动自如，4 月 20 日复查头 CT 示引流管末端位于三脑室内。双额顶叶皮层下散在斑片状低密度影，考虑缺血灶。脑室系统未见明显扩张，脑沟裂池未见明显增宽，其内未见异常高密度。中线结构居中。双侧苍白球钙化。松果体、脉络丛可见钙化。目前维持甲泼尼龙 8mg qd，CTX 0.4g 每 3~4 周 1 次，羟氯喹 0.2g bid。监测血 PLT（100~170）×10^9/L，肝肾功正常，Ig、补体正常范围。

四、点　评

　　系统性红斑狼疮合并难治性血小板减少是临床上比较棘手的病例，患者对多种较强的免疫抑制治疗反应欠佳，同时也导致其处于机会性感染高危状态。在多次腰穿没有找到病原的情况下，急诊科、内科医师结合患者病史，没有贸然考虑除外感染而进一步加强狼疮的治疗，在坚持抗感染的前提下，积极争取手术使患者恢复意识，为后续治疗赢得了时机。本例我们应用了二代测序的手段获得了一种病原体，虽然不能用这一种病原解释病情全貌，但侧面印证了我们对感染性病因的推断，并为下一步治疗指明了方向。

（马明磊　刘金晶）

普通内科

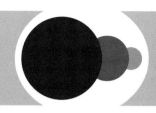

皮疹8月，淋巴结肿大7月，间断发热4月，加重1周

这是一位中年女性，以皮疹、淋巴结肿大起病，病程迁延达7~8个月，病程中反复出现发热，抗生素治疗貌似有效，但停药后病情反复而病因不明。这是一例迁延不愈的感染？还是淋巴增殖性疾病？抑或自身免疫性疾病？

一、病例摘要

患者，56岁，女性，主因"皮疹8月，淋巴结肿大7月，间断发热4月，加重1周"于2014年12月12日入院。

（一）现病史

2014年3月底患者于扫墓时出现双足0.5cm×0.5cm红色皮疹，突出皮面、压之不褪色，无痛、痒感，伴双脚踝关节疼痛，无红肿热，口服抗过敏药、激素（具体不详），症状缓解。2014年4月初出现左侧颌下压痛，半月后可触及左侧颌下肿物，约花生米粒大小，质韧，活动度可，有压痛，无发热，就诊当地医院，考虑颌下淋巴结肿大，予口服克拉霉素治疗，服药后颌下淋巴结消失，停药后再次出现左侧颌下肿痛。2014年5月至7月反复左侧颌下淋巴结肿痛，逐渐增大至蚕豆样大小，质地渐硬。多次就诊当地医院，查血常规：WBC（9.7~13.7）×10^9/L，NEUT（4.9~9）×10^9/L，PLT（291~448）×10^9/L，Hb 121~128g/L；肝肾功能：（−）；hsCRP 62mg/L；浅表淋巴结BUS：左侧颌下皮下多发低回声，考虑肿大淋巴结；胸部CT：双肺上叶见散在肺大疱或肺气囊形成，纵隔多发淋巴结，甲状腺右叶体积增大；头颅CT：右侧上颌窦囊肿；喉镜：慢性咽喉炎。予抗感染（头孢类、克林霉素）治疗，用药后3~4天淋巴结可短期消失，停药7~10余天后症状反复，并逐渐出现右侧颈淋巴结肿大。2014年8月再次出现颌下淋巴结肿大，伴发热，为午后低热，体温波动于37.5~37.8℃，无畏寒、寒战，伴左膝关节痛，无红肿热，不能上下楼梯，伴黑蒙，就诊当地医院，查血常规：WBC 17.63×10^9/L，NEUT 11.39×10^9/L，PLT 349×10^9/L，Hb 115g/L；ESR 50mm/h；眼底检查：左眼旁中心暗点。考虑上呼吸道感染、左眼底出血，予左氧氟沙星×3d、克拉霉素×3d抗感染治疗，体温渐降至正常。2014年9月再次发热，Tmax 37.8~38.0℃，伴右侧颈部淋巴结肿大，无畏寒、寒战，就诊当地医院，查血常规：WBC 15.13×10^9/L，NEUT 9.11×10^9/L，PLT 386×10^9/L，Hb 116g/L；肝肾功能：（−）；补体：C4 0.69g/L；Ig 定量：IgA 6.15g/L；ESR 50mm/h；ANA、T-SPOT. TB（−）；PPD 强阳性（可见水疱）；骨穿+活检：骨髓造血组织增生活跃；腹部 BUS：轻度脂肪肝；淋巴结BUS：双侧颈部及右侧腋窝淋巴结肿大，左侧腋窝及双侧腹股沟淋巴结稍大；胸部 CT：右肺上叶尖段密度增高影，炎性病变可能性大，不除外结核，轻度肺气肿，右侧腋窝及纵隔淋巴结肿大，脾门及脾脏前缘密度增高影：副脾？肿大淋巴结？2014 年 9 月 16 日行左颌下淋巴结活检，考虑"淋巴结结核"。9 月 20 日至 24 日予四联（异烟肼、利福平、乙胺丁醇、吡嗪酰胺）诊断性抗结核治疗，抗结核第 2 天双膝关节出现瘙痒性皮疹，为散在绿豆样大小丘疹，伴红肿，伴双膝关节酸痛，不能完成下蹲动作，伴发热，Tmax 39.0℃，伴畏寒，无寒战、盗汗，予哌拉西林/他唑巴坦 3.38g q6h×4d，效果不佳。淋巴结活检回报"符合外周非特殊性 T 细胞淋巴瘤"，停用抗结核治疗药物，换用美罗培南 1g q8h×6.5d 治疗，发热、关节疼痛症状好转。广东省人民医院、广州医学院第一附属医院淋巴结病理会诊考虑淋巴结反应性增生。2014 年 10 月 10 日口服异烟肼、利福平×2d，出现左手及双足皮肤水疱样疹，周边伴红肿，伴疼痛，伴双膝关节肿痛，予左氧氟沙星、克林霉素治疗，停用抗结核药物，予抗过敏药物、甲泼尼龙 40mg×1d，症状稍好转。2014 年 10 月底与 2014 年 11月中旬两次分别出现右手和左手大拇指桡侧多发相同性状 0.5cm×0.5cm 皮疹，均伴发热，性质与前相似，后出现双腕关节、膝关节疼痛，当地医院行大疱穿刺取疱液送细菌涂片、培养（−），膝关节 MRI 提示滑膜炎（未见检查单），考虑"早期类风湿关节炎"，予抗过敏药、抗生素治疗，症状缓解。2014 年 11 月 21 日开始甲泼尼龙 4mg tid×3d 治疗，同时局部外敷，关节疼痛好转，随后出现双侧胫骨疼痛，左侧为著，无红肿热，无法站立，腿MRI 提示骨髓水肿、软组织肿胀，予曲马多对症，效果不佳，2014 年 11 月 27 日开始甲泼尼龙 24mg qd 治疗，药疹症状好转，膝关节疼痛无缓解，仍有间断低热，无畏寒、寒战。遂就诊我院门诊及急诊，查血常规：WBC 51.38×10^9/L，NEUT 45.17×10^9/L，PLT 381×10^9/L，Hb 105g/L，生化：Alb 28g/L，ALT 83U/L，K 3.6mmol/L，Cr 70μmol/L，cTnI 0.02μg/L，AMY 43U/L，LIP 30U/L；hsCRP 180.33mg/L；IgG 18.62g/L，IgA 7.38g/L；补体：C3 1.367g/L，C4 0.521g/L；ANA、ANCA：（−）；PCT 0.5～2ng/ml；胸部正侧位：双肺纹理增多、增粗，左上肺片状高密度影，感染性病变不除外，右上肺索条；骨穿：单核细胞比例稍高，浆细胞比例稍高，可见吞噬细胞及吞噬血细胞现象；北医三院淋巴结病理会诊：淋巴结反应性增生，不除外早期 Castleman 病。2014 年 12 月 6 日起发热，Tmax 40.0℃，伴畏寒、寒战，12 月 6 日至 8 日予以莫西沙星 0.4g qd 静脉输注，12 月 9 日至 11日序贯莫西沙星 0.4g qd 口服，同时洛索洛芬对症治疗，双侧胫骨疼痛缓解，入院前 2 日出现干咳，无咳痰、胸痛，12 月 8 日自行将甲泼尼龙减量至 16mg qd，仍每日夜间 1～2 点发热，Tmax 39～40℃，伴畏寒、寒战，口服洛索洛芬后 2～3 小时体温可降至正常。为进一步诊治收入我科。

自起病以来，精神、睡眠、饮食可，尿便正常，体重下降约 6kg。有口干，自诉需借水送服馒头。无光过敏、眼干、脱发、口腔溃疡及雷诺现象。

（二）既往史

2001 年行左侧输卵管囊肿切除术。

（三）个人史及家族史

个人长期居住于广西，对青霉素可疑过敏。婚育史、月经史、家族史无殊。

（四）入院查体

生命体征平稳，双侧上眼睑皮肤发红，左侧嘴角可见数个暗红色疱疹，左侧颈部可见1cm×1.5cm手术瘢痕。左手大鱼际、示指及中指近端指间关节红色皮疹，右侧胫前陈旧色素沉着。右侧颈部、双侧腋窝及双侧腹股沟区可触及单发1cm×1cm肿大淋巴结，质软，无压痛，活动度可。胸廓正常，双肺呼吸运动对称，双侧语颤对称，无胸膜摩擦感，双侧呼吸音清，未闻及干湿啰音，心前区无隆起及凹陷，心界正常，心律齐，各瓣膜区未闻及病理性杂音。腹平软，无压痛及反跳痛，肝脾肋下未及，Murphy征（-），移动性浊音（-），肠鸣音正常。左小腿见陈旧皮疹，双下肢不肿。

（五）诊治经过

入院后完善常规检查，血常规：WBC 45.17×10^9/L，NEUT 40.50×10^9/L，Hb 99g/L，PLT 328×10^9/L；尿常规、粪便常规+潜血：（-）。肝肾功：K 3.4mmol/L，Alb 25g/L，ALT 64U/L，Cr 70μmol/L；hsCRP 211.20mg/L，ESR 121mm/h；肿瘤标志物（-）；淋巴细胞亚群：NK细胞比例和计数均升高，CD8 T细胞比例降低计数正常；腹部BUS：胆囊多发隆起样病变，息肉可能性大；上肢动脉BUS：右侧腋动脉起始处狭窄可能；乳腺及腋窝淋巴结BUS：双乳增生双乳囊性结节，左乳多发；甲状腺及颈部淋巴结BUS：甲状腺多发囊实性结节，良性倾向；颞动脉、颈动脉、椎动脉、锁骨下动脉、腹主动脉、肾动脉、下肢动脉BUS、ECHO、子宫及双附件BUS（-）。骨扫描：胸骨、双侧股骨及胫骨异常所见，性质待定，双肩、双膝关节异常所见，考虑为炎性病变可能性大；胸部增强CT：与2014年9月19日外院老片对比：新见左上肺大片团状实变影，周围多发斑片索条影，结合病史，首先考虑感染性病变，恶性病变不能完全除外，请结合临床，建议治疗后复查，右肺尖淡片索条影，较前减轻；新见左上肺下舌段及两下肺多发淡片索条影，炎性病变可能；新见两肺门及纵隔多发肿大淋巴结，新见双侧胸膜略增厚、双侧少量胸腔积液，甲状腺右叶增大并类圆形低密度影，请结合颈部B超检查，原片扫描未及；肝左叶增大，脾脏饱满，副脾结节，原片扫描未及；腹盆增强CT+胰腺薄扫：腹膜后多发小淋巴结。未行骨科特殊处理。皮损较病程中明显减轻，未行特殊处理。

血液方面：铁4项：血清铁26.4μg/dl，总铁结合力88μg/dl，转铁蛋白饱和度23.4%；凝血：PT 15.5s，INR 1.39，Fbg 4.75g/L，D-Dimer 8.21mg/L；外周血涂片：红细胞大小不等，中性分叶核粒细胞胞质中可见中毒颗粒，血小板数量及形态大致正常；外院骨髓涂片会诊结果：粒系嗜酸性粒细胞比例稍高，余无异常。2014年12月16日骨髓活检：造血组织中粒/红系比例增高，幼稚粒细胞增多，巨核细胞可见。

免疫方面：Ig+补体：IgG 14.96g/L，IgM 0.51g/L，IgA 6.12g/L；C3 0.927g/L，C4 0.353g/L；ANA、抗ENA、ANCA、RF、RA相关自身抗体谱、血清免疫固定电泳：（-）；

IgG 亚类：IgG1 12600mg/L，余（－）。

淋巴结方面：腹股沟淋巴结 BUS：双侧腹股沟区淋巴结可见（双侧腹股沟区可见多个淋巴结，左侧较大者 1.3cm×0.3cm，右侧较大者 1.5cm×0.3cm）；颈部淋巴结、锁骨上窝 BUS：未见明显肿大淋巴结；外院颈部淋巴结我院病理科会诊：病变符合淋巴结反应性增生。

感染方面：PCT 8.15ng/ml，G 试验 69.70pg/ml；CMV-DNA 3000 copies/ml，EBV-DNA 700copies/ml；EBV-IgG（＋），EBV-IgM、CMV-IgM：（－）；肺炎衣原体-IgG（＋），肺炎衣原体-IgM（－）；T-SPOT. TB（－），PPD（－）；痰液细菌涂片及培养：（－）；痰液真菌涂片：可见酵母样孢子，可见假菌丝；痰液真菌培养未回报。痰液抗酸染色×4 次（－）。外周血培养：分枝杆菌快速培养（＋），NTM-DNA（＋）。骨髓培养：马尔尼菲青霉菌阳性，药敏提示伊曲康唑敏感。2014 年 12 月 23 日行支气管镜检查，所见：左右侧气道内可见多量脓性分泌物，来自左侧支气管，左固有上叶尖段新生物阻塞，前段可见新生物，余各级支气管未见异常，术中取 N7 TBNA 淋巴结活检。支气管肺泡灌洗液抗酸染色、墨汁染色、六胺银染色、细菌涂片，真菌涂片、奴卡菌涂片均（－）；放线菌培养、奴卡菌培养（－）；细菌培养：苯唑西林耐药的表皮葡萄球菌；真菌培养：马尔尼菲青霉菌。支气管镜刷片未见瘤细胞。新生物活检组织：抗酸染色-TB（－）、六胺银（－）；病理：支气管黏膜呈急性及慢性炎，并见炎性肉芽组织。淋巴结病理：炎性渗出物（较多中性粒细胞），六胺银染色（－），抗酸染色（－）。淋巴结细菌涂片、真菌涂片、培养、药敏、奴卡菌涂片、奴卡菌培养、放线菌培养、抗酸染色、NTM/TM 核酸测定均（－）。细菌培养：铜绿假单胞菌。院内患者持续发热，予莫西沙星 0.4g qd 口服、头孢他啶 1g q8h 抗感染，将甲泼尼龙减为 12mg qd，并根据病原学回报加用更昔洛韦 0.25g q12h 抗病毒治疗，同时支持对症治疗，体温未控制。根据血培养及骨髓培养结果，抗感染治疗方案调整为莫西沙星 0.4g qd 静脉输液、克拉霉素 500 mg bid 口服、乙胺丁醇 0.75g qd 口服、亚胺培南/西司他丁 500mg q6h 抗感染，伊曲康唑 0.25g q12h 静脉输注抗真菌。患者自 2014 年 12 月 24 日至 2015 年 1 月 8 日期间无发热，胸闷、憋气逐渐好转，无咳嗽、咳痰不适，复查血常规：WBC 8.65×10⁹/L，NEUT 72.7%，CMV、EBV-DNA 均（－）；于 2015 年 1 月 6 日停用更昔洛韦，2015 年 1 月 8 日调整伊曲康唑至 0.2g bid 口服治疗。2015 年 1 月 9 日患者再次出现发热，最高 38.5℃，伴咳嗽、咳痰，肺部 CT 较前无明显加重。加用亚胺培南/西司他丁 0.5g qid 静脉输注后体温恢复正常，咳嗽、咳痰症状明显好转，出院继续伊曲康唑 0.2g bid、莫西沙星 0.4g qd，乙胺丁醇 0.75g qd、克拉霉素 500mg bid 治疗。

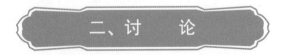

二、讨　论

放射科曹剑医师： 本患者住院期间在我院做了 3 次胸部 CT 检查，12 月我院 CT 示：与外院 9 月老片相比，左肺上叶新发大片实变影，其内可见支气管影，双肺下叶少许索条影，纵隔窗可见左肺上叶实变区肿块影，增强可见强化，双侧少量胸腔积液。之后患者于 2015

年 1 月 4 日及 2015 年 1 月 9 日分别复查胸部 CT，与 2014 年 12 月 CT 相比，可见左肺上叶新发病变范围明显缩小，伴空洞形成；双肺下叶索条影较前稍有好转，纵隔淋巴结较前缩小，胸腔积液基本吸收。根据胸部病变及变化特点，考虑感染性病变可能性大，2014 年 9 月至 12 月期间没有有效的抗感染治疗，从而导致左肺上叶病变逐渐进展。恶性病变不能完全除外，但从我院抗感染疗效看，恶性病变可能性不大。腹盆增强 CT 未见明显异常，腹膜后可见小淋巴结，脾周可见副脾结节。此外，患者曾于我院行右上肢 CT 提示腋动脉至肱动脉移行处可见管腔重度狭窄，周围可见侧支形成，肱动脉远端显影浅淡，考虑血管炎可能，但无 ANCA、ANA、抗 ENA 等免疫指标异常，尚需进一步检查辅助诊断。

普通内科焦洋医师： 本患者外周血培养出非结核分枝杆菌（NTM），骨髓培养出马尔尼菲青霉（PM），总结病例特点：患者中年女性，慢性病程，多系统受累，皮肤方面：病初表现为双足散在红色皮疹，后出现双手、双足水疱样皮疹；骨骼系统，病程中出现双侧胫骨疼痛，无法站立，核磁提示骨髓水肿，骨扫描示胸骨、双侧股骨及胫骨异常；关节方面，患者病程中有双踝、双膝关节、双腕关节疼痛，外院核磁提示滑膜炎，骨扫描双肩、双膝关节异常，考虑炎性病变可能性大；淋巴结方面：患者浅表及深部均见多发淋巴结肿大；肺部方面：患者病初所见类似结核，至 2014 年 12 月于我院胸部 CT 所见左上肺大片团块影，考虑感染所致，但影像所见不能除外恶性病变。此次提请内科大查房，仍有如下几个问题值得讨论：①文献表明，超过 70% 的 PM 感染所致典型皮疹表现类似传染性软疣，表现为顶端凹陷，有助于临床诊断。但本患者皮疹表现并不典型，其对诊断的提示意义究竟如何，仍有待进一步评估；②本患者支气管镜检查可见腔内新生物形成，灌洗液培养提示 NTM 及 PM，究竟哪种微生物在新生物形成中起到主要作用。

病理科王文泽医师： 患者外院淋巴结活检曾提示淋巴瘤，Castleman 病，我院会诊考虑反应性增生。两次细胞学检查均未见瘤细胞。骨髓活检病理：骨样组织一条，0.7cm×0.2cm，低倍镜下可见造血活跃，与患者年龄相比，造血组织明显增多，粒系比例增多，幼稚细胞比例增多，无肿瘤性病变提示。高倍镜下可见小泡样结构，六胺银、PAS 染色均（−）。参考《感染性疾病诊断病理学》，仍未见符合此改变的感染性疾病。本患者肺部肿物活检组织病理为急慢性炎症改变，中性粒细胞偏多，符合急性感染表现，但不符合典型结核改变，而更倾向于混合性、细菌性或小脓肿的表现。

细菌室王澎医师： 从病原学角度回顾，本患者感染了 PM、NTM、CMV、EBV 等多种病原体。患者曾被高度怀疑为结核感染，院内多次血、痰、骨髓培养中仅一次血培养为非结核分枝杆菌，分子诊断证实为龟/脓肿分枝杆菌复合群。分枝杆菌分为结核分枝杆菌（TM）及非结核分枝杆菌（NTM），前者包括人型及牛型分枝杆菌，后者共 150 余种。目前依据生长速度常分为快生长及慢生长 NTM，常见的慢分枝杆菌包括鸟/胞内分枝杆菌、溃疡分枝杆菌等，快生长分枝杆菌种类较多，与临床感染关系密切的包括龟分枝杆菌、脓肿分枝杆菌、偶发分枝杆菌等。传统的根据生化和鉴别培养基进行菌种鉴定的方法不但耗时，而且不能完全将许多 NTM 菌种鉴定出来。随着分子生物学的发展，热休克蛋白 65 或特异性 sRNA 序列有助于快速诊断及菌种鉴别。脓肿分枝杆菌常引起播散性感染，如血行感染等，并且对经典抗结核药物耐药，从而导致临床治疗效果不良，近年来引起临床重视。本患者所有痰培养、痰涂片、抗酸染色均阴性，外周血标本于分枝杆菌培养证实为 NTM，这也提示，在临床病原学筛查中，选择无菌外周血标本，经适当的培养瓶培养将有助于临床上筛选 TM 及 NTM 感染。此外，本患者骨髓培养未能培养出 NTM，而只培养出 PM，其中原因尚不能完全明确，仍有待进一步讨论。而在本患者活检切片中，病理未见明确感染征象，经染色，镜下能找到多量 PM 孢子，但未见到朗格汉斯细胞形成的肉芽肿，推测可能与患者本身免疫机制的异常有关。回顾了既往诊断的 3 例 PM 患者可见，HIV 阴性的 PM 患者均伴有 NTM 感染，这也证实了 PM 感染患者中往往伴有复合感染，这也给我们的临床病原学筛查带来了很多困难。

普通内科黄程锦医师：患者骨髓培养出 PM，提示 PM 感染为播散型，但血培养未见 PM 阳性，请问如何解释？

细菌室王澎医师：患者外周血培养提示 NTM 阳性，未见 PM 阳性，这是因为在 NTM 培养阳性的培养瓶中，我们仅作抗酸染色，而未行革兰染色、墨汁染色等筛查其余细菌及真菌，从而未能提示 PM 感染。此外，不同病原微生物培养生长所需的条件并不相同，且患者培养前已使用了相应抗生素，这也影响了培养结果。

皮肤科晋红中医师：从皮疹角度分析，患者双手鱼际部分可见水肿性红斑，边缘往中心侵袭性发展，表面有结痂，部分坏死；手指近端可见水疱，周围有红晕；手指背侧见坏死红斑；足背轻度红肿；鱼际可见干燥结痂性皮损，周围红斑及水疱；上述皮疹经治疗后可完全好转。考虑如下方面：①肿瘤性疾病，如淋巴瘤可出现上述皮损，但该患者皮疹消退快，且皮损为一过性，无病理支持，暂不考虑此类疾病；②药物性皮疹，分为发疹性药疹，多为一过性；重症药疹，如红皮病等；及模拟各种疾病如血管炎、湿疹等，表现出相应疾病的皮疹特点。本患者缺乏其他症状，皮疹局限于局部，不符合上述药物性皮疹的表现。固定性药疹也为局限于局部的皮疹，但水肿性红斑常无侵袭性发展，因而不支持。此外，系统性接触性皮炎也为药疹所致，与服药史密切相关，同样不符合本患者皮疹特点；③血管炎，理论上本患者水肿性红斑、坏死、水疱等表现支持血管炎症表现。皮肤浅表性血管炎，如荨麻疹血管炎、急性发热性嗜中性皮病（Sweet 病）、持久性隆起红斑，其中 Sweet 病发病急、伴发热，皮疹表现为水肿性红斑，表面伴水疱或大疱性损害，与本患者皮损特征类似，但该病皮损易于复发，这一点在本患者病程中表现不明显。另一类累及皮肤的血管炎，如结节性动脉炎、坏疽性脓皮病等临床上与本病皮损特点不符；④感染，细菌性感染常分为球菌性感染和杆菌性感染。球菌性感染常引起脓疱疮，引起浅表性结痂、渗液等；杆菌性感染包括结核性、非结核性杆菌感染，结核性感染常引起寻常狼疮（面部慢性损害）、疣状结核（臀部疣状增生性损害）；非结核分枝杆菌感染可引起各种类型皮损，因为本患者不能除外非结核分枝杆菌感染。真菌感染，如孢子噬菌病，常为慢性皮损，损害沿淋巴管排列，这与本患者皮损表现不同。此外，青霉胺引起的皮损非特异，不优先考虑。值得注意的是，本患者诊断中如能完善组织病理检查，将有助于鉴别诊断。淋巴增生性疾病可见大量淋巴细胞浸润；而药物性皮疹可于真皮中见嗜酸性粒细胞浸润；血管炎可见中性粒细胞等炎症细胞浸润，伴血管壁破坏；结核感染所致的皮疹中可见结核样结节。综上，从皮疹角度，本患者血管炎可能性大，但不除外系感染所诱发的损害；同时，结合患者发热、淋巴结肿大等全身性表现，我认为本患者临床表现是细菌等微生物所致的全身反应，皮肤表现为血管炎损害。

感染内科范洪伟医师： ①从本患者诊断来看，临床工作中扎实的临床工作，如各种痰、血等的培养等对复杂病例的诊断具有重要的意义；②NTM、PM 均为条件致病菌，共同发生于本患者，是否因本患者存在特殊的发病机制仍需随访时加以重视；③本患者血培养出的 NTM 是否为污染所致，并无确切结论。但该患者当时临床状况不稳定，血象显著升高，肺里出现新发病灶，因而需临床上予以重视；至于在临床稳定时应如何处置 NTM 阳性的患者，仍需更多的研究来回答此问题；④本患者所感染的 NTM 已证实为龟/脓肿分枝杆菌，其标准疗程尚无定论，因而需随访时评估此患者肺部影像学，并据此决定抗生素治疗时间。

感染内科刘正印医师： 在感染 NTM 的患者中，90% 存在免疫功能缺陷，因而需除外本患者是否存在免疫功能缺陷；此外，需追问本患者是否存在鱼、海产品刺伤史，从而有助于明确 NTM 感染源。本患者为播散型 NTM 感染，累积皮肤、淋巴结、肺，病程中的类白血病反应可能与败血症相关。此外，患者感染的另一种微生物 PM 同样常见于免疫缺陷患者中，血培养及骨髓培养阳性率均较高；而免疫功能正常的患者中 PM 感染较少，此患者是否存在免疫功能缺陷仍存在疑问；根据病史推测，可能 NTM 感染在前，PM 感染在后，NTM 感染是否与外伤史等有关需进一步明确。

普通内科焦洋医师： 追问病史，本患者病前并无明确鱼、海产品所致的外伤史，但患者既往有竹鼠（bamboo rat）食用史，竹鼠为 PM 天然宿主，常见生长于广西地区，这也有助于解释患者感染的 PM。免疫功能正常的患者较少感染 PM，本院既往共确诊过 4 例，其共同特点如下：①临床诊断较难，这 4 例患者明确诊断时间均较长（9 个月至 6 年），历经周折；②分布，这 4 例患者中 3 例来自广西、1 例来自贵州，这也符合 PM 分布特点；③患者临床表现有相似的特点，均累及皮肤（多发脓肿）、骨（胫骨、肱骨破坏）、淋巴结等，与结核感染、淋巴瘤、成人 still 病等结缔组织疾病难以鉴别，从而给临床诊治带来了困难。

普通内科曾学军医师： 从本患者临床诊治来看，患者在筛查过程中出现肺部病灶，并经血培养出 NTM、骨髓培养出 PM，从而明确诊断。总结如下：①本患者的诊断得益于病原学筛查技术及同事们的共同努力；②在临床发热待查的患者中，坚持不懈的寻找病原十分重要；③在临床工作过程中，要详细询问病史，并追问患者病程中各种可疑的接触史、接触史、食用史等，从而有助于诊断罕见感染；④在临床疑难病例诊断中，各科室协作工作、沟通非常有助于诊断和治疗，如本患者诊治过程中，细菌室、感染内科、呼吸内科、皮肤科、病理科等都做出了贡献；⑤在随访过程中仍需探索本患者感染背后是否存在潜在的免疫缺陷。

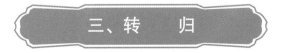

三、转　归

出院继续抗马尔尼菲青霉菌及 NTM 治疗，门诊随诊中。

四、点　评

　　这是一例较为典型的马尔尼菲青霉菌系统性感染的案例。患者生活在广西，有食用竹鼠的历史，临床表现为皮肤、淋巴结、骨关节和肺等器官病变及发热等全身症状，骨髓和肺泡灌洗液中培养出马尔尼菲青霉菌，病理学复核排除淋巴瘤、Castleman 病等。此外，呼吸道分泌物中还培养出表皮葡萄球菌和铜绿假单胞菌，提示肺部存在混合感染。孤立的非结核分枝杆菌血培养阳性，也不排除污染的可能。在发热性疾病中，鉴别诊断往往围绕感染、肿瘤和自身免疫性疾病展开，但由于感染性疾病在发热患者中占比最高，所以首先还是要考虑或排除感染。血、呼吸道分泌物、骨髓甚至淋巴结都是病原学培养的重要材料，临床工作中必须要高度重视这些材料的检查和培养，这些基础性工作对诊断和鉴别诊断的意义非常重要。在这例患者，流行病学史对疾病的诊断也提供了重要的线索。我国南方和东南亚地区是马尔尼菲青霉菌的好发地区，对来自这一区域的发热患者，尤其是不能除外慢性全身性感染时，要考虑到马尔尼菲青霉菌感染的可能性。

（张　晗　焦　洋）

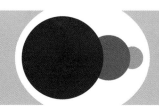

发现多发皮下结节3年，右肾肿物1年余

患者青年男性，自幼反复出现多部位的感染，最近几年出现皮下脓肿，甚至肾脏脓肿，细菌培养结果以苯唑西林敏感的金黄色葡萄球菌为主，然而患者感染部位的炎症反应并不明显，也没有发热等全身表现，这背后是否另有隐情？

一、病例摘要

患者，男性，28岁，主因"发现多发皮下结节3年、右肾肿物1年余"于2015年2月2日入院。

（一）现病史

患者2012年初无明显诱因出现胸壁皮下黄豆大小结节，突出皮面，质韧，活动度可，无红肿热痛，不伴发热、瘙痒等不适。结节逐渐长大至鸡蛋大小，然后红肿、破溃，流出黄色豆腐渣样物质后结痂，此后同一结节可反复破溃。结节数目亦逐渐增加，分布于前胸、后背、双上肢、双大腿。2013年10月因"支气管扩张"在外院住院期间，腹部增强CT发现右肾体积明显增大，弥漫分布大小不等囊性密度影，囊壁不均匀强化，右侧中下组肾盏、右侧输尿管上段受压变窄，左肾大小形态未见异常，腹膜后多发肿大淋巴结（图1左图）；肾血流图：左侧GFR 42.24ml/min，右侧GFR 20.85ml/min。当地医院考虑"恶性病变可能"，切除右肾、肾周脂肪囊及部分输尿管；剖开肾脏可见其中下部囊性改变，内有浑浊黄色脓液；术后病理：肾组织内多发脓肿，周围大量淋巴细胞、浆细胞等浸润，局部见类上皮细胞及多核巨细胞，脓肿腔内似放线菌菌团；输尿管断端慢性炎症，淋巴结反应性增生。2014年4月患者为明确皮下结节原因就诊于当地医院，行左胸壁及左锁骨下各一枚肿物切除术，术中见肿物呈囊性，内含大量灰白色脓性液，术后病理提示皮下纤维囊壁组织，无内衬上皮，纤维组织内见大量淋巴细胞、中性粒细胞、泡沫细胞浸润，血管增生、扩张、充血，局部出血；送检病原学结果不详；术后未予特殊治疗。患者仍反复出现皮下结节，1月前就诊于当地中医院，考虑"干燥综合征?"，予沙利度胺50mg bid、硫唑嘌呤50mg bid、羟氯喹0.2g bid，此后患者自觉结节破溃频率较前增加。2015年1月就诊于我院门诊，查血常规：WBC 4.72×10⁹/L，NEUT 47.7%，EOS 5.1%，Hb 112g/L，PLT 356×10⁹/L；尿常规：BLD 微量，余无殊；ESR 28mm/h，hsCRP 9.7mg/l。外院病理我院会诊：（肾脏）病变符合肾脓肿及肉芽肿，其中可见退变的菌落样物质，输尿管断端管壁组织慢性炎，淋巴结反应性增生；（皮下结节）皮下组织可见大量炎细胞及泡沫细胞浸润，有坏死及囊性变。为进一步诊治收入病房。

（二）既往史

患者出生时有新生儿湿疹。自幼反复肺部感染，表现为咳嗽、咳痰。2岁出现右耳中耳炎，此后迁延不愈，间断右耳流脓。3~4岁时出现右侧脓胸，行开胸脓肿清除术，同期发现脊柱侧弯。8岁时因外伤后腰痛检查发现脊柱裂、脊柱骨髓炎，行手术清创治疗。10岁以来反复发作鼻窦炎。16岁行肛瘘手术。青春期后前胸、后背、面部出现较多米粒大小丘疹，带脓疱。26岁出现咯血，外院诊断为支气管扩张。否认药物、食物过敏史。

（三）个人史、婚育史、家族史

患者足月顺产，乳牙更换延迟，身高发育同常人，自幼体育成绩差，文化成绩列于班级中游。否认吸烟饮酒史。未婚未育。父亲因肝转移癌去世。否认家族中有类似疾病史。

（四）入院查体

全身多发皮下结节，主要分布于左上臂、左胸壁、双肘部、腰背部以及右臀部，最大者位于左上臂、直径约9cm（图1右图），无局部红肿、压痛、皮温升高，质韧，活动度可。鼻翼宽、上腭顶高。脊柱侧弯畸形，后背腰椎水平可见毛发增生，双耳无流脓，鼻窦区无压痛，心肺腹查体无殊。

（五）诊治经过

入院后完善检查。常规检查：血常规：WBC 6.29×10^9/L，NEUT 48.0%，PLT 309×10^9/L，Hb 108g/L；尿常规、便常规、凝血功能（－）；生化：Alb 42g/L，ALT 11U/L，Cr 98μmol/L；铁4项：血清铁44.2μg/dl，总铁结合力411μg/dl，铁蛋白10ng/ml；感染方面：HCV-Ab、HBcAb、HBeAb、HBsAb（＋），HBsAg、HBeAg、HIV-Ab、RPR（－）；HCV-RNA、HBV-DNA（－）；血T-SPOT. TB（－）；G试验（－）；3次血培养（需氧＋厌氧）均（－）；外周血淋巴细胞亚群分析：NK细胞比例及计数显著减少，CD4阳性T细胞/CD8阳性T细胞比例升高，CD8阳性T细胞有异常激活。免疫方面：IgG 28.53g/L↑，IgA 1.93g/L，IgM 0.97g/L，总IgE>5000KU/L；补体：C3正常，C4 0.083g/L↓；ANA（＋）胞质型1∶80，抗dsDNA、抗ENA（－）。皮下结节评估：左上臂MRI：左侧肩部、上臂、腋下、胸壁皮下组织结节影，感染性病变可能，左侧肱骨头皮质模糊、肱骨干上段可疑异常信号；肱骨正侧位X线：左侧肱骨头、肩胛盂局部小类圆透亮影；BUS：全身多处皮下可见无回声，形态结构相似，其内可见细密光点及少许不全分隔，均边界尚清，形态尚规则，部分无回声相连分布，考虑囊性病变。2014年2月5日行超声引导下左上臂皮下结节穿刺术，可引出黄绿色脓液约75ml；引流液细菌培养：苯唑西林敏感的金黄色葡萄球菌（3小时报警）；真菌涂片＋培养、抗酸染色、弱抗酸染色、放线菌和奴卡菌培养（－）。肾脏方面：外院肾脏病理我院细菌室会诊：肾脏病理可见葡萄球菌菌团，似放线菌样，考虑葡萄状菌病（botryomycosis）。外院肾脏病理我院病理科再次会诊：Giemsa 染色（+-），PAS 染色（+），六胺银（+），可能为曲霉。呼吸系统：痰细菌培养：苯唑西林敏感的金黄色葡萄球菌、铜绿假单胞菌；痰奴卡菌、放线菌、真菌培养（-）；胸部 CT：两肺散在斑片索条影，两肺多发小结节，双肺多发支扩。耳鼻喉方面：鼻窦 CT 平扫：符合左侧上颌窦、筛窦炎；颞骨 CT：右侧中耳乳突炎，伴胆脂瘤形成可能，右侧听小骨受累，右侧面神经管水平段局部骨壁欠连续，右侧板障型乳突。耳鼻喉科会诊：右侧鼓膜紧张部大穿孔，考虑慢性化脓性中耳炎（右），予 H_2O_2+复方诺氟沙星滴耳，择期手术；左上颌窦炎，暂不考虑穿刺引流；心脏方面：心电图、ECHO 未见明显异常。神经系统：头颅 MRI：双侧脑室体部壁不规则。

入院后根据皮下脓肿引流液的病原学结果，2 月 6 日经验性加用静脉万古霉素 1g q12h，2 月 9 日药敏结果回报后改为阿莫西林/克拉维酸 1.2g q8h。2 月 13 日行超声引导下左上臂脓肿穿刺引流，引出灰黄色脓液 45ml。2 月 27 日行左肘部结节切除术，术中见皮下组织内 4.0cm×3.0cm 囊性肿物，钝性分离周围粘连组织，可完整切取肿物；皮下结节脓液和组织细菌培养均回报苯唑西林敏感的金黄色葡萄球菌，真菌涂片、抗酸染色、奴卡菌涂片、放线菌培养（-）。

目前患者一般状况可，仍有咳嗽、咳黄痰，间断流清涕、头痛，无发热。查体：左上臂皮下脓肿较入院时明显缩小、张力明显降低，余皮下结节无明显变化。

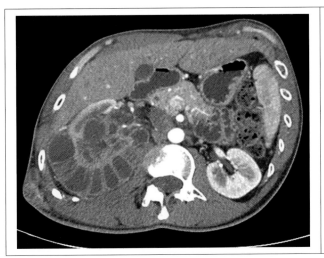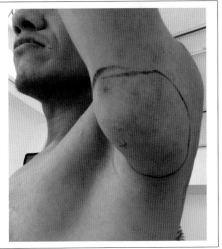

图 1 左图为患者 2013 年腹部增强 CT；右图为入院查体示左上臂皮下肿块

二、讨　论

放射科何泳蓝医师：患者入院后就多个系统进行了影像学评估，现分别介绍患者影像学表现。①腹部方面，患者在 2013 年 10 月至 11 月期间于外院行腹部 CT 及冠状位重建、CTU 重建，可见右肾轮廓增大，右肾中部及下极多发囊状低密度影，周围囊壁及分隔较厚，病变对右肾中下盏及输尿管上段有推压；增强后囊性成分无明显强化，囊壁及分隔有强化；腹膜后可见多发淋巴结；从影像学特征考虑囊性病变为感染性病变可能性大。2015 年 2 月于我院复查腹盆部 CT，见右肾已缺如，但在双侧腰背部、右侧臀部的皮下脂肪可见多发结节状稍低密集影；②皮下结节方面，2015 年 2 月我院左上臂 MRI 可见左上臂、左肩、左腋下及左胸壁皮下多发等 T1 长 T2 信号，病灶内部信号均匀，与邻近结构境界清楚，结合病史考虑感染性病变。此外 MRI 示肱骨上段骨质信号不均匀，但结合 X 线未见明显骨质破坏；③胸部方面，患者于 2013 年 11 月外院胸部 CT 可见双肺多发支气管扩张，脊柱侧弯。2015 年 2 月我院复查胸部 CT 亦可见双肺多发支扩，以及双肺多发局限性气肿及肺大疱，双肺散在斑片索条影及小结节，纵隔多发小淋巴结；④耳鼻喉方面，鼻窦 CT 见右侧鼻甲肥大，左侧上颌窦、筛窦内软组织影，考虑炎性改变。

普通内科徐娜医师：患者青年男性，慢性病程，本次住院存在的主要问题包括：皮下多发脓肿（特点为冷脓肿、最大直径 9cm）；右肾多发脓肿（已行右肾切除术）、右侧慢性化脓性中耳炎、右侧鼓膜紧张部大穿孔（表现为右耳间断流脓）；慢性鼻窦炎（表现为间断头痛、鼻塞）。患者多部位感染明确，病原学检查结果提示：①多次皮下脓肿引流液培养提示苯唑西林敏感的金黄色葡萄球菌；②右肾切除术后病理经细菌室会诊后考虑存在葡萄球菌菌团，类似放线菌样排列；③痰培养见金黄色葡萄球菌及铜绿假单胞菌。除目前存在的感染外，患者自幼有反复肺部感染、脓胸、肛瘘、骨髓炎等；结合患者存在骨骼改变，包括特殊面容（鼻翼增宽、面容粗糙、上腭抬高）、脊柱侧弯畸形、脊柱裂、乳牙脱落延迟，综合考虑可能存在先天性免疫缺陷病，完善 IgG、IgA、IgM、TB 淋巴细胞亚群测定、中性粒细胞 NADPH 氧化酶复合物呼吸爆发功能试验等没有特异发现，但血 IgE 水平明显升高（总 IgE>5000KU/L），至此考虑高 IgE 综合征（HIES）诊断明确。本病非常罕见，现复习文献如下：本病最早报道于 1966 年，两名女童存在反复皮肤金葡菌脓肿、鼻窦炎、呼吸道感染、湿疹，最后诊断为高 IgE 综合征（HIES）。目前国外文献报道共 200 例左右，国内报道近 20 例左右，男女发病率相似。根据临床表现及遗传学特点可分为两型：Ⅰ型常染色体显性遗传（AD HIES），除累及免疫系统外，还出现骨骼改变等，多数为散发病例；Ⅱ型常染色体隐性遗传（AR HIES），仅累及免疫系统。HIES 临床表现包括自新生儿时期就开始的顽固性湿疹样皮炎、反复感染（感染部位以皮肤和呼吸道最易受累，皮肤脓肿多表现为冷脓肿，主要致病菌为金黄色葡萄球菌），骨骼表现包括骨质疏松、易发生骨折、脊柱侧凸、乳牙脱落延迟、特殊面容（鼻翼增宽、面容粗糙、上腭抬高）等；实验室检查提示外周血嗜酸性粒细胞增多以及血清 IgE 显著增高。AD HIES 发病与 STAT3 基因突变导致 Th17 细胞功能缺陷有关。Th17 细胞通过 IL-17 刺激上皮细胞产生趋化因子，促使中性粒细胞趋化、吞噬杀伤病原菌；通过 IL-22 促进上皮细胞产生抗菌肽。因此 Th17 细胞功能缺陷会导致角质细胞、呼吸道上皮细胞抗菌能力降低，尤其易合并金黄色葡萄球菌及白色念珠菌感染。目前 HIES 的治疗总体上没有公认的有效方式，主要是控制感染和对症支持；有报道对于合并重症感染患者可考虑干扰素治疗；不常规推荐 IVIG，仅在合并免疫球蛋白水平低下者的情况下考虑；此外也有报道骨髓造血干细胞移植可以实现 HIES 患者的长期免疫重建。本例患者 HIES 诊断明确，治疗困难；患者皮下脓肿数目多、左上臂皮下脓肿大（最大直径 9cm）、BUS 提示左上臂脓肿内数个小结节广泛融合，引流困难，外科考虑手术切除风险亦大，因此提请内科大查房，指导诊断和治疗：①除金黄色葡萄球菌外，肾脏病理中见放线菌样排列的病原体是否存在放线菌；②指导长期抗感染方案；③皮下多发脓肿的外科治疗指征与时机；④患者存在慢性化脓性中耳炎、右侧鼓膜部穿孔，请耳鼻喉科会诊指导治疗和手术时机，指导慢性鼻窦炎治疗；⑤指导高 IgE 综合征的治疗方案。

儿科李冀医师：高 IgE 综合征是原发性免疫缺陷症的一种。目前原发性免疫缺陷病有上百种，大体分为 8 类，包括：①联合免疫缺陷：严重联合免疫缺陷；②抗体缺陷为主的免疫缺陷：低丙种球蛋白血症；③其他定义明确的免疫缺陷综合征：高 IgE 综合征（HIES）；④固有免疫缺陷：外胚层发育不良伴免疫缺陷；⑤免疫失调性疾病：自身免疫性淋巴细胞增生综合征（ALPS）；⑥吞噬细胞数量和（或）功能缺陷：X 连锁慢性肉芽肿病；⑦自身炎症性疾病：家族性地中海热；⑧补体缺陷。HIES 主要表现包括：①皮疹：新生儿时期顽固性湿疹样皮炎和皮肤脓疱疹；②感染：主要累及皮肤和呼吸道，反复皮肤冷脓肿和反复的肺部化脓性感染，主要致病菌为金黄色葡萄球菌；③骨骼关节：骨质疏松、脊柱侧凸、轻微外伤即发生骨折；乳牙脱落延迟，颅缝早闭，大小关节的伸展过度；中线：腭裂或沿着硬腭中线的纤维带样增厚，舌头裂纹，颊黏膜龟裂及角化斑；特殊面容：面部皮肤因反复感染及湿疹样皮疹而呈现粗糙面容、脸部不对称、鼻梁增宽、鼻翼及鼻尖肥大；④五官：外耳道感染，中耳炎，慢性耳漏；⑤肿瘤：淋巴瘤；⑥化验：外周血 EOS（嗜酸性粒细胞计数）和血清 IgE 水平显著增高，$IgE > 2 \times 10^6 U/L$。诊断根据 HIES 诊断评分系统（NIH）：若患者存在反复肺炎，新生儿期开始的湿疹，病理性骨折，特殊面容和高腭弓，$IgE > 1 \times 10^6 U/L$，NIH 评分 > 30 分为可能诊断；上述特点加上 Th17 细胞减少或缺如，或有明确的家族史者为很可能诊断；上述特点加 STAT3 基因的显性负效应杂合突变为确诊。本例患者存在自幼反复感染、骨骼改变、反复湿疹史、血 IgE 显著升高等表现，符合高 IgE 综合征诊断，已完善原发性免疫缺陷病单基因检测：等待结果回报。该病治疗方面有控制感染、对症支持、丙种球蛋白、血浆置换、IFN-γ 或 α、造血干细胞移植等。

病理科钟定荣医师：患者皮肤和肾脏病理表现类似，考虑为同一种病变。表现为脓肿形成，周边黄瘤样组织细胞浸润及大量多核巨细胞，可见硫黄颗粒。常见的呈硫黄颗粒样表现的病原体为放线菌，但本例中硫黄颗粒周围无明显丝状结构，非典型的放线菌表现。请细菌室进一步明确病原体性质。

细菌室王澎医师：患者两次送检皮下脓肿穿刺引流液，均可见大量金黄色葡萄球菌，真菌、奴卡、放线菌的培养是阴性的。外院肾脏病理中可见硫黄颗粒，硫黄颗粒的本质是一个菌落，这个菌落不是生长在培养基上，而是长在患者的体内。这个菌落可以是放线菌（放线菌病）、也可以是奴卡菌（奴卡菌病）、也可以是细菌（葡萄霉菌瘤病）、还可以是真菌（马杜拉放线菌）。不同病原学所形成的硫黄颗粒在形态在略有不同。本例患者的硫黄颗粒周围整齐，没有丝状结构，不似放线菌、奴卡菌等所致的硫黄颗粒，考虑为葡萄霉菌瘤病。复习相关文献，葡萄霉菌瘤病少见，见于免疫缺陷基础患者，其病原菌除葡萄球菌还可以是链球菌、铜绿假单胞菌、变形杆菌、大肠杆菌、黏液奈瑟菌等。综合考虑本例患者，其皮下结节及肾脏均为金葡菌感染。

感染内科刘正印医师： 对于原发性免疫缺陷病，如不能治疗原发病，抗感染治疗需持续终生。对于金葡菌的皮肤软组织感染，可选择 β 内酰胺类、四环素、克林霉素、斯沃、替加环素、达托霉素、喹诺酮等。鉴于"有效、安全、方便、经济"的原则，对于本例病人可选择 β 内酰胺类+酶抑制剂或喹诺酮，但喹诺酮类药物容易诱发耐药，故 β 内酰胺类+酶抑制剂为更佳。某些老药新用在临床上越来越多，如米诺环素、多西环素、复方新诺明等对于敏感菌也可以考虑。目前对于脓腔内注射抗生素有一些对比研究，没有发现脓腔内注射抗生素有更好的效果，故不予以推荐。需要注意的是，当脓肿已经形成时，感染控制必须以外科引流为基础。

基本外科李秉璐医师： 脓肿的治疗由三部分组成：清创引流、有效的抗生素治疗、营养支持。就外科清创这部分，为更好地掌握患者皮下结节的性状及干预方案，患者入院后行左肘部结节的切除术，术中可见皮下结节有非常坚韧的囊壁，内含稀薄的脓液，术后伤口愈合良好。患者左上臂皮下脓肿最大直径约 9cm、范围广泛、BUS 提示其内数个大小不等的结节，手术切除风险高、可能存在影响肢体功能等风险。因此，对于其他诸多皮下结节，个人认为最好的是方式是抗感染同时穿刺引流（而非切开引流），然后在脓腔缩小至最小时予以完整切除。

耳鼻喉科田旭医师： 患者反复上颌窦炎，在入院后已予以减充血剂、黏膜促排剂，现患者症状有所好转，查体鼻腔内未见明显分泌物，左侧上颌窦窦口无明显水肿，可见之前的治疗有效，治疗持续至少 3 周后复查鼻窦 CT。如果药物效果不佳，可考虑穿刺引流，但目前暂不考虑。中耳炎方面也以改善引流、抗生素治疗为主，待急性期控制后再考虑骨膜修补等手术治疗改善听力。

血液科张薇医师： 除上述讨论的对症支持治疗外，HIES 的根治是造血干细胞移植。最早在 1998 年有报道两例造血干细胞移植治疗 HIES 都失败了，一度认为干细胞移植对本病治疗无效。2000 年以后有报道采用造血干细胞移植治疗 HIES 继发的淋巴瘤后发现患者的免疫缺陷表现明显改善，此后人们重现开始研究造血干细胞移植治疗 HIES，目前全球报道约 20 例左右。有详细描述移植过程的大概 10 例，其中有 2 例在免疫重建之前死于感染，其他 8 例的重建过程比较顺利，干细胞植入及免疫重建的时间，预处理方案与其他行干细胞移植的病种类似。鉴于这类患者存在免疫缺陷，有个案选择尽早停免疫抑制剂，或者尝试供者淋巴细胞输注等方式减少感染风险。但是鉴于此类病例报道非常之少，所以国际上目前建议合并致命感染风险的 HIES 患者尽早行造血干细胞移植，而对于感染风险较低的患者不做积极推荐。对于本例患者，因其比较年轻，从长远角度上看可考虑行造血干细胞移植以期实现根治；但患者目前感染尚不到致命的程度，所以是否接受干细胞移植也取决于患者及家属的意愿。

血液科沈悌医师： 本病是罕见病，涉及多个系统，但总体诊断过程比较顺利，提醒我们加强各科室之间的相互协作，多向兄弟科室学习。

三、转　归

根据药敏结果,将静脉阿莫西林/克拉维酸过渡至头孢拉定 0.5g q6h,患者左上臂和左前胸壁皮下脓肿进一步缩小;2015 年 3 月 7 日再次行超声引导下左上臂皮下脓肿穿刺引流术,引出脓液 10ml。原发病方面,建议行异基因造血干细胞移植,向患者及家属交代必要性及风险,患者及家属表示暂不考虑。患者于 2015 年 3 月 11 日出院,目前门诊随诊中。

四、点　评

高 IgE 综合征是一种临床罕见的先天性原发性免疫缺陷病,以皮肤、肺、关节和其他内脏的反复化脓性感染及骨骼病变、血 IgE 水平明显升高为临床特点,检测基因突变有助于确诊。这例患者以反复皮下脓肿、肾脏脓肿为突出表现,感染的病原体以苯唑西林敏感的金黄色葡萄球菌为主,感染部位却很少有红肿热痛的炎症表现,这样的"冷脓肿"不同寻常,提示中性粒细胞的趋化、吞噬、杀伤能力存在异常,从而指向免疫缺陷性疾病。既往自幼反复感染的病史、特殊面容、脊柱侧弯、脊柱裂和血 IgE 水平,则为诊断高 IgE 综合征提供了重要的线索。

（吴海婷　徐　娜）

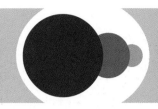

反复胸闷 5 月余

这是一位中年女性患者，以胸闷起病，症状反复迁延达半年之久，临床检查发现双肺有多发斑片、磨玻璃影，伴胸、腹腔积液和心包积液。是什么原因导致的多浆膜腔积液？它与入院后出现的眼部病变到底又有什么关系？

一、病例摘要

患者，女性，49岁，主因"反复胸闷5月余"于2015年4月28日入院。

（一）现病史

患者于2014年12月活动后出现胸闷、憋气，有夜间憋醒，坐起可缓解，伴双下肢水肿，无尿少、尿中泡沫增多，无发热、咳痰、胸痛。就诊当地医院查血常规、肝肾功正常，BNP 859.9pg/ml，影像学示"胸腹腔积液"；ECHO：左室舒张功能减退，中等量心包积液；胸腔积液常规：WBC $270×10^6$/L，单个核细胞41%；心包积液穿刺病理：可见异型细胞（未见报告）；PET/CT：右肺下叶后基底段胸膜下散在斑片影，考虑炎性病变。抗感染治疗后复查心包积液、胸腔积液基本吸收，胸闷、憋气症状好转出院。2015年1月胸闷较前加重，外院间断予胸腔穿刺引流和利尿治疗。2015年3月复查ECHO：室间隔厚度13mm，左室后壁厚13mm，LVEF 54%。3月底就诊于我院门诊，查血常规、生化正常，BNP 1194pg/ml，ESR、hsCRP基本正常，T-SPOT. TB、ANA、抗ENA、ANCA、RF、Ig定量、补体及肿瘤标志物均（-），血清蛋白电泳、血、尿免疫固定电泳（-）。胸腔积液常规及生化：渗出性，乳糜试验（+）；胸腔积液T-SPOT. TB（-），未见瘤细胞。胸部HRCT：双肺多发斑片、磨玻璃影，双侧胸腔积液；超声心动图示"左室壁均匀增厚，房间隔增厚，少-中量心包积液，不除外浸润性心肌病可能"。4月23日北京世纪坛医院行淋巴管造影术，术中见胸导管末端大量造影剂浓聚，未见入血征象。心包积液穿刺常规"有核细胞数$230×10^6$/L，单个核细胞91%"；生化示TP 46.8g/L，Alb 31.5g/L，LDH 977U/L，予利尿治疗。为进一步治疗收入我科。

起病来饮食差，精神、睡眠一般，大便正常，体重下降约12kg。患者今年2月受凉后出现双侧颞部皮疹，不高出皮面，压之可褪色，无脱屑等，4天前无明显诱因出现双眼胀痛，当地医院测眼压高，考虑"青光眼"，予对症治疗后好转。病程中否认光过敏、雷诺现象、脱发、猖獗齿，否认口干、眼干等。

（二）既往史

否认明确慢性病史，否认结核、肝炎等传染病史及接触史，否认食物、药物过敏史。

（三）个人史、婚育史、月经史及家族史

无殊。

（四）入院查体

T 37.0℃，P 100 次/分，R 17 次/分，BP 108/75mmHg，SpO_2（自然状态）91%。双侧结膜轻度充血。双侧颊部可见皮疹，不高出皮面，压之褪色，无脱屑，舌体偏大，未见齿痕，颈静脉怒张，外周静脉充盈，双下肺呼吸音低，余未见异常，移动性浊音（-），双下肢中度对称凹陷性水肿。

（五）诊治经过

入院完善相关检查，血常规：WBC $6.34×10^9$/L，NEUT 71.6%，Hb 148g/L，PLT $332×10^9$/L；尿常规：Pro 微量；24hUP 0.22g；便常规+OB（-）；生化：TP 64g/L，Alb 30g/L，ALT 28U/L，GGT 112U/L，ALP 142U/L，LDH 408U/L，Cr 62μmol/L，CKMB 4.7μg/L，cTnI 0.188μg/L，NT-proBNP 21013pg/ml；凝血（-）；ESR 43mm/h，hsCRP 23.61mg/L；血 T-SPOT. TB（-）×2；CMV、EBV 及微小病毒 B19 IgM 抗体阴性；ANA、自身抗体谱阴性；肿瘤标志物：NSE 20.7ng/ml，余正常。胸腔积液找肿瘤细胞（肿瘤医院）见淋巴细胞及间皮细胞；胃镜：慢性浅表性胃炎，小肠淋巴管扩张不除外，病理提示胃黏膜显慢性炎；腹腔内血管 BUS：肠系膜上静脉管腔内低密度影，血栓可能性大，门静脉流速减低。

入院后诉眼痛加重，视力下降，2 次腰穿测压力分别为 $300mmH_2O$ 及 $>330mmH_2O$，脑脊液常规、生化（-）；头 MRV、肌电图（-）；眼科 BUS：双眼视网膜脱离，部分球壁增厚。眼科会诊：双眼渗出性视网膜脱离，葡萄膜炎，眼压不高。眼科专业组查房考虑全身疾病眼部受累不除外，小柳原田病（Vogt-Koyanagi-Harada syndrome，VKH）可能性大。5 月 7 日予甲泼尼龙 80mg qd 静脉输液，双眼视力明显恢复，眼痛减轻。

心肺方面：心电图：V1~V3 导联呈 QS 型；ECHO：心肌病变，左室肥厚，主动脉瓣、二尖瓣增厚，LVEF 71%；心脏 MRI：符合浸润性心肌病变；胸部 HRCT：双肺多发斑片、磨玻璃影及索条状高密度影；胸腔积液常规 WBC $220×10^6$/L，单核 74%，黎氏试验（+）；生化：TP 17g/L，ADA 5.1U/L，Alb 10g/L，LDH 347U/L，乳糜试验（+），支持渗出液；胸腔积液 T-SPOT. TB（-）。为寻找淀粉样变证据，行舌体及齿龈活检，病理：慢性炎症，刚果红、高锰酸钾化刚果红染色（-）。腹壁脂肪活检病理：局灶见散在均质物，刚果红染色（散在+），高锰酸钾刚果红染色（-）；心肌细胞活检：心内膜下见均质物沉积，特殊染色见双折光，不除外淀粉样变，刚果红染色（+），高锰酸钾化刚果红染色（+）。请血液科会诊，行心肌病理微切及质谱分析：未找到淀粉样物质沉积。转甲状腺素蛋白基因外显子未见异常。

入院后间断胸腔积液穿刺引流及利尿治疗，患者胸闷、憋气好转。6月3日调整至甲泼尼龙60mg qd 口服，此后每2周减4mg逐渐减量。

二、讨 论

放射科王凤丹医师：患者在我院共行四次胸部 CT、一次腹部平扫、心脏 MRI、头颅 MRV。胸部 CT 突出的表现是双侧大量胸腔积液，有心包积液；肺的改变主要以继发改变为主，表现为受压不张，间断有斑片影，胸腔积液充分引流后可吸收。左侧锁骨下静脉周围高密度影，考虑与淋巴管造影剂残留有关。心脏 MRI（图1）可见房间隔、室间隔增厚，左室流出道狭窄，特点为心肌弥漫增厚伴延迟强化，为浸润性心肌病常见典型表现。腹部 CT 可见腹膜后高密度影，亦考虑为残留的造影剂沿淋巴管引流分布，另可见少量盆腔积液。头颅 MRV 可见矢状窦、横窦无充盈缺损表现，无颅内异常。综上所述，该患者影像学的特点为：①多浆膜腔积液，双侧胸腔积液、心包积液；②心肌弥漫增厚伴延迟强化，提示心肌淀粉样变。

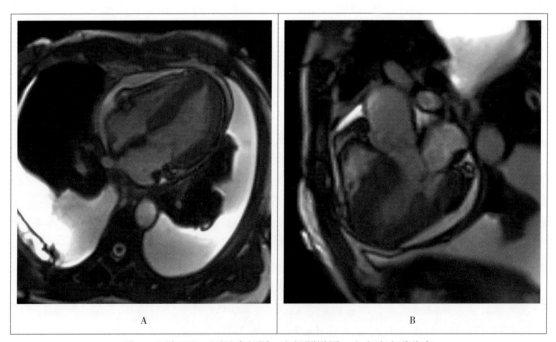

图1 心脏 MRI，可见房间隔、室间隔增厚，左室流出道狭窄

普通内科张昀医师：本例为农村家庭妇女，既往从事体力劳动，强度较大，身体状况好，G_2P_2，家族史无殊。起病来，辗转多个医院多个科室诊治，至今未能明确诊断，故今日提请内科大查房讨论。总结患者病例特点：中年女性，病程6月，病情逐渐进展。主要

临床表现为多浆膜腔积液，以顽固性的胸腔积液最为突出，此外还有浸润性心肌病，双眼渗出性视网膜脱离及高颅内压。经入院诊治后，目前较存疑的是患者眼部情况和心肌病变难以用同一疾病解释。浸润性心肌病常见原因，主要包括毒物、药物、遗传、代谢、物质沉积等，我们已完善病史的采集和临床的检查，目前除淀粉样变外其他均无明确证据。眼科专业组查房认为眼部疾病可能为 VKH 或全身系统疾病的眼部表现，因而加用足量激素的治疗，眼部情况改善，但 VKH 为免疫介导的全葡萄膜炎，是一种综合征，疾病背后是否有其他病因还有待明确。

结合该病例特点，诊断方面首先考虑系统性淀粉样变，其次患者眼部病变有免疫介导可能，需考虑有无结缔组织病，此外结核、副肿瘤综合征亦不能完全除外。①淀粉样变：支持点：患者有浸润性心肌病，有顽固性的胸腔积液，以渗出液为主，同时腹壁、心肌活检病理均有刚果红染色阳性及均质物沉积；不支持点：该患者无 M 蛋白，血轻链为多克隆升高，另外质谱分析、TTR 基因检测均阴性，而且常见受累器官：肝、肾、周围神经、消化道、骨无受累证据；②结缔组织病：支持点：患者有多系统受累，经激素治疗后患者眼部皮疹及眼内情况明显好转，抽放胸腔积液的频率亦下降；不支持点：患者多种自身抗体、补体、免疫球蛋白、炎症指标均正常，经激素、抗凝治疗患者浸润性心肌病无改善；③结核感染：支持点：患者长年生活在农村，平素劳累，较消瘦，有渗出性多浆膜腔积液，单核细胞为主，并有肺内斑片影；不支持点：该患者无发热、盗汗及消耗症状，炎症指标正常，血、胸腔积液 T-SPOT. TB 多次阴性，且结核较少引起眼部视网膜脱离；④需考虑有无隐匿的肿瘤及副肿瘤免疫综合征：支持点：中年女性，病程逐渐进展，临床表现难以用常见疾病的常见临床表现解释，且治疗效果欠佳；不支持点：患者 PET/CT 未见肿瘤征象，其他影像学未见占位性病变。

由于本例诊治困难，复习文献，未找到一例浸润性心肌病和 VKH 同时存在的病例报道。扩展搜索条件，搜索心肌病和 VKH，可找到 3 篇病例报道，一例为常染色体显性遗传病，一例亦为基因突变相关，第三例为 Takotsubo 心肌病（应激性心肌病），均与本例临床表现不相符。因此提请内科大查房：请教眼科：如何将目前的全身疾病诊断与眼科情况相联系？请教免疫内科、感染内科：是否可完全除外免疫病及结核感染，患者眼部有免疫介导的问题，能否加用免疫抑制剂？请教呼吸内科：胸腔积液的原因以及下一步处理？请教心内科、血液科、病理科：患者是否可诊断淀粉样变及未来的治疗方案？请教血液科：患者有门脉、肠系膜上静脉可疑血栓，考虑与心脏回流受阻相关，由于后续心脏回流受阻难以轻易解决，是否需坚持长期抗凝治疗。

眼科陈欢医师： 回顾本例患者眼部情况变化：4 月 25 日无明显诱因双眼痛，自述外院查眼压达 50mmHg 以上，考虑"青光眼"，予甘露醇输液，毛果芸香碱、布林佐胺、卡替洛尔滴眼治疗，自觉眼痛稍好转。4 月 29 日再次眼痛，来我科会诊，查眼压正常，视力：左右均为 0.6，双眼结膜轻度充血水肿，当时考虑闭角型青光眼缓解期。30 日眼痛加重，行 B 超示双眼视网膜脱离及球壁的增厚，葡萄膜炎。5 月 4 日双眼睫状体增厚、水肿，停用毛果芸香碱，第二天前房压升高，眼压下降，行 OCT：隆起的视网膜呈现皱褶样脱离。遂请眼科专业组查房，考虑 VKH：支持点：眼部的临床表现基本符合 OCT 特异性表现；不支点：患者无脑膜刺激征、听觉功能障碍、皮肤和毛发脱色素的改变。故不除外全身病眼底表现。治疗上试验性全身激素（甲泼尼龙80mg/d）治疗，局部醋酸泼尼松、阿托品滴眼。经上述治疗后患者视力较前提高，双眼视网膜脱离明显减轻，复查OCT、B超较前好转；近2周出现耳鸣，此亦支持诊断VKH。VKH是一种相对独立的疾病，文献报道VKH较少与全身疾病共存。它是以双眼肉芽肿性葡萄膜炎为特征的并常伴有脑膜刺激征、听觉功能障碍、皮肤和毛发异常（富含黑色素细胞）的一种自身免疫性疾病。病因方面常见为感染，鉴别诊断方面需与交感性眼炎、非感染性脉络膜炎、结节病、感染性脉络膜炎、后巩膜炎、肿瘤（淋巴瘤、转移癌）、非炎症性脉络膜病变（妊娠毒血症）等相鉴别。可观察患者症状变化，随诊复查眼底，若晚期眼底有脱色素改变，出现晚霞征，更加证实VKH诊断。综上所述患者眼部表现基本符合VKH，结合目前全身疾病的诊治情况考虑，目前更倾向于二元论，即VKH与心肌病变并非同一病因。

免疫内科杨云娇医师：患者存在两方面问题：①眼部病变，VKH；②心肌病变。VKH是一种眼科特异的自身免疫疾病，和其他结缔组织病合并的文献仅有个案报道，两篇为类风湿疾病，还有一篇为系统性硬化症，但病人同时有非常典型的关节侵蚀表现。结合该病人，无其他免疫病临床表现，包括白塞、强直性脊柱炎等。而且患者无自身抗体，炎性指标正常，无法以任何一种免疫病解释全貌。而心肌病理刚果红阳性，可请血液科和病理科同事明确淀粉样变可否诊断。目前顾及各系统病变对激素治疗反应不一致，亦支持可能存在两种疾病，个人倾向于二元论。

感染内科郭伏平医师：患者整个病程中无发热、盗汗等中毒症状，近期胸腔积液性质多为漏出液，且较长时间未出现胸膜增厚和粘连表现，除多浆膜腔积液外，肺部无结核感染的病灶，且激素已用一个多月，全身无结核活动表现，综合考虑，该例无结核活动感染的证据。

呼吸内科孙雪峰医师：此例与呼吸内科相关有2方面问题：胸腔积液和肺内斑片影。患者为双侧胸腔积液，首先考虑其他疾病继发，如心衰、肝硬化、肾病综合征等继发。患者心功能不全明确，胸腔积液抽取后肺部复张可，双侧胸腔积液可用心功能不全解释，至于LDH升高，很可能为长时间使用利尿剂，胸腔积液浓缩导致的假性渗出液。此外患者肺内可见反晕征，CT上持续存在，PET/CT未见SUV值明显升高。单就反晕征而言，需考虑肉芽肿性疾病：如结核；非肉芽肿性疾病：如机化性肺炎等，后者对激素治疗效果好，但患者经激素治疗后肺内病灶未见吸收，同时结核也无活动性表现，故考虑肺内为陈旧性病变。右下肺斑片影改变，考虑与长期肺部受压，致压迫性肺不张，引流不畅所致。如心功能不能改善，则胸腔积液引流不能避免。

心内科陈未医师：患者病初即有左心功能不全的表现，间断有憋醒，双下肢水肿，BNP明显升高，故心功能不全明确。ECHO提示LVEF正常范围内，突出表现为舒张功能的明显减低和室壁的增厚，中等量心包积液。该患者利尿效果欠佳，症状反复，考虑以舒张性心衰为主。患者室壁增厚，回声不均匀，E峰提示心脏松弛功能显著减低。限制性的舒张功能减低可考虑的有特发性的心肌病变以及家族性、遗传性、肥厚性、浸润性心肌病变。对该患者，心肌病理刚果红染色阳性，可见双折光，淀粉样变需首先考虑，但质谱分析阴性，是否有其他物质沉积，还需血液科进一步证实。其次结节病、血色病临床均无证据；Fabry 病亦是系统性疾病，常有肾脏的改变，与此例不符；糖原贮积症：该患者年龄大，肝脏情况也不支持。综上患者淀粉样变可能性大，但临床无 M 蛋白，轻链多克隆升高，是否是其他少见的物质沉积？最后若均无法明确，则可诊断为特发性限制性心肌病，此病预后差，治疗手段有限，目前仅心脏移植治疗明确有效。

病理科肖宇医师：患者舌体及齿龈活检：黏膜底下未见淀粉样物质沉积，刚果红染色阴性。腹壁脂肪活检：局灶见散在均质物，刚果红染色（散在+），高锰酸钾刚果红染色（−）。心肌细胞活检病理：心内膜下见均质物沉积，特殊染色见双折光，不除外淀粉样变，刚果红染色（+），高锰酸钾刚果红染色（+）。胃镜活检未见刚果红样物质沉积。骨髓活检大致正常，无浆细胞增多，红系、粒系正常。病例组织刚果红染色阳性仅能证实有淀粉样物质沉积，并非诊断淀粉样变的特异性标准，但同时高锰酸钾刚果红染色阳性则可鉴别 AL 型蛋白和 AA 型蛋白。综合病理结果，此例需考虑淀粉样变性。

血液科庄俊玲医师：该患者病情复杂，讨论焦点为是否为淀粉样变，以及类型是不是轻链型。一般来说很多浆细胞病有 M 蛋白阶段，过程漫长，如发展到轻链淀粉样变或轻链沉积病，均会有终末器官的损害。但诊断必须有 M 蛋白及器官浸润证据。病例的回顾性分析显示通过血清蛋白电泳（SPE）加免疫固定电泳（IFE）及游离轻链检测，若是 AL 型，阳性检出率可达 98%。该病人有多浆膜腔积液、心肌肥厚、有过一次血轻链升高，但无 M 蛋白，ECG 非典型肢导低电压，AL 型淀粉样变最常累及到肾脏，其次是心脏、肝脏等，该患者肾脏无受累表现，故目前无法诊断 AL 型淀粉样变。并且 AL 型淀粉样变不能解释眼部或颅内病变，需考虑二元论。淀粉样变发病概率为百万分之一，VKH 发病亦罕见，两种罕见病同时存在概率极低。综上所述，患者诊断 AL 型淀粉样变证据不足，由于 AL 型淀粉样变治疗风险高，故目前不能按浆细胞病去治疗。心肌病变和浆膜腔积液可能为系统疾病或其他物质沉积所致，治疗上如并非 AL 型淀粉样变，则无明确有效治疗手段，预后不佳。

免疫内科沈敏医师：自身免疫病中常有"病"与"综合征"的区别。如贝赫切特综合征以及其他疾病可表现为类似白塞样病的表现。请教眼科大夫，是否有 VKH 样综合征的可能？另外，VKH 的全葡萄膜炎与其他结缔组织病引起的葡萄膜炎有何区别？

眼科陈欢医师：在检索文献时，确实有 VKH 样表现的报道，但仅为个例报道。本例患者如不考虑全身疾病，则眼部病变符合 VKH 典型表现，诊断 VKH 明确。但由于全身其他系统受累多，如能明确诊断，则不排除为 VKH 样表现。第 2 个问题：VKH 大多数有视盘水肿，伴双眼广泛性视网膜脱离，其次才出现葡萄膜炎，而其他免疫病引起的葡萄膜炎多是玻璃体混浊，病理机制多为血管炎，并不表现为双眼广泛的视网膜脱离。

免疫内科沈敏医师：鉴于患者目前眼、心、脑等重要脏器受累，机体存在免疫介导因素，激素治疗有一定效果，下一步面临激素减量，可在除外禁忌证后加用免疫抑制剂治疗，如环磷酰胺，充分交代用药风险，同时争取时间，尽可能完善原发病诊断。

普通内科曾学军医师：患者病程 5 月，期间反复的胸闷加重似与浆膜腔积液量增多平行，是否可用限制性心肌病很好解释？此外患者还有脑脊液压力明显增高，经评估无其他感染、免疫病、颅内静脉回流障碍，能否单用限制性心肌病来解释？

心内科陈未医师：心衰是颅内压增高的常见原因之一，患者胸闷、多浆膜腔积液、双下肢肿可以用左心室的舒张功能明显减弱来解释。此外，VKH 也可有脑膜炎、颅内压增高表现。

普通内科陈嘉林医师：由于诊断困难，心脏因素短期内无法解除，静脉回流障碍将持续存在，抗凝需坚持。但淀粉样变的患者出血风险较高，可将低分子肝素逐渐过渡为华法林抗凝，INR 目标值不宜过高。

普通内科曾学军医师：本例患者来我院就诊后，于门诊、病房均得到了心内科、血液科、眼科、病理科等多个兄弟科室的帮助，充分体现了协和医院多学科协作为患者提供最佳诊疗服务的宗旨。虽至今仍无法明确诊断，但为挽救重要器官的功能受损，我们抓住治疗时机给予患者积极的治疗，并收到了较好的治疗反应。限制性心肌病的病因目前无定论，综合各科意见虽倾向但尚不足以诊断浆细胞病，推测可能为疾病仍在发展过程中，故后续需密切随诊，定期复查相关检查，并争取更多基础医学和临床医学相结合的手段对现有活检标本进行进一步工作来帮助诊断。

三、转　归

内科大查房后患者继续甲泼尼龙、华法林口服治疗，根据出入量、体重调整利尿剂，保持体重稳定。6 月 25 日加用环磷酰胺片 100mg 隔日一次口服，7 月 2 日出院。此后激素缓慢减量，电话随访病情稳定，体力较前有所恢复。1 月后随诊，复查尿免疫固定电泳：F-λ 型的 M 蛋白弱阳性 2 次；血游离轻链及血免疫固定电泳仍为阴性。血液科专业组查房考虑心肌 AL 型淀粉样变明确，遂于 2015 年 8 月 19 日行第 1 程 MD 方案化疗（美法仑+地塞米松），此后激素逐渐减量，停用环磷酰胺。同时复查门静脉系统彩超未见血栓，华法林抗凝足 3 月后停用。坚持每月化疗，末次随访（11 月）病情稳定。

四、点　评

患者病初即有夜间阵发性呼吸困难、双下肢水肿、多浆膜腔积液，性质主要为漏出液，这些特点符合全心功能不全的表现，而影像学检查发现浸润性心肌病变，心肌活检病理找到淀粉样物质沉积，出院后随诊发现外周血 M 蛋白弱阳性，至此心肌淀粉样变的诊断已经比较明确。然而，患者入院后出现的眼部病变，却难以用淀粉样变来解释。小柳-原田病/综合征是以双眼肉芽肿性葡萄膜炎伴渗出性视网膜脱离为主要特征的一种自身免疫性疾病，常伴有神经系统和皮肤、毛发的异常，主要依据临床特点进行诊断。患者眼部的病变特点是符合小柳-原田病/综合征的，只是神经系统的表现不典型而已。目前尚无原发性系统性淀粉样变合并小柳-原田病/综合征的报道，这例患者值得我们进一步跟踪与研究。

（梅　姜　张　昀　焦　洋）

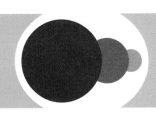

胸痛发热 10 月，肢端增粗 7 月，关节肿痛 2 月

这是一例以胸腔积液起病的青年女性，之后逐渐出现胸膜增厚、胸痛、发热、脊柱侧弯，伴关节肿痛及肢端增粗等肥厚性骨关节病表现，外院多次活检均未明确诊断，考虑结核可能，但正规抗结核治疗数月无效，这背后究竟隐藏着什么疾病？

一、病例摘要

患者，女性，23 岁，主因"胸痛发热 10 月，肢端增粗 7 月，关节肿痛 2 月"于 2015 年 10 月 26 日入院。

（一）现病史

患者 2014 年 12 月 26 日左右无诱因出现左侧胸痛、胸闷，深吸气时加重，伴发热、Tmax 37.5℃，多于午后出现，伴乏力、盗汗。就诊当地医院查血常规、动脉血气正常，ESR 58mm/h；胸部 CT 示左侧胸腔积液；予胸腔穿刺提示渗出液，以淋巴细胞为主白细胞增多，结核抗体及抗酸染色（－），考虑"结核性胸膜炎"；予异烟肼、利福平、乙胺丁醇、丙嗪酰胺（HRZE）四联抗结核、泼尼松 20mg qd（每周减 5mg 至停用）治疗；复查胸腔积液明显减少，但仍有胸痛，间断发热、Tmax 38.5℃，伴畏寒、寒战，并出现双腕关节疼痛。2015 年 3 月初调整乙胺丁醇为左氧氟沙星，反复胸腔积液引流、抗感染，无效。3 月中旬就诊于解放军第 309 医院，查体：左侧胸廓塌陷，呼吸运动减低，杵状指；血 T-SPOT.TB 96 SFCs/10^6PBMC，血及胸腔积液结核抗体（＋），结核分枝杆菌 DNA（－），胸腔积液性质同前；PET/CT 未见恶性征象；左侧胸膜活检，抗酸染色（－）；停抗结核治疗。住院期间出现手足增粗，左胸背部疼痛明显，镇痛药物效果差，后渐出现脊柱左凹侧弯及胸背部散在红色痤疮样皮疹。4 月 18 日于解放军总医院行胸腔镜下胸膜活检，术后病理我院会诊：胸膜组织显慢性炎，其内见上皮样细胞肉芽肿结节，伴小灶可疑坏死，伴间皮增生及胸膜胶原纤维组织显著增生；考虑结核可能性大，5 月 6 日至 5 月 29 日再次予 HRZE 四联抗结核治疗，症状无缓解。6 月于解放军第 210 医院行纤维支气管镜检查，细胞学检查未见瘤细胞；并予胸腔积液引流，病理示可疑瘤细胞。7 月于大连当地医院行胸腔镜下左侧胸膜和肺活检术，病理示：（胸膜）纤维及脂肪组织，炎细胞浸润，间质出血，局部间皮细胞增生，有异型；（肺结节）肺纤维组织增生，肺泡上皮增生。考虑"结核性胸膜炎"，予左氧氟沙星治疗，无效。8月于当地医院查垂体MRI示右侧翼饱满；予甲泼尼龙×4日（剂量不详），硫唑嘌呤100mg qd，发热、胸痛无缓解，停用。后逐渐出现手足增粗明显；双侧腕、肘、肩、髋、膝、踝，双手近端指间关节及掌指关节肿痛，VAS 5~6分，伴活动受限及双手足皮肤非凹陷性水肿。自服中药治疗2周，服药期间腹泻明显。9月20日起再一次开始HRZE四联抗结核治疗至入院。9月底就诊我院，血Hb 80g/L；ESR 105mm/h，hsCRP 121.12mg/L；ANA（-）、血清免疫固定电泳（-）；血清肿瘤标志物（-）；布氏杆菌凝集试验（-）。双手足X线提示厚皮质骨病。胸部高分辨CT示左侧少量胸腔积液及胸膜增厚；左肺支气管扩张伴感染，左肺多发斑片索条影。先后予洛索洛芬、依托考昔、双氯芬酸镇痛治疗，效果欠佳。为进一步诊治收入院。

起病以来精神差，食欲缺乏，近4月间断恶心，呕吐胃内容物，睡眠差，大便2~3次/日，为稀糊便，否认黑便，小便尚可。近9月体重下降15kg。

（二）既往史

无殊。

（三）个人史、婚育史、月经史及家族史

2015年5月至今无月经来潮，余无殊。

（四）入院查体

T 38℃，P 124次/分，BP 104/55mmHg，SpO_2（自然状态）99%。营养不良，体型消瘦，强迫体位，痛苦面容。前胸、腹部及后背密集分布1~2mm大小红色丘疹。双手、双足非凹陷性水肿。可见杵状指（趾）。左侧胸壁压痛明显，拒按。胸廓不对称，左侧胸廓塌陷。左侧呼吸活动度减低。叩诊左肺浊音。左肺呼吸音减低，可闻及胸膜摩擦音。心脏及腹部查体未见明显异常。脊柱右凸性侧弯。双腕、双膝、双踝关节肿胀，全身多关节压痛。双侧膝关节凉髌征消失、浮髌征（+）。

（五）诊治经过

入院后积极完善相关检查，血常规：WBC正常，PLT（700~878）×10^9/L，Hb 65~88g/L；网织红细胞2.02%；铁4项：血清铁12.0μg/dl，铁蛋白66ng/ml，总铁结合力215μg/dl，转铁蛋白饱和度4.8%；便常规+OB（-）×3次、便苏丹Ⅲ染色（-）；尿常规+沉渣（-）；24hUP正常；生化示ALP 282U/L；Ig+补体（-）；ECHO（-）；炎症指标：ESR>140mm/h，hsCRP 148.29mg/L，白介素-6 149.0pg/ml。感染指标：外周血培养（-）×3；痰病原学（细菌涂片+培养，真菌涂片+培养，抗酸染色）（-）×3；骨髓真菌、细菌、奴卡菌涂片、抗酸染色、细菌培养均（-）；血T-SPOT. TB 548SFC/10^6MC。免疫指标：ANA、ANCA、抗ENA抗体谱、ACL、抗$β_2$GP1抗体、LA均（-），Coombs'试验（-）。内分泌方面：甲状腺、性腺及生长激素轴激素未见异常。骨骼系统：全身骨显像示四肢长骨及左侧肋骨放射性摄取增高，四肢长骨骨皮质增厚；肋骨重建示左胸各肋骨胸膜面骨皮质弥漫性增厚，相应骨皮质浅面可见线状致密影。消化系统：腹盆增强 CT+小肠重建示肝大、脾饱满，双侧髋关节积液，小肠未见异常；结肠镜（-）；基因筛查：原发性肥大性骨关节病相关基因 HPDG 及 SLCO2A1 未检测到基因突变。病理会诊：解放军第 309 医院胸膜穿刺活检及大连医院胸腔镜胸膜活检病理示，可见小血管增生，伴淋巴细胞浸润，未见肉芽肿结节；免疫组化示 CK5/6（-），Calretinin（-），D2-40（+），Ki-67（1%），WT-1（-），AE1/AE3（-），CD31、CD34（血管+）。其他：胸部 CT 示左侧胸膜弥漫性增厚伴多发结节，考虑胸膜间皮瘤可能；骨髓涂片+活检未见异常。

治疗方面：入院继续予 HRZE 四联抗结核治疗，仍有间断高热及全身多处疼痛不适；后调整为利福喷丁+克拉霉素+莫西沙星（11 月 2 日起）+阿米卡星（11 月 5 日起），11 月 4 日加用依托考昔治疗，11 月 5 日体温高峰下降 Tmax 37.5~38.0℃，双足肿胀一过性好转，但疼痛程度无缓解、范围有所扩大。复查炎症指标无下降。因患者病情复杂，外院多次活检诊断不明，故提请内科大查房。

二、讨　论

放射科王凤丹医师： 患者青年女性，慢性病程，影像学典型表现为四肢长骨、短管状骨、双侧髂骨多发骨质病变，主要表现为骨膜的层状增生（图 1A），此为厚皮质骨病典型表现；厚皮质骨病分为原发和继发，此患者病变特点为增生骨膜和骨皮质之间可见透亮线、远节指骨无吸收、尺桡骨无肌间钙化，考虑为继发性厚皮质骨病。另一突出影像学表现为左侧胸腔积液、胸膜增厚及脊柱侧弯（图 1B），亦考虑为继发原因所致，常见需鉴别的是

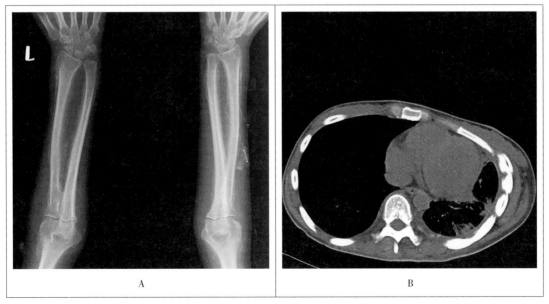

图 1　A：双侧股骨、尺桡骨及胫腓骨不规则骨膜增生。B：左胸胸膜弥漫性增厚伴多发结节，左侧胸腔积液

胸膜结核及胸膜间皮瘤：患者病史较长，以左侧胸腔积液起病，后逐渐出现胸膜增厚及脊柱侧弯，考虑为粘连性病变可能性大，这在结核中十分常见；而间皮瘤的胸腔积液常常难以控制，且此患者胸膜结节样增厚亦不符合典型间皮瘤表现，故考虑间皮瘤可能性不大。影像学变化并无特异性指向，建议充分结合临床表现，以及病理、病原学证据进行诊断。

普通内科张昀医师： 患者青年女性，病程主要分为 3 个阶段：①发热伴左侧胸痛（2015 年 1 月至 3 月），外院检查示左侧胸腔积液、性质为渗出液，当地予四联抗结核治疗 2 月，症状无缓解；②骨骼系统病变，2015 年 3 月后开始出现手指增粗、杵状指、多关节病变、脊柱侧弯，期间行多次左侧胸膜活检，病原病理无提示，并间断抗结核治疗，无效；③2015 年 9 月起患者手指增粗、多发关节肿痛明显加重，并开始出现腹泻、慢性病贫血等。诊断方面，结合临床表现及影像学，肥大性骨关节病（hypertropic osteoarthropathy，HOA）明确，结合病史考虑为肺性肥大性骨关节病可能性大。最常见原因为肺部恶性疾病，此患者病变主要集中于胸膜，既往胸腔积液可见瘤细胞，病理示可疑间皮瘤，肿瘤需要考虑，但不支持点为患者年龄偏轻、胸腔积液自行消退，不符合间皮瘤的临床表现；其他肺癌、转移癌亦无证据，最终的除外诊断需病理证据，患者多次外院活检的病理组织均已送至我院病理科会诊。感染方面，既往报道较常见的为脓胸、慢性阻塞性肺疾病、支气管扩张，此患者单侧胸膜病变首先考虑结核分枝杆菌感染，支持点为患者有发热、消瘦等结核中毒症状，胸腔积液亦为渗出液，外院病理 1 次示肉芽肿性病变，但此患者长时间较为规律的抗结核治疗效果不佳，我院病理会诊亦不支持结核表现。对于结核引起 HOA 文献中多为病例报道，且多为肺部浸润性病变或空洞，这些患者常有免疫缺陷基础（如 HIV、恶性肿瘤基础），尚未见结核性胸膜炎继发的报道。我们复习了我院住院患者中肥大性骨关节病共 41 例，继发于胸部病变的有 14 例，肺癌占 11 例，全为男性，另有三例 HOA 分别继发于胸腺癌、肺部的组织细胞增生症以及弥漫性肺实质病（DPLD），此外并无结核性胸膜炎或相关病例。患者目前一般情况弱、临床上胸痛发热主诉明显，予对症治疗效果差，诊治较困难，在此提请内科大查房，请各个兄弟科室予以协助：①内分泌科：对于继发性肥大性骨关节病的患者，对症治疗除了依托考昔以外，还有没有其他治疗措施？②呼吸内科、感染内科及胸外科：既往肥大性骨关节病患者多在这些科室就诊，能否对我们这个患者提供一些诊治方面的经验？另外，对于胸外科老师，此患者既往已行 2 次胸腔镜、1 次胸膜穿刺术，病理均无明确提示，此次有无必要再次胸腔镜取病理？③消化内科：患者近 2 月腹泻明显，但结肠镜及小肠 CT 均无异常，腹泻应该如何解释？④病理及细菌室：现有的病理组织能否为患者提供诊断方面的依据？

内分泌科王曦医师： 患者青年女性，慢性病程，临床表现主要分为两方面。①胸痛、发热、胸腔积液、消瘦、食欲缺乏；②肢端增粗、对称性多关节肿痛，特点为无脆性骨折、泌尿系结石史，家族史（-）、父母非近亲，查体可见杵状指/趾、皮肤增厚，辅助检查示贫血、肝脾不大、炎性指标升高，成骨及破骨指标升高，X 线所见长骨骨皮质、骨膜增厚，未见肢端骨溶解。从骨骼增粗、骨皮质增厚的鉴别诊断来讲：①骨硬化症，是一种遗传性疾病（可为常染色体显性或隐性遗传疾病），常在婴儿/儿童起病，临床表现为反复骨折、贫血/血三系下降、髓外造血，无杵状指及皮肤改变，此患者临床表现不符；②进行性骨干发育不良，是一种常染色体显性遗传病，常婴儿起病，缓慢进展，临床表现为骨痛、肌肉无力、走路晚及步态异常、贫血/血三系下降及髓外造血，与此患者表现不符；③肥大性骨关节病（HOA），可表现为杵状指、骨膜下新骨沉积、关节增大、关节炎及皮肤改变（多汗、多油、痤疮、毛囊炎、前额皮肤增厚、回状头皮、鼻唇沟加深、足底角质增厚等），与此患者临床相符。肥大性骨关节病分为原发和继发，原发性肥大性骨关节病（PHO）是一种遗传性疾病，其遗传方式复杂多样（常染色体显性遗传，不完全外显性遗传，常染色体隐性遗传，X染色体连锁），目前明确的PHO致病基因分为Ⅰ型和Ⅱ型；Ⅰ型致病基因为HPGD基因纯合突变，2008年被Uppal等首次发现，发病年龄高峰为1岁，男：女=1：1，常合并先心病（动脉导管未闭）、颅缝异常，其机制为15-羟前列腺素脱氢酶缺陷、导致PGE2水平升高。Ⅱ型致病基因为SLCO2A1基因突变，2012年由我国章振林、夏维波等发现，常在青春期发病，女性罕见，其机制为前列腺素转运蛋白缺陷所致PGE2水平升高，相对Ⅰ型而言，其皮肤表现更严重。此患者两种基因检测均为阴性，考虑PHO可能性小，继发于胸膜病变可能性大，但胸膜间皮瘤、TB所致继发性肥大性骨关节病（SHO）报道较少，建议依托考昔治疗控制症状，最主要为明确原发病病因，对因治疗。

呼吸内科赵静医师： 关于此患者左侧胸腔积液原因，从鉴别诊断来讲，①肿瘤性疾病，分为原发性和转移性。前者常见为肺鳞癌（胸腔积液同时合并出现肺性骨病），患者临床表现及影像学明显不支持；其次需要考虑胸膜间皮瘤，但此患者无石棉接触史，发病年龄偏小，不符合间皮瘤表现，且间皮瘤常有沿针道种植性转移的表现，患者既往3次胸膜活检并无相关表现，考虑可能性不大。对转移瘤来讲，需考虑原发的乳腺、妇科肿瘤，但此患者病史较长、胸腔积液有自行消退过程，并且相关影像学检查均阴性，不予考虑；②非肿瘤性疾病，首先考虑感染，其中以结核最常见，此患者青年女性，常年在外打工，发病前饮食及作息不规律，消瘦明显，外院两次胸腔镜下均可见脏壁层胸膜表面黄白色结节，其中一次我院会诊示肉芽肿性结节、伴可疑坏死灶，考虑结核可能性大；但既往规律抗结核效果不佳，考虑不除外耐药结核，2014年CDC在中国流行病调查示耐药结核占25%，可见其比例之高；其他的感染如慢性脓胸，患者无胸膜板层形成，不予考虑。对于非感染性炎症性疾病如结缔组织病，常表现为多浆膜腔积液，且患者免疫指标均阴性，考虑可能性不大。患者既往多次活检，胸腔粘连较重，再次胸腔镜困难较大，建议多科合作共同制定一个耐药结核的抗结核方案，先行充分的诊断性治疗观察疗效。

感染内科葛瑛医师： 患者青年女性，临床主要表现为左侧胸膜及骨关节病变，目前诊断考虑继发性肥大性骨关节病。对感染内科而言需明确是否为结核感染，但结核所导致的类似此患者临床表现确实很少见，查阅文献仅1例空洞型肺结核合并肥大性骨关节病。此患者目前结核诊断证据并不充分，无病原体培养阳性、无抗酸染色阳性，病理仅1次可疑坏死的肉芽肿性病变并不是结核诊断的金标准。其他感染方面，目前亦无任何证据。因此对于这样一例少见病而言，需积极创造机会再次寻找病理、病原证据。另肥大性骨关节病80%继发于恶性肿瘤，可积极寻找有无其他系统受累证据。治疗方面，既往正规四联抗结核无效，在无其他明确病因之前，可以按耐药结核治疗，加用阿米卡星等，如充分、正规抗结核1~2月后，病情仍有加重，或出现新发情况，则需积极创造条件行有创活检。

消化内科冯云璐医师：消化系统表现主要分为以下两种，①腹泻，为下消化道受累表现。患者每日 2~3 次糊状便，原发病如结核不除外，但于我院查便 OB 及病原学均未见异常，行结肠镜及小肠 CT 重建均未见异常，目前无结核相关证据。肥大性骨关节病本质是 PEG2 水平升高，可以导致全身多系统包括消化系统受累，出现腹泻、腹痛等症状，故不除外 HOA 所致的腹泻。另患者一般情况差所致肠动力异常亦可出现相应的临床表现；②恶心、呕吐等上消化道受累表现。一方面考虑与患者长期口服抗结核药有关；另一方面亦不除外上消化道病变如胃结核、恶性肿瘤等，必要时可行胃镜评估。神经内分泌肿瘤亦可出现恶心呕吐及腹泻症状，可完善生长抑素显像评估。

胸外科张晔医师：关于间皮瘤方面基本同意呼吸内科意见，患者外院手术记录是胸腔积液为淡血性、而间皮瘤多为胶冻样胸腔积液，故不支持间皮瘤诊断。患者既往已行多次胸膜活检术，常规手术入路瘢痕较重，再次胸腔镜手术困难较大；另外患者脊柱侧弯明显，左侧胸腔容积减少，手术操作空间较少；从活检阳性率而言，若胸腔粘连较重，分离脏壁层胸膜则使病变部分不明显，此患者既往胸腔镜已取到大小 2cm 的结节，再次手术不一定有阳性发现；另与患者沟通后，患者本人对胸腔镜手术顾虑较大，故目前暂不建议马上再次手术活检。

病理科冯瑞娥医师：患者解放军总医院病理切片于我院会诊可见肉芽肿结节伴可疑坏死灶，考虑感染不除外。但解放军 309 医院及大连医院于我院会诊镜下可见胸膜较厚、胶原纤维组织增多、炎性成分较少，均未见到肉芽肿性病变，免疫组化亦无间皮瘤或其他肿瘤证据，且大连医院病理组织较大、确实已切到病变，故患者目前病变处于修复阶段，可用以诊断的细胞很少，仅凭目前病理组织，诊断恶性疾病及结核均证据不足，倾向慢性感染性疾病。

细菌室王澎医师：能出现肉芽肿性病变且正规抗结核治疗无效，除考虑耐药结核之外，养障菌感染所致的 Whipple 病亦可出现类似病变。Whipple 病合并肥大性骨关节病，检索文献曾有相关报道，但极为罕见。养障菌是一种革兰阳性的胞内杆菌，与分枝杆菌亲缘很近，通过干扰脂质代谢来致病，此菌目前尚无法体外培养，可通过 PCR 测序来确诊，PAS 染色阳性也有提示意义，治疗上主要是应用大环内酯类药物、磺胺等一些脂溶性抗生素。Whipple 病可累计全身各个系统，出现骨关节病变、腹泻、贫血、体重下降等，此患者临床表现符合，且血 1, 25-$(OH)_2VitD_3$ 偏低亦符合脂质代谢异常，可借外院病理白片行 PAS 染色或再次取标本（如胃镜取十二指肠黏膜）行 PCR 检测。

感染内科周宝桐医师：患者目前左侧胸廓塌陷及胸膜增厚明显，故能否考虑行胸膜剥脱术，一方面可改善患者症状，另一方面亦可以取病理明确诊断。

胸外科张晔医师：患者目前身体状况行手术的难度及风险均极高，且诊断并不明确，在疾病未控前提下仍有进展可能，胸膜剥脱术多为治疗性手术，故暂无行胸膜剥脱术指征。建议先行明确诊断，再讨论下一步治疗方案。

消化内科方秀才医师：关于患者脊柱侧弯是否由胸廓疼痛引起，可短时间内予足量镇痛、观察侧弯能否恢复，若能恢复，则无必要行胸膜剥脱术。虽然病理示纤维成分较多，但目前炎症指标明显升高，考虑还是存在活动性炎症，可按细菌室王澎教授意见继续寻找病原学证据，同时予大环内酯类药物如克拉霉素治疗，观察疗效。另外按照目前资料，患者消化道肿瘤基本可除外。

普通内科曾学军医师：本例系青年女性，病史 1 年余，以胸痛、发热起病，后出现肢端增粗、关节肿痛、腹泻等多系统受累表现；病程中患者疼痛明显，多种镇痛药效果不佳，以致短时间内出现脊柱侧弯，严重影响其生活质量。外院曾行 2 次胸腔镜、1 次胸膜活检，考虑不除外结核，予正规抗结核治疗数月无效。本次入院后完善内分泌科、呼吸内科等多科会诊，经基因检测基本除外了原发性肥厚性骨关节病（PHO），考虑继发于肺部病变的继发性骨关节病（SHO）明确，同时胸膜病变不除外耐药结核或非结核分枝杆菌感染，故分别加用依托考昔阻断前列环素通路及覆盖非结核分枝杆菌感染的二线抗结核方案治疗，患者发热有一定好转，但疼痛无改善且范围有扩大趋势。故目前诊断依然疑难，外院的多次活检，取得了十分宝贵的多次病理组织，均已送至我院会诊，经过病理科、细菌室的同事们反复与临床大夫的沟通与讨论，目前无恶性病变的任何病理学表现，炎性病变的可能性更大，然而病变范围内较多纤维增生，提示病变已处于修复期，考虑再次活检的风险大，而获得活动性病变的病理、病原证据的希望却并不大。综合此次大查房意见，我们将继续坚持目前的治疗，给予抗感染治疗充分的时间，如病情发生变化或出现新的线索，则是需要重新进行多科讨论以及进行再次活检的时机。另外细菌室老师也给我们一些诊断方面提示，可进一步完善有关 Whipple 病检查进行评估。患者病情复杂，涉及临床很多科室的问题，诊断困难，正是我们普通内科临床工作中常常经历的，这种情况需多科合作，共同为患者诊疗出谋划策，亦可为以后更多类似的患者提供帮助。在此再次感谢各位兄弟科室一直以来的指导与支持！

三、随　访

大查房后完善 Whipple 病方面的评估，胃镜检查镜下未见明显异常，十二指肠黏膜 PAS 染色（-），关节液送检养障菌 PCR 培养阴性；继续利福喷丁、克拉霉素、莫西沙星及阿米卡星诊断性二线抗结核治疗，予依托考昔改善肥大性骨关节病症状，调整氨酚羟考酮、曲马多、吗啡、羟考酮等多种药物镇痛方案，患者发热、关节肿痛及左侧前胸后背部疼痛可短暂控制，然而两周后上述症状较前明显加重，监测炎症指标持续升高，慢性病贫血、低白蛋白血症均提示严重炎症消耗状态，经多科查房于 2015 年 11 月 25 日起加用静脉甲泼尼龙 40mg/d 抗炎治疗，患者体温、关节肿胀、腹泻及炎症指标得到一定控制，但左侧背部疼痛无好转，复查 X 线双上肢长骨骨膜病变较前无变化。自 2015 年 12 月 22 日激素开始减量起，患者症状反复，再次出现发热及腹泻，炎症指标再次明显升高。12 月 22 日复查胸部 CT 示左侧胸膜较前增厚。遂提请再次多科查房，综合多科意见，考虑规范的诊断性二线抗结核方案已一月半，病情仍无起色，应再次活检除外恶性病变，并寻找其他病原学可能。多科查房后行 CT 引导下左侧胸膜穿刺活检术，经病理科全科讨论最终病理诊断考虑胸膜上皮样血管内皮瘤，免疫组化示 AE1/AE3（部分+），CD31、F8-R 及 Vimentin（+），D2-40

（＋），CD34（－），CK5/6（－），Calretinin（－），Desmin（－），Ki-67（index 10%），S-100（－），SMA、TTF-1、CD56（NK-1）（－），CgA（－），GATA3（－），MC（－），P63（－），PAX-8（－），Syn（－），WT-1（－），EMA（－）。请肿瘤科会诊因患者胸膜广泛病灶，无法手术治疗；一般情况弱，化疗耐受性差，化疗方案效果不确切且花费较高。患者家属最终决定放弃治疗，出院。2016年2月底患者死于呼吸衰竭。

四、点 评

　　这是一个不同寻常的病例。从起病之初到大查房时，几乎所有的临床表现似乎都可以用结核来解释——胸痛、发热、盗汗、消瘦、胸腔积液、胸膜增厚、胸廓塌陷、继发性肥大性骨关节病等，但正规抗结核治疗的同时，病情仍在不断进展——无法控制的发热、不断增厚的胸膜、难以忍受的彻夜疼痛……尽管抗结核治疗无效并不能排除耐药结核菌或非结核分枝杆菌的感染，但这样严重而不断恶化的临床表现，已经引起对结核深深的怀疑。最终，锲而不舍地通过活检，病理明确为来源于胸膜血管内皮的恶性肿瘤。

（张慧敏　张　昀）

肾 内 科

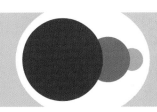

发现蛋白尿 5 年余，加重伴血压升高、水肿 7 月

这是一例以蛋白尿、血压升高、水肿为主要表现的青年女性患者，病程中出现脑梗死，血白细胞、嗜酸性粒细胞及血小板增多等多系统表现，因外院检测冷球蛋白"阳性"，曾疑诊为冷球蛋白血症肾损害，最终通过重复肾活检及特殊组化染色确诊为纤维连接蛋白肾小球病。

一、病例摘要

患者，女性，29 岁，主因"发现尿蛋白 5 年余，加重伴血压升高、水肿 7 月"于 2015 年 7 月 1 日入院。

（一）现病史

患者 2009 年 10 月孕 4 周体检时查血压 120/80mmHg，血常规：WBC（10~20）×10^9/L，血 Cr 自述正常（未见报告），尿蛋白 3+，潜血（−），24hUP 1~2g。患者否认发热、水肿、尿色加深、尿量减少、腰痛等症状。2010 年 4 月行泌尿系超声：双肾积水，均未详细诊治。2010 年 8 月孕足月行剖宫产，孕期及产后间断复查，血压 110~130/70~80mmHg，尿蛋白持续 3+，24hUP 1~3g，WBC 同前，余不详。2011 年 2 月患者因左手麻木无力、头痛、抽搐就诊外院，行经颅彩色多普勒超声（TCD）：右侧大脑中动脉闭塞，左颈内动脉虹吸部重度狭窄；头颅 CT 及 MRI：脑缺血 1~2 期，额部大脑镰旁斑块状钙化，考虑血管炎引起脑梗死可能性大，脑膜瘤不除外，予阿司匹林、舒血宁、中药治疗后，麻木、头痛、抽搐缓解，后复查头颅 CT、MRI 未见明显变化。2013 年 9 月患者无明显诱因出现持续头痛，伴恶心、喷射样呕吐，无视物模糊、颈项强直，无尿色加深、尿量减少、水肿等，于当地医院就诊，测血压 220/180mmHg，余不详，予硝苯地平及 ARB 类药物（具体不详）治疗后血压可降至 120/80mmHg。2014 年 1 月患者自行停药，监测血压 120~130/80mmHg。2014 年 9 月无诱因出现尿中泡沫增多、尿量减少（1500ml/d→500~600ml/d），伴眼睑及双膝关节以下凹陷性水肿，血压 210/190mmHg，伴恶心、呕吐，口服非洛地平及呋塞米治疗，尿量稍增多，水肿略减轻，但仍有反复，血压波动于 180~190/110~120mmHg。患者查泌尿系超声示双肾体积增大，实质厚 1.5cm，双肾弥漫性病变；肾血管超声（−）。于外院 4 次查血冷球蛋白（+），成分为 IgG 和 κ 多克隆；ESR 35～77mm/h；血游离轻链、Ig（-）；C3、C4（-）；ANA、抗 dsDNA 抗体、ANCA、抗 GBM 抗体均（-）。外院行肾活检：异常蛋白沉积性肾病。予奥美沙坦 20mg bid，非洛地平缓释片 5mg tid，盐酸特拉沙嗪 2mg bid，舒洛地特 250U bid，匹伐他汀钙 2mg qd 口服治疗，患者水肿可减轻，尿量 600～1000ml/d，血压稳定于 140～150/100mmHg。为进一步诊治收入我院肾内科。

患者病程中无光过敏、口眼干、关节肿痛、雷诺现象、皮肤紫癜。精神可，食欲、睡眠可，大便正常。近半年体重增加 7kg。

（二）既往史

2007 年曾患腮腺炎、病毒性脑炎。2011 年患甲状腺功能亢进，未特殊治疗，目前查甲状腺功能正常。2014 年发现鼻咽淋巴组织增生。

（三）个人史、婚育史及家族史

偶吸烟、饮酒。育有 1 女，配偶及女儿体健。家族史见图 1。

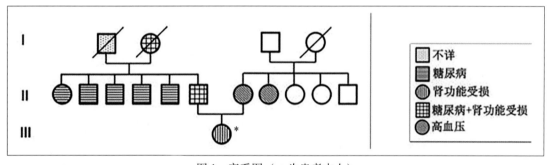

图 1　家系图（＊为患者本人）

（四）入院查体

BP 127/88mmHg（双侧对称），BMI 30.44kg/m²，eGFR（CKD-EPI 公式）83ml/（min·1.73m²）。全身皮肤黏膜正常，无紫癜样皮疹，浅表淋巴结不大。心、肺无殊。腹膨隆，无压痛，肝脾肋下未及，移动性浊音阴性。双下肢无明显水肿。

（五）诊治经过

入院后完善检查，血常规：WBC 16.51×10⁹/L，NEUT 9.93×10⁹/L，EOS 0.62～1.36×10⁹/L，PLT 356×10⁹/L；生化：ALT 10U/L，Alb 26～30g/L，Urea 8.09mmol/L，Cr 82～126μmol/L；血脂：TC 9.98mmol/L，TG 2.01mmol/L，LDL-C 2.18mmol/L；ESR 48mm/h，hsCRP 5.11mg/L；尿常规：Pro 1.0g/L，BLD 微量；粪便常规＋OB：（-）；ABG：pH

7. 350，pCO$_2$ 37. 5mmHg，pO$_2$ 90. 8mmHg，cHCO$_3$ 20. 2mmol/L；24hUP 9. 98～15. 43g；尿蛋白电泳：肾小球蛋白 100%；肾脏 BUS：双肾增大、弥漫性病变，左肾轻度积水，右肾盂肾盏分离。免疫指标：ANA（+）胞质型 1∶80，抗 dsDNA、抗 ENA 抗体（-）；补体：C3 1. 374g/L，C4 0. 204g/L；RF 7. 0U/ml；Ig 三项：IgG、IgM、IgA 均处于正常范围内。内分泌检查：甲功（-）；血糖空腹 4. 3mmol/L，餐后 5. 6～7. 2mmol/L，睡前 8. 9mmol/L。肿瘤筛查：血清蛋白电泳（-）；血清、尿免疫固定电泳（-）；血游离轻链：κ 14. 3 mg/L，λ 16. 8 mg/L，κ/λ 0. 85（0. 26～1. 65）；尿轻链（-）；骨髓涂片及活检：（-）；冷球蛋白（-）×2；ECHO：LVEF 70%，心脏结构与功能未见明显异常；头 MRA：右侧大脑中动脉 M2 段可疑略窄；TCD：右侧大脑后动脉轻度狭窄。完善肾活检，病理提示：**免疫荧光：** κ 链弱阳性；**光镜：**（图 2A、2B）全片共 28 个肾小球，2 个球性硬化。肾小球增生明显，大部分呈分叶状。肾小球细胞数增多，可见弥漫性系膜细胞增生及系膜基质增多。大部分毛细血管袢受压变窄、闭塞。肾小球基底膜（GBM）弥漫性增厚，伴系膜插入和双轨形成，少数肾小球基底膜变性、皱缩伴包曼囊腔扩张。系膜区及毛细血管袢腔内见泡沫细胞。系膜区、内皮下可见大量团块状嗜复红物质沉积。肾小管上皮细胞可见颗粒变性及刷状缘脱落。管腔内可见蛋白管型。可见灶性分布的肾小管基底膜（TBM）增厚和肾小管萎缩。间质可见灶性分布的纤维化，伴有密集的单个核为主的炎症细胞浸润。部分肾内小血管管壁增厚、管腔狭窄，并见小动脉管壁玻璃样变。刚果红染色阴性。光镜诊断：膜增生性肾小球肾炎。**电镜：**（图 2C、2D）系膜细胞与系膜基质增生，内皮下见系膜插入，系膜区、内皮下可见大量团块状电子致密物沉积，电子致密物内部密度不均一，见织物样纹理，并见束状短纤维，直径 15～20nm。上皮细胞足突大部分融合，见节段性足突脱落、GBM 裸露。见少许肾小管、间质，未见特殊病变。请结合临床除外：冷球蛋白血症肾损害，纤维连接蛋白肾小球病。目前治疗：美托洛尔 47. 5mg 每日 1 次、非洛地平缓释片 5mg 每日 2 次、甲磺酸多沙唑嗪 2mg 每日 2 次口服降血压，碳酸氢钠片 0. 5g 每日 3 次纠正代谢性酸中毒。

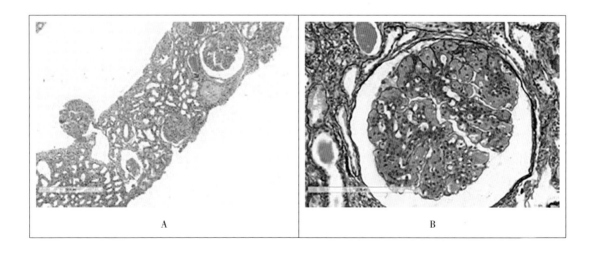

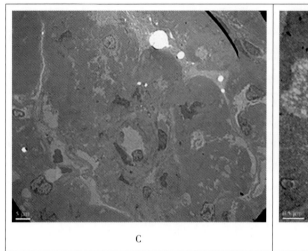
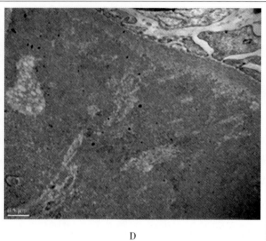

图 2　肾活检病理

A 肾小球增生明显，呈分叶状（HE，×40）。B 系膜区、内皮下可见大量团块状嗜复红物质沉积（PASM，×200）。C 电镜系膜区及内皮下电子致密物沉积（×2000）。D 电子致密物内部可见束状短纤维，直径 15～20nm（×30000）

二、讨　论

肾内科李超医师：患者为青年女性，慢性病程，临床表现呈多系统受累。①肾脏方面，表现为水肿、蛋白尿、低白蛋白血症、高血压、双肾增大；②神经系统方面，表现为脑梗死，同时发现颅内动脉狭窄；③血液系统方面，病程中期开始出现白细胞和血小板升高、嗜酸性粒细胞轻度升高；④内分泌方面，病史中曾出现甲亢，未予特殊治疗，甲状腺功能自行恢复正常。从时间关系上分析，2009 年为非肾病范围蛋白尿，2013 年发现血肌酐水平处于正常高限（之前资料缺失），2014 年进展到肾病范围蛋白尿，泌尿系超声提示双肾弥漫性增大，长径 13～14cm。血压方面，妊娠期间血压处于正常高限，2013 年突然出现血压增高，多种降压药物联合治疗效果不佳。其他方面，2011 年发现中枢神经系统相关症状和甲状腺功能亢进，2014 年血常规提示嗜酸性粒细胞增多。回顾患者整个病史，患者以肾脏病贯穿病程始终，故以此为主线进行分析。该患者 2014 年在外院进行肾活检，光镜诊断膜增生性肾小球肾炎，电镜提示异常蛋白沉积肾病可能，外院多次查冷球蛋白均为阳性，冷球蛋白成分分析提示为混合型；第 1 次 IgG 及 κ 多克隆，第 2 次为多种免疫球蛋白成分。但在我院查补体、类风湿因子均正常，多次查冷球蛋白阴性。此外，患者有代谢性疾病家族史，其父系有糖尿病史，眼底提示糖尿病视网膜病变Ⅱ期，目前已出现蛋白尿、肾功能不全。如果用一元论解释患者上述临床表现，需考虑系统性疾病。肾脏病方面目前诊断肾病综合征，首先需除外继发性病因，结合光镜诊断膜性增生性肾小球肾炎。病因主要考虑以下 3 个方面：①自身免疫性疾病，如系统性红斑狼疮、干燥综合征、血管炎，狼疮性肾炎虽可解释患者肾病表现及神经系统症状，但患者除 ANA 弱阳性外，其他包括磷脂抗体在内的多种自身抗体均为阴性，外院肾脏病理免疫荧光全阴性，也不是典型狼疮性肾炎"满堂亮"的结果，为不支持点。干燥综合征亦可以解释患者肾脏情况和神经系统表现，但该患者年龄较轻，无口眼干症状，相关抗体均为阴性，暂不考虑。患者并无紫癜、关节痛等冷球蛋白血症临床表现，实验室检查未提示以 C4 下降为主的低补体血症、类风湿因子增高，因此不支持冷球蛋白血症性血管炎；②感染方面，最常见病因为丙型肝炎病毒感染，HCV感染除了可累及肾脏，还可有肝外其他多系统表现，如紫癜样皮疹，扁平苔藓，周围神经病变，甲状腺功能减低；③肿瘤方面，电镜提示异常蛋白沉积，需警惕血液系统肿瘤，如轻链、重链沉积病、华氏巨球蛋白血症肾损害。此外还需要考虑免疫触须样肾小球病和纤维样肾小球病，但是均需依靠电镜形态诊断。免疫触须样肾小球病，电镜下表现为微管样结构，患者外院电镜结果亦有微管样结构。纤维样肾小球病电镜下表现为粗大纤维，刚果红染色阴性。此两种疾病虽一般不会出现神经系统受累表现，但可合并有血液系统肿瘤。患者入院后重复肾活检，下面先请文煜冰医师介绍肾活检病理结果。

肾内科文煜冰医师：患者肾脏病理的免疫荧光染色仅 κ 链弱阳性，其余均阴性。光镜（图 2）表现：主要病变位于小球，小球增生明显，以系膜细胞增生为主，可见系膜插入，PASM 染色可见内皮下和系膜区较弥漫、大量、团块状嗜复红蛋白沉积，小管间质损害呈灶性分布，急、慢性损害并存，可见较明显的淋巴细胞和单核细胞浸润，可见小管上皮细胞刷状缘脱落。PASM 和 MASSON 染色均可见大量嗜复红蛋白沉积。刚果红染色阴性。光镜表现为膜性增生性肾小球肾炎损害。电镜：内皮下及系膜区有较多的电子致密物沉积，可见节段性足突脱落，为继发性足细胞损害。电子致密物内部密度不均一，可见束状短纤维沉积，纤维直径在 15～20nm。横截面可见织物样纹理，内含微丝样结构，从电镜结果来看，考虑以下几类疾病：①冷球蛋白血症肾损害，约 50% 致密物具有特征性：多样性电子致密物沉积，可出现微丝微管样结构，包括出现晶格样结构，或束状中空管状结构；②纤维连接蛋白肾小球病，常染色体显性遗传，电镜下以 15～20nm 短纤维为特征，诊断需要家族史和免疫组化方法证实有纤维连接蛋白沉积。从患者目前情况来看，暂不能仅从肾脏病理明确诊断，需要结合临床进一步诊断。

肾内科李超医师：通过现有肾脏病理资料，考虑两大类疾病：①冷球蛋白血症肾损害；②纤维连接蛋白肾小球病。冷球蛋白血症肾损害：冷球蛋白是一类性质较特殊的免疫球蛋白，遇冷沉淀，加温至 37℃ 溶解。主要分为 3 型：Ⅰ型是单克隆免疫球蛋白，多为 IgG 或 IgM 型，常见于血液系统肿瘤；Ⅱ型是单克隆 IgM 和多克隆 IgG；Ⅲ型是多克隆，Ⅱ型和Ⅲ型多见于病毒性肝炎、系统性红斑狼疮、干燥综合征、类风湿关节炎等。该患者于外院行冷球蛋白检查，提示混合型。冷球蛋白血症较典型的表现为以 C4 降低为主的低补体血症，类风湿因子高效价阳性。冷球蛋白可干扰血小板计数、白细胞计数等检验结果，导致监测结果假性正常或增高，该患者已进行常温和 37℃ 温浴下血常规对比检查，未发现两者明显不同。免疫球蛋白如沉积于血管壁上，可造成相应损害，如皮肤可见紫癜样皮疹或坏死，神经系统方面以周围神经系统受累为主，表现为多发的单神经病变，另外冷球蛋白血管炎还可出现类似于干燥综合征表现，可累及涎腺，亦可累及双肺，表现为双肺纤维化，转氨酶增高、血小板减少、甲状腺疾病等。如冷球蛋白沉积于肾小球毛细血管内皮下时，则会造成肾脏损害。文献报道冷球蛋白肾外损害表现出现时间多早于肾脏损害出现时间 4 年左右，也可以同时出现。肾脏受累多表现为蛋白尿以及轻中度的肾功能不全，临床可表现为肾病综合征和肾炎综合征，患者可伴有良性高血压，肾脏病情可表现为波动性，可自发缓解或经过治疗后缓解。光镜下表现为膜增生性肾小球肾炎，也可表现为毛细血管内肾小球肾炎，免疫荧光多数有 IgG 或 IgM 在内皮下沉积。电镜下表现多样，可出现纤维样或微管样、晶格样结构以及指纹样结构。纤维连接蛋白肾小球病则是一类罕见病，常染色体显性遗传，多数患者有相关家族史，以白种人较多发，黄种人发病率低。高发年龄 20～40 岁，患者以不同程度蛋白尿起病，逐渐出现高血压、镜下血尿，经过 15～20 年时间，进展至终末期肾病，激素治疗无效，电镜见到直径 12～16nm 短纤维，免疫荧光染色多为阴性或弱阳性，免疫组化可见纤维连接蛋白在系膜区或毛细血管壁强阳性沉积。该患者虽有肾脏病家族史，但其父肾病原因考虑糖尿病肾病可能性较大，其父系成员暂未进行肾脏疾病相关检查。目前患者存在诊断冷球蛋白血症可能，但诊断存疑：①患者是否存在冷球蛋白，外院先后 4 次查冷球蛋白均为阳性，但我院 2 次冷球蛋白检查均为阴性，故患者血冷球蛋白在血液中是否存在不明确；②冷球蛋白累及中枢神经系统，较少见，以缺血性为主要表现，中枢血管可表现为弥漫性小动脉弥漫或节段样血管炎改变；③此类患者多合并有 HCV 感染，该患者已明确除外 HCV。接下来需要请各科讨论以下问题：免疫内科：该患者表现为多系统受累，是否可考虑以系统性血管炎解释病情全貌，冷球蛋白血管炎是否存在自发缓解趋势；神经科：该患者年龄较轻，发病前无明显高血压，脑梗死原因是什么，2011 年、2015 年头颅 MRI 对比，改变较大，2011 年有明确大脑中动脉、左侧颈内动脉虹吸段狭窄，未进行特殊治疗，2015 年该病变基本消失或仅存可疑狭窄，怎样解释目前情况，是否有自发缓解的可能性，怎样从影像学鉴别和证实；血液科：该患者于病程中后期出现嗜酸性粒细胞增多，针对嗜酸性粒细胞进行初步筛查，包括寄生虫、肿瘤、自身免疫性疾病等方面筛查，未发现明确病因，嗜酸性粒细胞增多在病程中扮演何种角色，和之前多系统受累是否相关，是否有临床意义，是否需要干预。

神经内科徐丹医师：神经系统方面病史主要分为两个阶段。第一阶段：2010 年出现一过性左上肢麻木，示指为著，表现为持碗时左上肢持续 1～2 秒麻木，2011 年出现头痛、偏瘫等，无论是冷球蛋白血症或血管炎均可有周围神经受累，但以对称性轴索、感觉性周围神经病为主，患者最初出现左上肢症状难以用血管炎解释，具体病因考虑：患者处于妊娠中，左利手，持物时出现症状，需要考虑腕管综合征，但因患者症状自行缓解，无肌电图和脑电图证据，故目前无充分证据。另一症状为头痛、癫痫发作、肢体无力，MRI 提示双侧侧脑室异常信号、大脑中动脉异常狭窄，1999 年文献提到 HCV 相关冷球蛋白血症中枢神经系统受累，除了脑梗、癫痫发作，还可表现脑出血、认知功能下降，脑梗提示以小血管病变为主可解释患者双侧侧脑室异常信号，但不能解释其癫痫发作（白质受累多不会出现癫痫发作）。另一难以解释的是患者大脑中动脉狭窄，考虑病因：青年患者，无相关危险因素，动脉粥样硬化可能性不大，且未经特殊治疗，血管好转，亦不符合单纯动脉粥样硬化表现。冷球蛋白血症颅内大血管受累，暂无相关个例报道。MRA 存在过度评估狭窄的可能性，当时是否是过度评估可能，可行脑血管斑块分析辅助鉴别。癫痫发作方面，当时 MRI 并未提示可引起癫痫发作病变，但需除外以上两个方面问题：①小动脉受累可同时出现大脑浅静脉受累，可导致患者癫痫发作；②患者右侧镰旁有异常病变，不除外脑膜瘤，可请神经外科会诊进行评估。

免疫内科杨云娇医师： 该患者拟诊冷球蛋白血症，Ⅲ型约 50% 继发于结缔组织病，如假设该患者冷球蛋白血症诊断明确，是否合并有系统性结缔组织病？该患者无相关临床表现，无相关抗体、肾脏免疫荧光阴性，暂无诊断系统性结缔组织病依据。血管炎方面，颅内病变、脑膜瘤、大脑中动脉狭窄诊断不确切，经 4 年时间，未治疗情况下，复查已恢复正常，需要考虑 2011 年影像学表现属于伪影。冷球蛋白血管炎诊断标准之一是冷球蛋白血症诊断成立；该患者单从临床表现不能除外冷球蛋白血管炎可能，但目前冷球蛋白血症尚未明确，且该患者以肾脏受累为主，肾外表现较少，故冷球蛋白血管炎诊断存疑。其他类型血管炎，如 ANCA 相关血管炎、系统性红斑狼疮血管受累，目前无相关证据，红细胞沉降率增快与白蛋白下降程度平行，hsCRP 不高，目前暂无全身血管炎活动证据。

血液内科陈苗医师： 患者病程中出现嗜酸性粒细胞增多，嗜酸性粒细胞>$0.5×10^9$/L，可称为嗜酸性粒细胞增多症，根据升高水平分为轻中重度，$(0.5\sim1.0)×10^9$/L 为轻度嗜酸性粒细胞增多症，多为继发性、反应性嗜酸性粒细胞增多，常见于药物、感染、自身免疫性疾病、肿瘤，通常由于原发病导致体内炎症因子如白介素-3、白介素-5、GM-CSF 增高，刺激机体嗜酸性粒细胞增多，已进行常见原发病筛查，并未发现相关证据。但该患者存在肾脏方面基础疾病，暂考虑其嗜酸性粒细胞轻度增多是继发于原发病可能。除继发性嗜酸性粒细胞增多症之外，还有高嗜酸性粒细胞增多综合征（HES）。诊断标准有：①随机 2 次嗜酸性粒细胞大于 $1.5×10^9$/L，持续时间大于 6 个月；②排除继发原因；③嗜酸性粒细胞增多造成的器官功能损害，常见的有皮疹、心内膜纤维化。但该患者继发原因目前无法排除，且无相应器官功能损害，肾脏活检未发现嗜酸性粒细胞增多浸润，故诊断暂不符合 HES 诊断。该患者嗜酸性粒细胞计数未超过 $1.5×10^9$/L，无相应器官功能损害，针对嗜酸性粒细胞增多暂无糖皮质激素治疗指征，建议随访观察。该患者肾脏病理已见到异常物质，可行激光微切割分析，进一步明确沉积物性质。该患者无冷球蛋白血症典型临床症状，无明确实验证据，暂不能诊断冷球蛋白血症，不建议予美罗华治疗。

内科朱园园医师： 该患者外院多次检测冷球蛋白阳性，而我院多次检测阴性，但因不在同一时间段检测，是否有导致冷球蛋白波动病因，如病因当时存在，现已缓解。如病因缓解，肾脏方面情况是否可以随着病因缓解而自行缓解？

肾内科李超医师： 该患者冷球蛋白检测结果阴性和阳性穿插出现，且在我院筛查均阴性，外院筛查均阳性，从此关系来看，因冷球蛋白水平波动导致监测结果差异的可能性不大。

肾内科叶文玲医师： 一般来说，冷球蛋白监测易出现假阴性，不易出现假阳性，该患者在外院监测 4 次均为阳性，原因不清，故还需继续监测相关检查结果。请问文煜冰大夫，该患者外院冷球蛋白分析提示多克隆 IgG 和 κ，但 2 次肾活检病理免疫荧光均为阴性，如何解释？该患者考虑异常蛋白沉积病，根据肾活检电镜下表现考虑冷球蛋白血症肾损害和纤维蛋白连接病可能性大，目前是否可通过病理方法进一步明确诊断。

肾内科文煜冰医师：该患者肾组织免疫荧光 κ 阳性而 λ 阴性，提示存在浆细胞疾病可能，但该患者血和尿检查均无 M 蛋白的证据，暂不考虑。此外，既然有 κ 链沉积，需要考虑是否可能有免疫球蛋白沉积，如 IgG 或 IgM 假阴性，目前暂不能排除此可能性，可重复肾组织免疫球蛋白染色。尽管该患者肾脏病理电镜下见到有类似冷球蛋白血症肾损害表现，但确诊需要结合临床。狼疮肾炎引起膜增生性肾小球肾炎的疾病，电镜下致密物多均一性。电子致密物呈多样性结构的最常见疾病包括冷球蛋白血症肾损害和纤维连接蛋白肾小球病。纤维连接蛋白肾小球病多有明确家族史，以短纤维为主，可进一步完善纤维连接蛋白抗体免疫组化染色来确诊。

普通内科曾学军医师：尽管该患者肥胖，有糖尿病家族史，应用糖皮质激素发生类固醇糖尿病风险高。但该患者目前血白细胞增高，红细胞沉降率增快，提示全身炎症反应持续存在，近期入量稍减少，即出现肌酐增高，提示肾脏病情在加重，如继续等待，可能错过最佳治疗时机，故即使患者目前原发病诊断并不十分明确，仍有予激素治疗指证。

免疫内科杨云娇医师：冷球蛋白血症治疗按照病情严重程度分级。如无明确脏器损伤，可继续观察；如出现肾脏、皮肤、手足坏疽等脏器损伤时，建议激素加免疫抑制剂治疗；如出现危及生命的重要脏器功能受损，可考虑血浆置换支持。近年来国外应用美罗华治疗冷球蛋白血症性血管炎的临床研究，有一定疗效。Ⅱ型和Ⅲ型冷球蛋白血症还需要强调原发病的治疗。但该患者目前诊断冷球蛋白血症尚存疑，治疗的迫切性取决于肾脏受损的性质。

免疫内科王迁医师：患者肾脏病理见到有大量致密物沉积，有淋巴细胞单个核浸润，并且已出现中枢神经系统受累，存在治疗迫切性，建议予激素加免疫抑制剂治疗，观察疗效。此外，完善其他脏器检查，如肌电图、腓肠神经活检，寻找更多的冷球蛋白血症血管炎证据。

肾内科李明喜医师：目前患者冷球蛋白血症诊断存疑：①临床表现不典型；②我院严格按照实验室操作流程，4 次检测均阴性；③血 IgM 不高。纤维连接蛋白方面，希望继续购买试剂行免疫组化检测，或者行肾脏异常沉积物质谱分析。治疗方面，患者肾小球增殖性病变明显，间质有炎症细胞浸润，有加用激素及免疫抑制剂指证。可在加用上述药物治疗观察疗效的同时，进一步完善相关检查明确诊断。

三、转　归

7 月 23 日开始予泼尼松 70mg qd 和环磷酰胺 100mg qd 治疗，8 月 28 日复查血 Alb 28g/L，Cr 77μmol/L，24hUP 12.83g。免疫组化重复肾组织 IgG、IgA、IgM 染色均阴性，应用鼠抗人纤维连接蛋白单克隆抗体行肾组织间接免疫荧光染色，为阳性结果（++～+++），沿毛细血管袢及系膜区颗粒样沉积。对患者及其父母行基因检测，发现患者的纤维连接蛋白编码基因（*FN*1）出现 Y937C 杂合突变，而其父母该基因正常。肾脏病最终诊断为纤维连接蛋白肾小球病。因肾病综合征持续未缓解，确诊后于 10 月 23 日停用环磷酰胺治疗，并将泼尼松快速减量至停用。

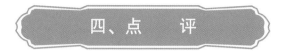

四、点 评

本例青年女性，临床表现为肾病综合征，光镜病理表现为膜增生性肾小球肾炎。因为患者病程中出现多系统受累表现，且外院冷球蛋白"阳性"的结果使得病因诊断方向一度出现了偏差。而肾活检电镜及纤维连接蛋白免疫组化结果对于最终明确诊断纤维连接蛋白肾小球病起了至关重要的作用。

（李 超 余 敏 徐 源 叶文玲 李明喜 李雪梅）

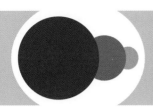

乏力1年余，腹胀1月，发现肾功能异常2周

这是一例以内分泌功能失调、多浆膜腔积液起病的中年男性病例，伴有肾功能不全、皮肤血管瘤、血两系减低、浅表淋巴结大及炎性指标升高等多系统表现，结核感染、淋巴瘤、自身免疫性疾病等均不能解释疾病全貌。结合淋巴结、皮肤血管瘤活检病理，最后明确诊断Castleman病。经糖皮质激素+环磷酰胺治疗后患者症状明显好转。

一、病例摘要

患者，男性，44岁，主因"乏力1年余，腹胀1月，发现肾功能异常2周"于2015年7月3日入院。

（一）现病史

患者2014年起无明显诱因出现乏力，性欲减低。2015年6月5日饮酒后出现腹胀，伴胸闷、恶心、食欲缺乏，入量约1000ml/d。6月19日发现双下肢凹陷性水肿，尿量500~600ml/d。6月20日就诊于第二炮兵总医院，查尿常规：pH 5.5，Pro（+），BLD（+），颗粒管型11~15个/LPF；生化：Alb 32.4g/L，GGT 83.2U/L，ALP 253.7U/L，Cr 191.81μmol/L，Urea 23.46mmol/L，UA 807.0μmol/L，K 6.27mmol/L，Ca 2.10mmol/L，P 2.44mmol/L。6月29日就诊于我院门诊，血压140/90mmHg，查血常规：WBC 12.12×10^9/L，NEUT 10.0×10^9/L，Hb 105g/L，PLT 39×10^9/L；尿常规+沉渣：比重1.017，pH 5.0，Pro微量，BLD微量；尿微量白蛋白肌酐比（ACR）5.90mg/mmol；生化：Alb 26g/L，K 5.9mmol/L，Na 134mmol/L，Ca 1.87mmol/L，P 2.16mmol/L，Cr 190μmol/L，Urea 24.41mmol/L，UA 885μmol/L，hsCRP 101.76mg/L。为进一步诊治收入我院肾内科。

自起病以来，精神、睡眠可，食欲缺乏，大便量偏少，体重增加15kg。

（二）既往史

2006年诊断高血压病，血压最高150/90mmHg，规律口服降压灵片，血压控制在130/80mmHg；2008年行胆囊切除术。否认结核、肝炎等传染病史，无输血史，无食物、药

162

物过敏史。

（三）个人史、婚育史及家族史

工人，无化学物品及放射性物质接触史。吸烟20年，每日30支；偶有饮酒。婚育史无殊。母亲患高血压病。

（四）入院查体

T 37℃，P 100次/分，RR 20次/分，BP 139/99mmHg。全身肤色暗沉，颈部及躯干部可见十余枚血管瘤，直径2~3mm，暗红色。无肝掌、蜘蛛痣，指甲发白，双下肢轻度对称性凹陷性水肿。双侧颈部、腋下、腹股沟可触及多个淋巴结，直径0.5~1.0cm，质软，活动，无触痛。双侧甲状腺Ⅰ度增大。双侧乳腺发育2期。双肺呼吸音低，未闻及啰音；心律齐，各瓣膜区未闻及杂音。腹膨隆明显，腹围100cm，全腹轻度肌紧张，广泛轻压痛及反跳痛（+），肝脾触诊不满意，移动性浊音（+），肠鸣音活跃。（图1）

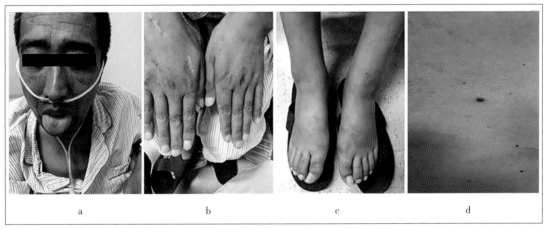

图1　入院查体

a 皮肤黝黑；b 白甲；c 白甲及双下肢水肿；d 皮肤血管瘤

（五）诊疗经过

患者入院后仍有间断低热，Tmax 37.8℃，无畏寒、寒战，腹围仍进行性增大至110cm。尿量800~1000ml/d。

常规检查：血常规：WBC $9.1×10^9$/L，NEUT 77.4%，Hb 93→70g/L（小细胞低色素），PLT（27~49）$×10^9$/L；网织红细胞3.25%；尿常规：比重1.011，pH 5.0，Pro 微量，BLD 微量；24hUP 0.21g；便常规+OB（-）；血生化：Alb 25g/L，K 5.3mmol/L，Na 134mmol/L，Cr 188μmol/L，Urea 19.63mmol/L，UA 946μmol/L。

炎症及免疫相关检查：hsCRP 101.76mg/L，ESR 106mm/h；免疫球蛋白：IgG 17.27g/L，余正常范围内；IgG亚类：IgG1 12300mg/L，余正常范围内；补体：正常范围内；血管内皮生长因子（VEGF）993ng/L（<600）；肿瘤坏死因子-α 10.5pg/ml（<8.1），白介素-6 22.9pg/ml（<5.9），白介素-8、白介素-10 在正常范围内；ANCA 3 项、ANA 18 项、ACL、抗 β_2GP1 抗体、自身免疫性肝炎相关自身抗体谱、原发性胆汁性肝硬化相关自身抗体谱（−）。

感染相关检查：HBV 五项、HCV 抗体、HAV-IgM、HEV-IgM、细小病毒 B19-IgM/IgG（−）。血及腹腔积液 T-SPOT.TB 0 SFC/10^6MC。

血液系统：血涂片、Coombs' 试验、抗血小板抗体（−）。凝血功能：PT 14.4s，APTT 43.7s，D-Dimer 7.70mg/L；正浆纠正试验即时可纠正，孵育 2h 不可纠正。血、尿免疫固定电泳（−）×6 次。血游离轻链：κ 142~385mg/dl，λ 73~130mg/dl，κ/λ 1.92~3.55。24h 尿 κ 120mg，λ 65mg；铁 4 项：血清铁 16.1μg/dl，总铁结合力 188μg/dl，转铁蛋白饱和度 7.8%，铁蛋白 617ng/ml。

腹腔积液：常规：黄色微浊，比重 1.022，黎氏（+），细胞总数 2555×10^6/L，白细胞总数 149×10^6/L，单核 92.6%，多核 7.4%；生化：TP 32g/L，ADA 7.3U/L，Alb 14g/L，LDH 82U/L；乳糜试验（+）×8 次，（−）×3 次；病原学（−）；腹腔积液找瘤细胞共 12 次，有 1 次可见少量非典型细胞，余（−）。

内分泌系统：甲功：FT3 1.67pg/ml，TSH 5.144μIU/ml，A-Tg 369.80IU/ml，余正常范围内；ACTH 151.0pg/ml；血皮质醇 23.45μg/dl；24h 尿皮质醇 45.25μg；β-胶原降解产物测定 1.640ng/ml；甲状旁腺素 28.9pg/ml；雌二醇 98.96pg/ml↑，孕酮 1.33ng/ml↑，雄激素 0.34ng/ml↓，泌乳素 31.40ng/ml↑。血糖谱无异常。

肿瘤相关检查：血 CEA、AFP、CA199、PSA：正常范围内。

影像学检查：腹部 BUS：肝剑下 3cm，肋下 0.9cm，脾厚 4.0cm，肋下 1.7cm。右肾长径 12.7cm，左肾长径 13.2cm；腹部血管 BUS：门脉宽度 1.0cm，门静脉左支及矢状部血栓形成，下腔静脉肝段局限性狭窄（0.94~1.6cm）；甲状腺 BUS：多发实性及囊实性结节；ECHO：左室松弛功能减低，LVEF 66%。CT 平扫：双侧胸腔积液，双侧腋下、两肺门及纵隔多发增大淋巴结，心包积液，肝、脾、双肾、肾上腺形态大小未见明显异常；全身骨显像：双肩、肘、膝、踝关节可见放射性浓聚；头颅、胸腰椎、骨盆 X 线平片（−）；下肢淋巴管显像（−）；肌电图：F 波出现率下降（15%，正常>85%）；PET/CT：全身多个代谢稍增高淋巴结，脾大伴代谢增高，骨髓代谢增高，伴外周骨髓扩张。

病理学检查：髂骨及胸骨穿刺活检：骨髓增生活跃，大致正常。皮肤血管瘤病理（图 2）：肾小球样血管瘤。右颈部淋巴结切除病理（图 3）：Castleman 病不除外。右腹股沟淋巴结切除病理：反应性增生。肾活检病理：光镜（图 4）：全片共 32 个肾小球，1 个球性硬化，肾小球可见弥漫性内皮细胞增生，部分毛细血管袢受压变窄，未见明显炎症细胞浸润，基底膜（GBM）未见明显增厚，包曼囊扩张。肾小管上皮可见颗粒变性，可见灶状小管上皮细胞刷状缘脱落、扁平化及再生表现，可见灶性分布的肾小管萎缩及间质轻度纤维化。部分肾内小血管管壁增厚、管腔狭窄。免疫荧光染色：全阴性。诊断：内皮细胞病。

眼底检查：未见视盘水肿。

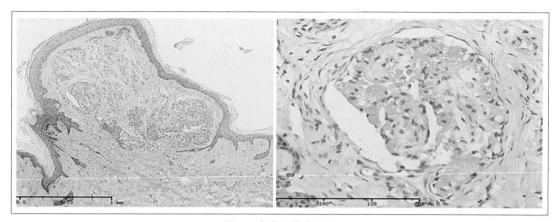

图 2　皮肤血管瘤病理

病理改变：血管管腔呈肾小球样改变，中间可见嗜伊红样细胞及透明化物质沉积

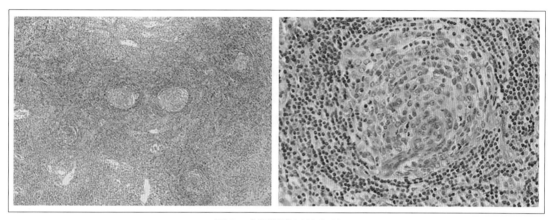

图 3　右颈部淋巴结病理

病理提示：淋巴滤泡萎缩，髓质增多，淋巴滤泡同心圆靶环状排列，萎缩的淋巴滤泡中有血管长入。诊断：Castleman 病不除外

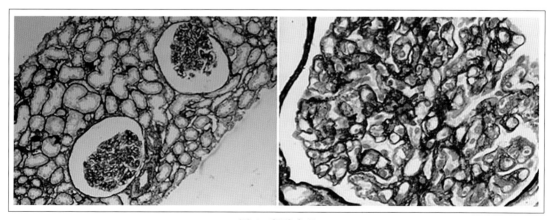

图 4　肾脏病理

病理提示：肾小球毛细血管内皮细胞增生，包曼囊扩张，灶性小管上皮细胞刷状缘脱落、TBM 裸露以及小管萎缩、间质纤维化

治疗方面：入院后患者 Cr 最高升至 340μmol/L，考虑有效血容量不足可能为急性肾损伤（AKI）的部分原因，故尝试补液、输白蛋白 20g qd，维持入量在 1500~2000ml/d，Cr 迅速下降并稳定在 200μmol/L 左右。关于原发病的诊断，经多科会诊及专业组查房讨论，认为结核感染、免疫系统疾病、肝硬化、恶性肿瘤证据不足，倾向于淋巴增殖性疾病。患者无周围神经病变和血 M 蛋白，诊断 POEMS 综合征条件不够，结合淋巴结病理，考虑 Castleman 病可能性大。遂于 8 月 14 日开始给予甲泼尼龙（MP）40~80mg 静脉输液 qd×21 天→泼尼松 65mg 口服 qd。用药 1 周后，患者尿量增多，水肿、腹腔积液逐渐减轻。2 周后 Cr 降至 74μmol/L，Hb、PLT、ESR、hsCRP 逐渐恢复正常。9 月 7 日起加用环磷酰胺（CTX）100mg 口服 qd。

出院后，10 月 9 日患者出现高热，Tmax 39.8℃，伴干咳，憋气，查体：双下肺广泛爆裂音。动脉血气分析示 I 型呼吸衰竭。胸部 HRCT：双肺弥漫性磨玻璃影。考虑卡氏肺孢子菌肺炎合并细菌感染可能性大，予复方磺胺甲噁唑口服，左氧氟沙星 0.5g 静脉输液 qd 及甲泼尼龙 40mg 静脉输液 q12h，并予无创呼吸机 BIPAP 模式辅助呼吸，肺部感染好转。

大查房时情况（2015 年 10 月 28 日）：患者一般情况可，体温正常，无胸闷、憋气、咳嗽、咳痰等症状，腹腔积液未再发。查体：生命体征平稳，双肺可及少量爆裂音，腹软，无压痛，移动性浊音（-），双下肢不肿。

二、讨　论

放射科曹剑医师：患者在我院影像学检查解读如下：①多部位骨骼 X 线基本正常（头颅、胸腰椎、髋关节正侧位、股骨正侧位等）；②7 月份 CT 示：右侧胸腔积液、心包积液，胸腺区软组织影；肝脾饱满，肾周多发索条影，大量腹腔积液。垂体平扫：垂体后叶 T1 信号减低；③10 月份第二次住院时，较 7 月新出现双肺磨玻璃影，心包积液减少，右侧胸腔积液基本吸收，胸腺区软组织影较前缩小，纵隔多发小淋巴结。腹腔积液基本吸收。

肾内科刘岩医师：患者为中年男性，隐匿起病，病史 1 年余。临床特点为多系统受累，炎症反应突出，多浆膜腔积液，腹腔积液为著。诊断方面：①急性肾损伤（AKI）原因，肾前性因素：患者存在食欲缺乏、低白蛋白血症、大量腹腔积液这些导致有效循环血量不足的因素。肾性因素：患者尿蛋白量少，有肾小管间质病变如急性肾小管坏死或急性间质性肾炎的可能；患者血红蛋白、血小板减低，乳酸脱氢酶升高，需考虑血栓性微血管病（TMA）的可能；虽然为少量尿蛋白，仍不能除外肾小球病变，肾性因素以及具体部位需要肾活检病理来确定。泌尿系超声无肾后梗阻的提示；②原发病分析：a. 感染性疾病：首先需除外结核感染，多次血及腹腔积液 T. SPOT-TB 为 0，腹腔积液抗酸染色（-），PPD（-），证据不足。b. 消化系统疾病：门脉分支血栓及早期肝硬化指标升高不能解释全貌。c. 自身免疫性疾病：入院后查免疫指标均阴性，不支持。d. 血液系统疾病：TMA：多次血涂片未见异常为不支持点；淋巴瘤：骨穿、PET/CT、淋巴结活检均无证据；浆细胞相关疾病如 POEMS 综合征：支持点为 VEGF 及相关炎症因子升高，皮肤活检为肾小球样血管瘤，颈部淋巴结病理不除外 Castleman 病；不支持点为无 M 蛋白及神经系统受累证据；淋巴增殖性疾病：如 Castleman 病，淋巴结病理支持，此类疾病临床异质性较强。治疗上，通过增加入量、补充白蛋白，维持患者有效血容量，SCr 由 340 下降至 $200\mu mol/L$，并稳定于此水平，表明肾脏灌注不足的确参与了 AKI 的发生，但尚有其他机制存在。经多科会诊及专业组查房，考虑为淋巴增殖性疾病可能性大，开始加用足量激素治疗。2 周后 SCr 逐渐降至正常，Alb 升高，凝血功能恢复正常，HGB、PLT 升高，炎症指标下降，腹腔积液生成速度减慢。加用激素 1 月余后完善肾穿刺活检，病理提示为内皮细胞病，可见灶性小管间质急性损害及再生表现。文献复习 Castleman 病肾脏损害特点，北大第一医院一项纳入 76 例 Castleman 病患者的回顾性研究显示：19 例肾脏受累的患者皆为多中心型，其中 16 例（84.2%）淋巴结病理为非透明血管型，肾脏方面：血尿（74%），蛋白尿（95%），AKI（63%），3 例需急诊透析，1 例进入终末期肾病（ESRD）。肾脏病理表现多样，最多见为 TMA 样改变。这类患者预后较好，大部分患者 AKI 可完全缓解，仅少数进入 ESRD，且肾脏受累不影响存活率。总结我院诊断 Castleman 病，同时有肾脏病理资料的患者，病理表现更为多样，包括不典型膜性肾病、微小病变肾病等，但并没有 TMA 样表现。可能与 Castleman 病肾脏受累的异质性相关。

肾内科苏颖医师： 本次提请内科大查房有两个目的，①是希望与有关科室进一步探讨这类浆细胞病的诊断问题；②是提醒大家关注这类疾病的肾脏受累，并分享对本例患者肾脏方面的诊疗体会。POEMS 综合征和 Castleman 病是少见的血液系统疾病。前者是依据某些临床表现确立的一种临床诊断，其淋巴结病理可表现为非特异性炎症或 Castleman 病。后者则是一种病理诊断，其对应的临床表现多种多样，有报道约 30% 的 Castleman 病表现为 POEMS 综合征。可见，这两种疾病关系密切，诊断上存在交叉，那么，我们应该如何理解这两种病？另外，POEMS 综合征的诊断标准几经修改，但仍有部分患者可能被漏诊、误诊或难以归类，如何评价目前的诊断标准，希望血液科同道能发表评论。

既往关于 POEMS 综合征的肾损害问题重视不够，文献报告也多为个案，规模最大的一项研究来自于我院叶葳和李剑大夫。本例患者以 AKI 为突出表现，其肾损害可能由两方面造成：①是肾脏有效灌注不足，而且维持其有效血容量比原发性肾病综合征、低蛋白血症者更加困难，推测是炎症状态下，血管通透性增高、血浆外渗所致；②是原发病本身引起的肾脏病理改变。通过对本例的观察以及文献复习，发现其主要病变为肾小球内皮细胞水肿、增生，管腔狭窄及小球缺血，炎症细胞浸润和其他固有细胞增殖并不明显。小管-间质可见灶状的小管上皮细胞缺血和坏死。免疫荧光染色全部阴性。电镜下可见 TMA 样的内皮下疏松层改变。上述病理改变，难以用其他某种肾脏病解释，还是很有特点的，值得进一步研究，研究和讨论得到的宝贵经验在未来能从肾脏病理角度对原发病的诊断提供线索。全身有效容量不足以及肾小球毛细血管内皮增生、水肿，使得肾小球缺血，GFR 下降，同时肾小管周围毛细血管床也会出现循环障碍，引起小管缺血或坏死，这些病理改变可解释其临床表现，即肾小球滤过功能下降明显，而蛋白尿、血尿不突出。

综上，POEMS 综合征或 Castleman 病可通过多种机制损害肾脏，甚至导致肾衰竭。积极维持肾脏有效灌注、防止发生急性肾小管坏死（ATN），可为下一步原发病的诊断和治疗赢得机会，而尽早明确诊断、给予针对性治疗才是肾脏以及全身情况好转的根本。

肾内科叶葳医师：介绍一下我院关于 POEMS 综合征（299 例）肾脏功能受损方面的研究结果：POEMS 综合征患者出现肾功能异常比例约占 20%，临床主要表现为肾功能不全，血尿、蛋白尿并不突出。但这个结果需要客观分析，因为肾功能受很多因素影响，除了 POEMS 综合征本身细胞因子炎症反应之外，还有许多其他因素如容量等可影响肾功能。其中，有 5 例行肾活检，明确表明肾功受损由 POEMS 综合征本身所致。POEMS 综合征患者血 VEGF 升高，它可引起一系列细胞因子的改变，刺激肾小球毛细血管内皮细胞增生，病理上表现为内皮细胞增生及肿胀。反观其临床表现，主要表现为肾功能异常，而血尿、蛋白尿并不突出。这种情况一般从临床上不会认为是肾小球病变，更不会行肾活检，但 POEMS 综合征的肾损特点提醒我们仅肾功能异常，而蛋白尿、血尿不突出的疾病也有可能是肾小球病。

血液科李剑医师：首先解答如何判读血清游离轻链 FLC-κ/FLC-λ 比值，其比值正常范围为 0.26～1.65，不在此范围则可认为该轻链为克隆性。在肾功能正常的情况下，血轻链主要经肾脏排泄，由于 κ 链为单链结构，而 λ 链为二聚体结构，因此 κ 链代谢较 λ 链更快，故 κ 链水平较 λ 链低。但在肾功能不全时，轻链的代谢途径将发生变化，大部分血轻链并不经肾脏排泄，而是被肝脾及网状内皮系统消耗降解，此时 κ 链和 λ 链代谢速度相似，因此会出现 κ 链水平相对升高，使得 κ/λ 比值在肾功能不全时变大，一般定义为 3.5 以内为正常值。

第二是关于 POEMS 综合征与 Castleman 病之间的关系。Castleman 病是一个临床表现和病理学改变异质性均很强的疾病。它的主要病理学表现为淋巴结内淋巴浆细胞增殖，并伴有大量血管增生。现在认为这可能是淋巴结对血液中高水平细胞因子的一种反应性增生。比如血中的高水平 VEGF 就可刺激淋巴结出现 Castleman 病样的病理学表现。越来越多的学者认为 Castleman 病可能是一种继发性病理学改变，而非独立的疾病。其可能是通过 IL-6、VEGF 和其他细胞因子所介导，例如其可继发于 HHV-8 病毒感染、自身免疫性疾病如系统性红斑狼疮、实体肿瘤、淋巴肿瘤等疾病。当然，临床上还有一大类找不到任何继发因素的 Castleman 病，称为特发性非 HHV-8 或 HIV 感染的 Castleman 病，目前病因尚不知。POEMS 综合征的核心是存在单克隆浆细胞，其分泌高水平 VEGF，后者刺激淋巴结，造成淋巴结及其中血管反应性增生，病理上可表现为 Castleman 病样改变。高水平的 VEGF 也可造成水肿、器官肿大、神经病变等表现。因此，Castleman 病是 POEMS 综合征疾病谱中的表现之一，是淋巴结最常见的一种病理学改变。

此例患者 SCr 300μmol/L 以上时的 FLC-κ/λ 为 1～3 之间，可认为基本正常。诊断方面，尽管患者有很多 POEMS 综合征的典型临床特点，包括淋巴结肿大、肝脾大、内分泌及皮肤改变，但是缺乏 POEMS 综合征诊断的核心：①无神经病变；②无 M 蛋白；③PET/CT 或 X 线均无硬化性骨病的证据；④VEGF 水平仅轻度升高。综上，此患者并不能诊为 POEMS 综合征。而 Castleman 病可解释疾病全貌。由于该病核心为细胞因子高，此患者使用糖皮质激素和 CTX 抑制炎症因子释放后，症状（肾功能、胸腔积液、腹腔积液、心包积液）改善，治疗有效。可以继续泼尼松+CTX 治疗，若后期效果欠佳，可考虑加用沙利度胺（即 PCD 方案）治疗。

皮肤科王涛医师： 此患者皮肤方面临床表现特点：躯干四肢多发豆大红色丘疹及结节，取 3 处皮疹行组织活检，其中一份皮疹组织病理表现：中间为团块状扩张及新生的血管，有裂隙及管腔；另一份皮疹组织病理表现：血管管腔呈肾小球样改变，中间可见嗜伊红样细胞及透明化物质沉积，后者多被认为是单克隆蛋白，但此患者无单克隆蛋白。其病理 VEGF 染色意义目前正在研究中，尚无定论。临床诊断血管瘤，病理诊断肾小球样血管瘤明确。鉴别诊断：①生理情况下这种皮疹可见于老年人，诊断为老年人樱桃样血管瘤，与 POEMS 综合征或 Castleman 病的肾小球样血管瘤相比，其病理特点为细胞成分少，管腔大；②病理情况下，肾小球样血管瘤是一种特殊的反应性血管性增生，仅见于多中心性 Castleman 病和 POEMS 综合征。Castleman 病在皮肤方面除了血管瘤之外，还需警惕出现副肿瘤天疱疮，表现为口腔、外阴重度糜烂。另外，此患者有体毛增多、色素增加、腹部隆起、下肢肿胀和指甲变白等表现，几乎所有皮肤表现均可用 POEMS 综合征解释，但临床无单克隆蛋白（M 蛋白）证据。POEMS 综合征典型皮肤改变：血管瘤（尤其是曝光部位，豆大至鸡蛋大，病理为肾小球样血管瘤）、色素沉着、白甲、多毛、肿胀、皮肤干燥脱屑、皮肤指甲增厚等。

消化内科冯云路医师： 腹腔积液的生成分两种情况，一种是与血管内外压力差相关的，即门脉高压相关性腹腔积液；另一种是与血管通透性相关的，即非门脉高压相关性腹腔积液。临床通过 SAAG 水平来区分。POEMS 综合征及某些 Castleman 病都有细胞因子明显增多、血管通透性增加的特点，从而出现外周水肿、多浆膜腔积液的表现，其腹腔积液类型应该为 SAAG 降低的腹腔积液。此类疾病相对罕见，对其腹腔积液的研究相对较少，2013 年来自 301 医院的一项纳入 106 例 POEMS 综合征患者的回顾性研究显示 50% 的患者出现腹腔积液。其中 70% 的患者其腹腔积液 SAAG 降低，且腹腔积液白细胞数均在 $250 \times 10^{6}/L$ 以内。这一点对鉴别诊断有一定意义，因为非门脉高压性的腹腔积液可能是肿瘤、慢性感染引起，而这两类腹腔积液白细胞均比较高。此患者腹腔积液白细胞在 $250 \times 10^{6}/L$ 以内，其根本成因还是与浆细胞相关疾病有关的，但其不典型的地方是 SAAG 处于临界状态（$11 \sim 12g/L$），考虑此患者门脉矢状部血栓亦为腹腔积液形成的部分原因，并改变了腹腔积液性质。

病理科卢朝辉医师： 此患者共行 3 次活检，1 份骨穿活检未见浆细胞病变，骨髓中造血组织比例正常，粒系增多，成熟的中性粒增多，红系相对减少，是一个感染性或反应性粒细胞增多的表现。另外 2 份组织（颈部淋巴结和腹股沟淋巴结）病理表现差不多：淋巴滤泡萎缩，髓质增多，淋巴滤泡同心圆靶环状排列，萎缩的淋巴滤泡中有血管长入，此病理表现符合透明血管型 Castleman 病。Castleman 病归于淋巴结反应性增生之中，此类病理表现亦可以继发于其他疾病，淋巴结越大诊断价值越高。

内分泌科王曦医师： 首先回顾一下文献中有关 POEMS 综合征引起内分泌异常的描述，Mayo 诊所一项纳入 170 例（1960～2006 年）按照 2003 年诊断标准诊断为 POEMS 综合征的回顾性研究显示：84% 存在内分泌异常；79% 出现男性性腺功能减退；67% 出现肾上腺皮质功能减退；58%出现轻度原发甲状腺功能减退；48%出现糖代谢异常。目前认为 VEGF 在 POEMS 发病中起关键作用，VEGF 导致内分泌腺体局部生长因子的改变，进而影响到腺体功能的改变。但是病理上均未发现结构的异常或特殊物质沉积。另外也不能忽略慢性疾病状态、年龄等因素对内分泌功能的影响。

此患者内分泌各个轴系的特点。①甲状腺轴：TSH 轻度升高，FT_3 降低，FT_4 正常，甲状腺抗体阳性，甲状腺多发结节。诊断为低 T_3 综合征，该患者慢性疾病状态，糖皮质激素用药史及慢性肾功能不全均可为导致低 T_3 综合征（正常甲状腺病态综合征）的原因；另外，患者同时有 TSH 升高及甲状腺抗体阳性，可能同时存在慢性淋巴细胞性甲状腺炎的基础。处理上可暂观察；②肾上腺轴：起病时有皮肤色素加深、乏力、食欲缺乏，血压较病前下降，血钠、钾均正常，ACTH 升高 2 倍，血 F 正常高限，肾上腺影像学未见明显异常，可能存在轻度的艾迪生病（原发性肾上腺功能不足），但是血 F 可以升至 $18\mu g/dl$ 以上，说明其应激状态下血皮质醇足够。泼尼松减量至每日 6mg 以下时需警惕肾上腺功能不全；③性腺轴：雄激素降低，雌激素及泌乳素升高，LH、FSH 升高，提示病变位于性腺本身，补充睾酮帮助不大；④骨代谢：患者存在慢性肾脏病，骨代谢异常可以用慢性肾脏病-矿物质与骨异常（CKD-MBD）解释。后续还需激素治疗，且存在性腺功能减退，需警惕继发性骨质疏松。

肾内科李明喜医师：本次查房病例为少见病，诊断上，淋巴结活检病理示不除外 Castleman 病，结合其系统表现，诊断 Castleman 病基本明确。患者无 POEMS 综合征诊断的必需条件，不能诊断 POEMS 综合征。目前患者诊断明确，治疗效果可，本次因肺部感染入院，经抗感染治疗后肺部症状体征好转。待感染控制后，可加强原发病治疗。

三、转　归

大查房后，患者继续泼尼松每日 60mg 治疗。2015 年 11 月 27 日加用沙利度胺每日 75mg，CTX 每周 500mg，泼尼松每周减量 10mg。2015 年 12 月 29 日泼尼松减至每日 10mg，改为 TCP 方案：沙利度胺每日 100mg，CTX 每周 500mg 及泼尼松每周 100mg，平时泼尼松每日 7.5mg 维持。出院后随诊 4 月，一般情况好，无水肿、腹腔积液等再发，间断出现新发躯干部血管瘤。2016 年 2 月 1 日复查：血常规正常，尿常规（−），SCr 73μmol/L，ESR、Ig 正常，TNF-α 12.0pg/ml，IL-6 26.4pg/ml，IL-10 正常范围。

四、点　评

Castleman 病和 POEMS 综合征均属于罕见的浆细胞病，常累及全身多个系统，临床表现多样，容易漏诊、误诊，特别是当血液中未检出单克隆蛋白（M 蛋白）时，诊断将会更加困难。针对这类患者，仍应仔细排除常见病以及多个常见病共存的可能性，然后再考虑少见病、罕见病，切不可按照诊断标准简单组合。对于这些依靠病理来确诊的疾病，应积极创造条件行病理学检查，本例淋巴结活检和皮肤活检对诊断起了至关重要的作用。既往学术界对于本病肾脏受损的情况关注不够，通过对本例及其他病例的回顾性分析和观察，发现其临床表现和病理改变均有特点，值得进一步深入研究，希望能为今后诊断和治疗提供新的思路。

（陈　丹　刘　岩　苏　颖）

消化内科

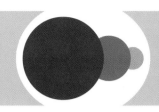

腹泻、发热1年，再发3月

腹泻是消化系统疾病常见症状之一，病因诊断常常需要根据其伴随症状及相关辅助检查。伴有发热的腹泻常常与感染性疾病有关，包括细菌、真菌或者病毒感染。如果临床遇到无法用感染解释的腹泻和发热，应全面考虑有无其他疾病的可能。

一、病例摘要

患者，男性，37岁，主因"腹泻、发热1年，再发3月"于2015年2月2日入院。

（一）现病史

患者2014年2月进食海鲜、饮酒后出现腹泻，每日10余次，为稀水样，每次约500ml，无黏液脓血、黑便、柏油便，伴恶心、呕吐胃内容物，无发热、腹痛、腹胀等不适，附近诊所予青霉素（具体不详）等输液治疗后大便次数减少为3~4次/日，黄色不成形便；停药后出现发热，Tmax 40℃，无畏寒、寒战，大便次数增多至7~8次/日，棕色稀水样便，带黏液，无脓血，伴腹胀、食欲缺乏，无腹痛、恶心、呕吐。当地医院查血常规：Hb 138~164g/L，余（-）；便常规：WBC（+）、OB（+）；肝功：Alb 29.5g/L；铁蛋白>2000ng/ml；肿瘤标志物（-）；PCT（-），BNP（-）；予静脉输注激素、抗生素治疗（具体不详），症状无好转。遂就诊于我院急诊，查血常规：WBC 6.27×10⁹/L，NEUT% 79.1%，Hb 141g/L，PLT 267×10⁹/L；肝功：Alb 30g/L；便常规：WBC 大量，RBC 1~2/HPF，OB（+）；便培养（-）。予口服万古霉素、甲硝唑以及肠道益生菌治疗，体温降至正常，腹胀好转，大便2~3次/日，黄色不成形，复查便常规+OB（-）。停药后再次出现发热，Tmax 39℃，无畏寒、寒战，伴腹胀，排气排便后无缓解，大便3~4次/日，不成形，伴黏液脓血。就诊于外院：血常规（-）；便常规：WBC 满视野，RBC 35/HPF；肝肾功：Alb 28.3g/L；hsCRP 23mg/L；淋巴细胞亚群：CD3 阳性淋巴细胞60%，CD4 阳性 T 细胞21%，CD4 阳性 T 细胞/CD8 阳性 T 细胞0.64；甲功：FT₃ pg/ml↓，ANA、抗 ENA、ANCA（-）；便培养（-）；肠镜：回肠末段黏膜粗糙，多发充血红斑，回盲瓣变形，轻度狭窄，阑尾开口清楚，回盲部至降结肠见多发溃疡形成，底平坦，覆不均匀白苔，边缘黏膜轻度隆起，炎性改变，病变间黏膜基本正常，部分溃疡融合，病变水平延伸，结肠袋破坏。乙状结肠以远黏膜光滑，血管纹理清，半月襞完整，无糜烂、溃疡及新生物。诊断"肠结核？

Crohn 病？"予美沙拉秦 1000mg tid～qid，泼尼松 60mg qd（2014 年 3 月 26 日至 6 月 15 日），此后每周减 5mg 至 20mg qd 维持约 2 月，加用激素后症状缓解，体温降至正常，大便 2～3 次/日，黄色糊状便，便常规+OB（-）。2014 年 11 月患者受凉后出现全腹绞痛，VAS 5 分，以下腹部为著，伴发热，Tmax 37～38℃，大便 5～6 次/日，褐色稀水样便，每次约 500ml，2015 年 1 月 1 日解鲜血便 6 次，每次 500ml，热峰渐升至 39.5℃，伴腹痛，VAS 7 分，1 月 20 日自行将泼尼松加量至 40mg qd，症状无缓解；1 月 23 日就诊于我院急诊，血常规：WBC 8.31×10^9/L，NEUT 5.87×10^9/L，Hb 134g/L，PLT 256×10^9/L；便常规：WBC 大量、RBC 0～2/HPF、OB（+）；肝肾功：Alb 34g/L，Na 128mmol/L；ESR 70mm/h，hsCRP 114.72mg/L；ANA、抗 EN、ANCA（-）；血 T-SPOT. TB（-）；PCT（-）；予抑酸、补液、肠外营养、肠道益生菌治疗，患者自行停用口服激素，腹痛稍有缓解，VAS 5 分，仍间断发热，Tmax 38.5℃。大便 3～4 次/日，稀水样便和糊状便交替，间断混有鲜血，为进一步诊治收入消化内科病房。

病程中曾出现外阴痛性溃疡，否认口腔溃疡、脱发、光过敏、关节肿痛、雷诺现象，发病以来食欲、精神可，睡眠差，小便正常，大便如前所述，体重 1 年内降低 20kg。

（二）既往史

否认明确慢性病史，否认结核、肝炎等传染病史及接触史，否认食物药物过敏史。

（三）个人史、婚育史及家族史

个人史：吸烟 20 年，每日 20 支。家族史无殊。

（四）入院查体

T 37.2℃，P 92 次/分，R 20 次/分，BP 97/52mmHg，BMI 15.37kg/m²；体型消瘦、营养偏差；背部可见散在陈旧性毛囊炎样皮疹，双侧髂前可见散在红色风团样皮疹。双侧腹股沟可触及肿大淋巴结，直径约 1cm，活动度可，无触痛；腹软，无压痛反跳痛，肝脾肋下未触及，全腹未触及肿大包块，移动性浊音（-），肠鸣音稍弱，1～2 次/分。肛诊：退指指套有染血。

（五）诊治经过

入院完善相关检查，常规检查：血常规：WBC（4.24～6.73）×10^9/L，NEUT（2.9～4.9）×10^9/L，Hb 90～107g/L，PLT（336～409）×10^9/L；尿常规：Pro 微量；便常规：OB（+），余（-）；便苏丹Ⅲ染色（-）；血生化：Alb 29g/L；铁 4 项：血清铁 8.5μg/dl↓，总铁结合力 150μg/dl↓，转铁蛋白饱和度 4.9%↓，铁蛋白 912ng/ml↑；凝血：PT 13.6s，Fbg 4.90g/L，APTT 35.7s；1∶1 正浆纠正试验：PT 即刻可纠正，2h 不能纠正；APTT 即刻+2h 均不能纠正；ABG（自然状态）：pH 7.421，pCO_2 28.8mmHg，pO_2 90.3mmHg，$cHCO_3$ 18.4mmol/L，乳酸（Lac）1.3mmol/L。

炎症指标：hsCRP 101.62～107.69mg/L，ESR 62～71mm/h，IL-6 12.9pg/ml↑，IL-8

82pg/ml↑，IL-10 14.0pg/ml↑，肿瘤坏死因子-α 35.1pg/ml↑。

感染方面：PCT（－），血培养（－），G 试验 69.10pg/ml，血 CMV-DNA、CMV-PP65（－）；EBV-DNA 3000→500copies/ml，EBV-IgA/EA（＋/－），IgG/VCA（＋）；肺炎支原体抗体、衣原体抗体、嗜肺军团菌抗体、隐球菌抗原、BST 均（－）；淋巴细胞亚群：LY 1.01×10^9/L，CD4$^+$T 细胞 549/μl，CD4$^+$T 细胞 260/μl↓，NK 细胞 77/μl↓，CD4$^+$T 细胞/CD8$^+$T 细胞 2.12↑；B 细胞 84/μl↓；痰病原学：细菌、真菌、奴卡菌涂片、墨汁染色、抗酸染色均（－）。粪便检查：真菌涂片、抗酸染色、悬滴试验、寄生虫、轮状病毒（－）。

肿瘤方面：外周血涂片（－）；肿瘤标志物：CA125 43.5U/ml；血清蛋白电泳、血清免疫固定电泳（－）。骨髓穿刺：增生活跃，粒：红＝4.65：1。粒系中性中幼及杆状粒细胞比例增高，部分粒细胞胞质颗粒粗大，成熟粒细胞胞质可见中毒颗粒。

影像学：腹部增强 CT+小肠三维重建（图 1）：回肠末段及结肠多发肠壁增厚伴异常强化，结肠脾区后壁内瘘可能，第四组部分小肠壁略增厚伴强化增高，腹盆腔积液，腹膜后、肠系膜根部、盆腔内及双侧腹股沟多发大小不等淋巴结；钡灌肠：左半结肠结肠袋消失，左半横结肠及结肠脾曲管腔狭窄（病变长约 17.2cm），局部黏膜破坏，管壁僵硬，可见多发小龛影及钡斑，病变局部及其余各段结肠多发散在小充盈缺损，回盲瓣良好。PET/CT：降结肠脾曲局部放射性浓聚，SUVmax 6.23；胸部 HRCT（图 2）：双肺多发斑片、结节影并出芽征，感染？

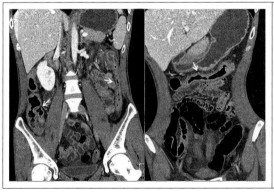
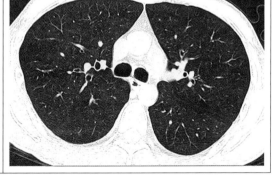

图 1　小肠三维重建图，白色箭头指示回肠末段及结肠多发肠壁增厚伴异常强化，结肠脾区后壁内瘘病变

图 2　胸部 HRCT，双肺弥漫细小磨玻璃结节

内镜：胃镜：慢性浅表性胃炎；结肠镜（图 3）：回肠末段 10cm 内小肠黏膜可见轻度充血及小片状糜烂，回盲瓣呈唇形，阑尾开口清晰，升结肠、横结肠、乙状结肠散在白色瘢痕样改变，降结肠及乙状结肠距肛门 30～38cm 肠道节段病变，肠腔狭窄，黏膜高度肿胀充血，可见不规则溃疡，血管纹理消失，结肠袋消失，距肛门约 35cm 处可见直径约 2cm 深大溃疡，覆黄苔，底部可见陈旧血凝块样改变；超声内镜：病变处黏膜及黏膜下层增厚，结构紊乱，呈中等偏低回声，固有肌层尚完整，但部分受浸润。活检病理：（回肠末端）小

肠黏膜显急性及慢性炎，淋巴滤泡形成；（结肠）炎性坏死、肉芽组织及少许结肠黏膜显慢性炎，淋巴组织显著增生；免疫组化：AE1/AE3（-），Bcl-6（散在+），CD10（+），CD20（+），CD3（+），CD5（+），Cyclin D1（-），Ki-67 20%，Mum-1（散在+）；EBER 原位杂交（+）。

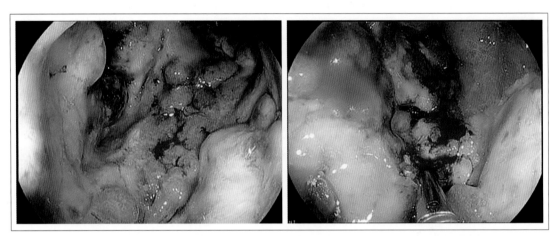

图 3　肠镜下表现，显示距肛门 30～38cm 不规则溃疡，以及距肛门 35cm 深大溃疡

病情变化：监测生命体征：BP 90～100/50～60mmHg，HR 80～100 次/分，R 18～20 次/分；入院后每日发热，Tmax 40℃，偶有畏寒、寒战，先后予头孢他啶+甲硝唑治疗，效果不佳，加用洛索洛芬钠后体温可控制，2 月 17 日考虑内瘘形成不除外，予莫西沙星治疗，目前 Tmax 38.2℃；间断主诉下腹部绞痛，VAS 5～7 分，与排气、排便无关；入院时大便次数每日 4～6 次，每日 200～600ml，褐色稀水样便，1 月 16 日起大便次数及量减少，每日约50ml；1 月 15 日、1 月 16 日及 2 月 21 日分别排暗红色稀水样便 1 次，50～10ml；2 月 14 日出现外阴痛性溃疡，2 月 15 日出现腹壁红色丘疹。

其他治疗：入院予肠内肠外营养、肠道益生菌等支持治疗，间断予血浆、人凝血酶原复合物改善凝血功能。

目前情况：精神弱，主诉轻度腹痛，大便每日 1 次，褐色稀水样便。查体：T 38.2℃，BP 92/56mmHg，HR 88 次/分，R 20 次/分。脐上可见暗红色陈旧性皮疹，双侧髂前可见散在陈旧风团样皮疹，腹部轻压痛，无反跳痛，未触及肝脾肿大及腹部包块，肠鸣音弱，1 次/分。

二、讨　论

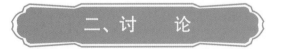

放射科曹剑医师： 患者胸部 HRCT 可见双肺弥漫的细小的磨玻璃结节，沿支气管血管束分布，与一年前胸部 CT 相比无明显变化；纵隔窗可见纵隔小淋巴结，但无胸腔积液，无其他特殊表现。钡灌肠可见左半横结肠、结肠脾区、降结肠的肠腔狭窄，肠管僵硬，可见

多发的小龛影和钡斑，升结肠和回盲瓣大致正常，乙状结肠以远的肠管大致正常，钡灌肠结果首先考虑炎性肠病的改变。腹盆增强 CT：外院一年前的腹盆增强 CT 可见结肠脾区、降结肠和横结肠的肠管相对正常；而入院后我院的 CT 可见升结肠的肠管增厚、降结肠肠壁增厚、横结肠肠壁增厚，周围可见渗出影，肠系膜上动脉和腹膜后淋巴结未见明显肿大、融合。综上，患者病变主要累及横结肠和降结肠，结合临床突出的消化道症状，首先考虑炎性肠病；肺内病变无特异性，且在一年内无明显变化，不能确定是否为原发病受累。

核医学科朱朝晖医师：患者 PET/CT 示全身骨髓和外周骨髓呈普遍代谢增高，结肠脾区可见肠壁显著代谢增高，未见回盲瓣代谢增高灶，病变相对局限；进一步轴位象可见病变肠壁呈不均匀的代谢增高；延迟显像可见病灶并非灶性，而是局部肠管弥漫扩张、不均匀、且形态不规则；盆腔积液，其中无放射性增高灶。综上：患者主要在结肠脾区存在高代谢的病灶，病变的时间较长，存在贫血或感染，引起外周骨髓的扩张，骨髓的代谢增高。所有肉芽肿性病变均可引起类似表现，首先考虑继发于其他原发病，在此基础上不能完全除外局部淋巴瘤的可能性，建议进一步活检区分肉芽肿或淋巴瘤。

消化内科冯云路医师：患者中年男性，慢性病程，多系统的表现，以消化系统受累为主，主要表现为腹泻、腹痛，结肠镜示结肠多发溃疡和节段狭窄，呼吸系统表现为无症状的肺内斑片结节影和出芽征；皮肤黏膜有毛囊炎和外阴溃疡，全身有发热和消耗的症状；激素治疗一度有效，有部分结肠溃疡愈合，住院期间发现有慢性活动性 EBV 感染。鉴别诊断主要围绕结肠溃疡的鉴别，包括自身免疫相关的疾病、淋巴系统增殖性疾病和感染性疾病。①自身免疫相关疾病：自身免疫相关疾病包括炎性肠病（IBD）和肠型贝赫切特综合征（Behcet's disease，BD），肠型贝赫切特综合征在亚洲人群中高发，约有 60% 的患者有消化系统的表现，受累部位包括食管（主要表现为溃疡、瘘），胃、小肠和结肠（主要表现为溃疡、狭窄），肛门和直肠（溃疡、瘘），同时可有肝脾和胰腺的受累；反复口腔外阴溃疡、眼炎和皮肤改变，血栓性静脉炎或贝赫切特综合征的家族史。肠型贝赫切特综合征和克罗恩病（Crohn disease，CD）的鉴别比较困难，多需手术病理。2009 年有韩国学者提出内镜下鉴别的要点：其中肠型贝赫切特综合征主要表现为圆形、较大的溃疡，而克罗恩病为纵行、长的溃疡，地图样不规则的病变；另可从病变分布来看，克罗恩病为节段、弥漫的病变，而肠型贝赫切特综合征为局灶、单发或多发的病变。本患者的溃疡表现为圆形、深大的、病变相对局灶，因此肠镜下表现更倾向于肠型贝赫切特综合征。但不支持点为在第一次肠镜提示降结肠到回盲部多发的溃疡，而激素治疗后部分病灶在镜下可见完全愈合，也有部分节段为进行性的加重，提示病变之间存在一定的异质性，并非单纯激素可治疗的疾病；在内镜下黏膜愈合的节段，对应的 CT 仍提示肠壁明显增厚，且在超声内镜下可见多层受累，提示疾病存在一定的浸润性。在乙状结肠、直肠肠道正常；在降结肠可见肠腔高度狭窄，钡灌肠上相对异常的肠道在内镜下看黏膜完全正常，这种肠镜和影像学不匹配提示可能存在黏膜下的病变；②淋巴系统增殖性疾病：患者存在 EBV 感染，EBV 感染为常见的感染，人群感染率可达 90%，以感染 B 细胞最常见，也可感染 T 细胞和 NK 细胞，慢性 EBV 感染可引起淋巴系统增殖性疾病，最常见的为累及肝脏、脾脏、骨髓、淋巴结和皮肤，胃肠道受累较罕见，文献报告较少，临床与克罗恩病难以鉴别，大部分患者需手术病理。

本患者有与黏膜病变不平行的肠壁增厚，且全身发热、消耗症状较重，起病时贫血、低蛋白相对较轻，同时患者存在明确的 EBV 血症，肠道组织在溃疡黏膜和回肠黏膜 EBV 原位杂交阳性，其中一次肠道病理提示淋巴组织显著增生，需高度怀疑淋巴瘤的诊断；不支持点为 PET/CT 更倾向于孤立的炎性病变，且目前病理上无明确的淋巴细胞单克隆增生的证据；③感染性疾病：如肠结核，患者病变非回盲部等典型部位，在黏膜愈合后无继发性回盲部变形或炎性息肉等黏膜愈合的表现，无肠外结核的证据，长期激素治疗后无结核播散的表现，因而暂不考虑。目前存在的临床问题：首先患者有一些无症状的肺部病变，与肠道病变是否可用一元论来解释，若可以，则肺部病变的性质对肠道病变的诊断意义比较重要；其次，EBV 感染在疾病进程中的意义？如果是肠道病变的病因，即慢性 EBV 感染基础上淋巴系统增殖，是否有可能具有单克隆性增殖的倾向？抑或是免疫抑制治疗的结果。若临床不能确诊，或药物治疗效果不确定，是否存在手术干预的指征。

呼吸内科杨燕丽医师：患者无明确的呼吸系统伴随症状，肺部 CT 主要提示双肺弥漫的微小结节和磨玻璃影，纵隔和肺门无明显肿大淋巴结，此外对比患者一年前的 CT，经过抗生素和激素的治疗，胸部 CT 没有明显变化。总体来看，肺部病变为全身、系统性病变的一部分，结合肠道的病变，首先考虑炎性肠病累及肺。炎性肠病的肺受累相对少见，文献报告约为 1% 以下，影像学表现各异，常见有支扩、结节和磨玻璃及间质改变，间质病变主要表现为淋巴细胞间质性肺炎（LIP）和闭塞性细支气管炎伴机化性肺炎（BOOP），肺功能提示通气功能和弥散功能障碍，肺泡灌洗液中细胞分类可见淋巴细胞比例增高。本患者的肺功能提示孤立性弥散功能降低，提示可能存在炎性肠病的肺受累，但影像学表现不典型，且文献中报道炎性肠病肺受累者，大部分对激素反应较好，与本患者的临床表现不符。鉴别诊断：肿瘤方面：患者的肺部无明确占位，淋巴瘤等血液系统肿瘤肺受累的表现多种多样，较为常见的可有结节和肿块，也可有弥漫的磨玻璃样改变，但本患者的影像学表现非典型的淋巴瘤，且在加用激素后一年复查影像学无明显变化，不支持淋巴瘤，最终诊断需要依靠病理。感染方面：患者虽然有发热，但肺部症状和影像学不支持肺部感染；自身免疫病方面：血管炎肺受累，患者无血管炎的其他系统受累且加用激素后影像学无变化为不支持点。综上，考虑肺部病变无特异性，为全身性病变的一部分，建议结合肠道病变，以及肠道病理，综合判断肺部病变的性质。

呼吸内科徐作军医师：患者的呼吸系统症状较轻，但客观证据显示肺部受累，影像学可见双肺弥漫的均——致的小结节，肺的弥散功能减低。从疾病的动态改变来看，临床更倾向于炎性肠病相关肺部受累。治疗方面建议患者再次行结肠镜取病理，若基因重排（−），可按照炎性肠病予以经验性治疗。IBD 引起的肺部病变支气管镜下无特征性改变，肺泡灌洗液结果亦难以明确或排除诊断；若为淋巴瘤，则经支气管肺活检（TBLB）的组织块很小，难以获得阳性结果，因此不建议行支气管镜检查。

感染内科阮桂仁医师：患者本次就诊发现血和病变肠黏膜组织 EBV 感染证据，但由于既往肠镜活检病理未行相关检查，难以用 EBV 感染解释全部病情。EBV 感染可分为急性和慢性。急性 EBV 感染最常见的临床表现为传染性单核细胞增生症，而引起肠道溃疡者相对较少，一般情况为自限性疾病，1~2 个月可好转；与本患者的临床症状不相符；本患者的血和肠道黏膜 EBV 阳性，血 T 细胞亚群可看到 CD4/CD8 的比例大致正常，不支持急性 EBV 感染。慢性活动性 EBV 感染（CA-EBV），根据受累细胞不同（B 细胞、T 细胞或 NK 细胞），临床表现存在一定差异。B 细胞受累多见于免疫抑制之后出现的继发性改变，典型的为移植后 EBV 相关，临床常见的为应用免疫抑制剂后，导致机体对 EBV 感染的免疫监视受损，继发性 EBV 增殖，血 EBV 阳性，继而引起肠道的淋巴系统增殖性疾病。东方人中多见有 T 或 NK 细胞相关的 EBV 感染，大多与遗传相关，多有肝、脾肿大，发热等全身的表现，而单纯累及肠道者相对较少。在炎性肠病的患者中，EBV 感染相对常见，有文献报道约 50% 的 IBD 患者的肠道黏膜中可找到 EBV，而在难治性炎性肠病的患者，约 90% 的患者有 EBV 感染。此时，EBV 感染可能在 IBD 病情活动的过程中发挥了较重要的作用。治疗方面，目前 EBV 的抗病毒治疗效果不确定，大部分患者行肠切除，对于 B 细胞来源者，可考虑使用抗 CD20 单抗，或 EBV 相关的细胞毒性治疗，即免疫抑制剂治疗，均可短暂的改善症状。本患者因发热、肠道病变入院，目前尚无其他 EBV 感染的证据。其他感染方面，患者血 T-SPOT. TB （-），肺内无相关病灶，便抗酸染色 （-），暂不支持肠结核。最终诊断需病理。

感染内科刘正印医师： EBV 是疱疹病毒中的一种，主要侵及网状内皮系统，肠道表面有丰富的网状内皮，因此 EBV 往往侵及肠道，导致 EBV 相关肠炎。正如在 HIV 患者中，抗 HIV 治疗后血液中 HIV （-），但肠黏膜 HIV （+）相类似，肠黏膜上杂交出来 EBV 是正常的，若血液中 EBV （-），则可暂观察；相反，若血液中 EBV （+），治疗则需根据临床情况而确定：若患者有明显的噬血、肝功能异常、高热等一系列感染的表现，可试用抗病毒药物，但临床效果不确定；若出现噬血，化疗会有一定的作用。淋巴瘤往往和 EBV 相关，CA-EBV 导致淋巴瘤在临床中相对常见。若患者血液中扩增出病毒，且半年内一直存在，称为活动性，若同时出现网状内皮系统增生，有噬血现象，则为慢性活动性。必要时可查 CD8 激活情况，若无激活的标志，则为非活动性感染。综上：本患者 EBV 阳性并非多发性溃疡的诱因，而是由于患者接受大剂量的激素治疗后继发免疫抑制，导致的感染；治疗方面以原发病为主，但不推荐 EBV 的治疗。

基本外科林国乐医师： 患者肠道病变的诊断和鉴别诊断主要包括：①肠结核：好发于回盲部，低热、盗汗、腹痛腹泻，可能有结核的病史，在回盲部可能触及包块，影像学有特殊的表现，大体病理可分为溃疡性和增生性，本患者结核的可能性比较小；②溃疡性结肠炎：黏膜慢性反复性炎症，最终为全结肠的炎症，缩窄，可有假息肉形成，最终癌变。本患者的临床表现不符合 UC；③淋巴瘤：周围可有淋巴融合肿大，手术困难。PET/CT 可有代谢性浓聚；本患者目前诊断淋巴瘤的证据不足，但不能完全除外；④克罗恩病：病理表现为节段性、跳跃性病变，纵横交错形成铺路石样改变，可形成外瘘和内瘘；镜下病理提示为全层炎。本患者临床主要表现为黏液脓血便，回盲部存在多发溃疡，病变间黏膜正常，激素治疗有效，降结肠处肠道病变，EUS 提示部分固有肌层受累，CT 提示内瘘形成，符合克罗恩病的临床表现；⑤贝赫切特综合征：典型贝赫切特综合征的生殖器溃疡多位阴囊溃疡，而本患者为龟头溃疡，但仍需警惕贝赫切特综合征的可能。贝赫切特综合征的消化道溃疡发病率较低，单发性病变多见于回盲部，但多发性病变还可见于其他部位。由于贝赫切特综合征术后出现吻合口瘘的风险极高，因此一般不建议手术。手术方面，若患者病理提示为肿瘤，则存在手术指征，但若为贝赫切特综合征，一般不建议手术；手术时机方面，患者目前一般情况较差，BMI较低，炎症指标极高，非手术治疗的最佳时机。建议改善一般情况，且进一步完善肠道病理诊断后决定下一步手术治疗的时机和术式选择。

免疫内科赵久良医师：患者中年男性，病史一年余，突出的临床表现为肠道表现，肠道外的临床表现包括肺部的出芽征和皮肤的表现；患者无口腔溃疡，外阴溃疡主要分布在尿道口，表面附有白苔，边界清晰，并非典型贝赫切特综合征的溃疡表现，后者在男性主要位于阴囊，圆形或椭圆形，表面清楚，附有白苔，伴疼痛，周围可能有痛性结节，一般3~4周可自愈，部分留有瘢痕，并非很典型；此外，患者背部的毛囊炎多为陈旧性表现，并无典型新发的毛囊炎，追问病史，在发病前即有该临床表现。CD和BD难以鉴别，大部分文献在试图通过内镜下表现和影像学来鉴别CD或BD：病理上能看到全层炎或非干酪样坏死的，考虑为CD，而血管炎则提示BD；但不典型的肠BD或不典型的克罗恩病难以通过这两方面鉴别。肠BD的诊断是依赖临床、病理、影像学和内镜下表现的综合诊断；肠道病变并非诊断肠BD的标准之一，且为诊断标准的局限性。根据近年来提出的贝赫切特综合征诊断评分标准中典型的口腔溃疡、外阴溃疡、眼部病变，为2'；CNS、血管或皮肤以及针刺反应为1'；≥4'则可诊断；本患者不满足BD的诊断标准（外阴溃疡为2'；皮肤表现为1'）。然而，最近的文献中又提到BD和CD的长期和手术后的预后方面无明显差别，可能是同一个疾病谱的不同表现，因此，本患者肠BD不能除外的。但在诊断BD或CD之前都必须要首先除外淋巴瘤。治疗方面，炎症指标很高，消耗重，高热，肠道的病变持续存在，需要积极治疗。按照BD的治疗方案，需加用激素和免疫抑制剂，如环磷酰胺或沙利度胺；手术方面，BD不是手术的绝对禁忌证，在积极的药物和免疫抑制剂支持下可以行手术治疗。手术的第一目的是用于明确诊断，除外肿瘤；其次为解除梗阻，因为单纯依靠药物是难以解除梗阻的。由于BD术后出现肠瘘的风险比较高，需与患者家属充分的沟通。

病理科常晓燕医师：患者入院共有三份病理活检，第一份为肠镜病理活检，其中回肠末端活检结论是急慢性炎，高倍镜视野（HPF）下可看到很多的急慢性炎症；结肠活检中一个完全是肉芽组织，另一个是坏死物和炎性渗出组织，HPF下可见肉芽组织的细胞比较丰富，在炎性肉芽组织的背景下，血管之间可见淋巴样细胞；EBV原位杂交可见散在的细胞阳性。第二次肠镜活检可见相对正常的结肠黏膜和黏膜下组织，可见肉芽组织、炎性渗出坏死、病变下结肠黏膜、相对正常的结肠黏膜和病变相邻的部位。HPF下肉芽组织中可见深染的小蓝细胞，大部分的结肠黏膜均被破坏，残存的结肠黏膜下可见有少量异型性的淋巴样细胞，可见炎性坏死物，血管之间可见很多的挤压非常严重的淋巴样细胞，免疫组化CD3强阳性，CD20可见散在淋巴滤泡样阳性，CD5+，Ki67提示增殖比较高。骨髓活检：骨小梁的造血组织相对比较少，只有在边缘的部位可见造血组织，骨髓的粒红比例基本正常，可见巨核细胞。

病理科钟定荣医师：小活检诊断淋巴瘤非常困难，可诊断的均为特殊类型的淋巴瘤，例如弥漫大B细胞淋巴瘤，大细胞间变等比较特殊类型的淋巴瘤，以及有特殊免疫组化标记的淋巴瘤。而小活检诊断 T 细胞淋巴瘤相对困难。本患者的肠道病理中淋巴细胞比较多，且以 T 细胞为主，但 T 细胞的分布主要是在肉芽组织之间，且是小 T 淋巴细胞，异型性并不明显，T 细胞之间散在有 B 细胞和淋巴滤泡的形成。肠道标本中可见少量散在的 EBV 阳性，且核非常大，考虑为继发性于 B 细胞的改变可能性大。分布方面，T 细胞主要位于肉芽组织内部，在黏膜肌中也有一定的浸润，周围散在一些 B 细胞，鉴别诊断包括：炎性肠病，包括 CD 和 BD，两者在病理上各自有一些特异性，但均可有血管炎的表现，浸润方式均可为全层炎，另外还有一些各自的特点，例如 CD 有裂隙样溃疡，最终形成纵横交错的鹅卵石样的外观；BD 典型的是小动脉周围血管壁的全层炎症和血管内皮的损伤及肿胀。此外，本患者的肠道标本中 T 细胞较多，分布成片，高度怀疑 T 细胞淋巴瘤；然而 T 细胞淋巴瘤在小活检时诊断存在一定风险。建议再取活检，放生理盐水中送基因重排，若基因重排阳性，结合目前病理结果，则可诊断淋巴瘤。

血液科朱铁楠医师：部分淋巴瘤，特别是 T 细胞淋巴瘤的确可合并 EBV 感染，EBV 感染可能是与淋巴瘤相关的，包括 EBV 引起的噬血细胞综合征、CAEBV，治疗方面目前针对 EBV 感染的治疗尚无有效治疗，以治疗原发病为主，目前无依据证实抗 EBV 是有效的。无论是噬血细胞综合征或 CAEBV，均为持续 EBV 感染所致，最终以免疫抑制为主，包括使用激素、VP-16 或化疗。若患者无基础疾病，仅为 EBV 感染活动导致的全身疾病，包括噬血细胞综合征或 CAEBV，则激素、免疫抑制剂的治疗并非禁忌；但若患者的原发病主要为自身免疫性疾病，包括 BD 等，基础治疗为激素；其他情况是否需要使用激素和免疫抑制剂则需根据具体情况来分析。淋巴瘤的诊断最终需要病理。患者浅表淋巴结正常，骨穿和 PET/CT 无特殊提示，病变局限于肠道，其他可供取材的部位相对较少。肺部病变和肠道病变之间，由于 PET/CT 无过多阳性的提示，则从肺部再取活检帮助诊断的可能性较小。综上，本患者诊断淋巴瘤不能除外，但在无淋巴瘤的最终诊断之前暂时不能按照淋巴瘤治疗，必要时可先按照 BD 或 CD 加用激素或环磷酰胺治疗。若病理证实为淋巴瘤，则根据现有的病理特点，考虑外周型 T 细胞淋巴瘤可能性大，此类患者的预后欠佳，且在初次治疗中出血和穿孔的风险极高。目前很多医生建议先手术切除病变肠段，之后行化疗；若病变非常弥漫，不能做切除，则需与患者家属充分交代病情。若予正规 R-CHOP 或 CHOEP 方案化疗，患者出现严重局部并发症的风险极高；但若予一般强度的免疫抑制治疗，则这种风险相对较小。

三、转　归

与患者及家属交代病情，患者及家属表示理解，拒绝再次行肠镜检查，同意手术行病变肠管切除术。加强营养等对症支持治疗。2 月 28 日患者突然排出大量鲜血便，总量超过3000ml，血 Hb 迅速降至 30g/L，予积极补液、输血等支持治疗，随后行急诊开腹探查+左半结肠切除+横结肠造瘘术，术后病理提示：结肠非霍奇金 T 细胞淋巴瘤（外周 T 细胞型）。目前术后恢复中，仍有间断高热，准备限期化疗。

四、点　评

　　本例患者临床表现为腹泻、发热，诊断过程中曾考虑炎症性肠病、贝赫切特综合征、结核、EBV 感染等，但治疗效果均不佳，最终通过手术病理确诊为结肠非霍奇金 T 细胞淋巴瘤。胃肠道是结外淋巴瘤的常见部位，临床表现复杂多样，确诊常常需要手术后的病理检查。对于不明原因的腹泻、发热，并伴有肠道不典型溃疡表现时应考虑淋巴瘤的可能。

（张冰清　冯云路）

间断腹痛、腹泻 4 年，肩胛、腰背疼痛 2 月

长期慢性腹痛的鉴别诊断较为困难，常常需要根据伴随症状以及疾病的进展明确原发病，除消化系统疾病以外有时还需要考虑全身系统性疾病。

一、病例摘要

患者，女性，52 岁，因"间断腹痛、腹泻 4 年，肩胛、腰背疼痛 2 月"于 2015 年 1 月 29 日入院。

（一）现病史

2011 年患者无诱因出现剑突下绞痛，数分钟后即出现左下腹绞痛，VAS 7~8 分，排便后可缓解，疼痛较重时可伴恶心、呕吐胃内容物，伴腹泻，每日排 4~5 次黄色糊便，内含未消化食物。此后症状逐渐加重，每日排 6~7 次稀水样便。2013 年 3 月外院行胃镜示胃底、胃体、胃窦部黏膜充血；肠镜示全结肠黏膜呈麻疹样改变，黏膜血管网模糊不清，降结肠、直肠近肛管处各有 1 枚息肉样隆起，行内镜下息肉切除治疗，症状无明显改变。2014 年 12 月无诱因出现右侧肩胛骨疼痛，夜间为重，肩部因疼痛活动受限，并逐渐出现腰背部疼痛，弯腰、直立、活动时加重，无关节红肿、晨僵等不适，查血常规：WBC 4.2×10^9/L，EOS 0.74×10^9/L，Hb 119g/L，PLT 185×10^9/L；生化：Alb 29.5g/L，余大致正常；PET/CT 示全身骨骼广泛性病变，符合良性病变影像特征，升结肠部分区域肠壁增厚伴糖代谢轻度增高，考虑良性可能性大，纵隔及双肺门多发淋巴结，腹腔内多枚淋巴结，考虑炎性病变可能性大，脾大；复查胃镜示胃体底黏膜粗糙；肠镜示全结肠结肠袋消失、黏膜粗糙、充血水肿，血管纹理不清，取病理 2 块示黏膜内见较多嗜酸性粒细胞浸润，并见较多胞质空亮的组织细胞样增生浸润，疑诊朗格汉斯细胞组织细胞增多症，为进一步诊治收入病房。近半年来感食欲下降，饭量减少约 50%，体重近 4 月下降约 10kg。自发病来无发热、盗汗、皮疹、关节痛、光过敏、脱发、口腔外阴溃疡、口眼干、肌痛、肌无力、雷诺现象等。

（二）既往史

2012 年因"胆囊多发结石"行胆囊切除术。

（三）个人史、婚育史、月经史及家族史

无特殊。

（四）入院查体

T 36.6℃，R 16次/分，P 80次/分，BP 100/60mmHg。营养偏差，全口牙齿脱落（自诉因为多发龋齿，为安装全口义齿拔除），舌无肥大、齿痕，心肺（−），腹韧，无压痛、反跳痛及肌紧张，肝肋下1指，脾肋下2指，全腹未触及异常包块，移动性浊音（−），肠鸣音正常。右肩胛骨区压痛，脊柱椎旁压痛，脊柱四肢无畸形，活动度好，神经系统（−）。

（五）诊治经过

入院后完善相关检查，常规方面：血常规：WBC（2.72~3.27）×10⁹/L，EOS（0.51~0.71)×10⁹/L，Hb 89~99g/L，PLT（177~190）×10⁹/L；生化：Alb 29g/L，前白蛋白75mg/L，余正常；凝血：APTT 39.8s，Fbg 2.88g/L，D-Dimer 0.39mg/L；炎症指标：ESR 20mm/h，hsCRP 2.82mg/L；尿常规：Pro微量，余（−）；24hUP 0.70g；便常规：WBC、RBC（−），OB（+），苏丹Ⅲ染色（+），D木糖试验1.0g/5小时（参考值>1.2g）。免疫方面：ANA18项、炎症性肠病抗体谱（−）；总IgE 4.1KU/L。感染方面：感染4项、CMV-IgM、EBV-DNA、CMV-DNA、T-SPOT. TB（−）。肿瘤方面：ProGRP 55.6pg/ml，余（−）；Ig定量、血和尿免疫固定电泳、血游离轻链（−）。消化系统：钡灌肠：直肠、乙状结肠形态可，余结肠呈管状，结肠袋消失，管腔不同程度狭窄。腹盆增强CT+小肠重建：空、回肠及结肠管壁弥漫增厚伴强化，以结肠为著，肝胃间、肝门区、脾门区、肠系膜区、腹膜后、盆腔内多发大小不等淋巴结影，部分增大，肝内外胆管扩张，脾大，所示诸骨内弥漫密度不均，呈高低混杂密度，部分椎体伴高密度小结节。结肠镜（图1A）：进镜至横结肠，患者疼痛明显，未继续进镜，所见结肠黏膜呈弥漫颗粒样改变，血管纹理模糊、消失，局部黏膜充血，结肠袋变浅、消失。直肠黏膜相对轻。活检病理：（横结肠、降结肠、乙状结肠）结肠黏膜重度急性及慢性炎，可见较多嗜酸性粒细胞浸润；（直肠）结肠黏膜显急性及慢性炎；免疫组化：CD1a（−），S-100散在（+）；刚果红、高锰酸钾化刚果红（−）。胃镜（图1B）：胃底、十二指肠黏膜呈颗粒感，充血、肿胀，胃窦后壁黄色脂质斑。活检病理：（十二指肠降部）小肠黏膜显慢性炎，伴较多嗜酸性粒细胞浸润；（胃底）胃黏膜显慢性炎，伴较多嗜酸性粒细胞浸润；（胃窦）胃黏膜显慢性炎，固有层内可见较多黄瘤性细胞聚集，周边见纤维成分，高度可疑Erdheim-Chester病（Erdheim-Chester disease，ECD）；免疫组化：（胃窦）AE1/AE3（−），CD68（+），CD1a（−），S-100（部分+）；（胃底、十二指肠降部）CD1a（−），S-100（部分+）；BRAF V600E基因突变（−）。外院肠镜活检病理白片我院会诊：（结肠活检）少许结肠黏膜显慢性炎，可见大量嗜酸性粒细胞浸润，考虑为嗜酸性结肠炎；我院免疫组化：CD1a、S100（−），CD3（散在+），CD20（散在+），AE1/AE3（−），CD68（散在+）。骨骼系统：全身骨显像：颅骨、肋骨、脊柱、骨盆、双侧股骨和肱骨及双侧胫骨上段异常所见；头颅正侧位：蝶鞍略大，余头颅正侧位片未见明显异常；骨密度（−）；骨穿：增生活跃，粒系嗜酸性粒细胞比例均增高，占26.5%，形态正常，余各阶段比例及形态大致正常，可见少量组织嗜酸性粒细胞，形态未

见异常。骨髓活检（图 2）：（髂前上棘）少许骨及骨髓组织，骨髓组织中可见大量梭形细胞，伴淋巴细胞、嗜酸性粒细胞浸润，病变不除外朗格汉斯细胞组织细胞增生症（Langerhans' cell histiocytosis，LCH），组织少，免疫组化不典型，免疫组化：CD1a、S-100、CD3、CD79a（-），CD68（+），CD20（散在+），MPO（+），AE1/AE3（-），Ki-67 约 1%。内分泌系统：甲功：TSH 3.318μIU/ml，FT4 0.527ng/dl ↓，T3 0.234ng/ml ↓，T4 1.99μg/dl ↓，FT3 0.99pg/ml ↓，A-TPO 8.90U/ml，A-Tg 428.00IU/ml ↑，反 T3 0.11ng/ml ↓；性腺激素：FSH 21.84IU/L，雌二醇 28.99pg/ml，孕激素 0.39ng/ml，睾酮 0.00ng/ml ↓，LH 6.42U/L，PRL 25.41ng/ml；ACTH 39.7pg/ml；生长激素轴：GH 1.3ng/ml，IGF-1 106ng/ml；甲状腺及颈部淋巴结 BUS：甲状腺弥漫性病变；鞍区 MRI：垂体后下部强化减低区，不除外 Rathske 腔隙。循环系统：ECHO：主动脉瓣增厚，主动脉瓣轻度关闭不全，脏层心包增厚性质待定，极少量心包积液。呼吸系统：胸部 CT：双肺下叶可见磨玻璃密度影，双肺底可见胸膜下小结节灶，左肺上叶舌段及下叶可见薄壁空腔，大小约 1.5cm，右肺中叶见索条影。

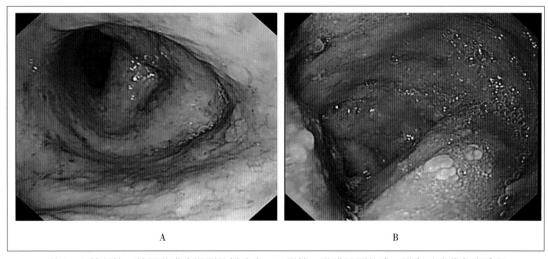

图 1　A 结肠镜，结肠黏膜弥漫颗粒样改变。B 胃镜，黏膜呈颗粒感，胃窦后壁黄色脂质斑

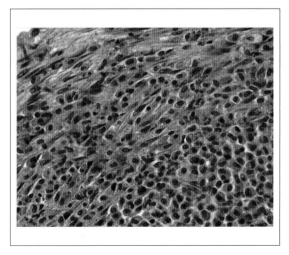

图 2　骨髓活检所见大量异常梭形细胞镜下形态

治疗方面：患者入院后仍有腹泻、骨痛，2015 年 2 月 13 日起加用氢化可的松琥珀酸钠 150mg qd 静脉治疗，至 2015 年 2 月 19 日改为泼尼松 30mg qd 口服治疗，并予营养支持、碳酸钙片、骨化三醇软胶囊、氯化钾缓释片、肠道益生菌治疗，患者腹痛、腹泻较前减轻，每日排 1~2 次黄色糊状便，便中无脓血、油滴，偶见未消化食物，右肩胛部、腰背部疼痛较前明显好转，无发热、皮肤巩膜黄染等。

二、讨　论

放射科曹剑医师： 患者的影像学资料主要包括骨骼系统、消化系统、心肺以及神经系统几个方面。本例患者头颅正侧位示双侧下颌骨骨质密度不均，颅骨也有少量骨质密度不均区域；肱骨正侧位示肱骨近端、肱骨头骨质密度不均匀减低；胸腹盆 CT 骨窗示胸椎、腰椎、双侧肋骨、肩胛骨骨、骨盆、双侧股骨近端骨质密度不均匀减低，散在高密度小结节，伴少许囊性变。典型的 ECD 骨骼系统影像学表现为双下肢长骨受累，以骨质硬化改变为主，亦可伴有溶骨改变，但仅有溶骨改变而无骨质硬化者极少见，而 LCH 骨骼系统影像学表现为中轴骨、扁骨受累为主，以溶骨改变为突出表现。本例患者骨骼系统影像学表现以中轴骨、扁骨为主，溶骨表现为主，更倾向于 LCH。消化系统方面，结肠造影示结肠铅管样表现，结肠袋消失，结肠肝曲狭窄，但钡剂尚可通过；腹部 CT 示小肠和结肠多发弥漫性肠管增厚，肠壁全层增厚，伴多发的肠系膜淋巴结肿大。胸部 HRCT 示双肺下叶间质性改变、磨玻璃影、索条影、小结节，左肺下叶多发小结节，左肺上叶舌段薄壁腔、肺大疱，纵隔窗见心包积液，双侧胸膜增厚，不除外胸腔积液。头颅 MRI 未见颅内异常改变，垂体 MRI 大致正常。总而言之，本例结合临床，考虑组织细胞增多症可能，但患者骨骼系统影像学表现更倾向于 LCH，不符合 ECD 典型骨骼系统表现，消化系统、心肺、神经系统影像学表现与骨骼系统相比缺乏特异性。

核医学科牛娜医师： ECD 患者典型 PET/CT 表现包括：①股骨下段、胫骨成骨性改变，摄取增高；②大血管及心脏受累，主动脉周围纤维化，表现为 "Coated Aorta"；③肾周渗出 "Hairy Kidney"、腹膜后纤维化。本例患者主动脉形态正常，局部无代谢增高灶，肾脏形态正常，无积水，骨骼病变是该患者 PET/CT 上比较有特点的病变，以中轴骨受累为主，双侧股骨有明显代谢增高，与典型 ECD 骨受累有所不同，但其病变表现很难以其他成骨性病变解释，相比之下 ECD 似乎更能解释患者病变。此外，骨扫描也提示患者全身成骨活性增高，在正常骨扫描中双肾可明显显影，但本例双肾不显影，提示其颅骨、中轴骨、肋骨、骨盆还有双侧股骨上段成骨活性非常强，把造影剂剥夺了。综上所述，本例患者 PET/CT 下骨骼表现似乎能支持 ECD 诊断，而其余系统变化，如胃肠道等，不具备诊断特异性。

消化内科蒋青伟医师： 总结病例特点，中年女性，慢性病程，以消化系统症状为首发表现，多系统受累，临床上以消化道症状、骨病变最为突出。消化系统主要表现为腹痛、腹泻，胃肠道弥漫病变，骨骼系统表现为骨痛、多发骨病变，血液系统表现为外周血、骨髓嗜酸性粒细胞增多，呼吸系统表现为肺间质病变、肺囊泡，心血管系统表现为心包增厚、心包积液，内分泌系统表现为甲状腺、性腺轴功能异常。由于消化系统症状为首发和突出表现，我们以此为切入点查找病因。患者的腹痛表现为间断性绞痛，排便排气后缓解，提示胃肠道病变；腹泻量与进食量相关，且便中有未消化食物，结合苏丹Ⅲ染色阳性、D木糖实验异常等均支持吸收不良性腹泻。胃肠镜检查和消化道放射检查发现胃、小肠、结肠黏膜广泛弥漫病变。诊断方面，原发于消化系统的疾病：①虽然外院胃镜活检病理我院会诊和我院胃肠镜活检病理，均看到大量嗜酸性粒细胞浸润，符合嗜酸性粒细胞性胃肠炎，但是嗜酸性粒细胞浸润尚不能除外继发于其他疾病，而且如果用一元论分析该病例，嗜酸性粒细胞性胃肠炎无法解释其多发骨病变和其他系统受累，因此目前考虑嗜酸性粒细胞性胃肠炎诊断不成立；②炎症性肠病中溃疡性结肠炎一般仅累及结直肠，该患者胃、小肠、结肠广泛受累，不支持溃疡性结肠炎，而克罗恩病虽可累及全消化道，但其表现为节段性、跳跃性病变，与该患者不符。同样地，炎症性肠病也无法解释其骨病变和多系统受累表现，因此炎症性肠病诊断也不成立；③患者多次行胃镜、肠镜检查，活检病理均未见明确肿瘤细胞，考虑消化系统肿瘤诊断暂无证据。鉴于患者临床表现有多系统受累，尚需考虑系统性疾病的消化道受累：①特发性嗜酸性粒细胞增多症：患者多系统受累，外周血嗜酸性粒细胞持续性轻度升高，但尚未达到高嗜酸性粒细胞增多综合征（HES）诊断标准（EOS>1500/μl，持续时间大于6个月），且尚无法除外继发于其他可引起嗜酸性粒细胞增多的疾病，因此HES诊断不能成立；②患者骨髓活检找到大量梭形细胞，CD68（+），提示其来源于组织细胞可能性大，胃窦活检亦可见大量CD68（+）细胞，需考虑组织细胞增多症诊断。组织细胞增多症按其细胞来源可分为3类，即朗格汉斯细胞组织细胞增多症（LCH）、非朗格汉斯细胞组织细胞增多症以及恶性组织细胞疾病。其中非朗格汉斯细胞组织细胞增多症主要包括ECD和Rosai-Dorfman病两种，Rosai-Dorfman病多见于儿童及青少年，以无痛性颈部淋巴结肿大、非对称性长骨溶骨性病变为特征。恶性组织细胞疾病进展快、侵袭性强，很快出现全血细胞减低等严重临床后果，多于半年内死亡，预后极差。本例患者中年起病，病程较长，无颈部淋巴结肿大、全血细胞减低等表现，Rosai-Dorfman病及恶性组织细胞疾病基本可排除，主要鉴别诊断考虑ECD与LCH，最终确诊依靠病理。LCH细胞来源于树突状细胞，而ECD来源于单核-巨噬细胞，免疫组化方面，两者均有CD68（+），LCH患者CD1a、S-100染色均（+），并可见具诊断意义的Birbeck小粒，而ECD患者CD1a染色（-），S-100染色（±），无Birbeck小粒。本例患者免疫组化结果似乎更支持ECD而非LCH。ECD发病率极低，而胃肠道受累又是ECD的罕见表现，如果本例患者诊断为ECD，属于罕见病例的罕见表现，如果不是病理有这方面提示，临床很难想到。查阅文献发现也仅有个案报道，其中一例为中年女性，以腹痛、腹泻、体重减轻起病，结肠镜下表现为弥漫颗粒样改变，血管纹理模糊、消失，与本例内镜下表现极为相似，但确诊最终仍需依靠病理。

因此，本次提请大查房目的：①根据目前临床和病理资料，该患者的胃肠道病变和骨病变能否用一元论来解释，能否诊断ECD？ECD能否解释病情全貌？其心血管、内分泌、呼吸系统病变如何合理解释？②患者外周血及组织中有嗜酸性粒细胞增多表现，与患者骨髓中、消化道活检标本中组织细胞增多之间有何联系？③患者目前加用激素治疗后症状好转，治疗方面还需要哪些调整？

血液科曹欣欣医师： ECD 是一种非常罕见的非朗格汉斯细胞组织细胞增多症，自 1930 年首先被 Jakob Erdheim 与 William Chester 发现并命名以来，PubMed 上共有 500～550 例报道，而最近 10 年随着对该病病理的认识加深，病例报道数呈指数级增长。ECD 是一种侵袭性非常高的组织细胞疾病，男性较多见，多于 40～70 岁发病，典型的病理表现为大量泡沫细胞、脂质细胞被纤维组织所包绕，CD68（+），CD1a（-），S-100（±），目前认为 BRAF V600E 突变在 LCH 患者中阳性率约为 50%，而在 ECD 里可高达 38% 到 100%（有意大利学者认为只要诊断方法足够敏感，阳性率可达 100%）。ECD 在临床与病理表现上最需要与 LCH 相鉴别。病理方面，两者均有 CD68（+），LCH 患者 CD1a、S-100 染色均（+），并可见具诊断意义的 Birbeck 小粒，而 ECD 患者 CD1a 染色（-），S-100 染色（±），无 Birbeck 小粒，可见黄色瘤及纤维化改变。临床表现方面，ECD 和 LCH 之间约有 12% 病例存在交叉重叠，较难鉴别。皮肤黄色瘤在 ECD 患者中较为常见，而 LCH 患者皮肤表现常为鳞屑红斑样皮疹；约 1/3 的 ECD 患者可出现右心房占位、主动脉旁鞘膜（影像学上表现为经典的 coated aorta），LCH 患者缺乏特异性心脏大血管表现；ECD 患者肺部受累在 CT 上常表现为小叶间隔增厚、磨玻璃影、小叶中心性结节等间质病变的表现，而 LCH 患者典型的肺部受累为双上肺为主的结节、囊泡影；ECD 患者可出现特征性的腹膜后纤维化，表现为肾周浸润，而在 LCH 患者中较为罕见；ECD 与 LCH 均可出现骨骼受累，ECD 常表现为骨痛，以股骨与胫骨受累为特征性表现，而 LCH 常累及头面骨、肩胛骨、骨盆等。其中，96% 的 ECD 患者可出现典型的股骨-胫骨受累，60% 出现肾周侵犯（hairy kidney），60% 出现主动脉旁浸润，40% 出现肺间质病变，40% 出现心包积液、心包增厚，30% 出现腹膜后纤维化。ECD 目前一线治疗以干扰素为主，二线治疗包括克拉曲宾、伊马替尼等，BRAF V600E 抑制剂、IL-6 受体拮抗剂、西罗莫司+泼尼松仍在临床试验进行中，推荐所有患者参加临床试验。ECD 总体来讲预后较差，随着干扰素的使用，5 年 OS 由 43% 升至 68%，建议行 PET/CT 作为随诊病情评估方式。本例患者需考虑 ECD 可能，但临床表现不典型处较多，包括 96%ECD 患者均可出现的典型骨病变本例并未出现，且本例胃镜活检标本 BRAF V600E 突变（-），最终确诊仍需依靠病理。患者 PET/CT 及骨扫描均提示双侧股骨存在病变，如患者及家属理解，可考虑行股骨病变部位穿刺活检，进一步明确诊断。此外，本例患者胃肠道活检病理均以嗜酸性粒细胞增多为突出表现，仅骨髓活检内发现大量梭形细胞，胃肠道病变与骨病变是否能有一元论解释尚不明确。但值得注意的是，LCH 常伴嗜酸性粒细胞增多，ECD 同为组织细胞类疾病，病例报道中虽未特殊提及有无嗜酸性粒细胞增多表现，但不能排除其亦可引起嗜酸性粒细胞增多表现。

血液内科李剑医师： ①患者骨髓中发现大量梭形细胞，免疫组化染色符合比较典型的非朗格汉斯细胞组织细胞来源，但胃活检并非特异的 ECD 表现，可考虑应用骨髓活检标本行 BRAF V600E 检测；②ECD、LCH 只是组织细胞疾病中的 2 类，尚有很多其他类型的组织细胞疾病，如树突状细胞来源肿瘤等。患者骨髓内大量梭形细胞浸润，需考虑树突状细胞来源肿瘤，如滤泡树突状细胞肿瘤等，可进一步完善 CD21、CD35 等特殊免疫组化染色进一步明确其性质；③关于患者嗜酸性粒细胞增多的鉴别诊断，其骨髓内找到大量异常的梭形细胞，应首先考虑嗜酸性粒细胞增多继发于骨髓病变可能性大，患者多系统受累、嗜酸性粒细胞浸润首先考虑用一元论解释。本例患者诊断要点即为明确该梭形细胞的来源与性质。患者对激素反应非常好，需考虑来源于组织细胞的介于良恶性之间的肿瘤可能性大，进一步明确诊断需要依靠病理。如患者及家属同意，可考虑重复行骨髓活检完善相关免疫组化、基因突变检测等进一步明确诊断。

病理科吴焕文医师：患者目前已取得的病理标本共有 3 处。①骨髓活检：其中可见大量梭形细胞，这在正常骨髓中是不会出现的，背景内有大量嗜酸性粒细胞，LCH 除朗格汉斯细胞组织细胞大量浸润外，亦可出现大量嗜酸性粒细胞浸润，但本例患者免疫组化提示梭形细胞 CD1a、S-100（-），不支持 LCH。回顾切片发现，嗜酸性粒细胞部分具有肾形核等组织细胞形态特点，提示其可能为嗜酸性组织细胞。ECD 典型病理表现为大量泡沫细胞，但也可以出现胞质嗜酸性组织细胞、纤维组织增生、梭形细胞浸润，免疫组化 CD68（+），S-100、CD1a（-），本例骨髓活检病理表现可与 ECD 吻合，但考虑到 CD68 是一类广泛的组织细胞类细胞的标记，除 ECD 外，其他组织细胞、吞噬细胞疾病以及反应性组织细胞增多均可出现 CD68（+），因此本例考虑 ECD 可能，但诊断 ECD 依据尚不充分，组织学不典型；②胃镜活检：胃窦部脂质斑活检可见大量泡沫细胞，即吞噬脂质的吞噬细胞，在 ECD 中可出现类似表现。但正常胃黏膜内亦存在泡沫细胞，并非 ECD 特有的改变，确诊 ECD 证据不充分。此外，我院 BRAF V600E 突变检测阳性率约为 50%，本例胃黏膜活检行 BRAF V600E 突变检测（-），亦不能排除 ECD；③结肠活检：本例主要表现为大量嗜酸性粒细胞浸润，超过 50 个嗜酸性粒细胞/HPF，在数量足够病理诊断嗜酸性粒细胞性胃肠炎，但本处未见到前两处看到的组织细胞聚集、增生。因此，本例患者 3 处活检病理均出现嗜酸性粒细胞增多，2 处有组织细胞增生表现，免疫组化不支持 LCH，且诊断 ECD 标准不充分（形态学不典型，临床表现不典型，分子遗传学未得到特别提示），考虑 ECD 不能除外。此外，尚需考虑是否存在其他组织细胞相关疾病，建议在骨病变典型部位，如股骨等，再次行活检取材，进一步完善其他类型组织细胞相关免疫组化染色、复查 BRAF V600E 基因突变，进一步明确诊断。

心内科田然医师：患者无胸痛、心慌、活动耐量下降等临床表现，超声心动图示心脏运动、室壁收缩无明显异常，室腔内无异常物质（如血栓、赘生物等），但可见少量心包积液，以右室侧壁附近为著，右室侧壁脏层心包呈絮状增厚。结合临床表现和超声心动结果，考虑患者心脏主要问题包括：心包积液及心包增厚。查阅文献，约 36% ECD 患者可出现心血管受累，病变类型可包括心脏各层结构以及冠脉血管、主动脉等，其中最常见的病变类型有 2 种：Coated Aorta、脏层心包增厚及心包积液。心包增厚常呈不规则增厚，渗出可局限于右房周围。本例患者心包呈局限性增厚，与结核等心包弥漫受累疾病不同，且心包积液以局限于右心为主，与文献报道的 ECD 心脏受累较为相符，但没有 Coated Aorta 等特征性表现。患者目前心脏功能可，无心肌病变，针对心脏病变无特殊处理，我科可随诊观察心包、积液变化，必要时可完善心脏 MRI 进一步评估。

呼吸内科赵静医师：本例患者肺部影像学表现并不支持典型的 LCH 或 ECD。LCH 肺部受累以上肺为主，早期表现为结节，随后出现囊泡，一般不累及下肺，本例胸部 HRCT 示双下肺磨玻璃影，不支持 LCH。查阅文献发现，ECD 肺部受累亦以上肺为主，病变类型多表现为胸膜增厚、小叶间隔增厚，增厚的小叶间隔之间可有一些小叶中心性结节及磨玻璃影，与本例肺部影像学表现不符合，不能单独从影像学诊断 ECD。患者目前已加用激素治疗，考虑此时再行经支气管肺活检（TBLB）或胸腔镜下肺活检可能难以发现典型的病变，患者左肺舌叶有单发的空腔样改变，可考虑完善支气管镜+支气管肺泡灌洗液（BALF）检查，明确灌洗液中是否存在大量嗜酸性粒细胞、组织细胞，作为进一步提示诊断以及明确肺部病变是否与其余系统病变相关的依据。此外，患者胸部 HRCT 可见双下肺散在气体陷闭征象，目前临床上无低氧、二氧化碳潴留表现，可完善肺功能通气+弥散检查评估有无弥散功能障碍、气道病变等。

内分泌科付勇医师： 本例患者内分泌系统病变主要表现为垂体前叶功能异常。LCH 与 ECD 内分泌系统受累多表现为尿崩，但本例无多尿、多饮，激素治疗后尿量无明显增加，尿渗透压水平正常，垂体影像学提示后叶高信号存在，均不支持尿崩。患者垂体前叶功能异常主要表现为：①甲状腺轴功能减低：患者临床上甲减表现并不明显，仅表现为心率偏慢，符合垂体性甲减临床表现不明显的特征，查 T_3、T_4、rT_3 减低且 TSH 不高，使用激素治疗后复查 TSH 较前升高，均支持继发性甲状腺功能低减，激素治疗后好转；②性腺轴功能减低：FSH、LH、睾酮水平明显下降，激素治疗后复查 FSH、LH 回升，考虑继发性腺功能低减，激素治疗后好转；③血 IGF-1 正常偏低水平；考虑垂体前叶功能部分低减可能性大，使用激素治疗后有所恢复。结合患者多系统受累，考虑内分泌系统表现继发于系统性疾病可能性大，但本例内分泌系统表现本身不具备诊断特异性，垂体未见明显病变，建议从骨骼系统、消化道等病变突出部位行活检病理明确诊断。

消化内科钱家鸣医师： 本例患者临床表现为多系统受累，骨髓活检找到大量组织细胞来源可能性大的梭形细胞，具体来源及性质尚不明确，诊断考虑 ECD 可能，但临床表现不典型。经过本次内科大查房各科室的热烈讨论，仍倾向于用一元论解释患者病情全貌，明确诊断的关键在于明确异常的梭形细胞的来源与性质。患者虽然已加用激素治疗，但激素治疗可缓解症状却难以改变疾病的本质，可与患者及家属充分沟通，如患者及家属同意，可重复骨髓穿刺活检，必要时可考虑行股骨病变部位穿刺活检，为病理科进一步明确诊断提供标本。治疗方面，患者加用激素后症状明显好转，可继续目前治疗，规律随诊，待明确诊断后加用对因治疗。

三、转　归

查房后与患者及家属交代病情并充分沟通后，患者及家属表示理解，同意再次行骨髓穿刺活检，遂于 2015 年 3 月 12 日再次行左侧髂后上棘骨髓穿刺活检，取 2 条骨髓组织送检，病理结果无新的发现。患者及家属要求先出院随诊观察，遂嘱其继续口服泼尼松 30mg 每日 1 次治疗维持 4 周至 2015 年 3 月 19 日，此后每周减 5mg，至 15mg 每日 1 次后缓慢减量。患者因路途遥远未随诊，2017 年 3 月电话随诊，诉仍有腹泻、腹胀、骨痛，体重约

40~35kg。

四、点　评

　　本例患者表现为慢性腹痛，同时出现全身骨痛，根据一元论的原则应考虑多器官受累性疾病。骨髓活检见大量组织细胞来源可能性大的梭形细胞为诊断提供了方向，考虑 ECD 可能。组织细胞增生性疾病确诊主要依靠病理，临床对于可疑病例有时需要反复多次活检以期明确诊断。

（施　文　蒋青伟）

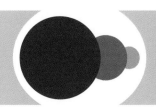

间断鼻出血 40 年，加重伴乏力、面色苍白 12 年，黑便 1 年

慢性消化道出血因症状隐匿，往往被患者忽略，经常症状加重时才就诊。消化道出血的病因诊断主要依靠内镜检查。除消化道本身疾病外，全身系统性疾病有时也以消化道出血为首发表现。

一、病例摘要

患者，女性，62 岁，因"间断鼻出血 40 年，加重伴乏力、面色苍白 12 年，黑便 1 年"于 2015 年 3 月 12 日入院。

（一）现病史

患者 40 年前出现间断鼻出血，量少。此后症状逐渐加重，2003 年开始出现乏力、面色苍白，外院查 Hb 47g/L；骨髓涂片示缺铁性贫血伴血小板增多，予琥珀酸亚铁 0.1g bid 治疗，Hb 可稳定在 80~100g/L。2007 年查胸部 CT 增强示右下肺内段心缘旁一类圆形团块影，直径约 3cm，明显均匀强化，与肺静脉强化一致，考虑血管瘤；ECHO 示肺动静脉瘘。2014 年患者乏力、面色苍白较前加重，自觉便色发黑，自行将琥珀酸亚铁加量至 0.2g tid，查 Hb 64~89g/L；便 OB（+）；ESR、hsCRP、凝血功能、Ig、RF、补体未见异常；抗人球蛋白试验（-）；ANA 着丝点型（+）1：3200；头 MRI 示右侧小脑半球梗死灶，MRA 未见异常；耳鼻咽喉镜示双侧鼻腔可见散在出血点及干痂附着。2014 年 12 月患者无诱因出现右侧顶枕部、右耳部搏动性胀痛，VAS 3~4 分，持续约 1 周后自行缓解。2015 年 3 月就诊我院门诊，查血常规+网织红细胞：WBC 4.21×10^9/L，Hb 59g/L，MCV 98.5fl，MCH 23.5pg，MCHC 238g/L，PLT 489×10^9/L，网织红细胞 6.58%；外周血涂片：红细胞大小不等，部分形态不规则，可见大红细胞及嗜多色性红细胞，中心淡染区扩大；便 OB（+）×1 次，（-）×1 次；ANA 斑点型（+）1：320，AMA（+）1：320，AMA-M2＞800RU/ml，ACA（+）1：320，为进一步诊治收入病房。

患者自发病来食欲尚可，贫血严重时出现食欲缺乏、厌油，精神、睡眠可，夜尿 3~4次，每日排 1~2 次成形褐色软便，近 6 个月体重下降约 2kg。活动耐量较前下降，爬 2 层楼即感憋喘，夜间可平卧入睡。病程中出现双手手指接触冷水后僵硬、麻木感，曾有牙齿片状脱落。

（二）既往史

2014 年外院唇腺活检见较多淋巴细胞、浆细胞浸润，诊断"干燥综合征"，曾予雷公藤、激素治疗 1 个月，后因患者乏力、苍白加重，停药。

（三）个人史、婚育史、月经史及家族史

个人史无殊。母亲已故，曾有反复鼻出血不止病史。

（四）入院查体

生命体征平稳，贫血貌，双手指尖、下唇可见散在扩张毛细血管，轻压尖端后可褪色，咽后壁可见散在扩张毛细血管，心肺腹（-），双下肢对称性轻度凹陷性水肿。

（五）诊治经过

入院后完善相关检查：常规方面：血常规：WBC 4.02×10^9/L，Hb 65g/L（小细胞低色素），PLT 412×10^9/L。血生化、凝血功能、ESR、hsCRP：大致正常。铁 4 项：铁蛋白 7ng/ml，转铁蛋白饱和度 3.1%，总铁结合力 333μg/dl，血清铁 10.2μg/dl。骨穿、血涂片符合缺铁性贫血。消化系统：便 OB（+）×3 次。胃镜示幽门口 2 处大小约 0.3cm×0.3cm 鲜红色毛细血管扩张灶，十二指肠球部、球后可见散在毛细血管扩张灶，未见活动性出血。肠镜未见明显异常。小肠 CT 重建示部分小肠强化略明显。胶囊内镜见十二指肠水平部开始出现活动性出血灶。胃肠出血部位核素测定示消化道少量间断性出血，出血部位难以确定。耳鼻喉方面：鼻咽喉镜示双侧鼻中隔、鼻甲、鼻咽部黏膜下可见多个毛细血管扩张，无活动性出血及新鲜渗血，软腭背面及咽腔少许散在扩张的毛细血管，双侧声带表面少许扩张毛细血管。考虑目前患者出血量少，间隔数日出血 7~8 滴，暂不考虑有创干预措施，若出血量大，建议鼻科随诊。呼吸系统：CTPA 示右肺下叶可见类圆形软组织密度影，最大截面积为 4.3cm×4.1cm，明显强化，见右下肺静脉与其相连（图 1），双肺下叶胸膜下可见片状磨玻璃影；ECHO 示左房增大，二尖瓣轻度关闭不全，左室顺应性减低。行肺动脉造影（图 2），可见右下肺血管畸形，肺动脉供血，考虑为肺动静脉瘘，直径较前增大。呼吸内科会诊：患者临床无低氧，可密切观察肺动静脉瘘大小变化，若短期之内大小明显增大，可干预。神经系统：头颅 MRI：右侧小脑半球软化灶可能，所见双侧腮腺饱满，信号不均。头颅 MRA：右侧胚胎型大脑后动脉，余未见明显异常。免疫方面：ANA18 项：ANA 斑点型（+）1：320，AMA-M2（++），抗 CENP B（+++）。原发性胆汁性肝硬化（PBC）相关抗体谱：AMA（+）1：320，AMA-M2 718RU/ml，SP100（+）。ACA（+）1：640。抗 ENA、补体、IgG、RF、ANCA（-）。免疫固定电泳、血清蛋白电泳（-）。雷诺现象诱发试验（-）。外院唇腺活检组织切片我院病理科会诊：鳞状上皮黏膜及少许小涎腺组织，后者小叶间质及小叶内可见散在及簇状淋巴、浆细胞浸润，以导管周围为著，少部分腺泡萎缩。口腔科会诊：支持干燥综合征。眼科会诊：泪液分泌稍少，但泪膜稳定性可。

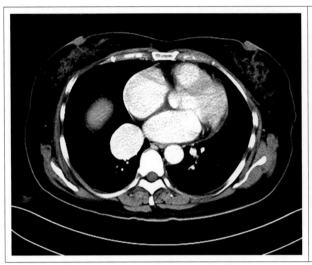

图 1　CTPA，右下肺类圆形组织密度影

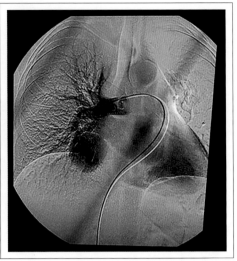

图 2　肺动脉造影，右下肺血管畸形

治疗方面：入院后停用琥珀酸亚铁，改用静脉蔗糖铁治疗，并予薄荷滴鼻剂滴鼻，监测 Hb 59g/L→88g/L→73g/L→68g/L，OB 持续（+），仍有间断鼻出血，每日排 1 次黑便，查体：生命体征平稳，心肺腹（-），肠鸣音无活跃、亢进，双下肢轻度凹陷性水肿，较前略有减轻。于 2015 年 4 月 21 日全麻插管下行经口小肠镜+氩气刀治疗，术中于小肠内多处血管畸形及渗血部位予以 APC 凝固止血治疗（APC，argon plasma coagulation，氩离子凝固），术程顺利，因患者口腔、咽腔存在毛细血管扩张，且右下肺动静脉瘘，为防止出现出血窒息等并发症，转入重症监护室进一步观察治疗。

目前情况：患者生命体征平稳，已成功脱离呼吸机支持并拔除气管插管，精神稍弱，神志可，无发热、腹痛、腹泻、便血、咯血等不适。

二、讨　论

放射科曹剑医师：遗传性出血性毛细血管扩张症（hereditary hemorrhagic telangiectasia，HHT）常见的影像学表现包括肺动静脉畸形、脑血管畸形、小肠血管畸形以及肝内血管畸形（可为斑点状、成片成团状的毛细血管扩张，亦可表现为动脉期明显强化、静脉提前显影的动静脉瘘）等。本例患者 MRA 未见明确颅内血管畸形。CTPA 示心脏右下方一圆形软组织密度影，边界清楚，周围肺组织干净，增强扫描可见软组织影强化，和肺静脉连续，考虑肺静脉瘤。但患者行肺动脉造影可见软组织为肺动脉供血，因此最终明确为肺动静脉瘘。患者腹盆增强未见小肠活动性出血，肝脏动脉期强化不均匀，边缘有点状高密度，提示肝内毛细血管扩张，胰腺尾部可见血管畸形。综上所述，患者胸部、腹部影像学表现符合 HHT。

消化内科赖雅敏医师：总结病例特点，中年女性，慢性病程，因贫血、黑便至消化内科就诊，胶囊内镜示小肠多发毛细血管扩张伴活动性出血，核素显像示多点状、灶状出血，难以准确定位，患者需频繁输血维持血红蛋白。患者同时有反复鼻出血、肺动静脉瘘，可疑阳性家族史。此次提请内科大查房，须解决的问题如下：①明确诊断：根据 HHT 诊断标准：a. 反复、自发性鼻出血，b. 位于特征部位（如嘴唇、口腔、手指和鼻部）的多发毛细血管扩张，c. 典型内脏损害，如胃肠毛细血管扩张（伴或不伴出血）、肺动静脉畸形、肝脏动静脉畸形、脑动静脉畸形和脊椎动静脉畸形，d. 一级亲属中，至少有 1 位被诊断为 HHT，以上 4 项中，符合 3 项即可确诊 HHT，符合 2 项则疑诊为 HHT，如少于 2 项则诊断可能性不大。本例患者已符合 HHT 确诊标准，但同时患者病程中曾出现 CREST 综合征相关表现（雷诺现象，食管运动功能轻度障碍，ACA 高效价阳性），是否仍需考虑 CREST 综合征？一元论能否解释患者病情全貌，或 HHT 合并 CREST 综合征？考虑到 HHT 与 CREST 综合征致病机制不同，明确诊断对未来治疗有重要意义。因此，希望免疫内科、呼吸内科进一步协助明确诊断；②患者右肺动静脉瘘较 8 年前明显增大，是否需要处理？如不处理，特别是如果未来需要再次行小肠镜等有创操作，发生大咯血等致命性并发症的风险有多高？如需处理，何种处理方式为最佳方案？希望呼吸内科、胸外科共同参与讨论；③患者昨日行小肠镜下 APC 治疗，镜下见出血灶多发、弥漫，难以烧灼完全，以十二指肠降部、水平部出血最重，如患者止血无效或再次出现消化道出血加重，除小肠镜外尚有哪些治疗措施，如手术等能否使患者获益？事实上，2010 年 Gastroenterology 上发表了一篇沙利度胺治疗小肠毛细血管扩张患者的临床研究，200 例小肠毛细血管扩张需间断输血治疗的患者盲法分为 2 组，1 组单纯补铁治疗，另 1 组予 100mg qd 沙利度胺治疗，发现沙利度胺治疗组显著优于单纯补铁治疗组，可显著降低输血频率，但机制目前仍不明确。结合本例患者情况，加用沙利度胺口服治疗能否获益？望能与基本外科、免疫内科共同探讨。

耳鼻喉科金晓峰医师： 患者鼻咽喉镜提示鼻、咽、喉部黏膜多发毛细血管扩张，但未见活动性出血。患者 Hb 进行性下降主要原因考虑为消化道活动性出血，可耳鼻喉科随诊，如鼻出血明显加重，可考虑行电凝、栓塞出血等治疗控制鼻、咽、喉部出血。

免疫内科杨华夏医师： 本例患者全身多发皮肤、黏膜毛细血管扩张伴出血，符合 HHT 诊断标准，但患者存在多种自身抗体（ANA、ACA、AMA、AMA-M2 等）阳性，考虑结缔组织病可能性大。ACA 高效价阳性常见于 3 种自身免疫病：①硬皮病之 CREST 综合征：主要临床表现包括皮下钙化、雷诺现象、食管运动异常、肢端硬化和毛细血管扩张，其中皮肤、肢端硬化是最为特征性的表现，常有 ACA 高效价阳性，与其他类型硬皮病相比内脏受累轻、预后较好。本例患者无皮下钙化、肢端硬化，病程中曾出现可疑雷诺现象，但入院后行雷诺诱发试验（-），雷诺现象并不明确，仅有轻度食管运动异常、皮肤黏膜弥漫毛细血管扩张，诊断 CREST 综合征证据不足。此外，部分硬皮病患者可无明显皮肤硬化表现，称为"无皮肤硬化的硬皮病"，如需诊断无皮肤硬化的硬皮病，患者需满足雷诺现象、肺间质病变、肺动脉高压、Scl-70（+）等硬皮病其他特异性表现，而本例患者以上表现均无，难以诊断无皮肤硬化的硬皮病。硬皮病患者毛细血管扩张多发生于甲周，全身弥漫、多发者少见，且目前尚无硬皮病出现肺动静脉畸形的案例报道，本例患者皮肤黏膜毛细血管扩张极为弥漫、多发，同时合并肺动静脉畸形，似用 HHT 解释更为合理；②干燥综合征（Sjögren syndrome，SS）：患者口腔学检查提示唾液流率显著下降、腮腺造影符合 SS 典型表现，需考虑 SS 可能。目前 SS 分类标准中权重最大的 3 项标准为：a. 抗 SSA、抗 SSB 阳性或 ANA 阳性伴 RF 效价升高，b. 唇腺活检见灶性淋巴细胞浸润，c. 角膜染色等眼科检查异常。本例患者抗 SSA、抗 SSB、RF（-），外院唇腺活检我院会诊未见灶性淋巴细胞浸润，眼科检查亦不符合 SS 标准，考虑 SS 诊断不成立；③原发性胆汁性肝硬化（primary biliary cirrhosis，PBC）：患者存在 PBC 标志性抗体 AMA、AMA-M2、gp100 高效价阳性，需高度怀疑 PBC 可能。但患者目前无黄疸、肝硬化相关表现，胆管酶、胆红素正常，病情暂不允许行肝穿取得病理标本，可考虑 PBC 临床前期，暂不需激素、免疫抑制剂或熊去氧胆酸治疗。建议患者随诊观察，如出现胆管酶、胆红素升高，或出现 PBC 相关临床症状，可考虑加用熊去氧胆酸治疗。此外，关于本例患者能否应用沙利度胺预防肠道毛细血管扩张出血，目前为止，沙利度胺多用于自身免疫性疾病引起的皮肤病变和关节炎，应用于肠道血管病变的经验较少。但既往研究发现沙利度胺具有抗肿瘤血管生成的功能，可能存在抑制小肠毛细血管扩张的作用，但沙利度胺可增加血栓风险，而肺动静脉瘘本来就是血栓形成的高危因素，应综合考虑该药可能的获益与风险谨慎应用。

呼吸内科赵静医师：患者 CTPA 示右肺下叶类圆形软组织密度影，明显强化，直径较 8 年前明显增大，肺动脉造影可见右肺下叶瘤样血管扩张，左房迅速显影，考虑肺动静脉瘘明确。HHT 患者中肺动静脉畸形（pulmonary arteriovenous malformation，PAVM）发生率约为 50%，肺动静脉瘘由于肺动脉与静脉之间存在短路，缺乏正常肺毛细血管网的过滤功能，可由于血管内微栓子脱落直接经由肺动脉至左心房、体循环引起卒中样发作。此外，患者进行有创造作，特别是拔牙等口腔操作后，一过性菌血症可直接通过短路的肺动静脉引起脑脓肿。因此，HHT 合并 PAVM 患者应避免潜水，行动脉穿刺术时尽量避免气栓，且本例患者如需再次行小肠镜等有创操作，建议预防性加用抗生素。根据 2011 年关于 HHT 相关 PAVM 的专家共识意见，PAVM 进行干预的指征为供血动脉直径大于 2~3mm，或出现 PAVM 相关脑血管事件（包括卒中样发作和脑脓肿）。本例患者 PAVM 供血动脉直径明显大于 3mm，无卒中样发作或脑脓肿相关临床表现，但头 MRI 示小脑软化灶，有干预指征。根据专家共识意见，PAVM 干预方式包括 3 种：首选介入栓塞治疗，如出现难以控制的大出血或不适宜介入的患者可行手术切除治疗，而多发 PAVM 且不宜介入治疗的患者可考虑肺移植。本例患者根据专家共识应首选介入栓塞治疗，但患者 PAVM 体积大、呈孤立病灶，介入栓塞并发症风险较高，亦可在征得患者及家属同意的前提下考虑手术切除治疗。如患者行介入栓塞后，建议半年到一年随访，复查胸部 CT 评估 AVM 是否再通以及有无新发的 AVM，此后每 3 年复查胸部 CT。由于患者可能还存在其他未行栓塞的动静脉短路，仍可存在分流表现，此类患者不建议复查肺动脉造影评估干预效果。如患者未行 PAVM 干预，建议继续观察，1~5 年行胸部 CT 检查评估病变进展情况。

放射介入科杨宁医师：HHT 肺部表现大致分为 3 类：孤立型 PAVM，复杂型 PAVM 以及弥漫型 PAVM。HHT 患者自然病程中发生 PAVM 相关并发症的概率并不高，根据 1 组 HHT 患者的多中心研究结果：观察 1000 余例 HHT 患者，发生脑卒中约 10 例，脑脓肿 5

例，心衰仅 1 例（该心衰患者为弥漫型 PAVM）。文献报道 PAVM 自然病程中未经干预可出现自发破裂，但并不常见，发生破裂者多为瘤样扩张型 PAVM，破裂风险随 PAVM 直径增大而增加，临床表现多为胸腔内出血而非大咯血。干预手段方面首选介入，如不成功可考虑再行手术治疗。介入栓塞治疗 PAVM 成功与否的关键取决于该 PAVM 的解剖类型是否安全，即供血动脉是否有较长的附属血管可供弹簧栓附着，本例患者附属血管较短，存在失败风险，但尚在可操作范围内。介入栓塞 PAVM 可能出现的并发症主要包括：①技术失败：即封堵伞难以固定支撑，发生概率<10%；②临床失败：即弹簧栓再通或动静脉间又形成了新的通路，发生概率约为 5%；③弹簧栓脱落至左心房：我院介入病例中未出现，但曾接诊过外院介入后出现弹簧栓脱落至左心房的病例，需行心房穿刺术取栓；④PAVM 中已经形成的附壁血栓在操作过程中脱落：发生概率低，但难以预测。因此，对本例患者而言，具备介入栓塞适应证，操作相关并发症发生概率较低，其病程中发生 PAVM 相关并发症风险存在，但概率较低，需要向患者及家属充分交代病情及相关风险，如患者及家属表示理解，可先行介入栓塞治疗，如介入失败，则可考虑行手术切除。

胸外科梁乃新医师： HHT 发病率低，目前缺乏大规模临床研究评估不同类型 PAVM 自发破裂风险，但 HHT 患者本身存在先天血管壁发育异常，易形成动脉瘤样结构，PAVM 近端动脉系统也会由于远端阻力增加而逐渐增宽，肺动脉解剖结构上弹力层较为薄弱，一旦破裂，多难以及时救治，本例患者 PAVM 直径逐渐增大也提示血管壁不稳定，存在破裂风险。充分向患者及家属告知病情与相关风险，征得其同意后，可考虑首先选择介入栓塞治疗，如操作失败，可行外科手术治疗。患者手术风险主要取决于 2 个因素：①动脉系统操作区长度：需要保留一定结构正常的肺动脉组织进行离段和切除，本例患者 CTPA 示右下肺动脉基地段形态大致正常，目前手术范围初步估计为右肺下叶或右肺中下叶切除术。但目前 CT 等影像学检查难以完全准确地显示肺血管壁解剖结构有无异常，如术中发现右下肺动脉基底段主干管壁异常，则存在需要行右全肺切除术的可能，需向患者及家属充分交代；②肺静脉系统异常范围：本例患者 CT 增强提示肺静脉至近右心房处均存在扩张，术中可能需要打开右心房切除异常的血管结构，必要时可能需行右心房切除术。此外，建议患者未来需行全麻下操作时，尽量选择双腔气管插管，如操作中出现 PAVM 自发破裂出血，尽可能保护健侧气道。

基本外科王维斌医师： 患者消化道出血部位以十二指肠水平部为著，此处解剖结构复杂，手术治疗创伤大，建议优先选择内镜下治疗，如操作失败或出现难以控制的急性消化道大出血，可行急诊手术止血。

消化内科方秀才医师： 患者目前 HHT 诊断明确，主要存在 3 方面问题亟须解决：①消化道出血：为患者目前最紧要的临床问题，已行小肠镜下 APC 治疗，可暂观察，评估治疗效果，如 Hb 稳定，可随诊观察，如 Hb 难以维持或出现内镜下难以控制的急性消化道大出血，可行手术止血治疗；②逐渐增大的 PAVM：今日各科对于患者 PAVM 是否需要处理、如何处理进行了深入详尽的讨论，可待患者消化道出血稳定后，向患者及家属充分交代病情及相关风险，共同决定下一步治疗方案；③鼻咽喉黏膜出血：可耳鼻喉科随诊观察，如出现出血量增多，可行鼻咽喉镜下治疗。

三、转　归

　　患者小肠镜+APC治疗后恢复可，由重症监护室转回消化内科病房，观察病情稳定，Hb无进行性下降。查房后与患者及家属交代病情并充分沟通后，患者及家属表示理解，要求目前暂不处理PAVM，亦不加用沙利度胺治疗，遂准其于2015年4月30日出院，继续口服琥珀酸亚铁补铁治疗。患者仍有持续黑便，需间断输血治疗，遂加用沙利度胺口服治疗，血红蛋白可稳定在130g/L左右，3个月内未再输血，复查PAVM较前无明显变化。

四、点　评

　　随着小肠镜和胶囊内镜的普及，提高了小肠病变导致的消化道出血的诊断率。其中血管性疾病是小肠出血的常见病因。本例患者存在长期的慢性出血病史，并且多器官受累，通过胶囊内镜和小肠镜确诊为遗传性出血性毛细血管扩张症。临床上对于出现慢性失血性表现的患者，应积极内镜检查，以明确病因。此外，患者反复鼻出血症状突出，采集病史时应注意相关家族史采集，避免漏诊。

（施　文　赖雅敏）

【补充备注】CREST综合征属于系统性硬化的一个亚型，典型表现有：钙质沉着（Calcinosis，C）、雷诺现象（Raynaud's syndrome，R）、食管运动功能障碍（Esophageal dysmotility，E）、指端硬化（Sclerodactyly，S）、毛细血管扩张（Telangiectasis，T）。

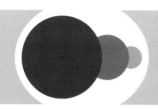

腹胀 9 月，腹痛伴黑便 1 月余，便血 20 余天

这是一例以腹部胀痛、消化道出血为主要表现的老年男性病例，同时伴有发热、炎性指标明显升高，影像学提示全结肠炎性病变。导致消化道出血的肠道疾病非常多，临床上应根据不同表现进行相关检查以明确病因。

一、病 例 摘 要

患者，男性，73 岁，主因"腹胀 9 月，腹痛伴黑便 1 月余，便血 20 余天"于 2015 年 9 月 10 日入院。

（一）现病史

患者自 2015 年 1 月起出现腹胀，排气、排便较前减少，否认恶心、腹痛、黑便，未诊治。2015 年 8 月 1 日患者出现腹部坠痛，伴排黑便，不成形，每日 3~4 次，每次约 100ml，排便后腹痛缓解。8 月 12 日当地查血 Hb 125g/L；便常规：RBC 15~20 个/HP，WBC 满视野；血 Alb 26g/L；肿瘤标志物：CEA 22.67ng/ml，CA19-9 54.14U/ml；胃镜：十二指肠球溃疡，浅表萎缩性胃炎伴糜烂，幽门螺杆菌（＋）。予药物治疗（含凝血酶）3~4 天后大便转为黄色，不成形，每天 4~5 次。8 月 18 日患者排暗红色血便，与大便混合，平均 2 小时 1 次，每次 100~200ml，伴发热，Tmax＜38℃（不详），查便常规：WBC、RBC 满视野，脓细胞 6~8 个/HP。结肠镜：乙状结肠、降结肠黏膜充血严重、多发糜烂及坏死，继续进镜见肠黏膜少量渗血，未继续进镜观察，直肠内见直径约 1.5cm 息肉样隆起。诊断：缺血性肠病，结肠息肉。病理：黏膜慢性炎症伴糜烂，绒毛管状腺瘤 2~3 级；肠系膜动脉 CTA：腹主动脉粥样硬化，透壁性溃疡，不典型夹层形成；肠系膜上、下动脉粥样硬化，肠系膜下动脉近段闭塞。遂转至哈医大二附院治疗，监测 Hb 逐渐下降，查 hsCRP 110~120mg/L，ANA 1∶100（核颗粒型），ANCA（－）；腹盆 CT 平扫：结肠壁弥漫性增厚，周围渗出；PET/CT（图 1）：结肠、直肠成弥散性放射性浓聚，SUVmax 22.8，肠管增粗，升结肠缩短，结肠袋未显示，部分层面肠壁增厚，考虑为炎性病变或结核可能。予前列地尔扩血管、莫西沙星抗感染及输注白蛋白支持等治疗，便血无明显好转，血便和黄色大便交替出现。8 月底患者排暗红色血便，每 10~60 分钟 1 次，每次 5~10ml，查 Hb 进行性下降（100→80g/L），予禁食水。9 月 8 日出现发热伴寒战，

Tmax 39.3℃，就诊于我院急诊，予禁食水、抑酸、补液、亚胺培南抗感染及前列地尔治疗，患者体温降至正常。为行进一步诊治入院。

起病来，精神弱，睡眠、饮食差，大便如前述，小便可，自诉体重下降（未监测）。病程中有眼干，否认口干、光过敏、关节肿痛、雷诺现象等。

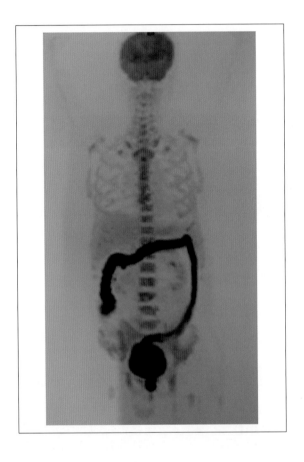

图 1　外院 PET/CT 示全结肠代谢弥漫性增高

（二）既往史

"十二指肠溃疡" 40 年，未规律诊治，否认长期服用镇痛药。高血压病 35 年，最高 150/110mmHg，药物治疗控制在 130~140/100mmHg。因胸闷诊为 "冠心病"。陈旧性脑梗死 10 余年，长期服用阿司匹林。高脂血症 30 余年。2005 年因 "股骨头坏死" 行双髋关节置换术。否认结核、肝炎等传染病史及接触史，否认食物、药物过敏史。

（三）个人史、婚育史及家族史

吸烟 40 年，平均 20 支/天。饮酒 40 年，2~3 次/周，啤酒为主。家族史无特殊。

（四）入院查体

T 36.5℃，P 101 次/分，R 20 次/分，BP 110/70mmHg，SpO_2（自然状态）94% ~

95%，平车入室，神清，坐起困难，轻度贫血貌，左臀部见一直径约 1.5cm 破溃，肛周少许皮肤破溃。全身浅表淋巴结未扪及异常肿大。双肺呼吸音粗，双下肺呼吸音减低，可闻及干啰音。心（−）。腹平软，左下腹轻压痛，无反跳痛及肌紧张，移动性浊音（±），肠鸣音弱。肛诊：肛门处可见外痔、少量血迹，直肠壁触痛，可触及环腔样隆起，退指指套染血，可见暗红色血便流出。

（五）诊治经过

入院后完善常规检查：血常规：WBC（3.44～5.51）×10⁹/L，NEUT% 72.9%～81.9%，Hb 最低 68g/L，PLT 97～185×10⁹/L；尿常规＋沉渣：BLD 微量；便常规：WBC、RBC 大量；生化：ALT 19U/L，Alb 23g/L，前白蛋白 32mg/L，Cr 66μmol/L，K 4.1mmol/L，TC 1.08mmol/L，TG 0.59mmol/L；HCY 5.9μmol/L；铁 4 项＋维生素 B₁₂＋叶酸：血清铁 18.3μg/dl，总铁结合力 31μg/dl，转铁蛋白饱和度 30.9%，铁蛋白 393ng/ml，维生素 B₁₂ 1353pg/ml，叶酸 9.0ng/ml；凝血：PT 13.8～15.2s，APTT 36.1～51.4s，D-Dimer 1.54～2.76mg/L；正浆纠正试验：APTT、PT 即刻完全纠正，2h 接近完全纠正；易栓 4 项：抗凝血酶Ⅲ 48%↓，蛋白 S 50%↓，蛋白 C 51%↓，APC 抵抗 2.7；炎症指标：ESR 18mm/h，hsCRP 60.97mg/L；HbA1c 5.7%；甲功：T3 0.498ng/ml，余正常。免疫指标：ANA3 项、ACL、抗 β₂GP1、LA、炎症性肠病抗体谱均（−）。Ig＋补体：C3 0.456g/L↓，IgG、IgA、IgM、C4 正常。感染指标：PCT<0.5ng/ml；血培养（−）×3 次；CMV-DNA、EBV-DNA、血 T-SPOT. TB（−）；肥达−外斐试验、痰及便病原学（−）；肿瘤标志物：AFP、CEA、CA19-9、CA72-4、CA242、总/游离 PSA-T（−）；血清蛋白电泳（−）；影像学：腹水 BUS：腹腔少量积液，不易定位；ECHO：左室下壁基部心内膜回声增强，运动减低，轻度肺动脉高压，微量心包积液；立位腹平片、颞动脉 BUS（−）；腹主动脉 CTA（图 2）：直肠及全结肠肠壁增厚，周围系膜密度增高，缺血性肠病可能，腹主动脉及其分支血管多发粥样硬化改变，腹主动脉下段斑块溃疡伴壁间血肿可能，肠系膜下动脉近段闭塞，左侧髂内动脉起始处重度狭窄，右侧髂内动脉次全闭塞。9 月 14 日行胃镜：十二指肠球溃疡，十二指肠球部变形，假憩室；结肠镜（图 3）：进镜约 25cm 达乙状结肠，诊断：下消化道出血，缺血性肠病？结肠多发息肉。

会诊：入院后请多个科室协助诊治，介入科、基本外科、血管外科：暂无急诊处理指征；感染内科：继续目前抗感染治疗；免疫内科：目前血管炎证据不足；血液科：不符合易栓症常见表现，凝血异常考虑与活动性失血相关，积极输注新鲜冰冻血浆；心内科：冠心病诊断明确，目前活动性出血，有抗血小板禁忌，适当降低心肌耗氧，若血压稳定，亦可小剂量扩冠，加瑞舒伐他汀 10mg qd。治疗方面，入院后予禁食水、抑酸、补液（肠外营养 1400kcal/天）、间断输注白蛋白、红细胞、血浆及前列地尔、维生素 K 对症治疗，并予亚胺培南/西司他丁 0.5g q6h 抗感染，患者腹痛缓解，血便颜色鲜红→褐红，便次每日 50 次→25 次，便量 1300ml→320ml，Tmax 降至 37.5～38℃。9 月 21 起禁食不禁水，加用麦滋林口服，复查血 Hb 81g/L；Alb 29g/L；PT 14.9s，APTT 46.8s。结肠镜如图 4。

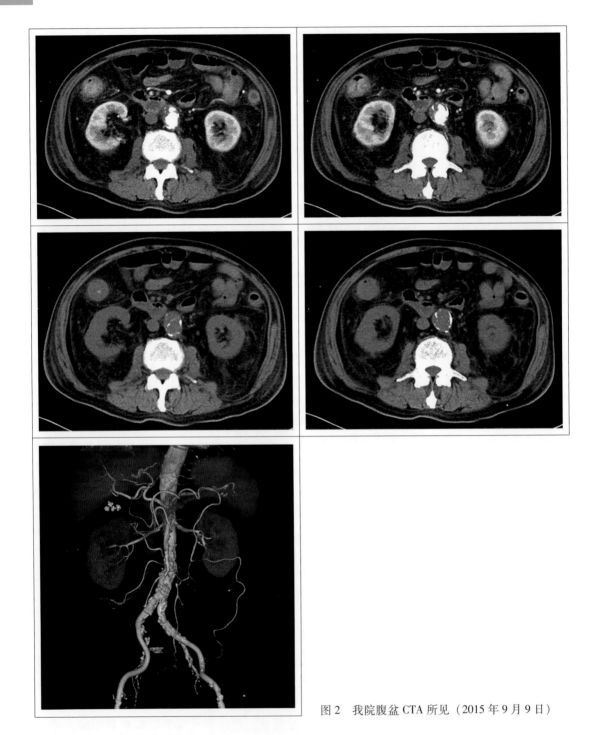

图 2　我院腹盆 CTA 所见（2015 年 9 月 9 日）

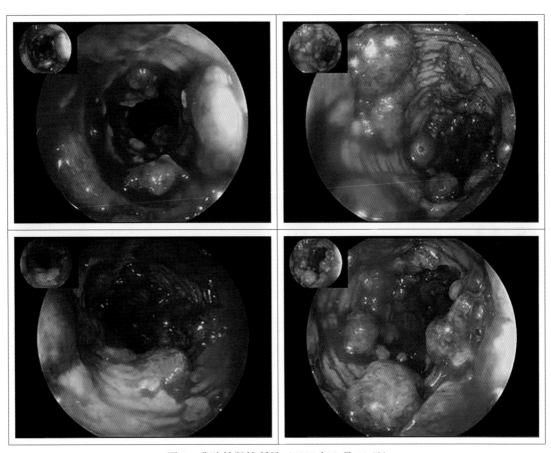

图 3　我院结肠镜所见（2015 年 9 月 14 日）

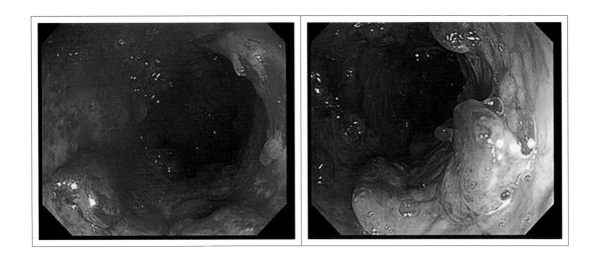

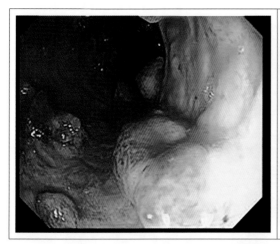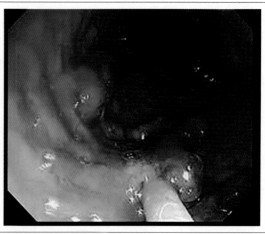

图 4　我院结肠镜所见（2015 年 9 月 22 日）

二、讨　论

放射科林路医师：该患者主要有两个问题，一个是血管的病变，另一个是肠道的病变。2015 年 9 月 9 日，腹主动脉 CTA 示整个腹主动脉及其分支主要为粥样硬化改变，可见血管壁周围多发钙化及溃疡型斑块形成，主要病变水平腹主动脉管腔有轻度增宽，血管内膜不规则，很局限的似乎有小夹层样改变。肠系膜下动脉起始部闭塞，中远段显影，和肠系膜上动脉分出的侧支循环开放较好，其他有一些分支血管有多发的狭窄（包括双侧髂动脉），肠系膜上动脉开口未见明确狭窄。肠系膜下动脉主要供血降结肠、乙状结肠、直肠及横结肠左侧三分之一，肠系膜上动脉主要供血升结肠及大部分横结肠。

肠道病变方面，增强 CT 示整个结肠、乙状结肠、直肠肠壁弥漫增厚，强化明显，正常结肠袋未显示，浆膜面毛糙，周围脂肪密度增高，有渗出改变，乙状结肠、横结肠腔内多发小的息肉样结构。2015 年 9 月 14 日增强 CT 与之前 CT 均未见明确肠道出血征象（造影剂外溢），肠道病变改变并不明显。如考虑为动脉闭塞造成的缺血性肠病，有如下不支持点，首先血管病变主要位于肠系膜下动脉起始部，侧支循环已开放，即使是肠系膜下动脉闭塞所致，不能解释其全肠道的改变。其次，肠道病变本身，由于动脉血栓或闭塞造成的缺血性肠病，典型表现肠道管壁更厚，肠壁中层为低强化、低密度表现，与患者肠道改变不符，不除外炎性改变。

其他影像学改变主要包括多浆膜腔积液（双侧胸腔积液、腹腔积液及少量心包积液），双下肺膨胀不全，左肾囊肿，胆囊结石，胆囊壁毛糙增厚。外院 2015 年 7 月冠状动脉 CTA 示动脉粥样硬化改变，三个主要分支未见明确明显狭窄。

病理科游燕医师：（结肠活检）低倍镜下各层层次清楚，表面上皮有脱落，肉芽组织形成，隐窝结构有些紊乱，隐窝炎，相比重的炎症，隐窝结构紊乱不像 IBD 改变。炎症从黏膜表面至黏膜下层都有，表面以中性粒细胞浸润为主，有小脓肿形成，背景有大量浆细胞和淋巴细胞浸润，基底部慢性炎症细胞浸润更多。总体来看，炎症很重，无明确黏膜水肿、血管炎、血管充血扩张、出血等表现。缺血性肠病病理表现为缺血组织界限明确，固有层均质嗜酸性玻璃样变为典型表现，表面上皮脱落，黏膜萎缩，隐窝结构改变不重，隐窝减少、消失，黏膜下层明显水肿，血管出血。感染致假膜性肠炎一般以黏膜上半部分改变为主。本次活检不能明确诊断缺血性肠病或炎症性肠病。

消化内科严雪敏医师： 总结病例特点，老年男性，73 岁，慢性病程，急性发作，以消化道出血，特别是下消化道出血为主要表现，渐出现失血性贫血、营养不良，血流动力学尚稳定，腹痛与便血不平行，多发血管相关基础病：动脉粥样硬化、脑梗。既往史：高血压病，长期烟酒史。外院结肠镜提示：缺血性肠病，结肠多发腺瘤；PET/CT 提示：全结肠炎症性病变；CT：肠系膜下动脉闭塞，腹主动脉夹层。我院结肠镜提示：缺血性肠病？结肠多发息肉样改变；CT：动脉粥样硬化，肠系膜下动脉闭塞，侧支有所形成，腹主动脉夹层，附壁血栓。诊断上考虑缺血性肠病。

缺血性肠病主要分为急性肠系膜缺血（AMI）、慢性肠系膜缺血（CMI）和缺血性结肠炎（IC）。结合患者临床表现，我们考虑慢性肠系膜缺血及缺血性结肠炎可能，但患者是否还存在其他诊断的可能？如果是缺血性肠病，治疗上除了目前的一般的对症支持、改善微循环治疗外，有无介入、手术或其他治疗方法？针对诊断及治疗的问题，请教各科室：①心内科：若为缺血性肠病，可能与广泛动脉粥样硬化有关，如何予血压、心率控制及稳定斑块治疗？②免疫内科：能否除外免疫相关性？有无进一步检查？③血液科：如何解读凝血异常？④感染内科：指导抗生素使用？有无感染性肠道病变可能？⑤血管科、介入科：肠系膜下动脉代偿已经建立部分，直肠病变可否用缺血性解释？目前多发血栓如何处理？预后如何？⑥基本外科：何时为手术介入时机？既往我院缺血性肠病相关外科处理及转归？

心内科陈未医师： 患者老年男性，胸闷 3~4 年，与活动相关，休息后好转。既往高血压病 35 年，最高 150/100mmHg；高脂血症，外周动脉粥样硬化，陈旧脑梗，长期大量吸烟。患者心律失常方面，心电图示房早、房速，未引起血流动力学改变，对症处理好转，可继续观察，不需特殊处理。心脏情况评估，患者老年男性，存在诸多危险因素，外院冠脉 CTA 示右冠第二转折中度狭窄，我院 ECHO 示局限室壁运动轻度减低，结合临床，考虑冠心病存在。同时，外周动脉严重狭窄、闭塞、溃疡形成，存在冠心病等危症，需积极进行二级预防。患者心率增快时无 ST-T 段明显改变，目前能躺平，无明显胸闷、胸痛症状，心脏情况相对是稳定的。二级预防方面，双抗因活动性出血无法使用；因外周动脉狭窄、闭塞，美托洛尔使用需谨慎，使用剂量不要太大；心率增快时，需先处理发热、贫血等诱发因素；继续可定降脂；戒烟，加强饮食、运动宣教。

免疫内科吴婵媛医师： 患者老年男性，无慢性口腔溃疡、耳眼鼻症状、皮疹、关节肿痛，年轻时因可疑"风心病"服用激素，后出现股骨头坏死。我院 ECHO 并未见风心病证据，股骨头术后症状稳定。

系统受累评估方面，除血管和胃肠道受累外，无其他多系统受累证据，自身抗体阴性，目前结缔组织病证据不足。系统性血管炎方面，结合年龄、病史和血管受累情况，主要考虑有无颞动脉炎和Behcet病可能。颞动脉炎，患者受累血管以主动脉及以下动脉为主，无耳眼鼻症状，PET/CT无明确大血管管壁代谢增高，病理未见血管炎提示，诊断证据不足。Behcet病，患者无明确口腔、外阴溃疡，无皮疹、结节性红斑，病理上无任何小血管炎病变，无诊断证据。

另外，补体下降常见于系统性红斑狼疮等补体消耗过程，也可见于补体合成原料不足、营养不良、低蛋白血症、肝脏功能不佳及感染诱发抗原抗体反应等情况。综上，无免疫病证据。

感染内科阮桂仁医师：患者老年男性，病史9月余，病程中一般可，间断有发热，至我院急诊后出现中高度发热，应用亚胺培南/西司他丁钠后体温降至正常，停用亚胺培南/西司他丁钠后体温有反复，再次应用亚胺培南/西司他丁钠后体温恢复正常。整体来说，很难用感染性疾病解释整个疾病，考虑患者感染是存在的，主要为肠道黏膜多发破溃所继发。抗生素治疗效果较好，但原发病未明确，抗生素疗程难以确定。肠道病变活跃，停用抗生素后肠道菌群可再次入血，激发感染。经验性治疗，主要覆盖阴性菌+厌氧菌，可选加酶抑制剂的青霉素制剂，如哌拉西林/他唑巴坦钠、哌拉西林/舒巴坦钠，也可选择第三代头孢菌素+甲硝唑，或升级为碳青霉烯类。如仍发热，进一步完善血培养、便培养，考虑有无肠球菌、真菌感染。从目前治疗反应看，考虑患者为阴性菌+厌氧菌感染。其他肠道感染，如结核、病毒，已进行部分筛查，目前暂无阳性发现。大便有大量红白细胞，缺血性肠病可有，需除外有无假膜性肠炎，主要依据大便病原学和病理检查。缺血也可引起炎症，PET/CT示肠壁增厚，SUV值很高。能否用缺血一元论解释，不甚清楚。

血液科韩潇医师：①患者起病年龄大，血管问题集中在动脉系统，未发现静脉问题，不能用常见的易栓症解释。无论先天性或获得性易栓症多为静脉系统受累，但也有例外，包括抗磷脂抗体综合征（APS）和高同型半胱氨酸血症，可出现广泛的动脉和静脉受累，目前相关筛查为阴性；②凝血方面，患者长期禁食禁水情况下出现PT和APTT延长，考虑和维生素K吸收异常及消化道出血影响相关。血浆纠正试验基本完全纠正，不考虑抗体因素，主要考虑为凝血因子缺乏，可用维生素K缺乏解释；③患者筛查易栓全套，抗凝血酶Ⅲ、蛋白S、蛋白C全线下降，而易栓症多为某一项突出下降，最好解释的原因为广泛的动脉系统血栓形成造成消耗；④治疗上，无静脉系统血栓，无明确抗凝指征。抗血小板治疗适应证明确，但存在活动性消化道出血禁忌证，治疗存在矛盾，需多科讨论，权衡利弊。

介入科王志伟医师：对缺血性肠病诊断存在疑问，缺血性肠病基础为大血管病变或小血管病变。患者腹主动脉粥样硬化明确，有溃疡、斑块及小夹层，腹腔干和肠系膜上动脉通畅，只有肠系膜下动脉起始部闭塞，远端侧支循环开放，从大血管病变角度看，不存在缺血性肠病基础。升结肠受累为肠系膜上动脉受累引起，无腹腔干代偿，基础在于广泛性缺血，预后差。如无大血管病变证据，小血管病变方面，无病理特异性改变，目前亦不能诊断。诊断存疑，无干预措施。

基本外科徐强医师：诊断上，患者肠系膜下动脉有闭塞，先按缺血性肠病讨论。外科见到最多的为急性肠系膜缺血，多为小肠病变，表现为小肠坏死、发黑、发紫，手术切除后预后良好。也有静脉缺血，多见于结肠，表现为结肠黏膜肿、发白，一般出血、溃疡很少。患者肠道血管动脉弓是打通的，慢性肠系膜缺血不支持。缺血性结肠炎可累及全结肠，表现为出血、血性结节，诊断不能完全除外。另外，还需考虑有无炎症性肠病。

治疗上，基本外科主要处理受累肠管。急诊手术指征：穿孔、肠坏死（腹膜炎，血性腹水）。相对择期处理：内科、介入治疗不能缓解的梗阻、出血。该患者存在出血，出血在输血支持下相对稳定。患者禁食禁水一月，梗阻是存在的。手术方式有回肠祥式造瘘（UC），解决梗阻的问题；回肠祥式造瘘 + 全结肠切除，解决出血的问题。与患者沟通，患者对两种术式均表示排斥。下一步需考虑是否行 DSA 明确诊断，并与患者家属沟通病情及治疗方案。

血管外科陈跃鑫医师： 患者动脉粥样硬化诊断明确，病变严重，腹主动脉及上段胸主动脉粥样硬化、溃疡斑块、附壁血栓形成。肠系膜下动脉开口闭塞，双侧髂内动脉供血有问题，肠系膜上动脉形成侧支循环向肠系膜下动脉远端供血。结直肠供血主要来源于三支血管：肠系膜下动脉、髂内动脉、骶正中动脉，肠系膜上动脉侧支也可供血。腹主动脉瘤腔内隔绝后的患者易出现肠道缺血，如即刻覆盖三支动脉，缺血发生率达 5%～10%。该患者血管病变考虑慢性改变，血管病变不一定是主要原因。存在血管供血不足的情况下，肠道病变不易恢复。可以考虑尝试开通三支血管中的一到两支，肠镜复查对比疗效，可以视为治疗反馈。但患者目前存在肠道感染，如尝试开通血管，血运猛然增加后，肠道自由基增加，可能会加重肠道水肿。且患者血管条件差，风险较高。如家属支持的话，可尝试。

消化内科朱丽明医师： 临床表现不典型，免疫病和易栓症都没有证据。血管病变突出，因为缺血才形成侧支循环，侧支循环为代偿性，代偿的充分性存疑？溃疡性结肠炎或缺血性肠病哪个支持证据更多？从病程上看，患者无长期脓血便，不支持溃疡性结肠炎。基础病变，血管病变更突出，肠道受累部位包括直肠，与一般的缺血性肠病不同。

心内科严晓伟教授： 从冠状动脉角度，慢性血管狭窄可有丰富的侧支循环，临床上可无症状，甚至从事重体力活动。而急性血管狭窄，斑块不稳定，可跳跃性进展，突然出现心肌梗死。患者无明显缺血性肠病症状。肠道弥漫性病变，无法用肠系膜下动脉病变并有良好侧支循环的情况解释。患者结肠镜下有突出的肠道狭窄，不能完全用缺血性肠病解释，病理改变如能除外结核，可考虑使用激素。

消化内科钱家鸣教授： 患者肠镜下表现确实不像溃疡性结肠炎（UC）。UC 黏膜病变均匀，之间无正常黏膜。暴发性溃疡性结肠炎，起病急，炎症发作时间短，多不侵犯浆膜层，可出现全身中毒症状，引起肠管扩张、出血。患者病程像暴发性溃结，但结肠壁过厚，不像近期炎症反应，不支持。缺血性肠病可有狭窄，肠壁增厚，但也少见。患者目前诊断不明确，以支持及抗感染治疗为主，如除外缺血性肠病和感染性肠病，后期处理，在充分抗感染的基础上，可尝试应用糖皮质激素抗炎治疗。

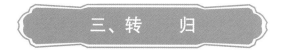

三、转　归

患者肠道病变重，持续大量腹泻，间断便血，内科治疗效果欠佳，经多科会诊有明确手术指征。在取得患者及家属书面知情同意后，2015 年 11 月 17 日在全麻下行回肠造瘘术，手术过程顺利。术后一般情况有较好改善，但造瘘口肠液较多，与饮食关系密切，考虑为渗透性腹泻可能性大，予充分饮食宣教、维持水电解质平衡。家属拒绝再行有创检查，要求出院，当地康复。

四、点 评

缺血性肠病是老年患者引起下消化道出血的常见疾病。本例患者存在血管的病变，但肠道病变不是缺血性肠病的典型表现，因此给诊断带来困难。最终通过回肠造瘘术缓解了患者的症状。在肠道病变诊断不清无法进行针对性治疗时，采用造瘘术旷置病变的肠道也是有效的治疗手段之一。

（薛娇龙　严雪敏）

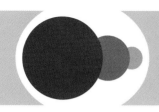

间断腹痛 10 年，腹胀 3 月

青年男性，以腹腔淋巴结大、低球蛋白血症、腹腔积液为主要表现，同时伴有腹腔血管及肠道病变。如何将多个看似独立的临床线索连接推导，提炼核心，寻找诊断方向是明确诊断的关键。

一、病例摘要

患者，男性，26 岁，主因"间断腹痛 10 年，腹胀 3 月"于 2015 年 9 月 10 日入院。

（一）现病史

患者 2005 年 9 月进冷食后感全腹绞痛，VAS 4 分，伴肠鸣，持续 1~2 小时可自行缓解；每于进食不当时再发，每 2~3 个月发作一次；并逐渐出现排便习惯改变，排黄色稀糊便 2~3 次/天，每次约 200ml；饮食控制后症状好转。2009 年 6 月因腹痛于外院就诊，查血 Ig 15.5g/L；腹部 CT：肝脾大，肠系膜根部占位，肠系膜间隙多发肿大淋巴结，最大约 5.3cm×2.9cm；予腹腔镜取肠系膜淋巴结活检，病理：慢性淋巴结炎，伴局部滤泡间淋巴细胞增生。同时取左颈部肿大淋巴结活检，病理：符合淋巴组织反应性增生。肝脏活检病理无异常（未见报告）。外院考虑慢性淋巴结炎，未治疗。2015 年 6 月患者无诱因出现腹胀，腹围增大，食欲缺乏，外院查超声：左锁骨上窝多发淋巴结肿大；肝脏稍大并弥漫性改变，脾大，腹腔积液（深度 7.1cm）。腹盆增强 CT：腹腔内多发软组织密度结节、肿块，考虑淋巴瘤或巨淋巴细胞增生症；腹盆积液，小肠管壁弥漫性增厚并呈分层状强化。腹部 CTA：门静脉系多发侧支循环形成。肠镜：末端回肠可见散在直径 3~6mm 溃疡，覆白苔。病理：黏膜慢性炎伴表浅溃疡形成，间质淋巴组织增生。2015 年 6 月 30 日外院予异烟肼、利福平、吡嗪酰胺、乙胺丁醇诊断性抗结核 3 周，腹胀无改善，腹围进一步增大，并出现双下肢凹陷性水肿，无眼睑水肿。2015 年 8 月就诊郑州大学附属医院：查 Alb 24g/L，hsCRP 31mg/L，T-SPOT. TB 阴性，腹腔穿刺见淡黄色腹腔积液，有核细胞数 $493×10^6$/L，蛋白定性（+），LDH、ADA 均（-）。胸部 CT 示右侧胸腔微量积液，双侧胸膜局限性增厚。全腹增强 CT：肠系膜根部不规则软组织密度影；腹盆腔积液，脾大，门脉可疑海绵样变。CT 引导下腹腔软组织穿刺活检病理：纤维脂肪组织伴少量炎细胞浸润，局部见增生的间皮成分，考虑炎性病变。肠镜见回肠末段溃疡，病理示黏膜慢性活动性炎伴淋巴组织反应性增生，表面糜烂，固有层内部分中性粒细胞及嗜酸性粒细胞浸润，部分似有不典型疏松肉芽肿形成，结核DNA（-）。住院期间发现午后低热，Tmax 37.6℃，伴盗汗，继续四联抗结核治疗，一周后体温恢复正常；予以留置腹腔引流管，每天引流腹腔积液200~300ml，间断输注白蛋白，螺内酯利尿后双下肢水肿消退，腹胀改善不明显。2015年8月14日自行停用抗结核药，为进一步治疗收入院。

患者近期大便基本成形，每天1~2次，小便正常。食欲欠佳，睡眠可，近期体重无下降。病程中否认肛周脓肿、口腔、外阴溃疡、关节痛、眼炎、光过敏、咳嗽、咯血等。

（二）既往史

2003年因乏力、皮肤黄染，外院诊断"黄疸型肝炎"（具体不详），药物治疗后好转。否认食物药物过敏史。

（三）个人史、婚育史及家族史

长期在新疆工作，筑路工人。自幼喜素食，无生食牛奶史。家族史无殊。

（四）入院查体

T 36.4℃，P 89次/分，R 19次/分，BP 92/65mmHg，SpO_2（自然状态）98%，BMI 17.14kg/m^2，杵状指，浅表淋巴结未及肿大，心律齐，双下肺呼吸音低，腹围76cm，腹壁静脉显露，血流方向离脐，右下腹见腹引管，穿刺部位发红，有渗出，腹韧、揉面感，无压痛、反跳痛，肝脾肋下未及，移动性浊音阳性。双下肢不肿，肛诊未及肿物。

（五）诊治经过

入院后完善常规检查，血常规：WBC 4.70×10^9/L，NEUT 2.88×10^9/L，LY 0.9×10^9/L，PLT 313×10^9/L，Hb 100g/L，MCV 70.8fl，MCHC 309g/L；尿常规（-）；便OB（+），苏丹Ⅲ染色（-），便寄生虫（-）；肝肾功能：K 4.3mmol/L，TP 52g/L，Alb 37g/L，白球比2.5，AST 15U/L，ALT 17U/L，Cr 46μmol/L；ESR 13mm/h，hsCRP 52.80mg/L；铁4项+叶酸+维生素B12：血清铁17.3μg/dl，总铁结合力392μg/dl，铁蛋白18ng/ml，叶酸2.7ng/ml。感染方面：PPD试验（-）；血T-SPOT. TB 0 SFCs/10^6PBMC；肥达-外斐反应试验、布氏杆菌凝集试验、CMV-IgM、CMV-DNA、EBV-DNA（-）。免疫方面：Ig3项：IgG 0.53g/L，IgA 0.10g/L，IgM 0.02g/L；血清蛋白电泳：$α_1$ 9.2%，$α_2$ 15.4%，$β_1$ 8.4%，γ2.0%，A/G 1.6；血清免疫固定电泳（-）；淋巴细胞亚群：B细胞48/μl，T细胞720/μl，CD4阳性T细胞278/μl，CD8阳性T细胞416/μl，纯真CD4阳性T细胞41/μl，CD4阳性T细胞/CD8阳性T细胞0.67；ANA18项、抗ENA抗体谱、炎症性肠病相关抗体3项均（-）。腹腔积液检查：腹腔积液常规（表1）。腹腔积液培养（9月10日）：阴沟肠杆菌，（9月17日）：偶见G⁻菌；（9月25日、10月8日）阴性；抗酸染色（-）×4次，腹腔

积液结核/非结核分枝杆菌核酸测定（-）；腹腔积液找肿瘤细胞（-）；腹腔积液细胞学（肿瘤医院）：仅见多量淋巴细胞；腹腔积液流式细胞学：腹腔积液中存在大量 T 细胞，表型未见异常。特殊检查：①胃镜：轻度贫血胃黏膜，慢性浅表性胃伴胆汁反流，幽门螺杆菌-快速尿素酶试验（-）。病理：显急慢性炎；②肠镜：回肠黏膜结节样隆起，淋巴滤泡增生？内痔。病理：显急慢性炎，小肠固有膜未见浆细胞，免疫组化标记 CD138（-）（图 1）；③骨髓涂片铁染色：细胞外铁（+/-），细胞内铁 0。

入院后完善腹部 BUS：门静脉主干增宽，门静脉主干旁侧支，海绵样变性？脾大，腹腔积液。胸腹盆增强+CTA（图 2）：右肺下叶结节，双肺下叶胸膜下磨玻璃密度影，双侧胸膜略增厚。肠系膜上静脉根部闭塞可能；胰头、肝十二指肠韧带及系膜上多发迂曲血管影；门静脉及脾静脉增宽；腹膜后及肠系膜根部、肠系膜间隙大片软组织密度影，系膜血管穿行其中，肿大融合淋巴结？多发小肠肠壁增厚，不除外缺血性改变或原发病所致；腹盆腔多发积液，大网膜增厚；胰头部密度不均，强化减低；脾大，副脾结节；左肾上极小囊肿；腹主动脉及其分支未见明显异常；双下腔静脉。因外院针对肠系膜根部肿大淋巴结多次活检均无阳性发现，为提高活检阳性率及进一步明确诊断，行 PET/CT 躯干显像（图 3）：升结肠、乙状结肠、直肠近全程代谢增高，SUVmax 6.5，炎性肠病可能，建议活检。肠系膜增厚，其内见多发无明显代谢活性淋巴结，SUVmax 0.9，考虑炎性淋巴结，左颈IV区炎性淋巴结可能，脾脏增大，代谢稍增高。

考虑患者存在免疫缺陷，渗出性腹腔积液，感染可能性大，加用头孢他啶、甲硝唑抗感染，腹围进一步增大，遂予以静脉输注丙球蛋白（IVIG）10g×5 天，亚胺培南/西司他丁 2 周，并加强利尿，腹围未增。复查腹腔积液化验未改善。

表 1　腹腔积液常规变化

日期	细胞总数（10^6/L）	WBC（10^6/L）	单核细胞	黎氏试验	乳糜试验	Alb（g/L）	SAAG（g/L）	ADA（U/L）	LDH（U/L）
9 月 10 日	14891	985	86.30%	阳性	阴性	27	7	8	170
9 月 17 日（头孢他啶+甲硝唑）	12246	542	97.20%	阳性	/	24	/	6	91
9 月 25 日（IVIG×5d，亚胺培南/西司他丁）	3776	447	90.40%	阳性	阳性	24	/	5	/
10 月 8 日（停用抗生素）	11370	661	94.80%	阳性	阳性	32	8	6	108
10 月 14 日	210	5	/	阳性	阳性	30	13	5.5	100
10 月 19 日	7764	757	87.3%	阳性	阳性	31	10	5.6	110

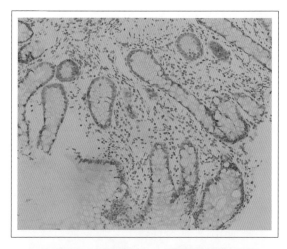

图 1　回肠末端病理，CD138 阴性

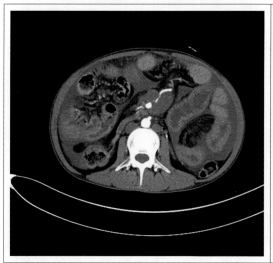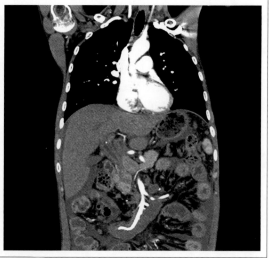

图 2　腹部 CT

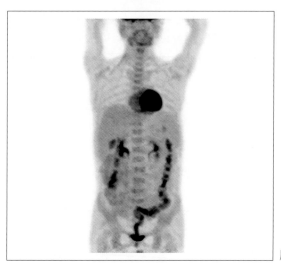

图 3　PET/CT：肠道代谢增高，肠系膜根部肿大淋巴结无明显代谢活性

<h1 style="text-align:center">二、讨　论</h1>

消化内科吴晰医师： 患者青年男性，慢性隐匿病程。主要表现为间断腹部绞痛，与进食相关，伴排便改变；近期出现腹胀、腹围增加，短期抗结核及广谱抗生素治疗未改善，而限水利尿似乎有效。阳性体征包括：腹壁静脉显露，腹肌韧，揉面感。化验检查方面主要表现为血免疫球蛋白下降（IgG、IgA、IgM 均降低），而 Alb 不低；腹腔积液中可见大量白细胞，单核为主，蛋白增高，血清腹腔积液白蛋白梯度（SAAG）<11 g/L，腹腔积液培养曾有一过性阳性，抗生素治疗无效。影像学提示腹腔深部淋巴结肿大融合，并腹腔血管病变，即门脉高压表现；而 PET/CT 显示腹腔肿大淋巴结代谢活性并未增高。

患者以腹腔淋巴结大、低球蛋白血症、腹腔积液为突出表现，伴有腹腔血管及肠道病变，难以用一元论解释。而腹腔淋巴结肿大可以导致腹腔血管病变，继发门脉高压，出现腹腔积液、肠道病变（缺血性）等一系列表现。因此，以深部淋巴结肿大及低球蛋白血症为核心线索，进行病因分析。该患者腹腔淋巴结肿大持续时间长且增长缓慢，外院活检病理无阳性发现。因此，不支持淋巴瘤、Castleman 病、肉芽肿性疾病诊断；感染性疾病需要重点考虑，而反应性病变亦不能除外。低球蛋白血症的鉴别诊断首先需要除外继发因素，包括药物、恶性病变、骨髓抑制等因素造成的合成减少；蛋白丢失性肠病可以导致球蛋白丢失增加，但是通常以低白蛋白血症更为突出。该患者表现不支持上述继发性改变，需要考虑原发性低球蛋白血症即普通变异型免疫缺陷病（CVID）。本病是以 B 细胞分化障碍及免疫球蛋白生成减少为特征的原发免疫缺陷病。其临床表现各异，高达 94% 的患者病程中会出现感染，通常以呼吸道、消化道感染常见。该患者没有反复感染病史，而我们以往经验中以淋巴结肿大为主要表现的 CVID 病例甚少。查阅文献，CVID 的表现型分为 5 型：①无并发症；②合并自身免疫病；③合并淋巴细胞器官浸润；④合并肠病；⑤合并淋巴恶性疾病。其中，淋巴细胞的器官浸润包括有：淋巴细胞性肠病，肉芽肿，不能解释的肝大，持续淋巴结病，脾大，淋巴间质性肺炎。需要注意的是，长期随访研究显示这一类患者中发生淋巴恶性疾病的风险明显增高。因此，本例患者诊断考虑：CVID 合并淋巴器官浸润，或并发淋巴恶性病变？抑或免疫缺陷状态下的特殊感染？围绕上述病因考虑，下一步病理及病原方面仍需寻找相关线索；同时，是否有必要再次活检获取更多的组织学信息及其风险获益的评估？针对患者的主要诉求即腹腔积液，是否有必要再次启动抗结核治疗？上述问题有待相关科室的讨论与建议。

放射科王凤丹医师： 患者未能提供起病时影像学资料，比对其现有资料（2015 年 6 月 27 日、8 月 3 日、9 月 14 日），腹部增强 CT 可见：肠系膜根部软组织密度影，轻-中度强化，包绕肠系膜上动脉及其分支，肠系膜上动脉及其属支，肠系膜上静脉根部闭塞，门静脉区见多发迂曲小静脉，考虑侧支循环形成。（9 月 14 日）小肠肠壁增厚，且有强化，但较前（6 月 27 日、8 月 3 日）明显缓解。腹盆积液较前明显减少，考虑与临床操作放腹腔积液相关。结合患者病史及影像学，考虑：①炎性改变：患者存在 CVID，免疫反应差，故应考虑低毒力及不典型病原感染，结核亦不能除外，但暂无典型的结核感染表现（如钙化、干酪样坏死淋巴结等）；②淋巴增殖性病变：反复的淋巴结增殖，长期可能会发生淋巴瘤，故不能排除淋巴瘤可能，淋巴瘤可有"血管漂浮征"等表现，如需确诊，应取得病理学证据；③其他疾病如肠系膜脂膜炎，该病肠系膜根部可见脂肪密度，可略增高，患者影像学暂不支持。

血液科韩潇医师： 患者病程较长，一般情况良好，无发热、盗汗、体重下降等淋巴瘤 B 症状，LDH 不高，PET/CT 示腹腔淋巴结、肝、脾的 SUV 值均不高，多次腹腔积液穿刺未见克隆性细胞，且外院多次活检，均无诊断淋巴瘤的病理学结果。查阅文献，约 10% 的 CVID 患者在病程中会出现淋巴瘤，以非霍奇金淋巴瘤为主，发生时间通常在起病 40~50 年，该患者不除外将来随诊过程中出现淋巴瘤，需密切随访。

感染内科阮桂仁医师： 患者 CVID 诊断明确，近期出现腹腔积液，腹腔积液细胞数较多，但白细胞计数升高不明显，SAAG<11g/L，考虑为渗出液，目前无结核感染中毒症状，无相关血清学证据，PET/CT 示病变 SUV 值不高（结核感染，尤其结核活动时，SUV 值通常较高），抗结核治疗无效，暂不支持结核感染。病程中腹腔积液培养出阴沟肠杆菌，但是通常化脓性腹膜炎或自发性腹膜炎，腹腔积液白细胞常以中性粒细胞为主，而患者腹腔积液以单核细胞为主，且患者外院出院后腹腔引流管护理欠佳，考虑为导管相关感染或污染。CVID 主要为体液免疫缺陷，易感部位为呼吸道、消化道等，该患者病程中无反复感染表现，故弱致病菌感染可能性大，亦需考虑鞭毛虫等非典型病原体及寄生虫感染，此外，患者肠道存在炎症、溃疡等表现，亦不能除外肠道细菌移位。有文献表明，CVID 可导致非肝硬化性门脉高压，进而导致腹腔积液；亦可存在腹腔淋巴结肿大；肠壁增厚也与静脉回流受阻有关。CVID 治疗方面可定期输注免疫球蛋白，至于是否使用抗生素，仍需进一步寻找病原学证据。

病理科周炜洵医师： 患者病程中多次取活检，小肠黏膜标本：基本结构大致正常，固有膜中有淋巴组织增生，淋巴滤泡形成，较正常略多；小肠固有膜未见浆细胞，免疫组化标记 CD138 阴性，符合普通变异性免疫缺陷表现，部分区域固有膜内较多中性粒细胞浸润，提示感染可能。腹腔淋巴结标本：标本直径不大，淋巴结结构完整，副皮质区增生明显，考虑为反应性增生，T 区增生较活跃。胃黏膜标本：中度慢性炎症，局部急性炎症。腹腔脂肪标本：慢性炎细胞浸润，间皮细胞增生。肝穿刺标本：肝小叶结构好，肝窦扩张，汇管区淋巴细胞浸润，考虑轻度慢性炎。骨髓活检：大致正常骨髓象。

细菌室王澎医师： 患者腹腔积液未找到感染证据；外院（郑州大学第一附属医院）淋巴结切片胞内可见细菌，亦不能排除虫卵可能，抗酸染色阴性，并结合患者临床情况基本可以除外 TB 感染。另外，结合病理及临床，应该不是一个强致病菌的感染，可能是如组织胞质菌，黑热病，马内菲青霉菌等可引起淋巴增殖性疾病的感染。具体病原体需进一步检查得以鉴定。CVID 患者的感染多种多样，患者体液免疫缺陷，对病原体反应差，不知是否能解释其 PET/CT 中淋巴结 SUV 值不高。若计划再行淋巴结活检，应进行病原学检查。腹腔积液的病原学阴性，未见中性粒细胞，不能用感染来解释。

曾培养出阴沟肠杆菌不能解释病情全貌，从临床上看，应该是弱致病菌引起的感染，可能为肠道正常定值菌穿过黏膜屏障所致。常见为肠杆菌和肠球菌。所以抗感染方面，建议选择能覆盖 G+、G-菌的抗生素，入院后所用的头孢他啶、亚胺培南/西司他丁钠不能覆盖肠球菌，可考虑予青霉素+酶抑制剂、糖肽类或利奈唑胺等抗生素，尽管存在部分肠球菌耐药可能，抗生素耐药也是 CVID 患者今后治疗较棘手的问题。此外，哪些病原体感染能导致淋巴增殖，或 CVID 常常并发哪些病原体的感染有待进一步总结或从文献资料中寻找答案。

基本外科徐强医师：患者肠系膜上静脉闭塞，肠系膜根部多发淋巴结肿大、融合，切除淋巴结不一定能恢复血供，改善腹腔积液等症状；肿块包绕血管，手术过程中出血、淋巴瘘等风险较大，且肠系膜根部肿块多需开腹手术，患者存在大量腹腔积液，术后切口难以愈合；术后病理不一定有阳性发现。综上，暂不考虑外科手术活检或治疗。

免疫内科沈敏医师：患者免疫球蛋白下降，以 IgG 降低为主，除外继发因素外，临床诊断 CVID 明确，CVID 常与单基因突变相关，诊断方面还可进行基因检测，临床表型多种多样，如慢性肉芽肿性疾病，淋巴组织增生等，明确基因突变可更深一步了解其临床表型。CVID 在免疫缺陷的同时，可伴有某种异常免疫的增强，常同时合并自身免疫病或自身炎症性疾病。治疗方面，定期输注免疫球蛋白，某些亚型（如慢性肉芽肿性疾病）常易合并结核/真菌感染，建议予磺胺/伊曲康唑口服预防性抗感染。该患者肠黏膜固有免疫缺陷，不除外肠道菌群移位，近期出现腹腔积液，腹围增加，建议予抗生素治疗，至于今后是否需要长期使用抗生素，需依情况再定。

消化内科李景南医师：CVID 属于罕见病。患者以腹痛这一常见症状起病，外院多次多处活检均无阳性发现。入院后分析其临床资料，间断腹痛，腹腔淋巴结肿大，腹腔积液，Alb 正常，而免疫球蛋白降低，能否用一元论解释问题，需依靠临床思维与经验。除外常见病的常见表现，需考虑罕见病的常见表现。逐一排除后，诊断 CVID 明确。分析其腹腔积液来源，考虑与腹腔肿大的淋巴结压迫血管导致门脉高压，漏出性腹腔积液继发感染可能。临床分析需建立在扎实的病理生理学基础上，最终确诊仍依靠病理、病原诊断。CVID 治疗上可间断予 IVIG，最重要的是预防感染、控制感染。

三、转　归

大查房后，细菌室王澎医师对外院所取腹腔淋巴结病原学进一步鉴定：高度怀疑肠球菌，亦可疑有隐孢子虫感染。考虑患者目前无发热、腹胀等不适，腹围稳定，暂不考虑抗感染治疗，腹腔肿大淋巴结长期压迫血管导致局部肠系膜血管闭塞，门脉高压，即使手术切除，血管亦难以恢复通畅，暂不予手术干预，继续加强利尿。CVID 的治疗手段有限，需定期输注免疫球蛋白，若再次腹胀，或出现感染症状，应积极抗感染治疗，抗生素选择需覆盖肠球菌及隐孢子虫。

四、点　评

CVID 属于罕见病，患者以腹痛这一常见症状起病，逐渐出现全身的表现。最终通过病理和病原学检查确诊，并用一元论解释了全部临床表现。临床诊断是一个从症状出发、结合化验检查寻找病因的过程。过多的线索有时同样令人茫然。抽丝剥茧，把握脉络，方能不迷失方向。

（严　冬　吴　晰）

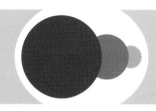

间断腹泻、腹胀6年余，加重3月

腹胀、腹泻是消化系统疾病最常见的症状，对于长期慢性发作并短期加重的患者如何诊断其病因是临床上经常遇到的问题。诊断过程需要寻找不同症状之间的相关性，通过综合分析探求病因。

一、病 例 摘 要

患者，女性，47岁，因"间断腹泻、腹胀6年余，加重3月"于2015年11月17日入院。

（一）现病史

2009年患者进食生冷食物后出现上腹胀、腹泻，排黄色稀水便7~8次/日，共约1000ml。便后腹胀减轻，可自行缓解。之后每2~3月发生1次腹泻，偶伴下腹绞痛、里急后重、呕吐少量胃内容物。就诊当地医院，考虑"肠道菌群失调、肠应激综合征"，予肠道益生菌治疗，症状无好转。期间腹泻渐频繁，发作1次/月，性质同前。2013年就诊中日医院，行腹盆CT：小肠积气，部分有扩张，不除外肠道病变；全消化道造影：小肠黏膜欠规则，肠壁略显模糊，肠道内造影剂呈雪花状，管腔略显扩张，小肠内钡剂通过缓慢，于次日透视观察造影剂才达结肠，阑尾显影，充盈部结肠结肠带变浅；胃镜：反流性食管炎，胃镜病理：（胃窦）浅表黏膜轻度慢性炎，（十二指肠降部）黏膜中度慢性炎；结肠镜示：全结肠未见明显异常，肠镜病理：（回肠末端）黏膜慢性炎，黏膜变薄，绒毛短宽，淋巴管扩张。予双歧杆菌三联活菌、复方阿嗪米特等治疗，症状无好转。2015年8月自觉症状加重，腹泻1次/2~3日，腹泻后间断伴有心慌、乏力、头晕。就诊北医三院，查小肠气钡对比造影：小肠弥漫扩张，未见蠕动波，造影剂通过缓慢，空肠上段走行成角，加压后不活动，各组小肠加压后活动尚可，回肠下段痉挛收缩，肠壁内未见明显龛影及充盈缺损。就诊我院，查便OB（-）×2次、苏丹Ⅲ染色（-）；腹部增强CT+小肠重建（10月14日）：多发小肠肠壁节段性、均匀增厚伴明显强化，伴肠腔狭窄及扩张，不除外淋巴瘤可能，腹膜后、肠系膜根部、双侧腹股沟区多发小淋巴结；hsCRP正常，ESR 23mm/h，C3 0.667g/L，C4 0.078g/L，ANA（+）核膜型1：80，抗ENA抗体（-），炎症性肠病抗体谱（-）；T-SPOT. TB（-）；IgG 17.91g/L↑；血免疫固定电泳：IgA κ型M蛋白（+），IgG κ型M

蛋白（++）。为进一步诊治收入我院。

患病以来，睡眠欠佳，食欲可，小便正常，大便如上述，体重下降约20kg（近6个月下降2kg）。近4年出现双手雷诺现象伴指甲变薄，近2年自觉眼干、畏光，近6个月出现多发口腔溃疡，迁延不愈，否认反复皮疹、光过敏、指（趾）硬化、外阴溃疡等。

（二）既往史

3年前患"带状疱疹"。否认肝炎、结核、伤寒、疟疾等传染病史。10年前行输卵管结扎手术。

（三）个人史、婚育史、月经史及家族史

个人史及家族史无特殊。

（四）入院查体

生命体征平稳，BMI 19.1 kg/m²，全身浅表淋巴结未触及异常肿大，上颚、两侧颊黏膜可见多枚直径2mm溃疡。心肺查体大致正常。腹软，稍膨隆，未见腹壁静脉曲张、胃肠型及蠕动波，未及压痛、反跳痛及肌紧张，肝脾肋下未触及，Murphy征（-），腹部叩诊鼓音，移动性浊音阴性，肝区、肾区无叩痛，肠鸣音2～3次/分。四肢关节无明显肿胀、压痛。肌力、肌张力、深浅反射均正常。肛检无殊。

（五）诊治经过

入院后完善相关检查，常规检查：血常规：WBC 5.46×10⁹/L，LY% 19.4%，NEUT% 69.3%，Hb 111g/L，PLT 139×10⁹/L；尿常规、便OB、便苏丹Ⅲ（-）；生化：ALT 10U/L，LDH 141U/L，Alb 41g/L；凝血：PT 13.4s，APTT 35.5s，D-Dimer 0.18mg/L；甲功（-）；ESR 23～34mm/h，hsCRP 0.84～1.91mg/L；D木糖试验0.4g/5h（>1.2g/5h）。肿瘤筛查血胃泌素、CA125（-）；IgG 19.9g/L↑，β₂-MG 2.5mg/L↑（0.7～1.8）；血清蛋白电泳：γ占27.9%，M蛋白占16.4%；血免疫固定电泳：IgA κ、IgG κ型M蛋白（+）；血清游离轻链定量、尿免疫固定电泳、24h尿轻链定量（-）；骨髓涂片：各系细胞比例正常，浆细胞比例、形态均正常；骨髓活检：未见明确异常。

免疫指标：复查C3、C4正常；ANA、ANCA、ACL、抗β₂GP1均（-）；LA正常；甲襞微循环（-）。

感染筛查：PPD试验、PCT、CMV-DNA、EBV-DNA（-），便难辨梭菌毒素（-），¹³C呼气（-）；小肠镜活检组织培养（细菌、真菌、抗酸染色）（-）。

影像学检查：甲状腺超声：甲状腺多发囊实性及囊性结节，良性可能性大；泌尿系超声：右肾囊肿；ECHO（-）；肺HRCT：右肺小结节；PET/CT（11月19日）：小肠肠壁节段性增厚，未见明确异常代谢增高，部分肠管扩张；肠系膜上代谢轻度增高小淋巴结（SUV 0.4）；复查小肠重建CT（12月2日）：与2015年10月14日老片相比：新见第4、6组小肠肠壁增厚伴肠腔狭窄，第5组小肠病变大致同前，原片第2、3组小肠多发肠壁略增

厚，此次不明显，肠壁增厚均考虑肠管局部收缩所致，小肠弥漫扩张，较前缓解；肠道 BUS（12 月 3 日）：第 2、6 组小肠肠腔扩张，肠壁厚约 0.3cm 结构清晰，未见异常血流，动态观察肠蠕动缓慢。

内镜检查：胃镜（11 月 20 日）：慢性浅表性胃炎，胃镜病理：（十二指肠）小肠黏膜显慢性炎，伴散在嗜酸性粒细胞浸润；结肠镜（12 月 4 日）：末端回肠、直肠散在充血，结肠黏膜未见明显异常，结肠镜病理：（回肠末段、直肠）急性及慢性炎，刚果红染色、高锰酸钾化刚果红染色（-）；小肠镜（11 月 24 日）：进镜约至第 4 组小肠，继续进镜困难，所见小肠黏膜光滑，黏膜下血管纹理清晰，环形皱襞密集、变薄，绒毛变薄，肠腔弥漫性扩张，未见溃疡、糜烂、新生物及狭窄；于第 2、3 组小肠活检送检病原、病理；小肠镜病理：（第 2、3 组小肠）小肠黏膜显慢性炎；κ（部分+），λ（部分+）；刚果红、高锰酸钾刚果红（-）；TCR+IgH 重排（-）。

入院后立腹示结肠和小肠多发积气、扩张及液平，考虑不完全肠梗阻可能性大，予禁食水、胃肠减压、肠外营养及液状石蜡通便，之后腹部症状、体征好转。内镜检查后发热 Tmax 38℃，查血常规：WBC 6.37×10⁹/L，NEUT% 84.7%↑；PCT<0.5ng/ml；予左氧氟沙星 0.5g qd 静脉输液后序贯口服共 10 天，次日体温正常；期间联合米诺环素 0.1g bid 口服治疗 10 天。加用抗生素后腹泻量有所减少，排黄色稀水样便 3~4 次/日，量 300~600ml。予肠内营养混悬液（SP）（自 500ml/d 增至 1000~1500ml/d），耐受可，偶诉腹胀；腹泻无明显增加。自停用抗生素（米诺环素、左氧氟沙星）后腹泻渐增至 800~900ml/d，遂再次加用利福昔明治疗（口服 0.2g qid×1 周），便次、便量逐渐减少（200~300ml/d），间断可排成形便。

目前情况：患者一般情况尚可，体温正常；未诉明显腹胀、腹痛，排稀糊便至成形便 2~3 次/日，200~300ml/d；予肠内营养混悬液（SP）肠内营养治疗（1000~1500ml/d）。查体：心肺大致正常，腹平软，全腹未及压痛、反跳痛，肠鸣音稍弱，2~3 次/分。双下肢不肿。

二、讨　论

消化内科谭蓓医师：中年女性，慢性病程；主要临床表现为慢性腹胀、腹泻。外院曾怀疑"功能性胃肠病"，予益生菌治疗无显效。2013 年于中日医院就诊，胃镜未见明显异常，全消化道造影提示小肠动力明显减低（小肠通过时间明显延长）、小肠黏膜绒毛异常（造影剂呈雪花状），结肠镜回肠末段病理提示绒毛短缩、淋巴管扩张。入院前 1 月于北医三院行小肠气钡双重造影，提示小肠弥漫扩张、动力低下，伴有节段性痉挛性收缩；整个肠腔未见明确狭窄及充盈缺损。2015 年 10 月我院小肠重建 CT 显示小肠节段性肠壁增厚、强化，肠腔弥漫扩张及局限性狭窄，提示淋巴瘤可能。入院诊断考虑小肠多发节段性病变，继发不完全性肠梗阻。患者自腹胀、腹泻发展至小肠弥漫性病变、动力障碍，进而又出现多发节段性增厚及狭窄，病情逐渐进展。入院后患者腹胀明显、立位腹平片提示不全肠梗阻，遂予禁食禁水、补液、通便治疗后好转。患者肠梗阻原因上，首先应考虑机械性肠梗阻：因 CT 明确提示节段性肠壁增厚、肠腔狭窄及扩张，但狭窄近端的肠腔扩张尚可以梗阻解释，但难以解释狭窄远端肠腔的弥漫性扩张；另一方面，结合既往消化道造影结果，考虑可能存在动力性肠梗阻。动力性肠梗阻又分为麻痹性及痉挛性，前者与交感神经兴奋或毒素抑制导致肠管失蠕动相关，而后者与副交感神经兴奋引起肠管肌肉过度收缩相关。依既往结果分析，影像学上既存在小肠的广泛扩张及蠕动缓慢，又存在空肠局部痉挛性收缩，故可能为混合性动力性肠梗阻。患者另一突出的症状是腹泻，本例腹泻明确与进食相关，肠镜病理存在淋巴管扩张和小肠绒毛短缩，D 木糖试验亦明显减低，故小肠吸收不良综合征诊断成立；另一方面，小肠动力减慢后肠道通过时间延长，引起小肠细菌过度生长，均会导致腹泻。全消化道评估方面，胃肠镜下未见十二指肠、回肠末段黏膜绒毛明显短缩；经口小肠镜（最突出的病变位于第 2、3 组小肠）未见明确狭窄、溃疡、糜烂等病变，镜下发现小肠扩张、环形皱襞密集。鉴别诊断方面：小肠淋巴瘤：支持点为慢性病程、近期加重；CT 可见肠壁节段性增厚、强化，肠腔狭窄、扩张；因其病程偏长，更倾向于惰性淋巴瘤。不支持点为病变明显的肠管及肠周、肠系膜淋巴结在 PET/CT 上均无高代谢，多次病理活检均提示慢性炎、特染（轻链、刚果红染色）均为阴性，而活检组织 TCR-IgH 基因重排亦为阴性；而复查 CT 显示小肠病变较前变化明显，放射科认为原先肠壁增厚病变可能为局部痉挛性收缩导致，而病灶强化可能与肠管收缩后造影剂在局部浓聚有关，亦不支持此诊断。免疫增生性小肠疾病：多发生于经济卫生较落后地区，表现为慢性空肠弯曲菌或大肠杆菌感染导致异常的免疫应答，出现异常单克隆增生的淋巴样浆细胞样细胞浸润小肠黏膜，并分泌 α 重链蛋白；可累及小肠全长，发展至淋巴瘤期时肿瘤好发于十二指肠及空肠上段；病程上分为 A 期、B 期、C 期，实际上为淋巴样浆细胞样细胞自局限于固有层逐渐累及黏膜下层乃至肠壁全层的过程，而肠系膜淋巴结亦逐渐被浸润、正常结构消失。A、B 期治疗以四环素类药物抗感染为主，而 C 期往往进展至弥漫大 B 细胞淋巴瘤，需要 CHOP 方案化疗；这也是在治疗过程中曾使用米诺环素的原因。本病诊断标准分 5 条：①慢性腹泻、吸收不良综合征；②血清 α 重链蛋白（+），尿本周蛋白（−）；③影像学：小肠弥漫性扩张、肠壁增厚；④内镜：黏膜肿胀、结节样隆起、溃疡；⑤活检病理。目前仅符合①和③，其他均不符合，故难以诊断该病。原发性浆细胞病：因血清免疫固定电泳均显示 IgA κ、IgG κ（+），而血清蛋白电泳 M 蛋白占 16.4%，尿免疫固定电泳（−），故应考虑原发性浆细胞病可能。但患者骨髓涂片中浆细胞比例、形态均正常，而骨髓活检亦未见明确异常，多处黏膜活检刚果红染色或轻链染色均为阴性，故无直接的原发性浆细胞病证据。系统性硬化症：患者存在可疑的面部皱纹减少、皮肤变薄、鼻子变尖等改变，肢端无明显皮肤硬化改变，病史中存在雷诺现象，故怀疑系统性硬化症可能。系统性硬化症出现消化道受累的概率报道不一，为 8%～50%；其病理生理基础在于肠道神经元及小肠平滑肌受累。食管受累可出现食管运动功能障碍、胃食管反流（CREST 综合征），从而继发 Barrett's 食管和食管腺癌；胃部受累可出现胃排空延迟、胃窦血管扩张症（"西瓜胃"）；

小肠受累可出现吸收不良综合征、小肠细菌过度生长，罕有肠壁气囊肿，小肠镜下可见环形皱襞密集、增粗等改变；结肠、肛门受累可出现结肠传输障碍、结肠硬皮病、肛门硬皮病、便失禁等。随机对照研究发现，系统性硬化症小肠受累人群中口盲传输时间较正常对照明显延长（$P<0.001$），而小肠细菌过度生长发生率较正常人群明显增多（$P<0.05$）。参照 2013 年 ACR 系统性硬化症分类标准，抗 Scl-70 等自身抗体均为阴性，雷诺现象明确（3 分），甲襞微循环未见明确异常，且无明确靶器官受损表现，其他指端改变等是否符合标准尚待免疫内科医师进一步明确。本次提请内科大查房，主要想解决的问题：患者小肠动力异常的病因仍不清楚，需与血液科和免疫内科医师讨论明确。

放射科曹剑医师：2015 年 10 月腹盆增强 CT 和小肠重建均可见小肠多发节段性肠壁增厚、肠腔狭窄及扩张，肠壁增厚为多节段、环形均匀增厚伴强化，以第 2、3 组小肠为著。累及肠段较为广泛、肠系膜淋巴结无明显增大且 PET 上未见明确小肠高代谢病灶，为不支持淋巴瘤之处。2015 年 12 月临床治疗后复查小肠重建 CT，原 2、3 组小肠肠壁增厚、肠腔狭窄基本消失，而 4、5 组小肠出现节段性肠壁轻度增厚、肠腔狭窄，且动脉期较门脉期为轻，故可能亦为小肠收缩运动所致。患者肠系膜呈"齿状征"，但并非炎症性肠病的特征性改变，亦可见于肠系膜小血管炎；且本例小肠病变系膜侧与系膜对侧病变较均一，且回盲部相对正常，故不太支持炎症性肠病诊断。两次小肠重建 CT 比较而言，小肠肠壁增厚病变考虑为肠管异常收缩所致；而患者临床上存在一些免疫色彩，且腹泻经抗生素治疗后有减少趋势，是否存在免疫或感染方面的病因，尚待临床上进一步阐述。

血液科段明辉医师：从一元论出发，血液中存在单克隆免疫球蛋白，合并小肠病变，需考虑血液系统恶性疾病可能。关键之处在于确认两个单克隆免疫球蛋白是否真实存在，建议外送标本复查；若可确认，则需高度怀疑血液恶性疾病。从浆细胞病的角度出发，需高度怀疑淀粉样变性、轻链沉积病、重链沉积病等疾病。理论上多数异常轻链/重链沉积均可在黏膜活检中发现，但不除外出现少见局限部位的沉积（如心脏冠脉等）；目前多处消化道黏膜活检均未见淀粉样变性、轻链沉积等证据，是否存在异常蛋白沉积于平滑肌、浆膜或胃肠道自主神经系统可能，但很难检查证实。若证实单克隆免疫球蛋白存在，淋巴瘤同样需高度怀疑；但肠道淋巴瘤往往先累及黏膜，再向深层浸润扩展，到达肠系膜淋巴结，而本例小肠镜及影像学未观察到小肠黏膜病变为不支持点。若考虑二元论，单克隆免疫球蛋白则需考虑意义未明的单克隆丙种球蛋白血症（MGUS）可能；但小肠病变如此突出，难以排除二者存在关联，故此 MGUS 诊断需要非常慎重。此外，PET/CT 即使阴性亦无法排除淋巴瘤可能，免疫增生性小肠病等黏膜相关组织淋巴瘤属于惰性病变，SUV 值可以很低。诊断方面，可与外科讨论是否存在腹腔镜下探查甚至切除部分病变肠管的指征，以期获得大体标本，观察肠管肌层、浆膜层及神经丛等有无异常蛋白沉积，并进一步除外淋巴瘤可能。

免疫内科彭琳一医师：临床上非免疫病多系统受累表现，问题集中于小肠。系统性硬化症可能出现假性肠梗阻表现，其病理基础包括平滑肌纤维化及自主神经病变。该患者病史中有可疑的雷诺表现，但冰水激发试验阴性，不支持；皮肤的改变上，患者无皮肤硬肿的病史，入院后查体患者指端改变无指端硬化、指腹凹陷性瘢痕等表现；面部皮肤较照片鼻子变尖、嘴唇变薄，但口周无辐辏纹，颧部皱纹存在，故考虑面容改变可能与皮下脂肪组织减少相关；甲周微循环正常，未见毛细血管缺失、巨袢等典型改变；无肺间质病变，抗体方面 ANA、抗 Scl-70 抗体、ACA 均为阴性，故从目前的系统性硬化症分类标准出发，不支持系统性硬化症诊断。而其他的结缔组织病方面，病程中补体一过性降低已恢复、2 次口腔溃疡，查 ANA、抗 ENA 抗体均阴性，相关证据亦不充足。

病理科霍真医师：多次黏膜活检均提示慢性炎，部分标本可见散在嗜酸性粒细胞浸润；刚果红染色（-），轻链染色部分浆细胞（+），但未见明确无定形粉染物质沉积等淀粉样变性病理表现。小肠镜活检标本可见黏膜下淋巴滤泡，但结构正常，加做 TCR+IgH 重排均（-）。结肠镜活检末段回肠黏膜，黏膜内炎症较其他标本为重，有较多浆细胞及散在淋巴细胞浸润，但未见大片异常淋巴细胞浸润表现；可考虑加做淋巴细胞标记的免疫组化。免疫增生性小肠病主要表现为小肠绒毛变短、变钝，固有层可见大量淋巴瘤样细胞浸润，可发展为黏膜相关淋巴瘤，与本例多次活检结果均不相符。

细菌室王澎医师：活检标本重新制片染色，PAS 染色上未见 Whipple 菌；弱抗酸染色未见奴卡菌；革兰染色可见肠黏膜黏液层中可见着色浅淡的革兰阴性短杆菌，弱抗酸染色中染色为蓝色。消化道感染常见的细菌病原体包括：空肠弯曲菌、小肠结肠炎耶尔森菌、志贺菌、沙门菌、产单核李斯特菌、放线菌、Whipple 菌等。PAS 染色未见 Whipple 菌；产单核李斯特菌临床过程不相符；沙门氏菌和志贺菌便培养阴性可除外；小肠结肠炎耶尔森菌可形成类似于结核的上皮样肉芽肿性改变，与病理形态不符；故怀疑是否为空肠弯曲菌感染。同时镜下表现可符合小肠细菌过度生长。其病原体染色特点较符合空肠弯曲菌特点。

免疫内科张奉春医师：本例矛盾集中在两个问题：第一是血液学检查异常，存在浆细胞疾病提示；第二是有一定免疫色彩，雷诺现象相对肯定。两者均需进一步检查。进一步行小肠活检可请外科评估，若定位困难当暂缓。病理上大量浆细胞浸润是较突出的表现，可联系病理科是否可行 IgG4 染色，除外 IgG4 相关疾病。目前小肠受累明确，活检病理表现为急慢性炎症、纤维化不明显，若血液肿瘤暂无明确证据，必要时可考虑使用中剂量激素试验性治疗。

消化内科杨爱明医师：本例以腹胀、腹泻为主要表现，为小肠病变动力低下、小肠吸收不良、细菌过度生长所致。病因方面，主要考虑浆细胞疾病及免疫疾病可能，目前证据尚不能诊断。以利福昔明治疗小肠细菌过度生长后，腹胀、腹泻症状有所减轻，但病因诊断上可能需进一步随访。

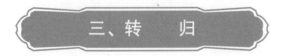

三、转　归

大查房后送检外院血清免疫固定电泳，结果为 IgGκ、IgAκ 均为（+）。患者继续服利福昔明抗细菌、肠内营养混悬液（SP）肠内营养治疗，腹泻量维持于 200～800ml/d；无明显发热、腹胀、腹痛等。患者出院后，于消化内科门诊随诊。

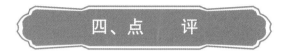

四、点　评

　　本例患者以长期的腹胀、腹泻为主要表现，随着病情加重进一步检查发现小肠的动力低下和吸收不良，诊断考虑浆细胞疾病及免疫疾病可能，最终虽然未能明确诊断，但找到了方向。引起肠道病变的系统性疾病较多，有时在无法确诊的情况下，可以采用诊断性治疗方法。

（张晟瑜　谭　蓓）

心 内 科

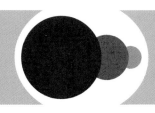

间断胸痛1年，一过性意识丧失8月，气短6月

这是一例以胸痛、意识丧失、呼吸困难起病的青年女性病例。根据患者临床表现及辅助检查拟诊"冠心病、心肌梗死"。进一步检查发现患者同时合并有肾脏错构瘤、肺部结节伴肺大疱、视网膜灰白色结节、皮层多发结节伴钙化。患者的心肌梗死是动脉粥样硬化引起的吗？与全身其他系统的病变有联系吗？值得临床医生的关注与思考。

一、病例摘要

患者，女性，39岁。主因"间断胸痛1年，一过性意识丧失8月，气短6月"于2014年12月19日入院。

（一）现病史

2013年冬患者无诱因出现前胸针刺样疼痛，VAS评分3~4分，伴后背、双上肢放射痛，持续数分钟可自行缓解，每日发作2~3次，与活动、情绪、进食、咳嗽、呼吸无关，未重视。2014年4月28日上午骑自行车过程中出现头晕、黑蒙，下车后出现意识丧失、跌倒，苏醒后感乏力，伴出汗，意识丧失持续时间不详。否认舌咬伤、口角歪斜、视物模糊、言语不能、肢体活动障碍、尿便失禁等。立即就诊当地医院，心电图提示"完全性右束支传导阻滞，I、aVL导联病理性Q波，V1~V6导联ST段压低0.1mV、T波倒置"，考虑"心肌梗死"，转诊上级医院。5月9日行冠脉造影：LAD近段70%狭窄，中段90%狭窄，于LAD近、中段各植入1枚支架，术后规律服用阿司匹林0.1g qd、氯吡格雷75mg qd、氟伐他汀40mg qn、美托洛尔25mg bid、螺内酯20mg bid、呋塞米20mg bid、门冬氨酸钾镁2片 tid治疗，上述症状好转。2014年6月初饱食后平地行走5~6分钟出现气短，休息数十秒即可好转，伴腹部不适；但无胸痛、胸闷，无恶心、呕吐、大汗等，夜间可平卧入睡。再次就诊于当地医院，查BNP 4821pg/ml；Cr 103umol/L，Alb 39g/L，ALT 22U/L；血脂：TC 2.68mmol/L，TG 1.69mmol/L，LDL-C 1.57mmol/L，HDL-C 0.66mmol/L；ECHO：全心增大，左心为著，左室前壁、前侧壁及下壁运动幅度明显减低，左室收缩功能减低，LVEF 43%，左室限制性充盈障碍，二尖瓣中-大量反流，三尖瓣中量反流，轻度肺动脉高压（肺动脉收缩压45mmHg）。腹部BUS：不除外肝淤血；双侧肾区中强回声团块，不除外双肾错构瘤；双侧胸腔积液。考虑"冠心病、不稳定性心绞痛"。在原冠心病二级预防药物治疗基础上加用静脉利尿、扩冠及地高辛 0.125mg qd 治疗后，自觉活动耐量改善，平地行走十余分钟方感轻微气短。2014 年 8 月和 11 月活动后气短再度加重，性质同前，外院住院治疗后症状减轻（具体不详）。病来进食量减为既往 1/2~2/3，长期夜尿 2~3 次，近半年体重下降约 10kg。

（二）既往史

10 岁左右出现颜面部红色斑丘疹，蝶形分布，不累及鼻唇沟，无瘙痒、疼痛，日光照射后无明显加重。2003 年因脾脏多发囊肿行脾切除术。7~8 年前妊娠 5~6 个月时发现血压升高，最高 220/110mmHg，尿蛋白情况不详，分娩当日血压降至正常，此后间断测血压均正常，否认糖尿病。

（三）个人史、婚育史、月经史及家族史

无吸烟、酗酒史。月经规律，未绝经，G_4P_1，3 次于妊娠 5~6 月时自然流产（当时监测血压正常），顺产 1 女。母亲及其女颜面部均有散在丘疹，其女下颌部有叶状白斑。妹妹因癫痫去世，否认心血管疾病家族史。

（四）入院查体

BP 91/61mmHg（双侧血压对称），BMI 19.92kg/m²，eGFR 46.2ml/（min·1.73m²）；面部蝶形红斑；颈静脉充盈，肝颈静脉回流征（+）；心尖部可闻及收缩期 4/6 级吹风样杂音，向腋下传导；肺动脉瓣区及主动脉瓣第二听诊区收缩期 2/6 级吹风样杂音，双肺查体未及异常；腹软无压痛，肝脏肋下未及，双下肢轻度凹陷性水肿。

（五）诊治经过

入院后完善相关检查：血常规：WBC 8.86×10⁹/L，NEUT% 63.2%，Hb 116g/L，PLT 454×10⁹/L；便 OB×2 次（-）；血生化：GGT 89U/L，LDH 343U/L，TG 1.74mmol/L，TC 2.87mmol/L，HDL-C 0.69mmol/L，LDL-C 1.61mmol/L；凝血（-）；HbA1c 5.9%；甲状腺功能（-）；炎症指标：ESR 8mm/h，hsCRP 3.35mg/L；补体+Ig（-）；ANA 18 项、ANCA、LA、抗磷脂抗体谱（-）；抗 ENA：抗 rRNP（+）。

心脏方面：CK-MB 0.7μg/L，cTnI 0.01μg/L；BNP 671ng/L；24h 动态心电图：窦性心律，2290 次室性早搏，4 次成对，169 阵二联律；9 次房性期前收缩，未见 ST-T 改变；ECHO：全心增大，左室舒张末内径 61mm；左室前间隔及左室前壁无运动，左室后间隔运动减低，符合冠心病心肌梗死（左室前壁及前间隔）；左室收缩功能减低，LVEF 45%，左室限制性舒张功能减低；二、三尖瓣重度关闭不全；轻-中度肺高压，估测肺动脉收缩压为 50mmHg；下腔静脉增宽，主肺动脉增宽，极少量心包积液。

肾脏方面：尿常规+沉渣：比重 1.013，Pro trace，RBC（-）；24hUP：0.17g；肾功能：Cr 116 μmol/L，Urea 8 mmol/L；肾脏 BUS：未探及正常肾脏结构；CT 平扫：双肾区见团块状异常密度影，轮廓不规整，边缘不清晰，其内混杂大范围脂肪样密度及斑片、索条高密

度影，左侧肾门区软组织密度影；肾血流图：GFR 72.73ml/min，右肾 42.79ml/min，左肾 29.93ml/min。

肺脏方面：ABG（自然状态）：pH 7.46，pCO_2 36mmHg，pO_2 79mmHg，$cHCO_3$ 26.4mmol/L，碱剩余（ABE）1.9mmol/L；胸部 HRCT（图1）：双肺纹理增粗，右肺下叶结节；右肺多发肺大疱，部分胸膜下分布；两腋窝及纵隔多发淋巴结；肺门影增大，不除外淋巴结融合的可能；心影增大；心包积液，双侧胸腔积液；椎体及肋骨可疑密度不均；肺首次通过显像：未见明确肺动脉高压征象及明确右-左分流。

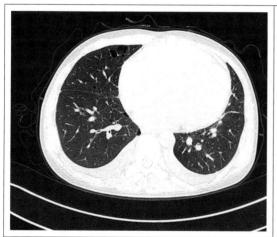 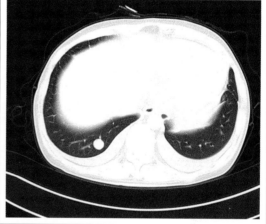

图1　胸部高分辨CT

神经系统：头CT平扫（图2）：左侧尾状核区小点低密度，右侧额叶皮层下小片低密度；左侧尾状核头、左小脑半球前缘、左侧颞叶、双侧侧脑室内多发点状、结节状钙化灶；右侧颞叶近叶间裂及左侧额叶皮层区多发结节及片状略高密度影；左侧顶骨小片低密度。

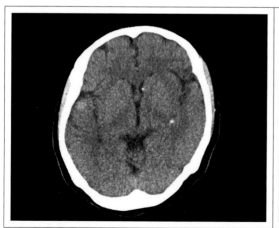 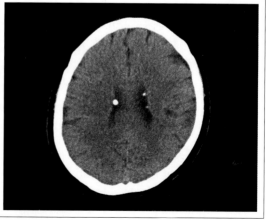

图2　头颅CT平扫

血管方面：颈/椎动脉 BUS：右侧椎动脉阻力增高；肾动脉 BUS：双肾动脉主干阻力增高，双肾叶间动脉未能探及；下肢动脉 BUS：双侧下肢动脉粥样硬化；上肢动脉超声、腹主动脉超声未见异常。

其他：腹盆 CT 平扫：肝脏增大，肝脏右叶顶部边缘小囊性灶；腹膜后多发淋巴结可能；盆腔积液。睡眠呼吸监测：中度中枢性低通气，轻度睡眠低氧。妇科 BUS：子宫肌层回声欠均，宫内节育器。眼科会诊：左眼视盘上方可见灰白色结节，大小为 1/2～1 视盘直径，符合结节性硬化症。皮肤科会诊：面部皮疹待查，汗管瘤？四肢过敏性皮炎。心理医学科会诊：焦虑、抑郁状态。

治疗方面，继续冠心病二级预防及抗心衰治疗（阿司匹林 0.1g qd、氯吡格雷 75mg qd，阿托伐他汀 20mg qn，美托洛尔缓释片 56.25mg qd，螺内酯 20mg qd，呋塞米 20mg qd），并限制每日入量 <1500ml，体重稳定在 49～50kg。因近期 Cr 由 118μmol/L 升至 141μmol/L，故未加用血管紧张素转换酶抑制剂（ACEI）类降压药物。

二、讨 论

心内科叶益聪医师： 患者为中年女性，慢性病程，以心肌梗死起病，造影证实前降支重度狭窄，并已行介入治疗，术后逐渐出现心力衰竭的表现。冠状动脉病变，尤其是合并心血管病危险因素（如高血压、糖尿病、血脂异常、吸烟、肥胖等）的老年患者，其病因应首先考虑为动脉粥样硬化。但对于本例患者而言，未绝经女性，无明确传统心血管病危险因素，鉴别诊断上应首先考虑非动脉粥样硬化导致的冠脉病变。常见的非动脉粥样硬化病因包括栓塞、原位血栓形成、夹层、痉挛、心肌桥、冠状动脉瘘、血管炎等。复习本例患者外院造影发现 LAD 近段主要为血栓病变，中段存在固定狭窄，LAD 远段可见弥漫小血栓影，因此从影像学角度可以排除栓塞、夹层、痉挛、心肌桥及冠状动脉瘘的可能性。虽然 LAD 近段及远段具有血栓影，但单纯原位血栓形成无法解释患者 LAD 中段的固定狭窄，加之本例患者中年女性，需警惕有无结缔组织病/血管炎的可能性，但免疫指标均无提示。

与此同时，患者在诊治过程发现双肾脏血管平滑肌脂肪瘤（又称错构瘤），此病症进一步分为两型：①散发型肾脏血管平滑肌脂肪瘤，此型较多见，约占 80%；②结节性硬化症合并肾脏血管平滑肌脂肪瘤，血管平滑肌脂肪瘤是结节性硬化的组成部分，这型较少见，约占 20%。本例患者同时合并皮肤，肺部及中枢神经系统多部位病变，符合结节性硬化症（tuberous sclerosis, TSC）的诊断标准，故临床考虑 TSC 诊断相对明确。通过检索文献，TSC 合并冠脉受累并无相关的文献报告，因此诊断上是否可以用一元论来解释？如果 TSC 与冠脉病变无关，患者冠脉病变的原因为何？

治疗上，TSC 原发病的药物治疗是否开始，如西罗莫司或其衍生物的治疗？双肾动脉错构瘤体积较大，肾功能已经受损明显，是否需要进一步干预？心脏方面，除了针对冠脉病变、心肌梗死和心力衰竭的药物治疗外，患者同时合并有严重二、三尖瓣关闭不全，也是本例患者心衰的重要原因之一，是否可以行外科干预？

放射介入科杨宁医师：患者双肾错构瘤明确，为 TSC 表现之一。针对肾错构瘤的治疗目标是预防和控制症状，保存肾功能，介入栓塞治疗方面尚无专家指南或共识参考，多适用于瘤体出血、症状突出、有生育要求的女性患者，对于无症状患者，病变较小时可积极观察，病变较大时可积极观察或介入栓塞治疗，合并>5mm 微动脉瘤时出血风险较高则倾向于介入栓塞治疗预防出血。技术上关键在于超选择滋养动脉进行精确栓塞，避免栓塞剂溢流造成意外栓塞，可分次进行，成功率相对较高。本例患者较年轻，预期寿命较长，双肾病变大，自然病程中瘤体出血、肾衰风险较高，可考虑介入栓塞治疗，治疗上的困难在于瘤体较大，虽动脉造影对滋养动脉识别率高，但亦难以确保识别到真正的滋养动脉，此外患者存在心功能不全、慢性肾功能不全，亦为治疗困难之一。综合考虑，患者目前仍有积极观察的空间，如肾功能允许，可行 MRA 识别是否合并微动脉瘤，在与患者及家属充分沟通后如其希望行介入栓塞治疗，可分次进行。

心内科严晓伟医师：介入栓塞治疗适用于症状突出的患者，具体症状是什么？

放射介入科杨宁医师：主要症状包括季肋部疼痛和肉眼血尿。

心内科沈珠军医师：MRA 可识别肾错构瘤中的微动脉瘤，是否可识别滋养血管？

放射介入科杨宁医师：MRA 对肾错构瘤的滋养血管识别率不明确，文献中仅报道动脉造影对肾错构瘤的滋养血管识别率为 80% ~ 90%。

心内科严晓伟医师：该例患者肾错构瘤极大，范围广泛，介入栓塞治疗是否存在加重肾功能不全的风险？

放射介入科杨宁医师：文献报道介入栓塞治疗导致肾功能恶化的情况极少，主要见于难以识别滋养动脉时意外栓塞供应正常肾实质的血管。一般情况下，动脉造影对滋养动脉识别率较高，成功栓塞后可阻止肾功能恶化。

呼吸内科徐凯峰医师：对于 TSC 患者的肾错构瘤，除介入治疗外，目前西罗莫司治疗有一定效果，可使瘤体缩小，其同类药物依维莫司已被美国 FDA 批准用于该类患者。

神经内科姚明医师：患者临床上无神经系统相关症状如癫痫发作、认知功能下降等，查体仅存在右侧中枢性面瘫，头颅影像学上存在室管膜下和皮层多发结节伴钙化，综合全身其他系统受累表现，支持 TSC 诊断。文献报道结节性硬化患者中无神经系统症状者仅占<10%，临床症状的轻重与突变基因类型、颅内病变严重程度相关。此外可合并颅内血管病变，截至目前累计报道不超过 40 例，主要表现为动脉瘤，少数报道为动脉狭窄，以此类推，该例患者冠脉狭窄是否可为 TSC 的表现之一有待验证。治疗方面，暂无须预防性抗癫痫治疗，建议定期复查头颅影像学，动态观察颅内病变变化，警惕颅内新发的室管膜下胶质细胞瘤，后者可予以手术切除治疗。

朱园园总住院医师：患者神经系统病变推荐头颅增强 MRI 随访观察，但存在慢性肾功能不全，可能难以行增强 MRI，随诊中头颅影像学的必要性如何？

神经内科姚明医师：该患者如能行增强 MRI 则首选头颅增强 MRI 作为随访方式，如不能耐受，可选择头常规 MRI，优于头颅 CT。

心内科叶益聪医师：该患者肾错构瘤较大，肾实质少，肾血流图提示 GFR 约 70ml/min，而公式法计算仅 40 ~ 50 ml/min，此类情形下何种 GFR 估算方法更为准确？能否耐受增强 MRI？

肾内科蔡建芳医师：目前我院的肾血流图估算 GFR 同样是根据 1 次血化验结果通过公式计算得出，因而并不准确，临床上倾向于直接根据血肌酐和年龄、体重等参数用公式法估算 eGFR。该患者体重 50kg，血肌酐 130μmol/L 左右，估算 eGFR 大致在 40~50ml/min。肾功能差时行增强 MRI 可能使肾功能恶化，但增强 MRI 所要求的 GFR 并无绝对标准，故需根据临床具体情况讨论检查的必要性。

皮肤科朱晨雨医师：该患者皮疹主要表现为双侧鼻唇沟外侧及眼睑下方多发米粒大小皮色丘疹（图 3），右足小趾趾甲处可见类似丘疹，单纯从皮疹角度出发需鉴别汗管瘤、皮脂腺瘤、TSC 等。结合患者的家族史、其他系统受累表现，考虑为 TSC 的皮肤受累表现。其他 TSC 的典型皮肤表现如叶状白斑（图 4）、鲨鱼皮斑等，该患者不存在，但其女儿有。对于皮肤病变，无须特殊处理，如影响美观，可考虑二氧化碳激光或手术切除。

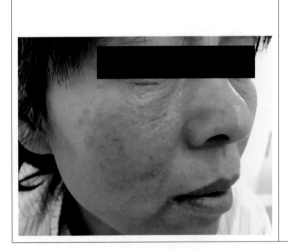
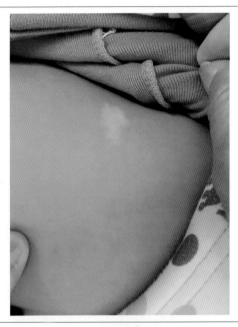

图 3 患者颜面部皮疹　　　　　　　图 4 患者女儿背部叶状白斑

呼吸内科徐凯峰医师：经过各科通力合作，该患者 TSC 诊断较明确。TSC 是一种遗传病，相对少见，存在多系统受累，临床上漏诊率较高。儿童期即可有受累表现，可以癫痫、叶状白斑等起病，此时需注意仔细搜集病史、寻找其他系统受累证据协助诊断。TSC 呼吸系统受累表现为肺淋巴管血管平滑肌瘤病（lymphangiomyomatosis，LAM），影像学特点为双肺多发囊性改变和小结节，偶可有大结节（如该患者），LAM 可散发或见于 TSC，均仅出现于女性患者。TSC 心脏受累表现为横纹肌瘤，从胚胎期即可出现，随着年龄增长可逐渐消失，具体机制不明。该患者心脏病变为冠脉狭窄，未曾见文献报道，从机制上考虑，TSC 发病与西罗莫司靶蛋白通路活化有关，动物实验中激活该通路可出现心脏结构改变、新生血管等，因此不除外该患者冠脉病变为 TSC 导致，这一点值得探究。治疗上，西罗莫司或其类似物依韦莫司，对 TSC 几乎所有病变均有一定疗效。其中室管膜下胶质细胞瘤、肾错构瘤已被列入依韦莫司适应证，在我国依韦莫司目前仅被批准用于室管膜下胶质细胞瘤，西罗莫司已被批准治疗 LAM 病。

心内科严晓伟医师： 冠状动脉病变与 TSC 的关系是否有方法去证实，如通过其他部位血管活检等？

呼吸内科徐凯峰医师： 冠状动脉取材困难，其他部位血管目前无明确受累，难以明确。

心外科黄卓医师： 该患者存在二尖瓣重度关闭不全，病因方面难以明确是缺血性心肌病继发心脏扩大所致或为瓣膜原发疾病，瓣膜修复或替换的手术指征为 LVEF<50% 和左室收缩末内径大于 45mm，该患者符合，可与患者及家属沟通决定是否手术治疗。

心内科沈珠军医师： 该患者经过仔细搜集病史和有针对性地完善检查，结节性硬化症诊断明确，冠脉病变是否与其相关难以判断，值得探讨。治疗上，心脏方面改善心室重构的药物如 β 受体阻断剂、ACEI 类药物等需积极使用，目前培哚普利用量偏小，可逐渐加量。研究表明西罗莫司可使 TSC 肾错构瘤等病变缩小，可与患者及家属充分沟通后考虑使用，密切随诊，如有必要可行介入或手术治疗。

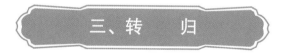

三、转　归

查房后继续冠心病二级预防及改善心室重构治疗。与患者及家属充分沟通后，加用西罗莫司治疗。目前门诊随诊中。

四、点　评

患者因冠心病心肌梗死、左心室收缩功能不全入心内科病房，但肾脏错构瘤、肺部结节伴肺大疱、视网膜灰白色结节、室管膜下和皮层多发结节伴钙化均提示少见病 TSC 的诊断。尽管冠状动脉病变与 TSC 的关系并不肯定，但对这例没有其他明确心血管危险因素和早发冠心病家族史的 39 岁女性患者，从一元论的观点来看，不能排除两者之间的潜在关系。因此，在坚持冠心病二级预防和标准抗心衰治疗的基础上，针对 TSC 的药物治疗有可能给患者的冠状动脉病变带来裨益。

（施潇潇　叶益聪）

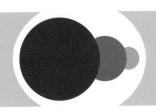

间断胸痛 5 年，双下肢水肿 1 年，反复胸腔积液 3 月

患者本次入院前已经明确诊断转甲状腺素蛋白（Transthyretin，TTR）淀粉样变，经过同种异体肝移植及对症支持治疗后，仍有病情进展，临床处理非常棘手。本次心内科提请内科大查房的目的是为了借助血液内科和其他兄弟科室的帮助，希望给患者的病情带来新的转机。

一、病例摘要

患者，女性，39 岁，主因"间断胸痛 5 年，双下肢水肿 1 年，反复胸腔积液 3 月"于 2015 年 3 月 17 日入院。

（一）现病史

患者 2010 年劳累后出现胸痛，VAS 评分 2 分，无放射痛，持续数分钟，休息后好转，伴胸闷、憋气，无咳嗽、咳痰、夜间喘憋、双下肢水肿。当地医院查血常规、尿常规、肝肾功（-），ECHO 提示肥厚型非梗阻性心肌病，未治疗。此后仍间断出现劳累后胸痛、憋气，性质同前，每年发作 2~3 次。2012 年我院行 ECHO 提示左心室均匀性显著肥厚，TTR 基因 199 位点 G>C，未行心肌活检，拟诊心肌淀粉样变性，未予特殊治疗。2013 年底患者轻体力劳动后出现胸痛、胸闷、头晕，约每月 1 次。患者诉平时基础血压 100~110/60~70mmHg，头晕时 80~90/50~60mmHg，与体位相关。活动耐量下降，上二层楼即需休息。双足踝部轻度凹陷性水肿，间断服用利尿剂可缓解。2014 年 5 月复查 TP 下降（约 50g/L），外院间断予输注白蛋白及营养心肌治疗（具体不详）。同年 12 月因肝脏淀粉样变性于郑州大学第一附属医院行同种异体肝移植。术后予抗排异（吗替麦考酚酯、他克莫司）、抗感染、保肝抑酸对症支持治疗。术后 1 周出现胸痛、胸闷、双侧胸腔积液，双下肢水肿，予胸腔引流、补充白蛋白及利尿治疗后逐渐好转。期间 Hb 波动在 71~97g/L；NT-proBNP 9292→14083→5498pg/ml；ECHO：LVEF 42%~62%。2015 年 1 月腹部 MRI：肝移植术后改变，肝内 Glisson 系统周围渗出性，肝门部为著，腹膜后腹主动脉旁多发淋巴结显影；胸腹部 CT：双肺感染，双侧胸腔积液，心包积液，脾大，腹腔积液，腹膜后多发淋巴结。2015 年 3 月外院胸腔积液化验：渗出性；胸腔积液细菌培养：鹑鸡肠球菌；真菌培养：（-）；胸腔引流量为每日 160~200ml。2015 年 3 月 9 日患者就诊我院，ECHO：LVEF 60%，左右室增厚（室间隔 27mm，左室后壁 18mm），少量心包积液，左室限制性舒张功能减低（E/A 1.8），轻度肺高压（肺动脉收缩压 40mmHg）。为进一步诊治收入病房。病来精神、饮食、睡眠、体力可，尿量每日 2000ml，近 5 年体重下降约 5kg。

（二）既往史

否认结核、肝炎等传染病史及接触史，否认食物药物过敏史。

（三）个人史、婚育史、月经史及家族史

23 岁结婚，育有 1 女，孕期及产后无不适，配偶、女儿体健，女儿未查基因。父亲、一弟患心肌淀粉样变性，侄女、表弟表妹筛查 TTR 基因（+）。

（四）入院查体

BP 83/53mmHg，HR 74 次/分，SpO$_2$（自然状态）98%。颈静脉充盈，甲状腺 I 度肿大。肺部查体无异常。心律齐。肝脾无肿大，双下肢轻度凹陷性水肿。四肢腱反射存在，病理反射未引出。

（五）诊治经过

入院后完善相关检查：血常规：WBC 5.97×10^9/L，NEUT% 58.9%，EOS% 6.1%，Hb 112g/L，PLT 186×10^9/L；尿常规、便常规+OB（-）；尿 ACR：1.03mg/mmol Cr。肝肾功：TP 58g/L，Alb 36g/L，K 3.8mmol/L，Cr 89μmol/L，Urea 7.82mmol/L，UA 482μmol/L；血脂：TC 4.07mmol/L，TG 1.3mmol/L，LDL-C 2.41mmol/L；凝血：PT 11.7s，APTT 36.0s。炎症指标：hsCRP 1.66mg/L，ESR 15mm/h；Ig+补体：C3 0.668g/L↓，C4 0.160g/L，余为正常范围内。其他方面，铁 4 项+叶酸+维生素 B$_{12}$：Fe 39.5μg/dl↓，TRF 1.85g/L↓，TIBC 252μg/dl，Fer 18ng/ml；甲状腺功能正常。心脏方面，NT-proBNP 6507→7261 pg/ml；BNP 473ng/L；心电图：肢导低电压，II、III、aVF、V1～4 导联可见病理性 Q 波。感染方面，G 试验、PCT（-）。TORCH 10 项：CMV-IgG（+），CMV-IgM（+），HSV-1-IgM 可疑（+），HSV-1-IgG（+），RV-IgG（+）；T-SPOT. TB（A+B）：（48+88）SFC/10^{6}PBMC，淋巴细胞亚群：B 细胞及 NK 细胞比例及计数减少；CD4$^+$T 细胞比例及计数正常，CD8$^+$T 细胞比例及计数升高，CD4$^+$T/CD8$^+$T 比例倒置；纯真 CD4$^+$T 细胞比例及计数减少；CD4$^+$T 细胞第二信号受体（CD28）表达比例正常，CD8$^+$T 细胞第二信号受体（CD28）表达比例降低；CD8$^+$T 细胞有异常激活；影像学检查：胸腹盆 CT：右下肺间质性病变，左肺下叶斜裂胸膜下结节，周围伴索条状高密度影，心影饱满，肺动脉增粗，心包积液，右侧胸腔积液，左侧斜裂胸膜增厚，右下胸膜增厚，脾大，腹膜后多发淋巴结；甲状腺 BUS：甲状腺肿大伴弥漫性病变，甲状腺右叶囊实性结节。

入院后继续予呋塞米、螺内酯、美托洛尔、吗替麦考酚酯、他克莫司治疗。3 月 20 日患者晨起床旁活动后出现头晕，继而晕厥，2 分钟后恢复意识，平卧位测 BP 87/52mmHg，HR 75 次/分。头颅 CT（-）。监测卧立位 BP：卧位 85～90/55～60mmHg，HR 72～78 次/

分；立位 3 分钟 63~78/40~53mmHg，HR 74~78 次/分。

二、讨 论

放射科林路医师：阅患者病程中主要影像学资料。外院头增强 MRI：整体脑形态及脑实质信号未见明显异常，增强可见幕上及幕下硬脑膜连续线样强化，该征象并不特异，间断可出现在正常人中。连续强化可能出现在某些情况，如感染、低颅压及术后改变。我院头 CT：上颌窦炎性改变，余未见明显异常。我院 2015 年 3 月 20 日胸部高分辨 CT：纵隔窗：甲状腺增大，密度不均匀；主肺动脉明显增宽，横径大约 3.5cm，提示肺动脉高压；少量心包积液及右侧少量胸腔积液；左下肺心缘旁局限性肺膨胀不全，肺叶中可见高密度条片影；肺窗：小叶间隔轻度增厚，双下肺胸膜下可见磨玻璃影及胸膜下陷，右侧为著，考虑间质性病变。我院胸部 CT 与外院胸部 CT（2015 年 3 月 6 日）比较，小叶间隔增厚较前明显，右下肺间质性病变为新发，右侧胸腔积液较前轻度增多。我院腹盆 CT 平扫：左肾高密度小囊肿，腹膜后可见增大淋巴结及少量腹腔积液。

心内科陈未医师：解读患者 2015 年 3 月 9 日超声心动图：室间隔及后壁显著增厚，室间隔 27mm，后壁厚度 18mm。左室短轴二尖瓣水平左室心肌均匀增厚，少量心包积液，左室收缩功能正常低限。四腔心：心房稍大，心室肌均匀增厚，左室射血分数可，少量心包积液。LVEF 60%。若用精确的评价收缩功能的斑点追踪方法测量，可见各室壁运动均有明显减低。剑下：心包积液，右室显著增厚，下腔静脉增宽（16~17mm）。

心内科韩业晨医师：总结患者病例特点：中青年女性，病程缓慢，以劳累后胸痛为首发症状，逐渐出现双下肢水肿。2010 年外院诊为肥厚型心肌病，未予特殊治疗。后因家系成员发病于我院最终确诊心肌淀粉样变性。诊断数年后，患者病情加重行肝移植术，术后出现顽固性胸腔积液，反复就诊于当地医院。我院住院期间，因直立性低血压加重至晕厥。因最初我科就诊时主要表现为心肌肥厚，且有家系改变，考虑为遗传性心肌病变。在肥厚性心肌病、心肌淀粉样变及溶酶体病 Fabry 病均可出现心肌肥厚，均有家族遗传性特点，表现为常染色体显性、隐性，或性染色体显性、隐性遗传。该患者淀粉样变的家系特点为常染色体显性遗传，其心脏病变需要与肥厚型心肌病鉴别。在超声心动图上，心肌淀粉样变表现为心室均匀增厚，肥厚性心肌病表现为不均匀、区域性增厚，结合射血分数改变、右室是否增厚、肢导有无低电压、舒缩功能等均可鉴别。完善家族成员的基因筛查后，诊断家族性淀粉样变明确。该患者为 ATTR（amyloid transthyretin）型，主要累及神经系统及心脏。神经系统受累表现为感觉、运动神经功能障碍，直立性低血压；心脏为心肌淀粉样变。TTR 全称为转甲状腺蛋白，主要由肝脏分泌产生，硬脑膜中脉络丛可少量分泌。主要活性形式为四聚体，可转运甲状腺素及维生素 A 蛋白，如果因基因突变等原因导致四聚体失活，可分解为单体形式，类似于淀粉性物质，沉积体内形成淀粉样改变。TTR 基因位于 18 号染色体，包含 4 个外显子。至目前，至少有 120 个突变位点和一个框移变异与 TTR 淀粉样变性有关，最常见为 Val30Met 突变，在葡萄牙、瑞士和日本人中是最为广泛的变异。本例患者的基因图可见是 199 位点 G>C 突变导致了 ATTR。TTR 全身沉积之后，各个器官均可出现淀粉样变的表现。家族性淀粉样变发病的特点为：①年龄 50～60 岁，男性多见；②首发症状：呼吸困难、水肿、神经感觉异常。该患者起病以水肿及呼吸困难就诊，符合家族性淀粉样变起病特点。不同基因突变类型患者的预后亦不相同，预后最好的基因突变类型 5 年生存率接近 60%，临床症状并不严重。致心肌病变的基因突变，可导致顽固性心衰，病情较重，5 年生存率下降较为明显。TTR 淀粉样变的治疗主要为预防性原位肝移植，但其疗效尚不肯定，原因包括：现有研究样本量小，缺乏对照研究，数据主要来源于 VAL30MET 突变患者（90%以上，这些患者即使不进行肝移植，其预后也较其他突变类型好）。对症性治疗：腕管综合征：腕隧道手术释放；玻璃体受累：玻璃体切割术；房室传导阻滞：起搏器植入术。针对 TTR 的治疗：抑制变异 TTR 的合成（RNA 干扰）；稳定变异 TTR/抑制淀粉样聚集的中间体形成；干扰不溶性淀粉样纤维形成。其他治疗：血浆置换、单克隆抗体。该患者 TTR 常见分泌部位如甲状腺、颅内未发现异常分泌，目前加用针对 TTR 的治疗意义不明确。本例患者在脏器已经出现明显病变后才进行肝移植，术后存在顽固的渗出性胸腔积液，新发的直立性低血压，顽固性心衰（NT-proBNP 持续 7000～14000pg/ml）为加重胸腔积液的重要原因。

所以此次提请内科大查房，主要想解决 2 个问题：①针对 TTR 淀粉样变的治疗；②顽固性胸腔积液的处理。

肝外科郑永昌医师：从目前患者肝功能（包括蛋白合成、排泄、凝血因子合成功能）来看，移植肝肝功能可，所有相关脉管系统（门脉、胆管、肝脏周围相关脉管）通畅，目前肝脏总体评估尚可。建议监测肝功、门静脉、下腔静脉、胆管通畅情况。

神经内科柳青医师：淀粉样变性的分型有 AL 型、AA 型、ATTR 型。其中 ATTR 型为有家族遗传性特点，病例分布以欧洲、日本为主。TTR 主要由肝脏、脉络膜合成。本例患者诊断 ATTR 明确，而且已行肝移植术，故肝脏来源引起各个系统 TTR 的进一步沉积可终止。但是脉络膜（包括脑膜）和眼部的合成仍在继续，今后可能出现 TIA、视物不清、眼干等症状。患者目前直立性低血压提示自主神经功能问题，可应用弹力袜，必要时应用管通。2006～2013 年，我院确诊 13 例 TTR-FAP（transthyretin familial amyloid polyneuropathy），主要分布在我国东部。其首诊科室分布来看，神经科 6 例、消化内科 2 例、心内科 3 例、免疫内科 2 例，与起病症状相关。几乎所有患者均有周围神经病，包括自主神经功能异常，如腹泻、晕厥、短暂性脑缺血发作，考虑与 TTR 脑膜沉积相关。神经系统表现分为周围和中枢性。周围性：周围神经和肌肉损害，肌肉损害大多被周围神经病变所掩盖，肌电图亦很少发现肌肉受累证据。周围神经病临床分期：感觉、运动和自主神经病。该患者查体无明显活动功能障碍，肢体远端有轻度运动障碍及感觉障碍，可诊断 FAP1 期。我院神经活检阳性率仅为 40%～50%，神经活检可见不同程度的慢性活动性轴索性损害，刚果红染色可见斑片状分布于神经内膜中，小血管周围和束膜下最明显。肌肉活检阳性率可达 90%以上，肌肉活检可见神经源性改变，TT 阳性淀粉样物质沿肌内膜连续分布。中枢神经系统可有脑膜沉积、脑脊膜弥漫性强化。该患者 MRI 亦可看到脑脊膜强化。从腰穿结果来看，压力正常，蛋白改变差异非常大，可以从正常到非常高（0.34～4.25 g/L）。基因检查方面，我院确诊 13 例患者全部检测到 TTR 基因突变。V30A、V30M、F33L、K35N、D38V、G47R x4、G47E、G53E、E54K、E54Q（New）。其中 G47R 突变患者最多，因此推断 G47R 可能是中国人热点突变（非 V30M）。该突变患者病程较短，病程发展快，需积累大样本数据以进一步描述其预后。

呼吸内科黄慧医师：该患者实验室检查显示肺动脉高压、肺动脉段增宽。肺部阴影一种与胸腔积液相关；另一种为小叶间隔明显增厚，主要表现为肺下部，可能为淀粉样物质在小叶间沉积，亦可为心衰导致。对比 3 月 6 日与 3 月 20 日胸部 CT，以及患者心肌收缩功能的下降，考虑肺部阴影为心衰导致可能性大。肺动脉高压可能与心衰相关，亦可能为淀粉样物质在肺动脉段沉积所致。胸腔积液为渗出性，胸膜淀粉样物质沉积即可表现为渗出性胸腔积液，而心衰引起的漏出性胸腔积液在应用大剂量利尿剂后亦可表现为渗出性。该患者无结核感染证据，在未予抗结核治疗的情况下持续免疫抑制治疗，胸腔积液逐渐减少，故结核性胸膜炎可能性不大。综上，考虑胸腔积液由心力衰竭和淀粉样物质在胸膜沉积两方面原因导致。目前该患者经治疗胸腔积液已逐渐减少，可继续观察。如胸腔积液逐渐增多，必要时行胸膜活检。

感染内科阮桂仁医师：该患者为肝移植后应用免疫抑制剂，术前双侧胸腔无积液，术后很快出现，结核不能解释。但该患者有免疫移植基础，我院 T-SPOT. TB 阳性，该患者可能为潜伏结核，外院胸腔积液生化提示渗出液、胸腔积液 T-SPOT. TB 阳性，治疗过程中，胸腔积液逐渐减少。患者 3 月 17 日拔除胸腔引流管，3 月 20 日复查胸部 CT，提示胸腔积液减少，不能判断是自行吸收、利尿后好转或引流后好转，需要继续观察胸腔积液变化。如胸水量逐渐减少，考虑结核可能性小。如胸腔积液长期存在或持续增多，应重复胸穿，完善胸腔积液相关检查。该患者血 T-SPOT. TB 阳性，追问病史无明确感染史，故诊断潜伏结核明确。可继续观察病情变化，必要时加用抗结核治疗。

血液科张薇医师：对于本例患者的诊治有几点疑问：首先，美国偏向于肝脏、心脏同时移植，对患者生存质量及生存率更好。对于该患者，肝脏供体正常情况下，结合目前心功能，是否需要进行心脏移植。其次，该患者存在右侧胸腔积液，出现时间、位置与肝移植术吻合，考虑与肝移植后改变相关性大。该患者胸部 CT 与肺部淀粉样变不符，肺部改变不典型，且位置及病程更倾向于反应性胸腔积液。

心内科陈未医师：联合心脏、肝脏移植预后较好，5～10 年生存率可达 70%～80%。心脏受累是其主要死亡原因。该患者为家族性，首证者为其弟弟，其弟弟 2012 年我院就诊，2014 年去世，且弟弟的儿女等许多其他家庭成员 TTR 基因突变阳性。对于胸腔积液，综合之前各位医师意见，考虑为与心脏、手术及肺部淀粉样变相关。目前胸腔积液为渗出性，心衰治疗后，胸腔积液逐渐减少，需要继续观察。

血液科李剑医师：结合国外经验，针对该患者单纯肝脏移植并不合适。ATTR 包括遗传型 ATTR 和老年型 ATTR。老年型 ATTR，TTR 结构蛋白完全正常，只取决于老年个体易感性，无基因突变。国外研究认为，如果一个 ATTR 型基因突变患者仅做肝脏移植，移植后肝脏合成的正常 TTR 同样会在已经沉积异常 TTR 的部位沉积，该患者的淀粉样变可能不能逆转，最好的治疗方法为联合移植，仅做肝脏移植，对其生存率并不能明显获益。由于目前移植资源紧缺，可继续观察该患者转归情况。关于胸腔积液，淀粉样物质沉积及消除过程缓慢，该患者胸腔积液突然出现，且治疗后逐渐好转，考虑与肺部淀粉样物质沉积相关性小。如为淀粉样物质沉积导致胸腔积液，表现为顽固性、持续性胸腔积液，需要 8 月至 1 年时间才能完全消失，并非短期利尿治疗可缓解。根据该患者胸腔积液表现，考虑心衰导致可能性大。

呼吸内科黄慧医师：从该患者胸部 CT 上看，从 2014 年 12 月 26 日至入院后胸腔积液持续存在，胸腔积液引流量从每日 400ml 逐渐下降至 100ml。个人认为，目前不能除外胸膜淀粉样变导致胸腔积液。结合外院辅助检查，提示胸腔积液为渗出液。心衰患者即使利尿治疗，胸腔积液表现为渗漏之间，很少表现为单纯渗出性。如为胸膜淀粉样变，或轻链在胸膜沉积，可表现为渗出性。该患者 2015 年 3 月 17 日拔除胸腔引流管，3 月 20 日复查胸部 CT 可见少量胸腔积液。我考虑为心衰及胸膜淀粉样物质沉积导致。如果心衰症状好转，且胸水量维持目前水平，可暂不处理，继续观察，必要时可行肺脏移植。

三、转　归

查房后复查胸腔积液超声，较前无明显增长，继续利尿、抗排异药物治疗。2015 年 3 月 31 日出院，嘱患者定期复查血常规、肝功、胸腔积液超声、肝脏、门脉血管、胆管超声、下肢静脉超声。目前门诊随诊中。

四、点　评

患者在入我院前已经明确诊断 TTR 淀粉样变，进一步的治疗手段非常有限，入院治疗不可能从根本上改变患者疾病的进程。本次提请内科大查房的目的与其说是探讨 TTR 淀粉样变的治疗以及顽固性胸腔积液的处理方法，还不如说是提供了一例家族性 TTR 淀粉样变的典型病例，增进了我们对该病的认识。

（赵文玲　韩业晨）

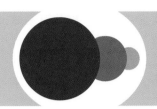

间断胸痛 9 年、咯血 3 年，再发伴胸闷 1 月

　　这是一例间断胸痛、咯血的青年女性，既往有明确的室间隔缺损，尽管经过修补但仍遗留了肺高压。入院后在除外肺动脉畸形的基础上，对肺高压原因进行筛查，有了新的发现。给予针对性治疗后，患者的临床状况明显改善。但对患者诊断的争议依然存在。

一、病例摘要

　　患者，女性，23 岁，主因"间断胸痛 9 年，咯血 3 年，再发伴胸闷 1 月"于 2015 年 3 月 24 日入院。

（一）现病史

　　患者 2006 年出现间断左侧胸痛，与活动、进食、情绪无关，程度不剧烈，无放射痛，无发热、胸闷、恶心、呕吐、咳嗽，每次持续数分钟至数十分钟，发作频率不规律，未就诊。2012 年情绪激动后出现咯鲜血，量约 200ml，自述与胸痛无关，无呼吸困难、发热、咳嗽、乏力。外院查血常规：WBC $13.25×10^9$/L，NEUT $8.29×10^9$/L，Hb 145g/L；肝肾功、凝血、ESR、hsCRP 正常；血支原体抗体效价 1 : 160（+）；胸部 CT 示左肺上叶前段实变影、周围片状模糊影（未见图像）；超声心动图示右心大、重度肺动脉高压（肺动脉收缩压 80mmHg）。考虑"肺炎合并肺泡出血"，予阿奇霉素抗感染、卡络磺钠止血等治疗后未再咯血，但仍间断胸痛。2015 年 2 月情绪激动后再次咯血，量约 400ml，性质基本同前，伴胸闷、活动耐力轻度下降。外院查血常规：WBC $11.90×10^9$/L，NEUT $6.74×10^9$/L，余（−）；肝肾功未见异常；凝血：D-Dimer ≥ 0.5 mg/L FEU，PT、APTT、Fbg（−）；ABG（自然状态）：pH 7.41，pCO_2 32mmHg，pO_2 67mmHg，$cHCO_3$ 20.3mmol/L；ESR、hsCRP（−）；心脏指标：CK、CK-MB、cTnI（−），NT-proBNP 260pg/ml；免疫指标：ANA、ANCA、抗 GBM 抗体（−）；感染指标：血支原体抗体效价 1 : 320（+）×2 次，痰涂片可见革兰阳性及阴性球菌，结核菌涂片（−），HAV-IgM、HBsAg、HCV-IgG、梅毒螺旋体明胶凝集试验（TPPA）、HIV-Ab（−）；影像学：胸部 CT（2015 年 3 月 10 日）示左肺上叶舌段片状磨玻璃样影，考虑肺泡出血（图 1）；CTPA（−）；ECHO 示右心增大、中度肺高压（肺动脉收缩压 57mmHg）。外院拟诊"支原体肺炎、咯血待查、肺动脉畸形？"予抗感染、止血、补液等对症治疗后咯血好转，但胸闷、胸痛仍持续。发病以来神志、精神可，饮食、睡眠一般，尿便正常，体重无明显变化。双手遇冷后关节疼痛、变红、变紫，否认口腔外阴溃疡、口眼干、关节痛等。

（二）既往史

2003年外院诊断"过敏性紫癜"，治疗后好转（具体不详）；2007年因先心病（室间隔缺损）行"室间隔修补术"；对海鲜过敏。否认高血压、糖尿病等慢性病史，否认结核、肝炎等传染病史及接触史。

（三）个人史、婚育史、月经史及家族史

未婚未孕，无口服避孕药病史，余无殊。

（四）入院查体

T 37.0℃，R 17次/分，HR 61次/分，BP 107/55mmHg，SpO_2 95%（自然状态）。双下肢可见陈旧皮疹。浅表淋巴结未触及肿大。双肺呼吸音清，未闻及干湿啰音。心律齐，$P_2 > A_2$，各瓣膜听诊区未闻及病理性杂音。腹软，无压痛。肝脾肋下未触及，未触及异常包块，移动性浊音（－），肠鸣音正常。双下肢无水肿，四肢腱反射正常，病理征（－）。

（五）诊治经过

入院后完善常规检查。血常规：WBC 8.65×10^9/L，NEUT% 57.9%，Hb 141g/L，PLT 241×10^9/L；尿常规＋沉渣×3、便常规＋OB（－）；肝肾功、凝血正常；血脂：TG 2.18mmol/L，余（－）；ABG（自然状态）：pH 7.39，pO_2 74mmHg，pCO_2 37mmHg，$cHCO_3$ 22.4mmol/L；心脏指标：NT-proBNP 142→98pg/ml，cTnI、CK-MB（－）。感染指标：血支原体抗体效价>1∶160，感染四项（－）。

因患者有低氧血症、间断胸痛、咯血，故高度怀疑肺栓塞，入院后V/Q显像，提示左肺上舌、下舌段、右肺上叶（尖段、前段、后段）、下叶（部分背段、部分前基底段）血流灌注受损，与通气不匹配，肺栓塞高度可疑（图1）；复查CTPA肺动脉主干及右肺动脉增宽（图2）。呼吸内科会诊考虑诊断肺栓塞，建议积极查原发病。完善免疫方面检查：免疫指标：抗β_2GP1（每次间隔2~3周）：45→40→29RU/ml↑，LA 1.49s↑，ACL、ESR、hsCRP、ANA、ANCA、抗ENA、补体（－）；血液系统检查：HCY 15.1μmol/L；易栓四项×2：仅首次蛋白S（P-S）活性69%↓，余（－）；BUS：腹部、双肾、妇科、门静脉、肝静脉、肠系膜上静脉、脾静脉、下腔静脉、双下肢深静脉、双下肢动脉均未见异常。其他：肿瘤标志物：NSE 17.0ng/ml，AFP、CEA、CA19-9、CA125、CA15-3、SCCAg正常；胸腹盆增强CT：右肺中叶片状磨玻璃密度影及索条影、前纵隔内软组织密度影（胸腺组织可能）、双侧腋窝及纵隔淋巴结影、双侧腹股沟多发淋巴结（图3）。免疫内科会诊建议间隔3月后复查凝血、抗磷脂综合征

指标，警惕抗磷脂综合征（APS）可能。血液内科会诊考虑目前暂无血液病证据，建议抗凝治疗。

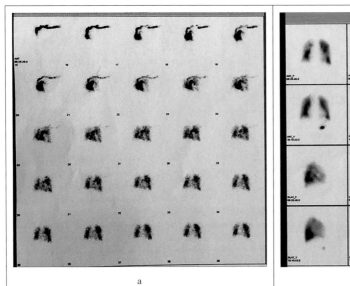
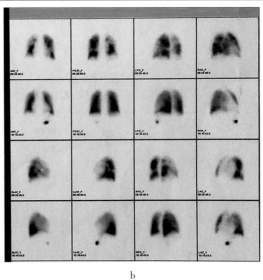

图1　肺通气/灌注显像

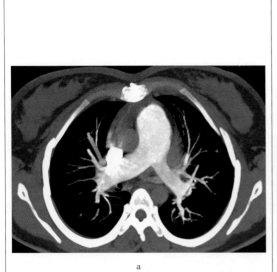
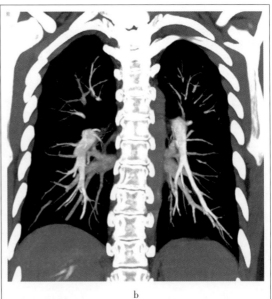

图2　CTPA

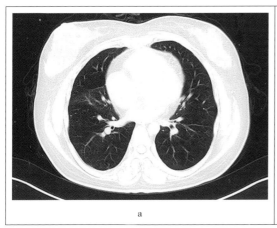
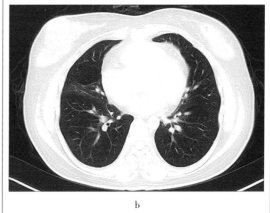

图 3　胸腹盆增强 CT

　　诊断上考虑肺栓塞，不除外 APS，2015 年 3 月 27 日起予依诺肝素 4000U q12h 皮下注射抗凝治疗，3 月 30 日夜间自述出现咯血前不适感（未咯血），并间断胸痛，为避免大出血遂将依诺肝素减量至 4000U qd。4 月 15 日开始华法林 3mg qd，逐渐减停依诺肝素，控制 INR 在 2~3。期间 6 分钟步行试验 438m；ECHO 示中度肺高压（肺动脉收缩压 56mmHg）、右心增大、轻度三尖瓣关闭不全；右心漂浮导管：肺动脉压 56/18（36）mmHg、肺毛细血管楔压 10mmHg、CO 3.6L/min，PVR 7.2 Wood Unit，予吸入用伊洛前列素后 PAP 48/16（28）mmHg、PCWP 5mmHg、CO 4.3L/min、PVR 5.3Wood Unit；24h 动态心电图示窦性心律（平均心率 46 次/分），可见交界区逸搏心律。

　　抗凝 1 月余患者胸痛及胸闷较前好转，复查血气 pH 7.45、pO_2 86mmHg；6 分钟步行试验 540m，均提示较前好转，但复查超声心动图示 PASP 62mmHg、中度三尖瓣关闭不全。

　　考虑患者肺栓塞原因不明，肺通气/灌注显像与 CTPA 结果不符，两者在肺栓塞诊断中的意义如何；抗凝过程中有一过性咯血，若抗凝过程中再发咯血，下步治疗该如何抉择；患者存在肺动脉高压，近期抗凝后未见好转，是否加用靶向药物治疗。特提请 2015 年 5 月 6 日内科大查房。

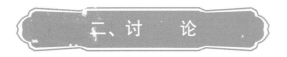

二、讨　论

　　心内科赖晋智医师：本例患者系青年女性，慢性病程，临床以间断咯血为主要表现，后出现胸闷、活动耐力下降，伴低氧血症及间断胸痛，既往先天性心脏病（室间隔缺损）史，2007 年行 VSD 修补术。辅助检查：外院行 CTPA 未见异常，超声心动示中-重度肺高压，右心大，我院肺通气/灌注显像：左肺上舌段、下舌段，右肺上叶、下叶血流灌注受损，与通气不匹配，肺栓塞高度可疑。依据 2009 年欧洲肺高压诊断和治疗指南，该指南采用 2008 年在美国第四届肺高压研讨会上确定的 PH 分类将 PH 分为：①动力性肺动脉高压

（PAH）：包括先天性心脏病导致的肺动脉高压等；②左心疾病引起的肺高压：包括收缩功能不全，舒张功能不全，瓣膜病；③肺部疾病和（或）缺氧相关性肺高压：包括慢性阻塞性肺疾病（COPD），间质性肺病，其他限制性和阻塞性肺疾病，睡眠呼吸障碍等；④慢性血栓栓塞性肺高压；⑤机制不明或多种机制所致的肺高压：包括血液性疾病，系统性疾病（结节病、肺朗格汉斯细胞组织细胞增多症、血管炎），代谢性疾病等。

　　结合患者病史，按照常见病到少见病（即2、3、4、1、5）的顺序筛查。首先还是考虑VSD所致的PAH。我们知道VSD引起肺动脉高压的机制是动力性PAH。左向右分流使得肺血流量增加→剪应力增加，逐渐引起肺动脉结构的改变，包括肺动脉中层增厚，严重病例存在丛状病损。此外多种介质（如内皮素、血管紧张素、血栓素等）表达增加。在纠正心室水平分流后左心大小可能会逐渐恢复，但肺动脉压力达到一定程度后，在其解剖形态改变、局部介质的作用下微血管病变依然可能逐渐进展，肺动脉压并不会下降。即使既往VSD可以部分解释该患者的PAH，但咯血都是在重度肺高压的情况下发生且咯血量不会太大。此患者肺动脉压力在50~80mmHg即出现反复咯血，而且在没有抗凝及靶向药物治疗的情况下肺动脉压力可以由80mmHg降到50mmHg，故单纯以VSD遗留的PAH难以解释患者的全貌。

　　此外，胸痛、咯血、低氧血症、双肺多发的通气血流灌注不匹配均指向肺栓塞的诊断。那么引起肺栓塞的原因又是什么？众所周知长期卧床、术后及创伤、药物（口服避孕药、雌激素替代）、遗传相关、高凝状态（感染、肿瘤、自身免疫疾病）等都可导致肺栓塞。入院后检查中对肺栓塞有提示意义的血液学检查包括免疫指标抗β_2GP1和LA升高；血液方面：易栓四项P-S下降。经过1月余的抗凝治疗，胸痛、胸闷症状减轻，活动耐量及血氧分压较前好转，但抗凝期间曾出现咯血前不适感，伴间断胸痛，复查的超声心动图显示肺动脉压力较前升高。本次查房需请核医学科、放射科、呼吸内科、免疫内科等相关科室共同讨论以下问题：此患者V/Q显像提示双肺多发的通气血流灌注不匹配、PE高度可疑，但CTPA阴性，是否可以明确诊断PE，两者在PE诊断的意义如何，是否有必要进一步行肺动脉造影？患者是否可以诊断APS，是否有除免疫因素之外可能导致肺栓塞的原因？患者抗凝期间如出现咯血，下一步治疗计划如何，如何把握抗凝强度？肺高压方面，是否需要加用靶向治疗药物？

　　放射科王凤丹医师：患者在外院和我院分别行CTPA均未见异常。一般来说CTPA诊断肺栓塞的直接征象是肺动脉充盈缺损，特异性较肺V/Q显像高，但敏感性不如后者。曾有学者做荟萃分析比较CTPA和肺V/Q显像对于肺栓塞诊断的特异性和敏感性，结果显示世界不同地区对于两者在肺栓塞诊断的意义上倾向性不同。但大部分地区都将CTPA作为肺栓塞的首选，其具有时效性，操作过程快，患者配合好的优点。当然对于造影剂明确过敏和妊娠的患者禁用CTPA。另外肺V/Q显像具有假阳性，尤其对于肺血管炎患者，而肺CTPA一般无假阳性。肺CTPA的缺点是不能显示小动脉、毛细血管床级别的病变，而肺V/Q显像可以，所以此患者虽然目前肺CTPA阴性，仍不能否定肺栓塞的诊断。

　　经皮肺动脉造影长久以来被认为是诊断肺栓塞的金标准，但目前CTPA一般无假阳性，其显示的肺动脉血管直径与介入肺动脉造影相同，且经皮导管介入会受到呼吸影响，不一定能发现栓子，故此患者下一步是否行经皮肺动脉造影尚需商榷。

核医学科霍力医师：肺 V/Q 显像检查分为灌注显像和通气显像，首先完成的是血管灌注显像，后再行通气显像。肺灌注显像原理：是将略大于肺毛细血管直径的放射性微粒（^{99m}Tc-MAA）注射入静脉，微粒在经过右心到达肺动脉时已与肺动脉血液混合均匀，随肺动脉血一过性且随机地灌注到肺的毛细血管床而栓塞在该处，局部栓塞量与该处灌注血流量呈正比。当某支肺动脉狭窄或完全阻塞，其供血区的放射性微粒将减少或缺如。图像表现为放射性减低或缺损区。所显示各部位的放射性分布即反应各部位血流灌注的多少。同理，肺通气显像原理：是将放射性气体或类气体引入气道和肺泡内，随后让其呼出，显示肺内放射性分布和变化。由于放射性分布与肺通气呈正比，因此可了解气道通畅性以及肺泡与气体交换的功能。结果判定标准是：若肺灌注、通气显像匹配：①肺血管、气道均正常；②肺血管、气道均异常。若肺灌注、通气显像不匹配：①肺通气正常，肺灌注异常，则提示气道通畅，血管异常；②肺通气异常，肺灌注正常，则提示气道异常，血管通畅。肺 V/Q 显像可以显示毛细血管床级别的病变，故其灵敏度高，但特异性差。另外肺 V/Q 显像目前有两种方式：①SPECT 显像，即断层显像，其原理同 CT 断层显像，故可以显示肺楔形病变，此法可以进一步提高肺栓塞诊断的特异性及灵敏性，也可以初步鉴别病变性质；②Planar 显像，即平面显像，其原理同胸片，故无法显示肺病变是否呈楔形改变，我院目前经常采用的是 Planar 显像。

结合此患者临床表现（咯血、胸痛、低氧血症），我院肺 V/Q 显像（Planar 显像）提示多肺段通气血流灌注障碍，故高度怀疑肺栓塞。但以下疾病均可以导致肺广泛小血管性疾病：①栓塞：血栓、瘤栓、其他栓子；②血管炎：a. 原发性：大血管性炎（巨细胞动脉炎、大动脉炎、孤立性中枢神经系统血管炎等）、中等血管炎（结节性多动脉炎、川崎病）、小血管炎 [肉芽肿性血管炎、过敏性血管炎与嗜酸性肉芽肿性血管炎（Churg-Strauss 综合征）、显微镜下多血管炎、过敏性紫癜、冷球蛋白血症性血管炎、皮肤白细胞破碎性血管炎]；b. 继发性：肿瘤、感染、药物、器官移植、系统性疾病，包括类风湿关节炎、系统性红斑狼疮、系统性硬化症、强直性脊柱炎、混合性结缔组织病、干燥综合征、贝赫切特综合征、多发性肌炎/皮肌炎；③气道疾病导致血管病变（COPD、肿瘤）；④间质病变导致肺血管病变（间质纤维化）；⑤先天性心脏病导致血管病变。在无法确诊肺栓塞时，可进一步行 SPECT 显像。

呼吸内科赵静医师：中国医师学会心血管内科医师分会近期在中国介入心脏病学杂志发布了"2015 年先天性心脏病相关性肺动脉高压诊治中国专家共识"，文章指出先天性心脏病是我国引起肺动脉高压最常见的原因之一，先天性心脏病相关性肺动脉高压（PAH-CHD）是由体-肺分流型 CHD 所引起的肺动脉压力（PAP）升高，属于毛细血管前型肺动脉高压的一种，诊断标准与其他类型的 PAH 相同。目前 PAH-CHD 临床分类为①艾森曼格综合征（ES）：临床表现为体-肺分流型 CHD，因肺血管阻力升高导致肺-体分流或者双向分流，从而静息下即可出现发绀、红细胞增多和多器官受累症状；②PAH 合并体-肺分流：临床表现为肺血管阻力增高，但仍存在体-肺分流，静息状态下无发绀；③PAH 合并小型 CHD：存在小型缺损，但 PAH 严重，临床表现与特发性 PAH 相似；④术后 PAH：先天性心血管畸形已手术矫正，无显著残余分流，但术后即刻、数月或数年再次出现 PAH。PAH-CHD 分为两期：①动力型 PAH 期：患者存在 PAH，但肺血管尚未发生严重病变，关闭缺损之后 PAP 可降至正常；②阻力型 PAH 期：肺血管已经发生不可逆病变，关闭缺损后，患者 PAP 不能降至正常，或反而升高而出现术后持续性 PAH。如何将动力型和阻力型 PAH 完全分开，目前尚无统一标准。根据 2010 年欧洲心脏病学会（ESC）成人 CHD 管理指南，仍以肺/体循环血流量比值 Qp/Qs>1.5 作为区分动力型和阻力型 PAH 标准，即 PAP 显著升高同时 Qp/Qs<1.5 提示患者已进入阻力型 PAH 期。

结合放射科及核医学科意见，考虑此患者肺栓塞可能性小，诊断首先考虑术后 PAH。依据上述共识，此患者 PAH-CHD 的分级为中度（肺动脉收缩压在 46~70mmHg 之间），且此患者可能因经济因素行心脏修补手术时间较晚，长期的肺动脉高压已经造成肺血管发生不可逆病变，其分期为阻力型 PAH 期，故其术后 PAH 持续存在。PAH-CHD 预后通常主要针对 ES 而言，30 岁、40 岁和 50 岁的存活率分别是 75%、70% 和 50%。常见并发症：栓塞、出血、肺动脉血栓形成、红细胞增多症、感染、心律失常、猝死、肝肾功能异常和骨骼疾病。死亡主要原因：猝死 29.5%；心力衰竭 22.9% 和咯血 11.4%。此患者有咯血，更加支持上述诊断。PAH-CHD 治疗包括：①基础治疗：主要目的是改善右心功能和防治血栓形成，但对肺血管病变并无作用。抗凝治疗主要针对原位血栓，并防止肺动脉血栓形成，常用药物为华法林，建议从小剂量开始使用，逐渐加量，将国际标准化比值（INR）维持在 1.5~2.5；②非靶向药物治疗：①他汀类药物，目前无临床证据；②钙离子通道阻滞剂：目前不推荐使用；③靶向药物治疗：包括 a. 前列环素类药物：其可抑制血管平滑肌细胞生长和血小板聚集，使血管平滑肌细胞内环腺苷酸（cAMP）增加而松弛血管。目前有临床证据的药物有吸入型伊洛前列素、曲前列尼尔、依前列醇（国内未上市），贝前列素片。可改善 PAH 患者活动能力与症状，但无证据显示改善 PAH-CHD 患者的预后。b. 内皮素受体拮抗剂：内皮素-1 通过 ET-A 受体和 ET-B 受体起作用。目前，双重受体拮抗剂有波生坦和马西替坦两种，而选择性 ET-A 受体拮抗剂仅有安立生坦。c. 磷酸二酯酶-5 抑制剂：通过抑制环鸟苷酸（cGMP）分解，增加 NO 含量而起作用。有临床证据的药物包括西地那非、他达拉非。d. 鸟苷酸环化酶激动剂：能够直接刺激鸟苷酸环化酶，增强其对低水平 NO 敏感性。目前唯一一试剂为利奥西胍（riociguat），对 PAH 和血栓栓塞性 PH 均有效，但目前尚无针对利奥西胍治疗 PAH-CHD 的临床试验。此患者无论诊断术后 PAH 或肺栓塞，其下一步治疗都涉及抗凝，若抗凝过程中再次出现咯血，首先保证气道畅通，不主张立即使用大剂量维生素 K 止血，可予以输新鲜冰冻血浆，咯血停止后再恢复抗凝，但 INR 值要控制在较前偏低的水平。若该患者抗凝治疗后肺动脉高压持续存在或升高，可尝试加用靶向治疗药物。

免疫内科杨华夏医师：患者年轻女性，未婚未孕，临床表现主要为 3 个特点：①中-重度肺高压；②可疑肺栓塞；③多次复查抗 β2GP1（+）。免疫病方面首先考虑 APS 可能，但 APS 诊断临床标准要有明确的血栓证据或病态妊娠，实验室标准要求抗磷脂综合征相关抗体（LA、ACL、抗 β2GP1）间隔 12 周以上，至少 2 次或 2 次以上阳性。符合至少一条临床标准和至少一条实验室指标可诊断 APS。该患者肺栓塞可疑，全身主要血管超声未发现血栓证据，LA 轻度升高，抗凝后恢复正常，抗 β_2GP1×3 次均轻度升高，故 APS 尚不能确诊，建议随访，观察有无血栓形成证据，3 个月后复查抗磷脂抗体。对于 APS 的治疗也主要以抗凝为主，有血栓形成事件的患者建议 INR 控制在 2~3 之间，若抗凝过程中出现血栓事件反复或新发动脉血栓，国外标准中建议 INR 控制在 3~4 之间或同时加用阿司匹林抗血小板治疗。此患者病程中有可疑的雷诺现象，但 ANA、抗 ENA 抗体均阴性，炎性指标（ESR、hsCRP）不高，故其他免疫病证据不足。

血液内科庄俊玲医师：此患者病程中出现一过性的 P-S 下降，但多次查血 D-Dimer 不高，血管超声未见血栓形成，肿瘤筛查未见明显异常。血液病方面证据不足，故暂不考虑。

呼吸内科王京岚医师：总结肺 V/Q 显像与肺 CTPA 技术上的特点，前者可以显示肺毛细血管床的病变，后者可以显示毫米级的肺血管病变，所以两者对于肺血管显像存在盲区，且肺 V/Q 显像只能提示肺血管病变，目前尚无法区分病变性质，故该患者有无肺栓塞无法确诊。但此患者肺功能试验提示弥散功能障碍（56%），我们知道肺弥散主要受肺泡间质（呼吸膜）厚度和血流速度影响，此患者曾行肺 V/Q 显像提示肺血管灌注减少，抗凝后低氧血症改善，如果是肺栓塞，无法解释如此重度的弥散功能障碍，究其原因可能为 PAH 导致肺血管管壁受损，局部血栓形成，抗凝后局部血流改善。故考虑该患者肺血管血栓形成可能性大。

免疫内科王迁医师：目前肺高压的靶向治疗药物研究主要集中在慢性血栓栓塞性 PAH（CTEPH）上，CTEPH 是由一次或者多次肺栓塞的栓子未完全溶解，并进一步机化，导致肺动脉机械性阻塞所引起。1%~4% 由急性肺栓塞发展而来，25%~75% 无血栓栓塞病史，部分 CTEPH 患者肺高压的严重程度与影像检查中血栓的阻塞程度并不成比例。CTEPH 的预后：若 MPAP>50 mmHg 者，3 年病死率可达到 90%。治疗上首选肺动脉血栓内膜剥脱术（PEA），且 PEA 术后 5 年生存率可达 90%，但对于微小血管尤其是肺毛细血管一般无法行 PEA。其他包括①一般治疗：利尿、强心、吸氧等对症治疗；②抗凝治疗是基础；③靶向药物；④肺移植。这里主要介绍下靶向药物治疗。首先介绍为什么 CTEPH 需要应用靶向药物：①CTEPH 并非单纯由血栓机械性阻塞所致，研究发现此病多存在肺血管重塑，如肺血管丛状改变、肺动脉及肺小动脉内膜增厚；并且发现内皮素在其中起重要的作用，内皮素可以导致内皮素受体活性增强、循环血中 ET-1 水平增高，而应用 ERA（波生坦）后可以减弱肺血管重塑；②临床研究显示靶向药物对 CTEPH 有效，可以改善患者血流动力学、改善活动耐量、提高生存率。CTEPH 应用靶向药物的指征主要是：①PEA 术后仍然存在持续性 PH 者；②存在远端肺血管病变者；③因严重合并症无法手术者；④患者 PEA 术前血流动力学不稳定，手术风险高者。目前的研究发现 CTEPH 的靶向药物主要是通过三种途径发挥作用：①内皮素途径：主要是内皮素受体拮抗剂，如波生坦（BENEFIT 研究）、安立生坦；②一氧化氮途径：包括磷酸二酯酶-5 抑制剂和鸟苷酸环化酶激动剂，如西地那非、他达那非、伐地那非、利奥西胍（riociguat）（CHEST-1 研究）等；③前列环素途径：如吸入制剂伊洛前列素、皮下注射制剂曲前列尼尔、口服制剂贝前列素、静脉制剂依前列醇。此患者有使用靶向治疗药物的指征，但 CTEPH 应用靶向药物存在以下潜在问题：①无法明确哪一部分患者受益于靶向药物治疗；②仅 Riociguat 研究是终点事件提示有阳性结果的药物，其余研究均存在不同结论；③主要来源于小规模、非对照的试验研究、回顾性分析、尚未发表的临床经验等，而且部分研究中靶向药物并未获得理想的治疗效果，需要更多大型 RCT 试验来证实；④长期安全性及有效性未知。

心内科严晓伟医师：此患者临床有许多可疑的地方，例如先天性室间隔缺损往往导致左室增大，但此患者左室大小正常；起病初期肺动脉压力 80mmHg，病程中自然波动范围较大，不能用术后 PAH（阻力型 PAH 期）很好解释。所以对于咯血我们除了考虑 PAH-CHD 改变导致的肺血管病变以外，尚需除外有无其他原因，如 APS 或 CTD、血液系统疾病等导致的肺栓塞或原位血栓形成。而在肺栓塞的诊断上，通过核医学科和放射科的讨论我们也知道，肺 V/Q 显像与肺 CTPA 各有优势，对于 PE 的诊断，V/Q 显像灵敏度较高，而 CTPA 则特异性较高，两者结合可能有助于提高对 PE 诊断的准确性。治疗上继续华法林抗凝，控制 INR 在推荐范围，警惕出血。对于此患者持续的肺动脉高压，如其经济条件允许，可以加用靶向治疗药物。在随访的过程中我们需要监测抗磷脂抗体、肺动脉压力等，以便进一步明确病因。

三、转　归

查房后继续华法林抗凝。与患者及家属充分沟通，因经济因素暂不加用靶向药物治疗。目前门诊随诊中。

四、点　评

从讨论中可以看出，心内科倾向于患者可能合并其他全身性疾病所致的肺栓塞或原位血栓形成，而呼吸内科认为 PAH-CHD 合并原位血栓形成即可解释全貌。如果从一元论的观点出发，似乎更支持呼吸内科的考虑。但患者多次抗 β_2GP1 阳性、一次 LA 轻度升高、可疑雷诺现象等的确需要继续随诊，并注意对免疫、血液相关疾病的筛查，警惕疾病"on the way"的可能。好在各科对抗凝治疗没有异议，抗凝无效应尽早考虑靶向药物治疗。

（熊洋洋　赖晋智）

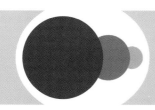

口唇发绀、反复活动后胸痛8年

这是一位以口唇发绀伴胸痛起病的中老年男性，临床表现符合稳定型劳力性心绞痛，但是冠状动脉 CTA 未见明显狭窄。进一步的检查发现患者存在严重的低氧血症伴红细胞增多症。患者的心绞痛与呼吸系统和血液系统疾病之间的关系，值得进一步探究。

一、病例摘要

患者，男性，61岁，主因"口唇发绀、反复活动后胸痛8年"于2015年5月7日入院。

（一）现病史

2007年起患者出现口唇发绀，伴行走 400~500 米后胸痛，VAS 评分 6~7 分，无放射，休息 3~4 分钟后可缓解，10 次/月，无胸闷、气短、咳嗽、咳痰、咯血。此后活动耐量逐渐下降至行走 100 米即胸痛，伴颜面及双手色泽加深，自觉手指末端增粗。2013年1月患者轻微活动即胸痛，新发夜间静息时胸痛，VAS 评分 7~8 分，持续数分钟可缓解。2013年5月外院行 ECHO：右心增大，轻度三尖瓣反流，轻度肺动脉高压，肺动脉主干及左右肺动脉增宽，左室壁对称性增厚，轻度主动脉瓣反流，左室舒张功能减低，左房增大，升主动脉增宽；CTPA：右肺上叶、左肺下叶肺大疱形成，肺动脉高压；双下肢静脉 BUS：双下肢浅静脉曲张，右下肢浅静脉血栓形成，深静脉无异常；冠脉造影：LAD 近中段 80%~90% 狭窄，置入 1 枚支架。术后胸痛缓解，规律口服阿司匹林及氯吡格雷。2014年1月胸痛再发，性质同前，程度稍减轻，每次持续约 15 分钟，无静息痛。伴活动后胸闷，症状逐渐加重。2014年3月新发双手明显水肿、双足背轻度水肿。2014年3月于我院心内科住院，查ABG：pO_2 51.6mmHg，pCO_2 46.7mmHg，SO_2 86.8%；血常规：WBC 4.3×10^9/L，Hb 239 g/L，PLT 62×10^9/L；生化：ALT 16U/L，Alb 29g/L，TBil 22.4μmol/L，DBil 5.5μmol/L，Cr 77μmol/L；凝血：PT 14.9s，APTT 39.8s，D-Dimer 2.01mg/L FEU，Fbg 3.45g/L；CK、CK-MB、cTnI 正常，NT-proBNP 2691pg/ml；ESR 1mm/h，hsCRP 3.22mg/L，Ig+补体为正常范围内；ANA18 项：抗 Scl-70（++），余（-）；抗 ENA、

ANCA、抗 Scl-70（-）；LA 1.66s，抗 β_2GP1、ACL（-）；肿瘤标志物（-）；ECHO：重度肺动脉高压（舒张压 35mmHg，平均压 53mmHg），LVEF 56%，左室肥厚，左室松弛功能减低；肺功能：阻塞性通气功能障碍，舒张试验（-），弥散功能减低；V/Q 显像：双肺灌注及通气功能均受损，考虑为 COPD 所致可能性大，肺动脉高压，心影增大；CTPA：左下肺内基底段肺动脉充盈不均，栓塞不除外，双肺改变符合 COPD，主肺动脉增宽，右心增大，右室心肌增厚，符合肺动脉高压改变；腹盆 CT 平扫：双肾多发小囊肿可能，右侧肾盂旁囊肿可能；双下肢深静脉 BUS：未见血栓；骨髓穿刺+活检×2 次：符合红细胞增多症；骨髓+外周血 JAK2V617F 基因突变（-）。考虑患者肺动脉高压不除外慢性血栓栓塞所致，加用依诺肝素 4000U q12h 抗凝，逐步过渡至华法林，同时继续冠心病二级预防药物治疗。3 周后复查 ECHO：肺动脉高压（舒张压 28mmHg，平均压 39mmHg）；ABG：pO_2 54.5mmHg，pCO_2 43.9mmHg。sO_2 88.3%。病情平稳，予出院。患者出院后口唇发绀及面部双手颜色加深无变化，气短缓解，仍有间断活动后胸痛，平地行走 200 米或爬 2~3 层楼可诱发，VAS 评分 3~4 分，持续 2~3 分钟可缓解。

（二）既往史

双小腿静脉曲张 17 年，未予治疗；高血压 2 年，血压最高 160/110mmHg，口服利血平、降压 0 号，未规律监测血压。

（三）个人史、婚育史及家族史

个人史及家族史无特殊。

（四）入院查体

BP 130/85mmHg，HR 80 次/分，R 20 次/分，SpO_2（自然状态）80%，双手及面部发黑，口唇发绀，双侧球结膜充血，肺部听诊无异常，P_2 亢进，各瓣膜区听诊无杂音，腹部查体无殊。双下肢不肿。

（五）诊治经过

常规检查方面，血常规：WBC $7.15×10^9$/L，Hb 253g/L，PLT $52×10^9$/L；生化：ALT 31U/L，TBil 41.2μmol/L，DBil 8.0μmol/L，Cr 99μmol/L；DIC 全套：PT 16.0s，D-Dimer 1.58mg/L FEU，FDP 6.1μg/ml；ABG：pH 7.425，pO_2 48.4mmHg，pCO_2 39.3mmHg，$cHCO_3$ 25.3mmol/L，乳酸（Lac）2.7mmol/L；铁 4 项：Fe（血清铁）187.3μg/dl，TRF 1.32g/L（转铁蛋白），TIBC（总铁结合率）204μg/dl，Fer（铁蛋白）481ng/ml；血免疫固定电泳（-）；ANA3 项、ANCA（-）；6 分钟步行距离 300 米。

心血管方面，CK-MB、cTnI（-）；NT-proBNP 442pg/ml；ECHO：肺动脉高压（舒张压为 23mmHg，平均压为 33mmHg），LVEF 63%；冠状动脉 CTA：右冠优势型，PCI 术后：LAD 近中段见支架影，支架通畅，支架腔内及支架以远管腔对比剂充盈良好；LM 及 LAD 未见狭窄，中间支混合斑块，轻度狭窄，D1 纤细；LCX 未见明确狭窄；RCA 近段混合斑块，轻度狭窄。颈动脉、锁骨下动脉、椎动脉、肾动脉及下肢深静脉、下腔静脉、肝静脉、肠系膜血管 BUS 未见异常。

低氧血症方面，肺功能：阻塞性通气功能障碍（FEV₁ 68.7%，FEV₁/FVC 51.8%），弥散功能减低（DLCO 39.3%），舒张试验（+）；胸部 HRCT：双肺肺气肿、肺大疱，双肺多发索条、斑片影，符合 COPD 表现；心影增大，主肺动脉及双肺动脉增宽，符合肺动脉高压表现；V/Q 显像：双肺灌注及通气功能均受损，符合 COPD；CTPA（−）。分流性疾病筛查：纯氧纠正试验：患者吸 100% 纯氧 30 分钟后复查 ABG：pO₂ 93.1mmHg，氧饱和度 96.6%；肺首次通过显像：未见右向左分流征象，双肺多发灌注减低，考虑与肺动脉高压及 COPD 相关。呼吸内科会诊：从通气→换气→氧输送→氧摄取的过程来看，根据患者肺功能实验，通气功能障碍明确，影像学不除外肺间质纤维化合并肺气肿综合征，目前已经除外分流及肺栓塞，则考虑和 COPD 及间质纤维化相关，后两个环节目前无异常。针对患者肺间质纤维化，复查相关免疫指标，除外结缔组织病，治疗方面继续家庭氧疗（>15h/d），可予舒利迭治疗。

红细胞增多病因方面，EPO 3.28mIU/ml↓，JAK2V617F 基因突变和 JAK2 外显子 12 突变均（−）。血液科会诊，可排除真性红细胞增多症。

入院后继续予华法林抗凝，调整为 4.5mg 和 3mg 隔日服用后测 INR 2.5。持续吸氧、舒利迭平喘。继续冠心病二级预防药物治疗（阿司匹林、阿托伐他汀、培哚普利及比索洛尔）。

目前情况：患者入院后未再发作胸痛，无明显气短，查体：口唇发绀，面部及双手发黑，肺部听诊呼吸音清，心率 82 次/分，P₂ 亢进，心脏听诊无杂音，腹部质软无压痛，下肢不肿。

二、讨 论

放射科曹建医师：患者以主诉"面部及双手发绀、活动后胸痛 8 年"入院。在我院完善肺部 HRCT、冠脉 CTA 及 CTPA 检查。肺部 HRCT：肺窗可见双肺肺气肿、肺大疱，双肺多发索条、斑片影，符合 COPD 表现；纵隔窗上见纵隔多发淋巴结，部分钙化心影增大，主肺动脉及双肺动脉增宽，符合肺动脉高压表现。冠脉 CTA：前降支近中段见支架影，支架通畅，LM、LCX、LAD、RCA 均未见明显狭窄，同时可见双肺动脉均增宽，在心脏四腔心切面可见右心房及右心室增大，提示肺动脉高压。CTPA 的肺血管三维重建仅能发现血栓体积较大的栓塞，小血栓或血管远端的血栓一般不易发现。患者此次 CTPA 双肺未见明确肺栓塞征象。

心内科王辉医师：总结患者病例特点，中老年男性，隐匿起病，慢性病程。本次以口唇发绀伴活动后胸痛 8 年入院。既往史：双小腿静脉曲张 17 年，高血压 2 年。大量吸烟史。血气示严重低氧血症，伴继发性红细胞增多症。肺部检查以 COPD 为主伴弥散功能减低。相关检查未发现肺栓塞和肺内分流的证据。复查冠脉 CTA 无严重血管狭窄。患者在外院血运重建及冠心病二级预防药物治疗后症状曾一度缓解，但半年后症状再发，从症状发作的诱因、缓解因素、部位、持续时间等判断，符合稳定型劳力性心绞痛的表现。心绞痛发生的病理生理学基础为心肌氧供、氧耗的失平衡。冠脉病变进展及新发冠脉病变可造成心肌氧供的下降，但患者复查冠脉CTA未见明显狭窄，考虑近期症状复发并非冠脉病变进展所致。结合患者严重低氧，考虑心绞痛与低氧血症密切相关；患者红细胞明显增多，导致血液高黏滞、毛细血管及血运异常，也可促进心绞痛的发作；此外肺动脉高压也可增加氧耗诱发心肌缺血发作。从病史看，低氧血症是患者最主要的临床问题。造成低氧血症的病因从病理生理机制上大致可分为通气功能异常、换气功能异常、通气/血流不匹配、右向左分流等几大类。入院后针对上述病因进行了筛查。患者2014年我院CTPA提示肺动脉的充盈不均，提示可疑肺栓塞，行抗凝治疗，此次入院复查V/Q显像及CTPA均不支持肺栓塞，目前虽不能完全除外2014年是否曾有肺栓塞，但目前并无明确新发肺栓塞或慢性血栓栓塞证据，无法解释患者低氧血症。患者反复行多次超声心动图，并无心内分流征象，肺首过灌注显像亦为阴性，基本可排除分流性疾病。此外患者虽有肺动脉高压，但目前为轻度，无法单纯以肺动脉高压解释如此严重的低氧血症。HRCT显示上肺以肺气肿、肺大疱为主，下肺则以间质性改变为主。肺功能检查显示阻塞性通气功能障碍及弥散功能障碍，但前者不重、后者则较严重，经文献复习，考虑患者的上述表现较符合肺纤维化-肺气肿综合征，但对于这一疾病，我科的临床经验较少，希望请呼吸内科医师协助进一步明确诊断。患者临床上另一个突出表现为红细胞增多，HB 250g/L左右，首先考虑低氧继发红细胞增多，但患者两次查EPO均降低，这一结果不符合低氧继发红细胞增多的常见表现。入院后行相关血液系统检查以排除真红细胞增多症：先后行两次骨穿均阴性；JAK2V617基因突变及JAK2外显子12突变均阴性，且无真红细胞增多症其他临床表现，无其他两系升高，目前考虑该诊断可能性很小。但是否存在其他少见的红细胞增多疾病，如先天性或家族性红细胞增多症等，是否需进一步检查排除仍需血液科医师给予解答。最后，患者第一次住院期间曾出现重度肺高压，肺高压的病因首先考虑为呼吸系统疾病及缺氧等继发的3类肺高压，但单纯的COPD多为轻度肺高压，无法解释患者病初的重度肺高压。经查阅文献，肺纤维化-肺气肿综合征确实可合并重度肺高压。但患者2014年CTPA曾提示可疑肺栓塞，上次住院曾诊断为慢性血栓栓塞性肺动脉高压（chronic thromboembolic pulmonary hypertension, CTEPH），经抗凝治疗（虽然INR未达标）后平均肺动脉压确实也逐渐减低（53→35→33mmHg），肺高压的病因方面是否同时存在血栓栓塞因素目前仍有疑问。但关于CTEPH，V/Q显像的敏感性很高，患者2次V/Q显像均不支持CTEPH，且此次CTPA阴性，CTEPH的诊断是否可完全排除，还需要请呼吸内科进一步协助明确。综上，目前临床诊断上存在的疑问主要为以下几方面：①关于低氧血症，肺纤维化-肺气肿综合征是否可充分解释患者严重的低氧血症，是否还合并其他导致低氧的疾病；②血液系统方面，虽然首先考虑低氧继发红细胞增多，但如何解释EPO不升反降，是否还需除外其他红细胞增多疾病。患者多次查PLT减低，导致血小板减低的原因尚不明确；③关于肺高压，首先考虑继发于肺部疾病及长期的低氧血症，且其反过来又加重了低氧症状，但2014年住院期间曾诊断为CTEPH，目前此诊断是否可排除。治疗方面的疑问主要为：①针对肺原发病的治疗：

如何进一步缓解低氧、改善预后；②针对红细胞增多的治疗：即使为低氧继发，是否仍需针对红细胞增多进行抗栓治疗？具体药物选择？是否需其他降红细胞治疗？③针对肺高压的治疗：除纠正低氧外，抗凝及靶向药物是否有获益证据？

核医学科陈黎波医师： 肺首次通过/肺灌注成像原理：以 ^{99m}Tc-MAA 作为示踪剂，其直径介乎 $10\sim90\mu m$，而大部分毛细血管直径在 $6\sim10\mu m$，经过外周静脉注射 ^{99m}Tc-MAA，其经腔静脉→右心房→右心室后从肺动脉射出，会嵌顿在肺部毛细血管，不能进入体循环。在判断分流方面，其灵敏性最高，但无具体的量化指标。常见的肺内右到左分流疾病有肝肺综合征、遗传性出血性毛细血管扩张症、局部肺动静脉瘘。具体到此患者，我们可以看到患者肝肾轻微的示踪剂显影，但脑部完全阴性，考虑没有分流。因为肝肾的显影可能是部分直径小于 $6\mu m$ 的示踪剂进入到血管造成的，当脑血管显影时才有临床意义。肺灌注显像评估 CTEPH 方面，大部分文献及专家共识：Q 显像阴性可除外 CTEPH 诊断。结合该患者的临床，其肺部灌注是减低的，但和患者通气功能下降是匹配的，所以只能诊断为 COPD。但此患者 V/Q 阴性并不能完全除外 CTEPH。

呼吸内科孙雪峰医师： 组织内氧气的输送过程为肺通气→肺换气→氧输送→氧摄取。肺静脉血流瘀滞（如心衰）在影响氧输送的同时可引起肺水肿，影响通换气；氧摄取不足可引起呼吸肌无力，也影响通气。但影响患者动脉氧分压的主要是肺通气和换气。肺通气异常的疾病主要有：阻塞性通气功能障碍，如 COPD、哮喘；限制性通气功能障碍，如间质性肺炎、肺叶切除术后、膈肌麻痹等。肺换气主要表现为弥散功能障碍，常见于间质性肺炎、V/Q 失衡（如肺栓塞）、动静脉分流（动静脉瘘，肝肺综合征）。根据此患者影像学表现及肺功能试验，COPD 诊断明确。同时患者下后肺见网格条索影及胸膜下线，可确诊肺间质病变。分析患者肺功能，其 FEV1 2.04L/68.7%，FEV_1/FVC 51.8%，是中度的 COPD。而弥散功能明显减低，但其未经过校正，常规测弥散功能是基于正常的 Hb，此患者的血红蛋白极度的升高，矫正后其弥散功能会更低。所以患者轻中度的通气及肺容量减低和其严重弥散功能下降是不匹配的。我们需考虑另一种疾病，即肺纤维化合并肺气肿综合征（combined pulmonary fibrosis and emphysema，CPFE）。患者其既往多有长期的吸烟史，临床表现为活动后呼吸困难，CT 表现为上叶肺气肿合并下叶肺纤维化，COPD 肺气肿的肺大疱为薄壁囊泡，而 CPFE 为厚壁囊泡，患者肺部 CT 符合 CPFE。肺功能检测表现为肺容积正常或轻度降低而肺弥散功能显著降低。血气：PaO_2 61±14mmHg，$PaCO_2$ 37±5mmHg。PAH 发生率约 47%～90%，肺癌发生率增高。治疗方面，主要针对 COPD 及间质性肺炎，长期家庭氧疗（>15h/d）对患者预后改善最有效。该患者可逆实验阳性，激素及支气管扩张药对其有益，建议患者舒利迭吸入治疗。针对患者肺间质病变，无特效治疗，可参照特发性肺纤维化诊治，如经济允许，可试用吡非尼酮。

检验科王庚医师： 患者血常规中有 PLT 的减低，需排除是否由测量误差导致。寄生虫、冷球蛋白、巨大血小板、血小板聚集均可能造成血小板的假性减低。而脂蛋白血症、有核红细胞计入白细胞会影响白细胞的测量。当血小板数量低于 80×10^9 或大于 1000×10^9 时，检验科会进行显微镜检。高倍镜视野下，血小板 >10 个是正常的表现，此患者镜检血小板 <10，所以血小板的减低是真实存在的。

血液内科杨辰医师：此患者和血液科相关的是单纯红细胞增多 1 年余，Hb 235 ~ 253g/L。Hb 的升高可用低氧血症这一继发病因解释，但需要排除是否有真性红细胞增多症（polycythemia vera，PV）的可能。PV 为骨髓增殖性肿瘤之一，是克隆性造血干细胞疾病；中位发病年龄 61 岁；临床多数为偶然发现，起病隐匿；30%患者在血栓事件后诊断（其中 12%为严重血栓事件）。骨髓活检多为全髓增殖表现。其发病机制为致癌基因突变导致 JAK-STAT 信号传导通路的异常激活。95%的患者 JAK2 V617F 基因阳性，4%的患者 JAK2 外显子 12 突变阳性。PV 诊断标准，主要标准：①HGB>18.5g/L（男性），>16.5g/L（女性）；②JAK2 V617F 或 JAK2 外显子 12 突变阳性。次要标准：①骨髓活检见和年龄相关的全髓增生；②血浆 EPO 低于/接近于正常值；③体外内源性红细胞集落形成。符合 2 条主要标准+1 条次要标准或主要标准 1+2 条次要标准即可诊断。此患者并不符合上述标准，但不能排除原发性家族性先天性红细胞增多症（PFCP）的诊断。其 EPO 水平低于正常，发病与 EPO 信号通路的异常有关。红系祖细胞对于 EPO 反应正常，异常增殖是由于体循环中促进红细胞增殖的细胞因子水平升高。可能存在红细胞生成素受体（EPOR）基因外显子突变或 EPO 传导通路中负性调节的因子失活。EPOR 突变均位于 8 号外显子上，导致负性调节 JAK2 活性的细胞因子失去结合位点、JAK2/STAT 通路持续激活，从而引起红细胞增多。治疗方面，不建议抑制红细胞生成治疗，因为羟基脲类的药物是全髓抑制的，可能会加重患者血小板的降低。积极纠正低氧血症有助于血红蛋白下降。患者骨髓活检血小板生成正常，外周血小板减低可能与抗血小板药物相关，部分敏感的患者会有血小板下降。患者有红细胞增多，高黏血质可能造成严重血栓事件，建议继续抗凝治疗。

三、转　归

查房后患者继续华法林抗凝治疗，维持 INR 在 1.8 左右。持续长期的家庭氧疗（>15h/d），配合舒利迭吸入治疗。继续冠心病二级预防药物治疗（阿司匹林、阿托伐他汀、培哚普利、比索洛尔）。患者于 2015 年 6 月 4 日出院，目前门诊随诊中。

四、点　评

患者因反复劳力性心绞痛入心内科病房。严重的低氧血症和红细胞增多相关的血液黏滞无疑在患者的劳力性心肌缺氧中扮演了重要的角色，本次入院 CTA 未见严重冠脉狭窄更说明了这一点。病房在这些方面进行了重点排查，在兄弟科室的配合下，最终对患者呼吸系统和血液系统的病变有了比较明确的结论，并确立了相应的治疗方法（氧疗和抗凝），这对改善患者症状以及长期预后有着重要的意义。

（赵　伟　王　辉）

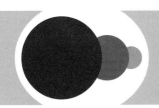

胸痛6年，活动后气短5月

患者以典型的ST抬高型急性心肌梗死起病，对于无冠心病危险因素的中年女性，急性心肌梗死的原因究竟是什么？数年后患者出现心肾功能不全的快速进展，在此之前是否曾有机会阻止疾病的进展？

一、病例摘要

患者，女性，49岁，主因"胸痛6年，活动后气短5月"于2015年5月13日入院。

（一）现病史

2009年6月患者无诱因出现胸痛，伴大汗，持续1小时，就诊外院，心电图示Ⅱ、Ⅲ、aVF导联ST段抬高（未见报告），诊断为下壁心肌梗死，予尿激酶150万单位溶栓后症状缓解，ECG示ST段恢复基线水平。1天后上述症状再发，ECG示aVR导联ST段抬高，Ⅰ、aVL、V2~V6导联ST段压低。血常规：Hb 107g/L，余（-）；尿常规：Pro（+），RBC（++++）；生化：Cr 181μmol/L，cTnI 34.59 ng/ml；LA 1.3s↑；蛋白C、蛋白S活性降低；ECHO：左室下后壁心肌变薄，运动异常，二尖瓣轻度反流，LVEF（双平面）50%。行冠脉造影，示RCA近段100%闭塞，行血栓抽吸，于RCA近中段、中段及中远段植入支架3枚。术后患者恢复好，复查Cr 160μmol/L，cTnI 5.89ng/ml。出院后患者规律口服阿司匹林及氯吡格雷约1.5年，随后停用氯吡格雷，间断服用阿司匹林至今。2009至2012间断口服中药调理，无不适主诉。2012年6月患者出现双下肢网状青斑，就诊我院免疫内科查尿常规：Pro（+），RBC>25cells/μl；尿微量白蛋白肌酐比（ACR）21.95mg/mmol Cr；24hUP 2.88g；生化：Cr 162μmol/L，ALT 17U/L，Alb 46g/L，ALP 138U/L。ESR、Ig、补体、Coombs'试验、ANA18项、抗磷脂抗体谱、LA（-）。建议肾穿明确诊断，患者拒绝，继续予阿司匹林治疗。2013年10月外院查血常规：WBC 3.01×10⁹/L，LY 50.8%，Hb 96g/L，PLT 105×10⁹/L；生化：Cr 234μmol/L，PTH 386.1pg/ml；24hUP 1.8g；ANA 1：80，抗GBM抗体、ANCA、抗ENA抗体（-）；血清蛋白电泳（-）；肾图：双肾小球滤过功能重度受损，GFR 24.2ml/min；双肾BUS：双肾动脉阻力指数增高；ECHO：左室舒张末内径58mm，LVEF 57%，二尖瓣关闭不全；腹部BUS：肝大，脂肪肝，脾大。诊断慢性肾功能不全，淀粉样变可能，对症治疗为主。

2015 年 1 月患者无诱因出现双腕关节、中指关节疼痛，伴晨僵，活动后可缓解；右髋关节疼痛，活动后加重。2015 年 2 月患者出现活动后气短，双下肢水肿及腹围增加，无胸痛，无夜间阵发性呼吸困难，就诊当地医院予利尿治疗后症状好转。2015 年 5 月患者症状加重，就诊我院肾内科门诊，查 24hUPro 3.11g，Cr 310μmol/L，PTH 687.0pg/ml，Ca 1.99mmol/L，ALb 42g/L；ABG：pH 7.34，pCO$_2$ 34mmHg，pO$_2$ 90.9mmHg，cHCO$_3$ 18.9mmol/L；腹部 BUS：肝大，门静脉增宽（1.5cm），脾大，双肾皮质回声增强。予碳酸氢钠 2.0g tid，叶酸 5mg tid，琥珀酸亚铁 0.1g tid，重组人促红素注射液（CHO 细胞）10 000U/10d 及呋塞米 40mg tid、螺内酯 20mg qd 治疗，现为行进一步诊治收入我科。

（二）既往史

否认高血压、糖尿病、脑梗死等慢性病史，否认结核、肝炎等传染病史及接触史，否认食物药物过敏史。

（三）个人史、婚育史、月经史及家族史

否认吸烟、饮酒史。平素月经规律，未绝经。孕 3 产 1，2 次计划流产，育 1 子。母亲因心肌梗死去世。

（四）入院查体

BP 85/55mmHg，HR 92 次/分，双侧颈静脉怒张，左肺呼吸音减低。心律齐，心尖部可闻及Ⅲ级收缩期杂音，向腋下传导。腹膨隆，无压痛、反跳痛，肝肋下 2 指，脾肋下 2 指，移动性浊音（+）。双下肢中度凹陷性水肿，可见色素沉着。

（五）诊治经过

入院后完善相关检查。常规检查方面，血常规：WBC 3.4×10^9→7×10^9/L，Hb 83→109g/L，PLT 122×10^9→77×10^9/L；便 OB：（+）×5；尿常规：Pro 0.3g/L；24hUP 3.11→2.8g；生化：Alb 36g/L，Ca 1.85mmol/L，Cr 295→444μmol/L，K 3.4→4.5mmol/L，cTnI 0.06μg/L，BNP 980→783ng/L；ESR、hsCRP 为正常范围内；EBV-DNA、CMV-DNA（-）；腹腔积液常规：外观红色混浊，WBC 903×10^6/L，单核 95.9%，多核 4.1%，黎氏试验（+），比重 1.022，乳糜试验（+）；腹腔积液生化：ADA 6.5U/L，Alb 17g/L，LDH 105U/L，TC 1.01mmol/L，TG 0.38mmol/L，Cl 113mmol/L；腹腔积液找瘤细胞（-）。免疫方面，C3、C4、Ig 均为正常范围内，抗磷脂抗体谱：ACL 41→25→阴性 PLIgG-U/ml，β$_2$GP1 117→99→118RU/ml；蛋白 S 活性 41%↓，蛋白 C 活性 23%↓；抗 GBM 抗体 24.2EU/ml↑；ANA、ANCA、RF、LA：（-）；血液系统方面，血涂片×2：红细胞大小不等；铁 4 项+叶酸+维生素 B$_{12}$：血清铁 39.8μg/dl，TRF 1.84g/L，TIBC 240μg/dl，IS 16.6%，TS 15.3%，维生素 B$_{12}$>1500pg/ml；网织红细胞 3.10%；尿轻链：κ 73.8mg/dl↑，λ 50.5mg/dl↑；血游离轻链定量：κ 111mg/L↑，λ 118mg/L↑，κ/λ＝0.94；血清蛋白电泳、血/尿免疫固定电泳：（-）；冷球蛋白：（-）。影像学方面，锁骨下动脉、颈动脉、椎

动脉、腹主动脉、肾动脉、肠系膜动脉、髂动脉、双肾动脉 BUS 未见异常；颈静脉、下腔静脉、肝静脉、肾静脉、下肢静脉 BUS 未见异常；门静脉系统 BUS：脾静脉扩张（脾门处脾静脉 1.7cm），门静脉主干内径 1.3cm；胸部 CT：右肺上叶磨玻璃结节，双肺上叶少许淡片影，肺局部膨胀不全，右侧胸腔积液，心影增大、心包积液，纵隔多发淋巴结；腹盆 CT：肝脾增大，腹膜后、肠系膜区多发淋巴结，腹盆腔积液，腹盆腔皮下水肿；心肌灌注延迟成像动态 MRI：室间隔下部、左室下壁、下侧壁及心尖部心肌变薄，节段性室壁运动减弱伴心肌灌注减低及透壁延迟强化，考虑心肌梗死后改变可能大，右冠状动脉中远段管腔可疑多发不规则瘤样扩张，全心增大，左、右室收缩功能减低（LVEF 20.6%，RVEF 24.5%）；静息心肌核素灌注显像：左室稍大，左室心尖部、下壁（心尖部、中部、基底部）、前侧壁基底、后侧壁（中部、基底部）心肌血流灌注极差，考虑为心肌梗死或顿抑所致；静息心肌核素代谢显像：心尖部、前壁（中部）、下壁（心尖部、中部）、前侧壁（基底部）、后侧壁（中部、基底部）无心肌存活，下壁（基底部）部分心肌存活。

治疗方面，静脉予小剂量多巴胺泵入、呋塞米利尿、间断口服托伐普坦，引流腹腔积液，同时予以慢性肾衰竭非透析治疗及华法林抗凝。患者下肢水肿好转，体重逐渐下降。

二、讨 论

心内科田然医师：总结病例特点：该患者中年女性，慢性病程，进行性加重。从整体病程中来看，并不是单纯心脏的问题，而是以心脏、肾脏、血液、顽固性腹腔积液等为临床表现的复杂疾病。

①心脏方面，该患者有明确的急性心肌梗死，外院的造影报告、操作、心电图提示 ST 段抬高心肌梗死（STEMI），梗死相关的血管是右冠状动脉，行溶栓及再血管化治疗。就目前的冠心病治疗指南而言，治疗过程是标准的，且再血管化的过程非常顺利且完全。2009~2014 年，其临床表现、活动耐量、心功能（超声提示的左室射血分数）均正常，所以经过治疗后其心脏与正常人基本相同。2015 年 1 月至 5 月，临床心功能明显恶化，LVEF 由 57% 降至 30%（双平面法）。目前存在的问题：该患者是单纯的冠心病么？其 43 岁发病，属于女性早发冠心病，该患者无传统危险因素（年龄、吸烟、肥胖、高脂血症、高血压），且无甲状腺疾病、长期口服避孕药等病史。核素显像及心脏 MRI 提示，其梗死范围超过了右侧冠状动脉的支配区域，考虑可能存在微血管病变；②肾脏方面：该患者在急性心梗前肌酐已经升高，外院检查提示血尿、蛋白尿、贫血，肾动脉造影已除外肾动脉狭窄。2013 年出现肾功能进行性恶化，肾脏病变的原因是什么；而患者肾功能不全是否在心肌损害中也起作用？③免疫方面：6 年前心肌梗死发病时，LA 轻度增高，3 年后皮肤出现网状青斑，6 年后出现大小关节疼痛、晨僵、抗 β_2GP1、ACL 高效价阳性。补体多次轻度下降。但患者的血栓栓塞事件和抗体出现时间不平行，目前检查也没有发现静脉血栓的证据。目前能

否诊断原发性 APS？④血液系统：患者存在 PC、PS 的降低，但同时存在 LA 及抗磷脂抗体阳性，而两者之间是否有相关性？⑤消化方面：目前腹腔积液的鉴别诊断。心衰患者可出现顽固性腹腔积液，且其血清腹腔积液蛋白梯度（SAAG）>11g/L，支持门脉高压性腹腔积液。顽固性心衰可以导致门脉高压，下肢水肿比较重。该患者目前下肢水肿并不重，腹腔积液与组织间隙水肿之间并不平行。且患者为血性腹腔积液，与一般心源性腹腔积液性状不同，是否存在其他原因？

患者多器官受累，诊断中存在诸多疑点，诊断及后续治疗方案的选择需要多科协商。

放射科林路医师： 缺血性心肌病影像学特征通常表现为：按冠脉供血区域分布；病变心肌局限变薄；节段性室壁运动异常；心肌首过灌注减低（负荷）；心肌延迟强化（LGE）从心内膜下开始。非缺血性心肌病影像学特征：多不按冠脉供血区域分布；心肌局限变薄较少见，心肌可增厚或正常；非节段性室壁运动异常；可无首过灌注减低；心肌延迟强化多样。本例心肌灌注延迟成像动态 MRI 提示与缺血性心肌病影像学吻合，为心肌缺血性改变，受累区域以右冠供血区域为主，同时累及回旋支供血区域。在心脏 MRI 中还可以看到右冠状动脉中远段管腔可疑多发不规则瘤样扩张，瘤样扩张的原因可见于：动脉粥样硬化、先天性改变、感染、炎性改变、中毒、外伤等。其中成人（>50 岁）发病的以动脉粥样硬化为最常见，儿童发病多以川崎病为主，青壮年可由免疫病所致。同时还有一部分瘤样扩张是因先天的动静脉瘘、冠脉异常、梗阻等引起的代偿性改变。

核医学科陈黎波医师： 静息心肌灌注显像提示：左室稍大，左室心尖部、下壁（心尖部、中部、基底部）、前侧壁基底、后侧壁（中部、基底部）心肌血流灌注极差。PET/CT 心肌 FDG 代谢显像，提示上述区域除下壁基底部稍微有 FDG 摄取外，其他区域均无 FDG 摄取，提示心肌梗死。结合以上影像学，我们可以看到缺血部位同时累及前降支，为三支病变。

心内科赖晋智医师： 超声心动图胸骨旁长轴显示左心房增大（前后径为 51mm）、左心室增大（前后径 65mm）、右心室正常上限；左室前间隔运动减低，左室后壁下侧壁变薄，无运动，结合心电图，提示为心肌梗死；二尖瓣前叶运动尚可，后叶及其乳头肌无运动，结合曾出现心梗，诊断为乳头肌功能不全。彩色多普勒提示：二尖瓣大量偏心反流。左室短轴基底部前壁、侧壁尚可，余室壁变薄、无运功。四腔心切面：全心增大，侧壁、间隔运动减弱，少中量心包积液，彩色多普勒：二、三尖瓣大量反流。LVEF 约 30%。下腔静脉明显增宽，吸气变化率低于 50%。总结超声心动图发现：全心增大，收缩功能减低，下后壁心肌梗死伴后内侧乳头肌功能不全，二尖瓣重度反流。右心增大，三尖瓣重度反流。下腔静脉增宽，提示静脉回流阻力增大。

血液科曹欣欣医师： 患者存在病初出现急性心梗，LA 延长，当时未查抗 β_2GP1 抗体和 ACL，本次住院出现高效价抗 β_2GP1、ACL 阳性，及其他不典型临床表现（网状青斑、PLT 轻度下降、肾脏损害）。结合 2009 年 BLOOD 提出的 APS 诊断标准：临床标准分为血栓形成，反复病理妊娠；实验室标准分为狼疮抗凝物（LA）或抗 β_2GP1 或 ACL 阳性，至少 2 次且间隔 12 周以上。1 条临床标准+1 条实验室标准即可诊断。由此诊断考虑 APS 可能性大。

APS 治疗目标是预防血栓事件与产科并发症的发生。抗凝治疗需区分是否存在血栓病史，还需区分静脉或动脉血栓。对于动脉血栓，需区分脑卒中、非脑卒中血栓。本患者为冠状动脉血栓导致的心肌梗死，为非脑卒中血栓，推荐阿司匹林为首选，可以加氯吡格雷。如果反复血栓发作，可考虑加华法林。该患者可以根据其临床出血情况决定阿司匹林加华法林治疗。本患者病初曾出现 PC、PS 下降，目前仅有个例报道 APS 存在单纯 PC、PS 下降，其原因不明，可能与抗体有关。

肾内科郑可医师：患者为中年女性，以多系统受累。肾脏方面的临床表现，可分为 3 个阶段。第一阶段：2009～2012 年，出现血尿（最高时可达 4+，随后波动在 2+～3+ 之间），蛋白尿（中等），血白蛋白正常，血 Cr 水平一般 160～180μmol/L，血压正常，与肾功能不匹配的贫血。第二阶段：2012～2015 年，Cr 基本稳定，收缩压 90～100mmHg，以蛋白尿为主，血尿不突出。第三阶段：2015 年 1 月至今，肾功能进行性恶化，与心脏改变同期发生。

诊断方面，患者发病初始出现血尿，不能除外肾小球损害，但目前已无法确定血尿来源。而病程后期的肾脏表现更符合 APS 肾脏受累的特征。APS 可造成肾脏血栓性改变，出现动脉、静脉、肾小球血栓、TMA 样改变（一般多见于高血压），临床上表现为不同程度的高血压、蛋白尿、肾功能不全。2015 年 1 月以后出现肾功能急剧恶化，与血压相平行，考虑与肾前性因素、肾灌注不足有关。当时虽行增强 CT 但造影剂肾病不能解释病情全貌。慢性肾脏病可导致心肌病变，以左室肥厚为主，疾病晚期心脏失代偿会出现心衰，但与本患者特征不符，尿毒症性心肌病不能解释心脏病变。但是肾功能恶化，出现水钠潴留、慢性贫血，可能会加重心脏疾病的进展；而心功能降低导致灌注不足，又可以加重肾病的恶化，两者形成恶性循环。患者肾脏病变原因并不完全清楚，存在活检指征，但病变偏晚，肾脏病理对治疗指导意义可能不大。且患者血小板低，肾脏偏小、皮质偏薄，肾穿风险升高。患者暂时无急性左心衰、电解质紊乱，暂时无急诊肾脏替代治疗的指征。可以考虑长期替代治疗，因其血压低，首选腹膜透析。大量的腹腔积液不是腹透的禁忌证，透析可能有助于腹腔积液的消除。

消化内科赖雅敏医师：2013 年患者出现肝脾大，2015 年发现门脉增宽和腹腔积液，多次 SAAG>11G/L，提示为门脉高压性腹腔积液。因患者存在明显的心脏病变，查体发现肝脾大、肝颈静脉回流征（+），门脉高压的原因首先需要考虑心源性。但患者下肢水肿经利尿后很快消失，腹腔积液与外周水肿情况不平行，也有不典型之处。其次，2012 年杭州指南提出自身免疫性肝炎早期可有特发性门脉高压，而肝功能受损、肝硬化不突出。本患者血管方面免疫色彩较重，不除外存在特发性门脉高压可能。其他引起门脉高压的原因，如血栓、血吸虫病、结节病等，目前都没有相关证据。此外，门脉高压性腹腔积液多为澄清透明，但也可以表现为血性腹腔积液。患者目前无肿瘤、结核证据，有条件的话可以行 PET/CT 筛查肿瘤除外诊断。

免疫内科杨华夏医师：该患者中年女性，多系统受累，典型血栓事件，高效价抗磷脂抗体阳性，考虑 APS 诊断比较明确。目前诊断标准多以 2006 年札幌标准悉尼修订版为主：诊断 APS 必须具备至少 1 项临床标准和 1 项实验室标准。相关标准如下，临床标准：

①血栓形成（任何组织或器官一次以上动脉/静脉/小血管血栓）；②病态妊娠（1次10周以上形态正常胎儿不明原因的流产），或≥3次10周以内不明原因的流产，或≤34周子痫、先兆子痫、胎盘功能不全导致早产）。实验室标准（间隔≥12周，≥2次）：①血浆LA阳性；②IgG/M型的抗β₂GP1阳性；③中高效价的IgG/IgM型ACL（≥40 or 99%）。磷脂抗体对APS的特异性不佳，结缔组织病、感染、肿瘤均可合并磷脂抗体阳性，所以指南中要求间隔大于12周，2次均阳性方可诊断。该患者曾出现LA延长、多次抗β₂GP1阳性，APS诊断可成立。APS诊断后，我们需鉴别原发还是继发性。继发APS原因方面考虑：①结缔组织病可能，该患者中年女性，多系统受累，应考虑结缔组织病的诊断，但该患者反复多次ANA阴性，无全身炎症表现（发热、盗汗、体重下降）、无典型的口腔溃疡、无关节炎（该患者既往有关节痛，但是关节肿不明显），多次炎症指标、补体正常，故结缔组织病继发APS证据不足。患者2009年曾出现活动性尿沉渣、心肾受累，当时若能行肾活检可能可为结缔组织病的诊断提供证据；②感染、肿瘤继发APS，暂时证据不充分。必要时可考虑行PET/CT。结合患者存在多系统受累，需考虑是否存在灾难性抗磷脂（CAPS），CAPS发病率低，占APS的1%，病死率约50%。CAPS特点为短时内大量血栓、微血栓形成，造成多脏器（心、脑、肺、肾）不可逆受损，微血栓形成可能是CAPS的基础。患者2009年起病时，心梗合并AKI（血尿、尿蛋白），当时可能出现类CAPS表现。但仍是亚急性过程，脏器受累主要集中在心和肾，其他脏器受累程度仍达不到标准，CAPS诊断证据不充分。APS累及心脏可引起缺血性心肌病，其原因为①冠脉病变，冠状动脉属于中等血管，APS可累及，可出现急性血栓形成；②抗体直接累及心肌，形成微血栓，持续的慢性缺血对心肌造成损伤；③APS可能会加速动脉粥样硬化的进程。综上所述可以基本可以解释目前本患者严重的缺血性心肌病。这些因素共同导致心脏病变。

APS治疗原则是坚持抗凝治疗。APS抗凝指征：①如果有一次明确的静脉血栓事件，INR目标值为2~3；②如果有一次明确的动脉血栓事件或者复发性血栓事件，INR目标值为3~4或同时加阿司匹林。虽然目前患者出现PLT轻度下降，皮肤紫癜样皮疹，但积极的抗凝和抗血小板是非常必要的。APS可加速动脉粥样硬化的进程，如无明确出血风险，推荐予以阿司匹林合并华法林的联合治疗。该患者2009年后开始双联抗血小板治疗，未行正规低分子肝素/华法林抗凝治疗，抗凝力度不充分，可能是导致心和肾疾病不断进展的原因。而CAPS除大量血栓形成外，存在血管急性炎症反应，可予激素、免疫抑制剂、IVIG、血浆置换等治疗，降低或减少血液中抗体效价，改善症状。如果不是CAPS，目前激素免疫抑制剂的获益是不明确的。患者最近半年疾病的急进性恶化，仍不能诊断CAPS，故目前使用激素和免疫抑制剂的依据仍不充分。

关于PC、PS的问题，APS不会引起PC、PS下降，PC、PS下降究竟是疾病的原因，还是疾病引起的结果目前仍是未知的。

免疫内科沈敏医师： 首先APS诊断是明确的，2015年1月至5月出现病情的急进性恶化，LVEF急剧下降，血压明显降低，Cr升高，并新发顽固性血性腹腔积液，消化内科认为不除外自身免疫相关的门脉高压。在这4个月中，可见患者病情是在明确进展，即使程度上达不到灾难性 APS，对于一位 49 岁女性来说，仍是急剧恶化的。APS 治疗方面，持续抗凝是必需的，但针对可能的血管炎，需考虑是否使用激素、免疫抑制剂？激素冲击，从目前来看获益不大，风险很高。但在平衡心肾功能、充分向患者及其家属交代相关风险及获益后，可以尝试激素和免疫抑制剂治疗。

血液科王书杰医师：该患者 43 岁出现心梗，经典冠状动脉硬化性心脏病可能性低。目前 APS 诊断明确，动脉血栓形成占 1/3，而以心肌梗死、脑卒中起病则更少。患者病初 PC、PS 活性均降低，行 PCI 时未用华法林，而肝素对 PC、PS 影响并不大，但当时并没有深入研究。在临床中，对血栓形成患者检测 LA、PS、PC 等，发现少部分患者存在联合缺乏问题。该患者 PC、PS 活性降低、抗磷脂抗体阳性，导致其过早出现心肌梗死，应考虑存在 PC、PS 联合缺乏的可能，应当在应用华法林之前，多次测量 PC、PS、LA 等。但是目前患者已经用华法林治疗，故检测意义不大。PC 及 PS 为常染色体显性遗传，如家属同意，可筛查相关遗传基因。如果在 2009 年出现首次血管栓塞事件时即诊断存在 PC、PS 缺乏，就应充分持续抗凝，抗凝不充分可能是患者病情进展的重要原因。结合患者既往存在明确心梗事件，华法林联合阿司匹林是推荐的。阿司匹林应用为小剂量 75～100mg qd 即可。另外，诊断 APS 的患者，出现血栓事件后，可考虑应用羟氯喹。

心内科方理刚医师：该患者为多系统受累，病因方面考虑原发性 APS 可能性大。心脏、肾功能不全是其主要表现。从心脏角度来说，其不是冠状动脉粥样硬化性心脏病，考虑为 APS 累及冠脉引起。心梗时 ECG 首先出现 II、III、aVF 导联 ST 段抬高，予尿激酶溶栓后缓解，ECG 示 ST 段恢复基线。随后再次出现类似症状，ECG 出现 aVR 导联 ST 段抬高，I、aVL、V2～V6 导联 ST 段压低，考虑存在多支病变。超声心动图、心脏影像学提示，全心扩大，左右心室收缩功能下降。目前心肌广泛受累，心功能极差。治疗上，①冠心病的二级预防治疗；②慢性心力衰竭药物治疗，考虑到患者肾功能较差，血压偏低，不推荐 ACEL/ARB 治疗；③华法林联合小剂量阿司匹林；④继续肾脏非透析治疗，如病情进展，需考虑行腹膜透析。患者心肌病变范围大，纤维化严重，缺乏有效药物治疗，目前已至终末期心力衰竭，总体来说预后极差。

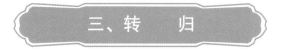

三、转　归

患者继续华法林抗凝，并冠心病二级预防药物（阿司匹林、瑞舒伐他汀、培哚普利、比索洛尔）和抗心衰、慢性肾衰竭非透析治疗。患者 2016 年底在当地医院开始血液透析，水肿缓解，活动耐量增加，病情稳定。

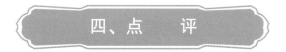

四、点　评

女性患者 43 岁时以大范围心肌梗死起病，外院在进行冠脉血运重建的同时也注意到患者缺乏冠心病的发病基础，相应的检查也发现 LA 阳性，PC、PS 降低，但并没有引起重视，也没有给予针对性的抗凝治疗。患者 6 年来在北京辗转就诊多家医院，心肾疾病不断进展，目前已经到了不可挽回的终末期阶段。在内科各专科高度发展、独立性越来越强的今天，该病例更让我们认识到打造坚实的内科学基础在专科人才培养中具有举足轻重的地位，这也是我们协和内科数十年来不懈探索和努力的原因所在、目的所在和动力所在。

（付阳阳　田　然）

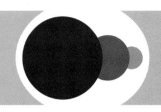

四肢无力8月，下肢水肿、腹胀6月余

右心衰是临床上常见的问题，正确诊断原发病并给予相应的治疗是处理这种患者的关键。本例患者为年轻女性，以典型右心衰为临床表现，既往有结核及髂血管畸形的病史，那么本例患者右心衰的原因又是什么呢？

一、病例摘要

患者，女性，25岁，主因"四肢无力8月，下肢水肿、腹胀6月余"于2015年9月1日入院。

（一）现病史

患者于2015年1月出现双上肢乏力，后逐渐出现双下肢乏力，伴行走困难。就诊于我院门诊，查血 T-SPOT. TB 416 SFC/10^6MC。颈椎常规 MRI：C_1 椎体结构显示欠清晰，枢椎齿状突周围软组织增厚，后方椎管狭窄，脊髓受压明显，脊髓信号异常。考虑颈椎结核。予异烟肼、利福平、乙胺丁醇治疗（期间自行隔日服用乙胺丁醇共6个月），四肢无力症状逐渐恢复。2015年3月，患者间断出现双下肢水肿，伴腹部膨隆，无眼睑水肿、活动后气短、皮肤黄染、尿中泡沫增多等，未诊治。2015年7月患者自觉水肿明显加重，腹部膨隆影响睡眠。就诊于当地医院，查 ECHO：左房41mm，左室舒张末内径52mm，左室收缩末内径39mm，LVEF 48%，中等量心包积液（左室后壁深约6mm，右室前壁深11mm，右房顶深约5mm）。腹部超声：腹腔积液，腹腔积液最深处71mm。予呋塞米 20mg qd 口服治疗后下肢水肿较前好转，腹部症状大致同前。2015年8月就诊于我院门诊，查血常规、凝血大致正常，生化：Alb 34g/L，Cr 44μmol/L，NT-proBNP 3983pg/ml，BNP 866ng/L，肘静脉压>35cmH$_2$O。

（二）既往史

患者2014年8月出现腹痛、下肢无力，外院行腹部 CT 提示腹膜后血管畸形。当地医院行腰动脉栓塞术+左侧髂总动脉支架置入术。术后症状缓解，复查腹部 CTA（2014年12月于我院）示右侧髂血管周围软组织团块，考虑血管畸形并发动静脉瘘可能性大；左侧髂总动脉支架置入术后；下腔静脉增粗，右心房、右心室增大。否认高血压、糖尿病等病史。

（三）个人史、婚育史、月经史及家族史

无吸烟、酗酒，无放化疗病史，2012年顺产一女，体健，2015年1月起服用抗结核药后月经异常，2015年3月闭经。父亲有可疑颜面部血管瘤病史。

（四）入院查体

BP 110/70mmHg（左上肢），108/72mmHg（右上肢），HR 104次/分，SpO_2 97%（自然状态）。双侧颈静脉怒张，右下肺呼吸音较低，心律齐，心音低钝，三尖瓣听诊区可闻及3/6级收缩期杂音，腹部膨隆，脐膨出，肝肋下3cm可及，移动性浊音（+），双侧髂动脉听诊区可闻及血管杂音，双下肢对称性凹陷性水肿。

（五）诊治经过

入院后完善检查：血常规：WBC $5.31×10^9$/L，NEUT% 59.9%，Hb 141g/L，PLT $242×10^9$/L。生化：ALT 9U/L，Alb 32g/L，TBil 18.4μmol/L，GGT 60U/L，Cr 49μmol/L，K 4.4mmol/L，Na 139mmol/L，TC 2.50mmol/L，TG 0.41mmol/L，HDL-C 0.57mmol/L，LDL-C 1.68mmol/L。尿、便常规（-）。凝血、甲功、ANA18项、ANCA三项、Ig和补体（-）。腹部BUS：肝大、肝淤血，胆囊壁水肿增厚，脾稍厚。胸部CT平扫：心影明显增大，双侧胸腔积液，心包积液，双肺多发斑片影，左肺下叶为著。门静脉、腹腔动脉干及其分支、下肢动脉、下肢深静脉超声：未见异常。心脏方面：ECG示窦性心动过速，HR 105次/分。心脏标志物：CK-MB 2.4μg/L，cTnI 0.022μg/L，NT-proBNP 3983pg/ml，Myo 20μg/L，BNP 1208ng/L；ECHO：中度肺高压（肺动脉收缩压67mmHg），全心增大，重度三尖瓣关闭不全，右室收缩功能减低，主肺动脉扩张，少量心包积液。右心导管检查：肺动脉压61/34（43）mmHg，右房压32/20（27）mmHg，中心静脉压24mmHg，肺毛细血管楔压19mmHg，心输出量20L/min，肺血管阻力1.2WU。心脏MRI：右心房、右心室及左心室增大；三尖瓣反流；右心功能减低，RVEF 28.3%；肺动脉增宽，提示肺高压；室间隔基底段摆动，LVEF 50.2%，延迟扫描未见明显异常强化；下腔静脉、肝静脉增宽；少量心包积液。腹腔积液-结核方面：腹腔积液常规：外观 黄色混浊，比重1.018，白细胞总数$232×10^6$/L，单核% 96.1%，黎氏试验（+）。腹腔积液生化：TP 21g/L，ADA 2.4U/L，Alb 13g/L，LDH 74U/L，Glu 6.0mmol/L，TC 0.80mmol/L，TG 0.76mmol/L。估算血清腹腔积液蛋白梯度（SAAG）21g/L。腹腔积液找瘤细胞：未见瘤细胞。腹腔积液细菌、真菌涂片、抗酸染色（-）。PPD试验（-）。血T. SPOT-TB 180 SFC/10^6MC，腹腔积液T-SPOT. TB 1228 SFC/10^6MC，颈椎MRI：较前减轻。肺栓塞方面：D-Dimer 2.40mg/L FEU。ABG（自然状态）：pH 7.46，pO_2 75.9mmHg，pCO_2 38.8mmHg，$cHCO_3$ 27.4mmol/L，碱剩余（ABEc）3.7mmol/L，乳酸（Lac）1.4mmol/L。CTPA：左肺下叶背段肺动脉可疑低密度影，不除外肺栓塞可能。V/Q显像：部分右肺上叶前段及中叶外段、左肺下叶背段、后及外基地段血流灌注受损，通气功能改善，V/Q不匹配，肺栓塞高度可疑（图1）。

药物治疗：托拉噻米10mg bid，螺内酯20mg qd。异烟肼0.3g qd，利福平0.45g qd，

乙胺丁醇 0.75g qd，吡嗪酰胺 0.5g bid，维生素 B_6 10mg tid。

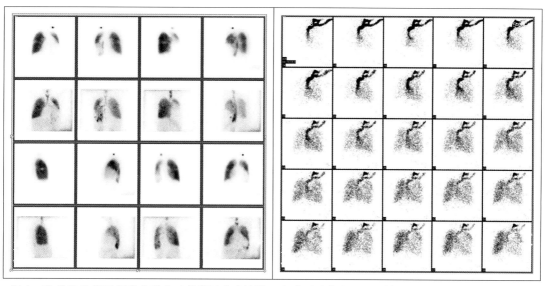

图1　患者 V/Q 提示部分右肺上叶前段及中叶外段、左肺下叶背段、后及外基地段血流灌注受损，通气功能改善，V/Q 不匹配，肺栓塞高度可疑

二、讨　　论

心内科叶益聪医师：患者青年女性，病程一年，本次入院临床主要表现为明显的体循环淤血（如腹腔积液、双侧颈静脉怒张、肘静脉压升高）。患者既往史有两点较特殊：①颈椎结核，虽无直接病理证据，但血 T-SPOT. TB 显著升高，抗结核治疗后患者症状和影像学方面明显改善，支持其诊断；②髂血管畸形，外院血管造影明确证实，曾尝试多次栓塞治疗，效果不佳。体循环淤血的患者首先考虑心包疾病和右心相关疾病。结合患者既往颈椎结核，外院超声提示中等量心包积液，首先考虑结核引起的缩窄性心包炎。但我院超声心动图排除缩窄性心包炎，而是突出表现为右心增大、右心功能不全和肺高压。为进一步明确肺高压类型，患者行右心导管检查，提示心输出量（CO）显著升高（20L/min），为正常人5倍，故诊断考虑高动力心力衰竭。高动力心力衰竭的定义首先要满足高动力状态［即成人静状态下 CO 大于 8L/min，心指数（CI）大于 3.9L/（min·m²）］，同伴有心衰表现（如体循环淤血或肺循环）。患者 CO 升高，同时符合体循环淤血的临床表现，故高动力心衰诊断明确。病因方面，首先考虑髂血管动静脉瘘所致。其始动因素为大量动脉血经过动静脉瘘直接进入静脉而没有进入毛细血管前小动脉，外周阻力明显下降，同时伴随外周组

织灌注不足。心脏反射性的提高心输出量，回心血量增加，导致各个心腔压力增高，肺循环压力升高。同时还有肾素-血管紧张素-醛固酮系统及交感系统兴奋，随着病程的延长，右心和左心均会受累，最终出现射血分数下降和心力衰竭。患者目前尚无左心衰的表现。关于高动力心衰的治疗，心衰方面以利尿为主，但更关键的是针对病因的治疗。有研究表示慢性肾功能衰竭透析患者接受肾脏移植后关闭动静脉瘘，血流动力学会有明显的改善（外周血管阻力升高，心输出量下降）。综合考虑，从一元论角度解释，患者存在高动力心衰，病因为动静脉瘘。治疗最关键的是关闭动静脉瘘，才能从根本上改善心衰。但患者动静脉瘘多发弥漫，外院尝试介入治疗失败，目前在诊治过程中存在如下问题：①患者下一步治疗应选择开腹手术还是介入栓塞治疗？且患者存在结核，手术时机应如何把握；②患者既往颈椎结核明确，抗结核治疗后好转，但患者入院后腹腔积液常规、生化、T. SPOT-TB提示患者存在结核性腹膜炎。抗结核有效的情况下为何新发结核性腹膜炎？结核与动静脉瘘之间有无因果关系；③患者D-Dimer升高，V/Q显像提示通气血流不匹配范围较大，但CTPA仅提示一个肺段可疑肺栓塞，患者是否存在肺栓塞？肺栓塞可引起肺高压和右心衰，是否需要选择进一步抗凝治疗？

放射科曹剑医师： 患者颈椎MRI提示寰枢椎软组织增厚，提示受压水肿，考虑颈椎结核。经过抗结核治疗，复查颈椎MRI可见寰枢椎软组织较前减少，提示受压好转。腹主动脉CTA提示右下腹软组织影，异常强化，右侧髂动脉和下腔静脉多发迂曲血管团，结合患者病史，考虑多发动静脉瘘，瘘口较大，瘘口位于下腔静脉和髂血管之间。同时可见下腔静脉明显增宽，右房右室增大。此外，L_4、L_5椎体多发骨质破坏，考虑和长期血管畸形相关。CTPA检查提示患者血流动力学异常，肺血管充盈较差，主肺动脉增宽，右侧胸腔积液，心影增大。因强化条件不满意，左肺下叶可疑肺栓塞。此外，还可见双肺多发斑片影。心脏MRI提示双心室增大，左室功能尚可，LVEF 50%，右室收缩功能较差RVEF 30%，可见室间隔摆动，提示右心压力增大。另外还可见三尖瓣反流，少量心包积液。延迟强化未见心肌异常，心包不厚，缩窄性心包炎可能性不大。

心内科刘永太医师： 超声心动图胸骨旁长轴切面示左心轻度增大，左室舒张末内径57mm，左室壁运动尚可，LVEF约50%。胸骨旁短轴切面示右心增大，室间隔收缩期向左侧摆动，提示右室收缩压增高，与MRI相符。心尖四腔心切面可见右心明显增大，右室运动弥漫减低，三尖瓣环平面收缩期位移（TAPSE）减低，三尖瓣中重度反流，未见房间隔缺损等心内分流。患者既往结核，但未见心包异常，考虑缩窄性心包炎可能性不大。右心导管提示肺动脉平均压MAP 43mmHg，肺循环阻力1.2WU，肺毛细血管楔压（PCWP）19mmHg，肺循环高压诊断明确。虽然PCWP升高，但舒张期跨肺循环压差（肺动脉舒张压与PAWP差值）大于7mmHg，无法单纯以左心疾病解释患者肺高压。患者另一个显著异常的指标是心输出量升高达到CO 20L/min（测量值上限），属于高动力状态，考虑此显著升高的CO是造成患者肺高压的主要原因。患者与常见的动静脉瘘引起的心脏改变不同，后者往往以左心增大为主，患者以右心增大为主，可能的原因为患者动静脉瘘瘘口位于下腔，距离右心很近，病理生理学改变与房间隔缺损相似，血流动力学对右心影响更大。患者高动力状态对左室也有影响，目前已经有左心的增大，随着病程的延长，患者也会出现左心衰的表现。肺栓塞同样可引起肺高压，患者存在可疑肺栓塞，但肺栓塞引起的肺高压肺血管阻力一般会增高，与患者右心导管数据不符。所以考虑无论患者是否存在肺栓塞，都不是造成肺高压的主要原因。

血管外科李拥军医师：患者动静脉畸形诊断基本明确，先天性可能性较大，结核与之无关。患者存在血管畸形，容易出现肺栓塞，目前不考虑抗凝，D-Dimer 升高考虑与血管畸形局部破坏有关。动静脉瘘分为先天性和后天性，后天性动静脉瘘，尤其是单一入口和单一出口手术效果好。相比之下，多入口和多出口的动静脉瘘处理较为困难。治疗方面，较小的动静脉瘘可以不予处理。较大的动静脉瘘目前首先考虑介入治疗加栓塞治疗，治疗的关键是瘤巢的栓塞。治疗目的是控制症状，推迟复发时间，而非治愈。治疗过程中不能仅追求图像上的完美，而要达到功能上的有效。患者目前高动力状态，血管畸形处血流速较高，首先要降低流速，使栓塞剂可以停留，才能真正地发挥栓塞作用。患者目前已完善血管造影评估，下一步需要进行选择性的栓塞，先后栓塞动脉和静脉，降低局部血流速度，最后完成瘤巢的栓塞。我院既往有类似病例的成功治疗经验。总之，血管畸形的治疗原则是缓解症状，且需要内科、外科、整形科、皮肤科多学科参与。本患者完全治愈的可能性较小，治疗后复发可能性大，治疗中应以无伤害为原则，开腹手术具有较大的手术风险，暂不考虑。

放射科石凯峰医师：患者心脏表现与动静脉瘘有关，患者存在动静脉畸形合并动静脉瘘。前者常与外伤相关，后者多为先天性因素。治疗方面，单纯动静脉瘘需行封堵治疗，若合并动静脉畸形还要填塞瘤巢。在实际临床操作上较困难。而治疗的原则是尽量减少对患者的创伤。本患者瘘口较大，栓塞剂效果差，对栓塞剂的选择要慎重。未来的治疗难度较大，可能需要多次治疗，需谨慎评价收益和风险。

感染内科阮桂仁医师：患者发病初期表现为行走困难、四肢无力，颈椎 MRI 提示脊髓压迫，血 T. SPOT-TB 升高，抗结核治疗效果好，颈椎结核诊断基本明确。但也有不支持点，如病程中无发热、盗汗等表现。椎体结核最常累及腰椎、胸椎和下段颈椎，影像表现为软组织增厚、骨质破坏和椎旁脓肿，对抗结核药物治疗好。患者病程后期腹腔积液常规提示单核细胞为主的白细胞增多，腹腔积液 T. SPOT-TB 升高，结核性腹膜炎明确，考虑与既往抗结核药物治疗不充分有关。目前予规律四联抗结核治疗，因吡嗪酰胺会加重肝脏淤血，可从小剂量起逐渐加至标准剂量，监测肝肾功能。此外，结核不能解释心脏情况，也与患者动静脉瘘无关。

心内科方理刚医师：这是一个常见病（结核）合并少见病（动静脉瘘）的病例。本例患者主要以体循环淤血起病，影像学提示全心增大，右心受累为主，血流动力学提示高动力状态，动静脉瘘可以解释患者高动力心衰，容量负荷过多，引起右心扩大。本例患者的右心导管检查在评价心功能方面发挥了重要的作用。病因方面，动静脉瘘考虑先天畸形可能性大，与结核关系不大。治疗方面，继续目前抗结核治疗，动静脉瘘治疗难度较大，总体预后不乐观，需要多学科参与指导下一步治疗方案。

三、点 评

　　右心导管检查是本例诊断过程的转折点，在不明原因的肺高压诊断中具有重要的诊断价值，在了解肺循环血流动力学异常程度的同时，对引起肺高压的病因也有重要的提示意义。讨论中提到该例与一般高动力型心力衰竭所不同的是右心受累非常突出，而左心室功能基本正常。此外，虽然本例中右心导管检查最后未显示肺循环阻力升高，但结合动静脉瘘本身就是肺栓塞的高危因素、患者低氧血症、V-Q 显像提示肺栓塞高度可疑、CTPA 肺动脉内可疑低密度影，需要考虑肺栓塞在右心严重受累中所起的作用。

（常　龙　叶益聪）

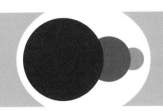

反复意识丧失 3 年余，活动后胸闷 2 年余

该患者为青年男性，以反复意识丧失、活动后胸闷、活动耐量明显下降为主要表现，冠脉造影发现严重左主干及三支病变。是什么原因导致青年男性出现如此严重的血管病变？冠脉血运重建是否可以使患者获益？能否用"一元论"解释患者的意识丧失和活动后胸闷？

一、病 例 摘 要

患者，男性，23 岁，主因"反复意识丧失 3 年余，活动后胸闷 2 年余"于 2015 年 11 月 1 日入院。

(一) 现病史

患者 2012 年 4 月行走时突发意识丧失，伴双眼凝视、口吐白沫、肢体抽搐，无口舌咬伤、尿便失禁，持续约 1 小时后意识恢复。2012 年底、2013 年中上述症状再发；外院查脑电图、头颅 MRI（-）。2013 年 6 月起爬 2~3 层楼后胸闷，休息数分钟可缓解，活动耐量进行性减低。2014 年 10 月卧位休息时再发意识丧失，性质同前，意识恢复后出现右侧肢体麻木、活动不利及言语不清。外院测血压 160~170/110mmHg；尿常规：Pro>3g/L，RBC（-）；24hUP 4.9g；肝肾功（-）。免疫球蛋白+补体：IgM 0.293g/L↓，余（-）；自身抗体（-）；头颅 MRI：左侧中脑大脑脚长 T1 长 T2 信号，DWI 高信号，考虑为新发梗死，左侧额叶半卵圆中心白质高信号。考虑"慢性肾小球肾炎，高血压，脑血管病"，予硝苯地平控释片、福辛普利降压，他克莫司早 2mg/晚 1mg 治疗，血压控制在 140/90mmHg，针灸治疗后肢体活动不利及言语不清逐渐恢复；但胸闷、憋气症状仍进行性加重，2015 年 1 月爬 1 层楼或步行数十米后即感胸痛，向双上肢放射，休息数分钟可缓解。2015 年 6 月 1 日夜间患者突发胸闷、憋气，不能平卧，伴双下肢可凹性水肿，外院查 cTnI 1.31→7.7ng/ml，NT-proBNP 778pg/ml，ECHO 示左室轻度增大（56mm），收缩功能减低（LVEF 36%）。予利尿治疗后症状略改善。6 月 14 日患者床旁活动后出现持续心前区闷痛，就诊我院急诊查 ECG 示窦性心动过速，aVR 导联 ST 段抬高，Ⅰ、aVL、Ⅱ、aVF、V1~V7 导联 ST 段压低，Ⅰ、aVL、V5~V7 导联 T 波双向或倒置（图 1），cTnI 1.74~4.67μg/L，考虑急性心肌梗死，予阿司匹林、氯吡格雷、阿托伐他汀、依诺肝素治疗及硝酸甘油静脉泵入，症状持续

2~3小时后缓解，复查ECG多个导联ST段回落至基线（图2），收入我院心脏监护病房。6月15日行冠脉造影：LM体部至末端瘤样扩张；LAD开口至近段（第一对角支D1发出前）瘤样扩张，D1发出后100%闭塞；D1向LAD远段发出逆灌血流；LCX开口至近段瘤样扩张，近段100%闭塞；RCA开口至近段扩张，近段100%闭塞；RCA开口部位向远段发出细小桥侧支（图3）。诊断：冠状动脉瘤样扩张、LM+三支病变（LAD、LCX、RCA）。

进一步完善检查：血常规（-）；尿常规：Pro TRACE，RBC（-），24hUP 0.61~1.06g，小球性98.4%；血生化：Alb、血脂四项无异常，Cr 80~102μmol/L，HCY 15.7μmol/L；心肌酶：cTnI最高6.1ng/ml后逐渐下降；BNP 240ng/L；炎症指标：hsCRP 5.92mg/L，ESR 49mm/h；免疫指标：补体、RF（-），IgM 0.27g/L↓，ANA、抗ENA、ANCA、LA、抗磷脂抗体谱（-）；乙肝5项：HBeAb、HBcAb、HbsAb（+），HBV DNA（-）；下肢动脉BUS：右侧胫前动脉弥漫性狭窄，左侧胫前动脉中下段闭塞可能性大；腹主动脉CTA（图4）：脾动脉及双肾动脉远端管腔狭窄，可见小侧支循环开放。肝总动脉及其分支闭塞，周围多发细小侧支循环开放。肠系膜下动脉起始部及双侧髂内动脉多发管腔不同程度狭窄。考虑血管炎性病变可能；脾脏前下部片状低强化区，脾梗死可能；左肾小片状强化减低影，缺血性改变可能；头颈CTA：右侧椎动脉全程闭塞；ECHO：节段性室壁运动异常（左室下后壁内膜回声增强，无运动，室间隔基部运动减低），左室收缩功能减低，双平面法LVEF 42%，轻度二、三尖瓣关闭不全。神经内科会诊：反复意识丧失考虑癫痫发作，左侧中脑梗死可能为小血管闭塞所致，与高血压或全身血管炎相关；免疫内科会诊考虑系统性血管炎，结节性多动脉炎（PAN）可能性大。建议予泼尼松1mg/（kg·d），环磷酰胺0.4g/周。多科会诊（心外、心内、神内、神外、麻醉科）考虑患者冠脉病变有血运重建指征，但病因为血管炎，外科手术及冠脉介入风险极高，受益有限。

治疗方面，逐步减停硝酸甘油，给予阿司匹林、依诺肝素后序贯为华法林抗凝，并予5-单硝酸异山梨酯、尼可地尔、曲美他嗪扩冠和改善心肌代谢，美托洛尔降低心肌耗氧，福辛普利、辛伐他汀、呋塞米、螺内酯等治疗，患者夜间可平卧，胸闷、胸痛较前逐渐好转，但在饱食或步行50~100米后间断有心前区针刺样疼痛。6月24日开始甲泼尼龙60mg iv qd×7d→泼尼松60mg qd；环磷酰胺0.4g iv qw。患者病情相对平稳出院。出院后泼尼松60mg qd，用满1月后开始减量，之后一周减5mg至30mg维持1月，之后每2周减2.5mg，目前口服22.5mg，每周使用静脉环磷酰胺0.4g（目前累积7.2g）。华法林抗凝维持INR 1.4~2.4，余心脏方面用药不变，活动耐力有所恢复，目前可平地行走100余米或上2层楼，未再出现憋喘、不能平卧或意识丧失。

（二）既往史

2012年3月出现发热，Tmax 39℃，伴右侧腮腺区肿大，半月后出现后背部斑丘疹，有破溃，20天左右好转。同年夏天出现左侧睾丸疼痛，间断发作，口服迈之灵可缓解。否认高血压、糖尿病、高脂血症病史。

（三）个人史、婚育史及家族史

否认吸烟饮酒史。无家族类似病史及早发心血管病家族史。

（四）入院查体

BP 120/60mmHg，HR 73 次/分，BMI 25.9kg/m²，背部皮肤可见色素沉着，腹部有紫纹。双侧瞳孔等大正圆，对光反射灵敏。心肺听诊未及明显异常，腹软无压痛，腹部血管听诊区未及杂音。双侧上肢血压对称，足背动脉搏动双侧未及；四肢腱反射亢进，右侧为著，右侧霍夫曼征（+），巴宾斯基征（+），左侧上下肢病理征未引出。

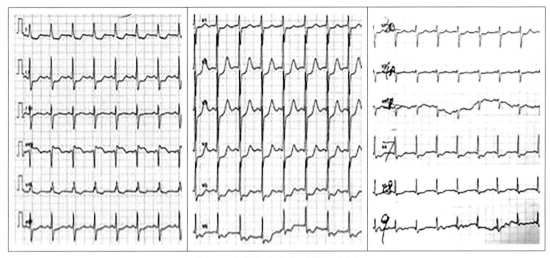

图 1　患者胸痛发作时的心电图

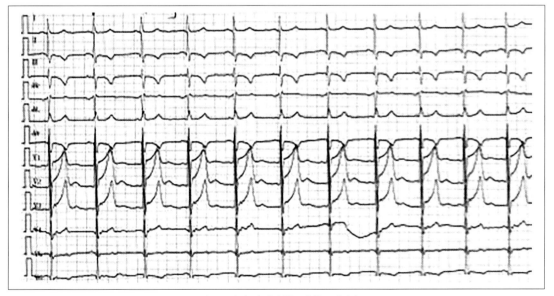

图 2　患者胸痛缓解时的心电图

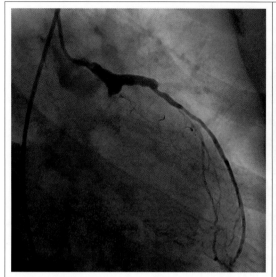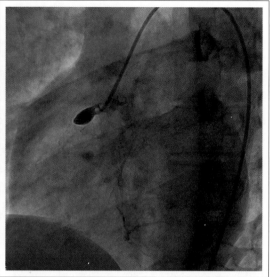

图 3　冠状动脉造影

（五）诊治经过

患者入院后完善相关检查：血常规、尿常规（−）；便常规：OB（＋）×2 次；肝肾功：Cr 100μmol/L，余（−）；炎症指标：hsCRP 1.53mg/L，ESR 5mm/h；肿瘤坏死因子 α 8.3pg/ml（<8.1），白细胞介素-6 2.0pg/ml（<5.9）。肌电图：未见周围神经源性损害。

心脏相关检查：BNP 96ng/L，cTnI 0.01μg/L；ECG：心率 65 次/分，Ⅱ、Ⅲ、aVF 导联 ST 段压低 0.05mV；ECHO：节段性室壁运动异常（左室下后壁运动略减低），左房增大，LVEF（M 型）60%；心肌静息核素显像：与 7 月 16 日相比原左室部分下壁中部血流灌注完全恢复正常，下壁基底心肌血流灌注较前明显改善，新出现后侧壁基底部血流灌注轻度受损；PET 心肌葡萄糖代谢显像示灌注缺损区可见心肌存活；11 月 11 日行冠脉造影：左主干及 LAD、LCX、RCA 狭窄闭塞情况与前次类似，侧支循环较前增多。

治疗方案及目前情况：入院后继续口服激素泼尼松 20mg qd+环磷酰胺 0.4g iv qw（累积 8.0g）控制原发病，心脏方面用药将福辛普利加量至 10mg qd 余治疗同前。入院后患者可缓慢步行 200 米或上 2 层楼，但快步行走或扫地等家务活动时仍有胸痛及憋喘，需临时加用硝酸甘油喷雾。

因血管炎所导致的冠脉病变临床上较为少见，且患者冠脉病变严重，为明确诊断及多科协作制定适合患者的冠脉重建及进一步治疗方案，特提请 2015 年 11 月 18 日内科大查房。

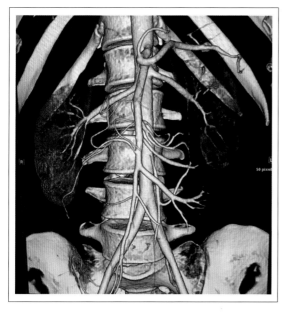

图 4 患者腹腔动脉 CTA 重建示肝动脉闭塞，肠系膜下动脉起始端狭窄，双肾动脉远端管腔不规则狭窄

二、讨　论

心内科郭潇潇医师：患者为青年男性，慢性病程，逐渐进展，多系统受累。神经系统表现为多次意识丧失、脑梗死；心血管系统表现为高血压、急性心肌梗死继发急性左心衰；泌尿生殖系统表现为蛋白尿，肌酐轻度升高及睾丸疼痛。既往有乙肝病毒感染史。实验室检查提示炎症指标升高，而无自身抗体阳性。影像学检查提示冠状动脉、腹腔中等动脉及下肢动脉多发扩张、狭窄及闭塞改变。诊断首先考虑系统性血管炎，应该与早发动脉粥样硬化和纤维肌发育不良等其他血管病相鉴别。患者无早发动脉粥样硬化的危险因素（如家族性高脂血症、糖尿病、长期高血压、肥胖、家族史、药物滥用）。纤维肌发育不良在冠脉中的表现为近端夹层壁内血肿和远端狭窄，伴肾动脉受累为主干特征性串珠样改变，这与患者影像学结果不符，故诊断仍以血管炎为首先考虑。患者受累血管均为中等大小肌性血管，常见的疾病包括结节性多动脉炎（polyarteritis nodosa，PAN）和川崎病（kawasaki disease，KD）。川崎病在亚洲人群中发病率较高，可累及冠脉，多于 5 岁以前急性起病，并有明显发热、结膜充血、皮疹、淋巴结肿大症状，病程自限，但 15%～25% 未经治疗患者可有远期冠脉损害。青少年期出现临床表现，仅从冠脉病变形态表现鉴别 PAN 及川崎病较为困难。文献报道中川崎病冠脉病变血管钙化更多见，全身多血管受累少见。此患者经反复询问否认儿时发热超过 3 天病史，且发病前活动耐量极佳，血管造影未见冠脉钙化，故诊断更偏向 PAN。在治疗方面，患者 2015 年 6 月入院时冠脉病变极重，但血管炎未控制，行介入及手术治疗风险极大，故选用积极原发病控制并优化心脏药物治疗的方式，一方面使用阿司匹林加华法林的强化抗栓治疗，另一方面应用适当镇静、最大剂量美托洛尔以降低心

肌耗氧，并积极扩冠、稳定血管内皮、抑制心肌重构的治疗，心肌缺血症状得以一定程度控制，目前全身炎症状态基本控制，但进一步明确诊断及选择下一步治疗方案仍需多科协作。

儿科李冀医师：患者冠脉受累明确，表现为瘤样病变。中等动脉受累的血管炎包括PAN和川崎病，川崎病多于幼儿时期起病，大于60%的患者可有冠脉受累，同时还会出现持续5日以上的高热，结膜充血，草莓舌，唇皲裂及指端硬肿等表现，这些表现单独出现均无特异性，但同时出现伴随冠脉病变则高度提示川崎病。也有一些患者，特别是起病年龄小的患者可出现其他临床症状不典型但冠脉受累严重的不典型川崎病。对于儿童时期川崎病的冠脉受累在成年后会有怎样的表现，文献中对于未经丙种球蛋白治疗的患者进行随访分析，25%患者出现冠状动脉瘤，但这些患者中，30%~60%的患者动脉瘤在1年内回缩，少数出现增大或动脉瘤破裂，其中约三分之一的患者出现冠脉狭窄或血栓形成，也有部分患者儿时症状不典型，至成年后方发现冠状动脉病变，但是川崎病少见全身其他动脉的损害，更少有持续系统性炎症的情况。对于本例患者，经反复追问患者母亲，仍否认患者儿时持续高热情况，同时全身多发血管受累，不是典型川崎病的表现。

免疫内科杨云娇医师：患者青年男性，多系统受累，心脏方面症状突出，除此之外还有反复癫痫、高血压、蛋白尿、炎症指标升高。头MRI提示脑梗，CTA示多发中等动脉瘤样扩张及狭窄，系统性血管炎诊断明确。依据2012年Chapel Hill共识，系统性血管炎根据其累及的血管范围可分为大血管炎、中等动脉血管炎、小血管炎、变异性血管炎等，本患者主要受累部位为主动脉的分支及肌性动脉血管，属于中等动脉炎，常见的中等动脉炎包括PAN及川崎病。患者儿时无高热病史，且青年时期活动耐量佳，活动耐量下降为此次起病新发症状，考虑川崎病可能性小，诊断更支持PAN。PAN的分类标准，满足10项临床及实验室标准中的3项以上即可分类，其敏感性为82.2%、特异性为86.6%，患者满足其中经血管造影明确的冠脉病变，睾丸痛，乙肝血清学阳性以及血压升高，但PAN患者中血压升高往往是继发于肾动脉病变所致，本患者未行肾动脉造影，尚不能明确是否有典型的肾动脉病变。PAN患者的心脏病变并不少见，文献报道约35%，因PAN本身发病率较低故临床少有PAN累及冠脉病例。对于炎症所至的血管炎还需考虑Burger病、Cogan综合征、大动脉炎、贝赫切特综合征等。患者无吸烟史，病变未累及静脉，且无主动脉一级分支受累闭塞的表现而是多发动脉瘤样扩张，暂不考虑上述疾病。另外，自身炎症性疾病也可致血管病变，但患者入院后已完善自身炎症性疾病的基因检测（阴性），暂不考虑。治疗方面，患者激素及免疫抑制剂诱导疾病缓解，目前炎症指标正常，无新发血管病变，现阶段需要考虑进一步维持治疗问题，药物可继续激素及免疫抑制剂治疗，但患者冠脉病变较重，是否有机会行血管重建，以及血管重建的方式及时机需要多科共同商定。

肾内科陈丽萌医师：患者青年男性，慢性病程，主要表现为多发动脉狭窄及瘤样扩张病变。肾脏方面，2014年10月患者出现高血压，蛋白尿，24小时尿蛋白最多时大于4g，不伴血尿及肌酐升高，他克莫司治疗有效，2015年6月复查尿蛋白减少至小于1g，6月至今经激素及免疫抑制剂治疗，目前24小时尿蛋白正常。对于肾脏病变，需要鉴别是否与原发病PAN相关，PAN相关肾脏病变主要是血管炎累及肾动脉所致，常见的表现是肾梗死，肾动脉瘤，肾小球因缺血可以出现少量蛋白尿及血尿，但一般无肾小球病变，少见肾炎表现，更少见肾病范围蛋白尿，肾脏缺血后可以激活肾素血管紧张素系统，引起继发高血压。PAN 本身较为少见，文献中较为大宗的关于 PAN 累及肾脏的报道包含了 20 例患者，其中 9 例有肾炎的临床表现，我院 PAN 行肾活检的患者共 3 例，病理分别符合 IgA 肾病，膜性肾病和膜增生性肾病，所以不除外患者为 PAN 合并肾脏疾病，但目前经激素及环磷酰胺的积极免疫抑制治疗，患者肾脏病情得到控制，暂无肾活检指征。另外值得注意的几点，首先恶性高血压引起的肾动脉狭窄部分可致大量蛋白尿，且白蛋白不低，肌酐无明显变化，这与本患者早期的临床表现类似，但因目前患者血压及尿蛋白均已恢复，已无法明确。第二，患者 2015 年 6 月入院时曾有过肌酐升高，当时诊断急性冠脉综合征（ACS）并予冠脉造影，不能除外缺血及造影剂对肾脏影响，目前肌酐已降至正常。最后，目前华法林抗凝中，在肌酐清除率下降或肾脏存在基础疾病者，如 INR 大于 3 可能加重肾功能损害，应加强对患者肌酐及 INR 的监测。

神经内科徐丹医师：患者神经系统方面主要表现为突发意识障碍，伴有牙关紧闭、双眼凝视、四肢强直等症状，考虑症状性癫痫可能性大，继发于血管炎可能。但典型的 PAN 合并癫痫影像学多表现为皮层异常信号，而本患者无明确皮层病灶，较为不典型，但也可能与脑血管炎症后出现通透性改变导致皮层功能异常相关。另外患者癫痫发作多在冬天，发作前往往有注视雪地等较亮地方的病史，不除外发作与视皮层相关，若发作时行脑电图则可进一步明确痫性发作来源。另外患者陈旧脑梗诊断明确，目前遗留右侧肌张力较高，可用巴氯芬控制症状，但患者肾功能曾有异常，应用需谨慎。

心外科马国涛医师：患者冠脉病变较重，需要考虑是否应行血运重建。①应评估患者有无手术治疗的适应证。我院冠脉造影结果为严重左主干＋三支病变，存在冠脉旁路移植术（CABG）的适应证；②有无手术禁忌证。患者有全身多发血管受累，以抽搐和脑血管病起病，肾功能也曾出现异常，围手术期出现脑血管事件或肾功能不全的风险较大，但这并非手术的绝对禁忌；③手术的技术可行性，患者冠脉造影仅可见左前降支远端血管情况，左回旋支及右冠远端血管无明显显示，预计搭桥再血管化有一定困难。目前能够搭桥的血管仅为左前降支，且若行 CABG 需明确桥血管的来源，一般优选左乳内动脉（LIMA），因为动脉桥远期通畅率明显高于静脉桥，但患者基础疾病为血管炎，LIMA 是否受累不明确，需术中评估，若无法选用则需用静脉桥血管，但患者年纪尚轻，静脉桥血管 10 年通畅率仅为 50%，无法改善患者远期预后；④手术的风险获益比，患者手术风险高，围手术期并发症可能性大，但获益不确定，对远期预后的影响不明，综合来看手术收益有限，需谨慎评估再做决定。

心内科沈珠军医师：关于治疗方面，PAN 冠脉受累相关文献报道少，处理困难，目前因冠脉病变较重，瘤样扩张，无法置入支架治疗，而且手术治疗风险较大，心外科也强调静脉桥远期预后不佳，故目前治疗策略主要为药物保守治疗。在稳定血管炎症的情况下，因冠脉瘤样扩张极易导致血栓形成，需要优化抗栓治疗策略，在单药抗血小板的基础上加华法林抗凝，同时扩冠，改善心肌供氧，以及抗心衰治疗。患者在经过前 3 个月的药物治疗后，此次冠脉造影提示冠脉微循环较前增加，缺血情况有所改善，LVEF 由 40% 上升至

60%左右，因此建议继续目前治疗，观察病情变化。回顾此青年患者病程，早在我院就诊前2年即出现胸闷胸痛、活动耐量下降，但未引起足够重视并及时就诊，如能尽早识别出冠脉病变并予以治疗，患者预后将会有更大改善。另外PAN引起的冠脉病变无明确临床监测指标，虽然目前炎症指标正常，但既往文献提示仍有冠脉病变进展可能，这个问题有待于对PAN的进一步认识和研究才能解决。

三、转　归

查房后患者继续激素及免疫抑制剂治疗，具体剂量为泼尼松20mg qd并缓慢减量+环磷酰胺0.4g iv qw，心脏用药同前，出院继续口服药物治疗门诊随诊中。

四、点　评

对青年男性出现如此严重的左主干狭窄合并三支冠脉血管全部闭塞，任何一位内科医生都应当思考"为什么?"。这种思考驱使我们不断探究，积累知识，收获经验，举一反三。尽管尸检显示PAN患者约60%存在冠脉动脉炎，但引起临床心肌缺血或心肌梗死的病例很少，一旦出现临床表现，冠脉病变通常弥漫和严重。即使可以植入支架也应极为慎重，因其再狭窄率极高，尤其在炎症状态还没有控制的情况下。而正规应用糖皮质激素加免疫抑制剂是最根本的治疗方法，在控制血管炎症、抑制动脉狭窄进展的同时，年轻患者旺盛的血管再生能力可以在缺血部位形成丰富的侧支循环，从而在很大程度上缓解缺血症状。当然，正规的冠心病二级预防和抗心力衰竭治疗也是不可或缺的，尽管这些治疗在PAN患者的疗效并没有得到临床试验的证实。

（郑西希　郭潇潇）

血 液 科

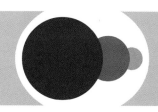

乏力、活动耐量下降近1年

本例为一例中年男性，以贫血起病，考虑纯红细胞再生障碍性贫血，按纯红再障治疗的过程中，出现病情波动，各项检查提示可能存在继发性疾病。入院后详细筛查了包括细小病毒B19感染、大颗粒淋巴细胞白血病、浆细胞病等相关疾病，均未发现明确证据。同时，患者有乙肝，又存在输血相关性肝脏铁过载，PET/CT显示存在肝右叶高代谢病灶，是否合并肝癌，也引发了大家的讨论，虽然已有的证据不支持，但建议在有条件时进行肝活检。

一、病例摘要

患者，男性，48岁，主因"乏力、活动耐量下降近1年"于2015年3月10日入院。

（一）现病史

患者2014年4月出现乏力，活动耐量下降，平地步行200米即感劳累，无头晕、黑蒙、发热、盗汗等。查血常规：WBC $2.1×10^9$/L，NEUT 30%，Hb 64g/L，PLT正常；予红细胞输注。2014年5月15日就诊我院门诊，查血常规：WBC $4.32×10^9$/L，PLT $289×10^9$/L，Hb 66g/L，MCV 95.4fl，MCH 32.9pg，MCHC 345g/L，网织红细胞0.80%；铁4项+叶酸+维生素 B_{12}：血清铁180.5μg/dl，转铁蛋白饱和度97.7%，总铁结合力184μg/dl，铁蛋白470ng/ml，维生素 B_{12} 985pg/ml，叶酸19.5ng/ml；血CD55/59异常细胞、ANA 3项、抗ENA（−）；骨髓涂片：增生活跃，红系占4%，粒：红＝17.88：1，红系早幼红细胞比例正常，余各阶段少见；浆细胞比例增高，占3%，大部分细胞胞核较小，胞质量较多，呈火焰状，初浆区消失；铁染色：细胞外铁：+++，细胞内铁：有核红细胞少，不能测定。骨髓活检：造血组织增多，粒系增多，巨核细胞易见。诊断为纯红细胞再生障碍性贫血，2014年5月29日予环孢素100mg bid，每3周输注红细胞2U。2014年8月16日查血常规：WBC $3.00×10^9$/L，LY% 60%，Hb 63g/L，MCV、MCH、MCHC正常，PLT $281×10^9$/L，网织红细胞0.15%。环孢素血药浓度107.1ng/ml。环孢素逐渐加量为150mg bid。2015年1月12日复查环孢素血药浓度232.7ng/ml，遂将环孢素减量为125mg bid，加用EPO 10 000 U皮下注射隔日1次共1月，仍需每3周输注红细胞4U治疗，Hb维持在55~65g/L。筛查继发因素：IgG 7.91g/L，IgA 4.22g/L，IgM 3.84g/L；血清免疫固定电泳：IgA λ型M蛋白

（+）；铁 4 项：血清铁 208.2μg/dl，铁蛋白 2674ng/ml，转铁蛋白饱和度 96.5%；外周血免疫表型分析：异常淋巴细胞占 60.2%，表达 CD5、CD57、CD3、CD4、HLA-DR、CD8、CD38；胸腹盆 CT 平扫：颈部未见异常；双肺多发肺大疱，双侧腋下及纵隔多发小淋巴结；肝内小囊肿可能，肝内外胆管部分扩张，胆囊体积增大，胆囊局部反折，胆囊结石；左肾上腺结合部节状增粗，双侧肾乳头肥大；骶骨密度减低。全身骨骼 X 线：胸椎、腰椎骨质略增生；骨盆正位片、头颅正侧位片未见明显异常。为进一步治疗收入血液科。起病来精神、睡眠可，食欲缺乏，尿便正常，体重 1 年下降 5kg。

（二）既往史

发现乙肝病毒携带 1 年。

（三）个人史、婚育史及家族史

无特殊。无明确雄性激素应用史。

（四）入院查体

生命体征平稳，贫血貌，全身浅表淋巴结未及肿大，全身皮肤未见出血点。心肺腹及神经系统查体（-），双下肢无水肿。

（五）诊疗经过

入院后完善检查：血常规：WBC 3.60×10⁹/L，NEUT# 1.89×10⁹/L，Hb 69g/L，MCV 93.6fl，MCH 31.5pg，MCHC 337g/L，网织红细胞 1.45%，PLT 251×10⁹/L；凝血：PT 12.1s，APTT 38.0s，Fbg 2.61g/L；1∶1 正常血浆纠正试验：APTT 即刻纠正，2h 不能纠正；生化：TP 57g/L，Alb 36g/L，TBil 26.8μmol/L，DBil 13.5μmol/L，GGT 163U/L，ALP 80U/L，ALT 27U/L，Cr 64μmol/L，BUN 4.55mmol/L；病毒筛查：乙肝 5 项：HBsAg（+），HBcAb（+），HBeAb（+）；HBV-DNA 4.71×10³拷贝/ml；EBV-DNA、CMV-DNA（-）；细小病毒 B19 抗体：IgG、IgM 均（+）；细小病毒 B19 DNA 定量（-）。影像学方面：全身 PET/CT：肝右叶Ⅶ段代谢增高的低密度占位，大小 3.1cm×3.0cm，平均 SUV 3.4，最高 SUV 4.7，不除外肝原发恶性肿瘤；中央骨髓代谢普遍增高，外周骨髓扩张，为血液系统增殖活跃表现，扫描野内骨骼、颅骨未见骨质破坏，肝脏密度普遍增高，考虑与多次输血有关，胆囊结石，右肺中叶及左肺下叶多个含气小空腔。肝脏方面：AFP 2.7ng/ml。腹部增强 CT：与 2014 年 12 月 29 日平扫片比较：肝实质密度稍高，同前；此次平扫示肝右叶边缘似见片状低密度，边缘较模糊，增强后局部强化略减低，边缘欠清晰。肝动态 MRI：肝脏大小形态未见明显异常，各叶比例正常，表面光滑；肝右叶可见小圆形长 T1 长 T2 信号，增强后未见明显强化；腹膜后未见肿大淋巴结；诊断考虑肝脾整体异常信号，符合血色病表现。血液系统方面：铁 4 项＋叶酸＋维生素 B₁₂：Fer 1537ng/ml，余正常范围；EPO：544.17mIU/ml；血清蛋白电泳：β₂ 7.7%；血清免疫固定电泳：IgA λ 型 M 蛋白（+）；IgA 4.01g/L，IgG 9.16g/L，IgM 2.35g/L；血 κ 轻链 596mg/dl，λ 轻链 539mg/dl，κ/λ 1.11；

血游离轻链：κ 轻链 20.9mg/dl，λ 轻链 48.3mg/dl，κ/λ 0.43；外周血涂片：红细胞大小不等，部分形态不规则。骨髓涂片：增生活跃，红系 17%，粒：红=3.09：1；粒系、红系各阶段比例及形态大致正常；红细胞大小不等，可见大红细胞；淋巴细胞比例及形态大致正常，部分细胞质中可见少许颗粒，占 6%；浆细胞比例增高，占 3.5%，部分细胞质丰富，个别呈火焰状，初浆区消失。骨髓免疫表型：白血病系列：淋巴细胞占 28.7%，CD8、CD57 表达比例异常升高；骨髓瘤系列：异常表型细胞占 1.4%，cLambda＋，CD138＋，CD56+，CD184+，CD38+。骨髓活检：骨髓组织中造血组织与脂肪组织比例大致正常，造血组织中粒系增多，红系较少，巨核细胞易见。免疫组化：CD138（散在+），CD15（+），CD20（－），CD235a（部分+），CD3（－），CD61（+），Ki-67（index 40%），MPO（+）。TCR/IgH 基因重排（－）。全身骨髓显像：肝内未见摄取减低或缺损区，PET/CT 所示肝Ⅶ段代谢增高区此次摄取与正常肝脏相同，结合病史考虑不除外肝脏髓外造血或局灶性炎症可能；中央骨髓增生大致正常，外周骨髓扩张。

入院后查环孢素血药浓度：302.4ng/ml，将环孢素减量为 100mg bid，予甲磺酸去铁胺 1.5g qd 静脉输注共 5 天驱铁，恩替卡韦 0.5mg qd 抗病毒治疗。住院期间，监测血常规 Hb 维持在 70g/L，网织红细胞 4.2%比例最高 WBC、PLT 大致正常，未再输血。

二、讨 论

放射科曹剑医师：阅患者主要影像学资料。患者头颅、骨盆正侧位未见明显异常。胸部 CT 平扫示双肺尖散在索条影，双肺多发透亮小囊影，考虑双肺多发肺大疱。该患者主要病变位于肝脏：①增强 CT 示肝脏密度弥漫增高，结合多次输血病史，符合血色病表现；②CT 平扫示肝右叶、左叶多发散在稍低密度病灶，合并肝右叶Ⅶ段、Ⅴ段及左叶Ⅲ段局灶性胆管扩张；③肝脏动态 MRI，T1 相肝右叶病灶呈偏低信号，增强后无强化，T2 相肝脏密度弥漫性减低，符合血色病表现。综合以上特点，患者肝脏影像上主要表现为肝右叶、左叶多发散在病灶，合并胆管扩张。此种表现首先需除外胆管癌，但胆管癌患者扩张的胆管近端一般可见占位病变，与该患者不符。结合患者病史，影像学表现考虑一方面为多次输血的继发改变；另一方面，肝右叶高代谢病灶可能与炎症、髓外造血有关，恶性不除外，建议肝脏活检明确性质。

核医学科罗亚平医师：患者全身[18]F-FDG PET/CT 示：①肝右叶Ⅶ段代谢增高灶，大小 3.1cm×3.0cm，平均 SUV 3.4，最高 4.7，代谢为轻中度增高，且欠均匀；横断层 CT 上密度减低较明显，延迟显像肝右叶摄取增高灶仍存在，SUV 无变化；②中央骨髓代谢普遍增高，外周骨髓扩张，为血液系统增殖活跃表现。根据以上 PET/CT 特点，结合患者合并乙肝小三阳、铁过载等肝癌高危因素，首先考虑原发性肝癌。原发性肝癌 PET/CT 表现，根据分化程度不同，FDG 摄取程度不一。低分化肝癌，肿瘤组织葡萄糖代谢旺盛，FDG 摄取高，SUV 值较高。该患者 SUV 轻度增高，考虑中分化肝癌可能性大。但需与其他引起葡萄糖代谢活跃的病变相鉴别，如其他肿瘤（腺瘤、肝癌以外的恶性肿瘤）、炎症、髓外造血、铁过载等。患者增强 CT、MRI 未见肝右叶病变，提示可能为非占位性病变，因此，进一步行骨髓显像鉴别是否为髓外造血。骨髓显像原理是利用肝、脾、骨髓中的网状内皮细胞可吞噬经静脉注射的胶体显像剂 ^{99m}Tc-SC，间接反映骨髓造血功能。该患者骨髓显像示：肝右叶病灶摄取的显像剂与正常肝脏组织相同，提示肝右叶病变区含有与正常肝脏相似的网状内皮细胞。而肝脏肿瘤病变、类肿瘤病变，除肝脏局灶性结节增生（FNH）外，通常不摄取胶体显像剂。肝脏局灶性结节增生为正常肝细胞、胆管细胞排列紊乱所致，增强 CT 上具有典型的"快进快出"影像学特征，PET/CT 上 FDG 摄取与正常肝脏相似或稍低，该患者可除外 FNH。综合 PET/CT、骨髓显像影像学特点，肝右叶高 FDG 病灶考虑如下：①正常肝脏组织合并炎症：患者 HBV-DNA 阳性，可能为局灶性 HBV 活动或伴有其他病毒或非病毒的感染；②髓外造血：髓外造血组织会摄取胶体显像剂。回顾文献，关于髓外造血的 FDG-PET/CT 表现，仅有 1 例报道，报道中髓外造血组织摄取 FDG 与正常肝脏组织相同。该患者病灶高 FDG 表现，可能为髓外造血且功能较活跃；③铁过载：文献报道 2 例血色病肝脏 FDG 摄取弥漫增高，但 2 例文献中同时合并感染、药物性肝损因素，结合临床经验，铁过载并不一定是 FDG 摄取增高的原因；④非肝脏肿瘤、类肿瘤占位性病变。

血液科陈苗医师：总结病例特点：患者中年男性，病程 1 年。主要表现为乏力、活动耐量下降等贫血相关症状。查体示贫血貌，浅表淋巴结和肝脾无肿大。既往有乙肝病史。血常规示 HGB 66g/L，MCV 95.4fl，RET% 0.80%。骨髓涂片：增生活跃，粒系比例正常，红系 4%，异常浆细胞占 3%，胞核较小，可见双核，胞质呈火焰状，初浆区消失。骨髓活检：骨髓组织造血组织增多，粒系增多，巨核细胞易见。铁蛋白、血清叶酸、VB12 不低，胆红素、LDH 不高，可排除营养性贫血。Coombs' 试验（-），CD55/59 异常细胞（-），ANA+抗 dsDNA、抗 ENA 抗体（-），排除溶血性贫血。综上，诊断纯红细胞再生障碍性贫血（PRCA）。PRCA 主要表现为骨髓红系祖细胞明显减少或缺如，而粒系和巨核系造血基本正常。外周血象示网织红细胞减少，WBC、PLT 正常，白细胞分类正常。不同病因，病程可能为急性自限性，亦可为很少自发缓解的慢性经过。PRCA 病因分为先天性和获得性。发病机制主要包括病毒感染直接破坏红系祖细胞或免疫异常相关（体液免疫异常，产生针对红系早期造血细胞抗体或 EPO 抗体，细胞免疫异常，细胞分泌过多细胞因子抑制红系造血或/和直接的细胞毒作用溶解红系造血祖细胞，导致 PRCA）。先天性多为基因异常所致。获得性 PRCA 又分为特发性和继发性。临床上重点筛查继发因素，包括 1、感染：a、细小病毒 B19 感染：细小病毒 B19 通过呼吸道或输血传播，靶细胞为红系祖细胞。健康人感染可以无症状，免疫缺陷患者可出现持续感染，表现为慢性 PRCA。此患者细小病毒 B19 抗体 IgG、IgM（+），细小病毒 B19 DNA 定量阴性，无病毒血症证据。b、非细小病毒 B19 的其他病毒感染，一般通过免疫机制异常诱发 PRCA。该患者 HBV 感染明确，但患者乙肝是否与 PRCA 相关较难证实。2、自身免疫性疾病：该患者自身免疫相关抗体阴性，暂不考虑。3、肿瘤，如胸腺瘤、淋巴增殖性疾病、各种癌。该患者 CT 未见胸腺瘤，PET/CT 发现肝右叶 VII 段高代谢病灶。4、药物、毒物、妊娠相关：较罕见。

此外，该患者合并其他异常：①血清 IgA λ（+），IgA 定量轻度增高。骨髓免疫分型示表型异常的克隆性浆细胞占 1.4%，表达 CD38、CD138、cLambda、CD56，提示为恶性克隆性浆细胞。但骨平片及 PET/CT 未见骨质破坏，肾脏无异常，贫血不能用浆细胞瘤浸润骨髓解释。因此，目前不支持多发性浆细胞瘤。患者存在的克隆性浆细胞可能为继发性克隆性浆细胞增生，如继发于淋巴增殖性疾病或其他恶性疾病，或者异常的浆细胞引起体液免疫的异常，导致 PRCA。②外周血及骨髓淋巴细胞表型异常：骨髓免疫分型示表达 CD3 的淋巴细胞占 28.7%，CD8、CD57 表达比例异常升高。需除外大颗粒淋巴细胞白血病（LGLL）。大颗粒淋巴细胞（LGL）占正常外周血单个核细胞的 10%～15%，包括 T 细胞（CD3+，TCR 重排+）和 NK 细胞（CD3-）两个细胞群。LGL 扩增是与 PRCA 相关最常见的免疫异常。LGLL 是一种伴外周血大颗粒淋巴细胞增多的慢性中性粒细胞减少性恶性克隆性疾病。分为 T-LGLL 和 NK-LGLL。临床表现为发热、盗汗、体重下降、肝脾淋巴结肿大等非特异性表现。常合并各种免疫异常，如类风湿因子阳性、抗核抗体阳性、Coombs' 试验阳性，常有浆细胞增多和单克隆高丙球蛋白血症。LGLL 诊断标准：外周血中性粒细胞明显减少，淋巴细胞>5×10^9/L，其中 LGL 占 50～90%，骨髓活检 LGL 呈间质性浸润。该患者整体表现符合免疫异常表现，但无反复感染、发热、盗汗、消瘦、肝脾肿大等临床表现；外周血象 NEUT、LY 正常，无 LGL 增多；骨髓免疫分型不支持；骨髓 TCR 重排阴性。故 LGLL 诊断不成立。淋巴细胞 CD8、CD57 表达比例较正常人升高，可能提示 T 细胞功能异常，不能证实有克隆性 T/NK 细胞增殖；③肝脏高代谢占位：PET/CT 示肝右叶高代谢灶。

该患者 PRCA 经环孢素治疗好转，已摆脱输血依赖。此次提请内科大查房，讨论：①肝脏高代谢占位的性质及下一步的处理。请肝脏外科、介入科、消化内科共同讨论；②细小病毒 B19 是 PRCA 常见病因，该患者细小病毒 B19 IgM（+），DNA（-），细小病毒 B19 抗体检测阳性率、特异性多高？IgM 抗体持续阳性的时间有多久？该患者是否需要治疗？③免疫抑制者乙肝抗病毒治疗的指征及用药选择。

肝脏外科徐海峰医师：根据 2011 年中国原发性肝细胞癌诊疗指南，肝细胞癌诊断分为临床诊断和病理诊断。无病理诊断时，临床诊断标准需具备以下 3 条：①肝炎：主要是乙肝、丙肝及各种原因导致肝硬化的背景；②a. 肝脏肿瘤大于 2cm，同时肝脏 CT 或 MRI 上出现典型肝细胞癌的特点，即"快进快出"；b. 肿瘤小于 2cm，同时 CT 和 MRI 上出现典型肝细胞癌的特点；③AFP>400ng/ml 持续时间大于 1 个月或 AFP>200ng/ml 持续时间大于 2 个月。诊断标准中，PET/CT 未列入其中。AFP 诊断原发性肝癌灵敏度约 50%。此患者有乙肝病史，AFP 正常，影像学方面，增强 CT 及 MRI 未见典型原发性肝癌的特点，故原发性肝癌诊断暂不成立。文献报道，髓外造血可导致 FDG 代谢增高，肝脏穿刺病理示幼稚细胞为主；铁过载可导致肝硬化，最终发展为肝癌。因此，该患者肝右叶高代谢病灶可能为髓外造血等非肿瘤性病变，而肝癌等恶性肿瘤概率较低但不能除外。综合以上，患者具有乙肝、铁过载两个肝癌高危因素，肝功能大致正常，无门脉高压表现，Child 分级为 A 级。CT 上初步可定位，在无禁忌证情况下，下一步行肝脏穿刺明确诊断。若为肝细胞癌，可行手术治疗。

介入科潘杰医师：肝脏方面，目前肝癌诊断证据不足。临床上，多种影像学检查是互补的，在诊断肝癌时，CT、MRI 及 PET/CT 大多数是一致的，但也存在不一致的情况。因此，肝脏穿刺获取病理资料很有必要。尽管肝脏病灶位于 Ⅶ～Ⅷ 段，位置较高，目前技术上仍可实现。当然，肝脏穿刺具有局限性，一方面因穿刺获取组织较少，存在假阴性可能。另一方面，肝脏穿刺存在大出血风险。若最终讨论结果认为肝脏穿刺有必要，患者家属同意承担相应风险，可行肝脏穿刺。

消化内科郑威扬医师：患者目前肝脏病变恶性不能除外，主要在于：①肝脏 PET/CT 有高代谢病灶；②患者合并乙肝、铁过载高危因素。铁过载诱发肝癌，主要机制在于铁过多沉积于门脉系统，损伤胆管，纤维增生导致大结节性肝硬化，最终有 25%~30% 发展为肝癌。该患者肝脏合成及代谢功能正常，CT 上肝脏形态正常，且无门脉高压表现，不存在肝硬化。因此，该患者通过铁过载致肝硬化到肝癌这一途径不成立。而临床上不经过肝硬化直接发展为肝癌的情况可见于：①合并 HBV 感染；②胆管细胞癌：该患者肝Ⅲ、Ⅴ、Ⅶ段可见胆管扩张，不能除外胆管细胞癌。胆管癌可引起肝细胞损伤致 FDG 摄取增高，CT 或 MRI 上可无占位病灶；③转移癌：PET/CT 对转移癌的敏感性高于原发性肝癌，通常周边伴有高摄取淋巴结病灶，该患者此种可能性较小。综合分析，该患者肝脏恶性病变有很多不支持点，且患者近 4 个月体重增加，食欲、体力等一般情况较好，血红蛋白水平逐渐回升，PET/CT 高代谢病灶在 CT 及 MRI 上均无体现，因此良性病变可能性较大。肝炎同药物性肝损一样，在 PET/CT 上通常表现为弥漫性摄取增高，而非局灶性。髓外造血引起 FDG 代谢增高的程度目前无相关报道。综合分析，认为该患者恶性病变可能性偏小，良性病变如肝炎、髓外造血等不能完全解释，在尊重患者意愿的基础上，必要时行肝脏穿刺明确诊断。

感染内科郭伏平医师：活动性慢性乙肝患者大部分进展为肝硬化，是否发展为肝癌不一定。若患者只是肝硬化结节，则无必要行肝脏穿刺；若不能除外肝癌，患者求生存意愿强烈，有必要行肝脏穿刺明确性质。患者肝脏结节较大，约 3cm×3cm，若为肝癌，有手术指征，手术可以显著提高生存率。乙肝抗病毒治疗的指征：① ALT 2 倍及以上升高，HBV-DNA $\geq 10^4$ 拷贝/ml；② HBsAg、HBeAg、HBcAb（+），HBV-DNA $\geq 10^5$ 拷贝/ml；③ ALT 升高在 2 倍以下，但肝组织学显示炎症坏死 $\geq$ G2。最新 WHO 乙肝治疗指南中，慢性乙肝患者合并代偿或失代偿肝硬化为绝对抗病毒治疗指征；年龄>30 岁，持续肝功能异常，HBV-DNA $\geq 10^5$ 拷贝/ml 者推荐抗病毒治疗。药物选择方面，推荐使用引起耐药率低的药物，如恩替卡韦、替诺福韦，不推荐拉米夫定。对于应用免疫抑制剂或激素治疗者，若 HBsAg（+），建议抗病毒治疗，维持治疗直至激素、免疫抑制剂治疗后半年。该患者原发病方面应用环孢素，建议同时抗病毒治疗。细小病毒 B19 治疗方面，对于有红斑样皮疹、关节疼痛、继发再生障碍性贫血等相关临床症状或细小病毒 DNA（+），建议予丙种球蛋白治疗。

微生物室杨启文医师：细小病毒 B19 IgG、IgM 检测的是抗体成分，DNA 检测的是抗原成分。细小病毒 B19 感染机体，3 天后 IgM 抗体效价开始升高，一般 1 个月达高峰，后逐渐下降，一般 3 个月降至阴性，少数可持续达半年；IgM 出现后第 7 天即感染后第 10 天 IgG 抗体效价开始升高，持续可达 2~3 年。诊断试验中，IgM 灵敏度为 93%，特异性为 89%；IgG 灵敏度为 92%，特异性为 85%。该患者细小病毒 B19 IgM、IgG（+），但 DNA（−），无病毒血症证据，可能为现症感染，或既往感染 IgM 持续时间长。至于细小病毒 B19 感染出现在纯红再障之前或之后则难以判断。可重复细小病毒 B19 DNA 检测、随访细小病毒 B19

IgM、IgG效价的变化。

血液科王书杰医师： 此病例较为复杂，我科方面，纯红再障诊断明确，患者应用环孢素、间断EPO治疗半年后，网织红细胞比例由0.8%增加到4.2%，骨髓中红系增生比例由4%增加到17%，血红蛋白水平逐渐回升，并摆脱输血依赖，治疗有效。此次查房目的主要是与其他科室一起讨论肝脏病灶的性质，尽管肝癌可能性较小，但若为肝癌，下一步治疗的选择明显影响预后。因此，根据各兄弟科室的讨论意见，下一步应充分与患者及家属沟通，决定是否进一步行肝脏穿刺，或密切随诊，警惕病情变化。

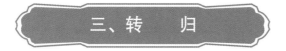

三、转　归

查房后与患者沟通，患者拒绝进一步行肝脏穿刺检查，要求定期随诊观察。原发病方面，嘱患者继续予环孢素100mg每日2次口服，监测环孢素浓度。目前患者门诊随诊中。

四、点　评

本例给我们的提示，在纯红细胞再生障碍性贫血的诊治过程中，需要仔细地除外继发因素，即使一时不能明确，还要随访，如果疗效不佳，更要重新核实诊断；患者肝脏病变虽然暂时无法获得病理证据，但患者病程较长，病程中可能使用过雄激素等药物，这些药物继发的肝脏良性肿瘤是不能除外的。建议患者定期随访，有条件时进行肝脏穿刺活检。

（刘　英　陈　苗）

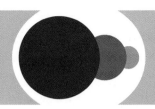

反复咳嗽半年余，加重伴呼吸困难 2 月余

　　这是一例以咳嗽、呼吸困难、颈静脉怒张、双下肢水肿起病的老年男性病例，伴有白细胞及血小板下降，心脏各房室及大血管表面占位等多系统表现。心脏及大血管占位方面，考虑了包括 Erdheim-Chester 病（ECD）、淀粉样变性、腹膜后纤维化、IgG4 相关性疾病、结核等特殊感染、髓系肉瘤等鉴别诊断，结合患者白细胞及血小板下降等血液系统异常表现，最终明确诊断。

一、病例摘要

　　患者，男性，66 岁，主因"反复咳嗽半年余，加重伴呼吸困难 2 月余"于 2015 年 3 月 28 日入院。

（一）现病史

　　2014 年 10 月患者无明显诱因出现咳嗽、咳白色泡沫痰，与体位无关，无发热、呼吸困难、咯血、活动耐力下降，自服中药效果不佳。2015 年 1 月 20 日咳嗽症状加重，坐位、侧卧位症状可有改善，伴胸闷、端坐呼吸，尿量较往日有所减少，双下肢水肿。于当地医院查血常规、肝肾功能均正常，BNP 259pg/ml，心电图可见 I、aVL、V2～6 导联 T 波非对称性倒置；ECHO 示左房、右房大（前后径 45mm），左室舒张末内径 48mm，LVEF 49%，中等量心包积液；肺功能（−）；胸部 CT 可见散在斑片状及索条状高密度影；CTPA（−）；PET/CT 可见心脏大血管周围包膜增厚处放射性摄取轻度增高，SUVmax 3.1，2h 延迟显像 SUVmax 6.5，考虑炎性（图1）。予抗感染、扩张支气管等治疗近1月，效果欠佳，呼吸困难进一步加重。2015 年 3 月中旬就诊我院，查血常规、肝肾功、CEA、NSE、Cyfra21-1、PPD 试验均（−）；血 T-SPOT. TB 52 SFC/10^6PBMC；ANA18 项、ANCA3 项、甲状腺功能均（−）。心脏方面：BNP 319ng/L，NT-proBNP 2202pg/ml；肘静脉压 22cmH$_2$O；ECHO 示左室舒张末内径 59mm，左室收缩末内径 44mm，LVEF 50%（单平面），室间隔运动减低，右室壁基部、房室沟、右房侧壁及顶部增厚僵硬，考虑心肌受累性疾病（心肌占位或浸润），左室及双房大，中等量心包积液。予呋塞米、螺内酯利尿治疗，尿量有所增加，症状稍有缓解，仍间断咳嗽，为进一步诊治入院。

　　自患病以来，睡眠差，食欲可，大便正常，小便如上述，体重无明显变化。

（二）既往史

高血压 10 余年，控制良好。

（三）个人史、婚育史、家族史

无殊。

（四）入院查体

BP 132/78mmHg，HR 74 次/分，SpO$_2$（自然状态）94%。浅表淋巴结不大，唇略发绀，颈静脉怒张，肝颈静脉回流征阳性；胸骨无压痛，双下肺呼吸音较低，未闻及干湿啰音；心界稍大，无心音遥远，律齐，未闻及病理性杂音；腹软，无压痛，肝脾肋下未及；双下肢轻度凹陷性水肿。

（五）诊治经过

入院后完善相关检查及评估，常规方面：血常规：WBC 3.15×10^9/L，NEUT# 1.05×10^9/L，Hb 128g/L，PLT 91×10^9/L；肝肾功、血脂、心肌酶均正常；NT-proBNP 2894pg/ml；凝血：PT 15.5s，Fbg 2.45g/L，APTT 38.9s，D-Dimer 1.10mg/L；炎症指标：hsCRP 4.21mg/L，ESR 4mm/h，铁蛋白 703ng/ml；血 T-SPOT. TB 32 SFC/10^{6}PBMC；血清 IgG 亚类、ANCA 3 项、血清蛋白电泳、血免疫固定电泳、肿瘤标志物、叶酸、维生素 B$_{12}$、ACTH、血皮质醇、性腺六项、甲状腺功能、尿渗透压均正常范围；HbA1c 6.2%。影像学方面，胸部 HRCT：双下肺多发斑片索条影，左侧叶间裂增厚，左肺上叶舌段及左肺底局部膨胀不全，纵隔多发小淋巴结，心包大量积液，双侧胸腔积液，胸椎骨质增生；腹部 BUS：腹腔积液；肺功能：阻塞性通气功能障碍；全身骨显像：右膝关节异常所见，炎性病变可能，脊柱异常所见，退行性变可能，全身软组织本底增高，可能与原发病相关。心脏 MRI：心脏各房室及大血管表面不均匀增厚软组织信号，填充心脏房室沟、主肺动脉窗，包绕左、右冠状动脉，主动脉及分支管壁环周增厚，不除外组织细胞增多症类疾病；左右室心外膜下心肌内及室间隔心肌延迟强化，心肌受累可能；左右心房增大；三尖瓣反流；心包积液，双侧胸腔积液；冠脉 CTA 示：冠状动脉粥样硬化症。血液病方面，患者 3 月 16 日血常规正常，3 月 30 日复查血常规：WBC 3.68×10^9/L，NUET# 1.04×10^9/L，未染色大细胞占 15%，Hb 141g/L，PLT 95×10^9/L；4 月 8 日血常规：WBC 31.46×10^9/L，NEUT# 1.31×10^9/L，未染色大细胞占 60%，Hb 132g/L，PLT 46×10^9/L；3 月 30 日骨髓涂片示（图 2）：增生明显活跃，粒系增生以原始细胞增生为主，占 70%，该细胞为核圆形或椭圆形，或有扭曲折叠，染色质细致，呈细沙粒状，核仁小而易见，1～4 个，胞质量稍多，部分细胞可见罕见空泡及少许嗜天青颗粒，并可见 Auer's 小体，POX 5%；红系各阶段比例减低，形态大致正常；淋巴细胞及单核细胞减少。骨髓活检示：造血组织中粒/红系比例大致正常，幼稚细胞比例偏高。免疫组化结果显示：CD15（+），CD20（散在+），CD235α（+），CD3（散在+），CD79α（散在+），MPO（+），UCHL-1（散在+）。符合急性髓系白血病（AML）。完善骨髓免疫分型：CD38+，CD117+，CD33+，CD34+，CD13+，cMPO+，HLA-DR+，符合 AML-M2，染色体为复杂核型；骨髓融合基因示 WT1 1.17%，骨髓 FISH 示 AML1/ETO、CBFβ 阴性。治疗方面：患者憋气明显，为明确心脏病变原因，4 月 3 日行心包及心肌活检，之后转入血液科，监测血常规白细胞逐渐升高，考虑原发病进展，4 月 8 日加用羟基脲 1g q12h 及碳酸氢钠碱化水化治疗。4 月 19 日予第 1 程 IDA 方案诱导化疗，具体为：去甲柔红霉素 14mg d1~3，阿糖胞苷 180mg q12h d1~7。

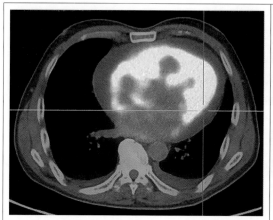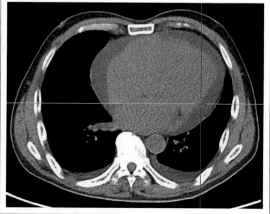

图 1　PET/CT 可见心肌表面不均匀代谢增高软组织影

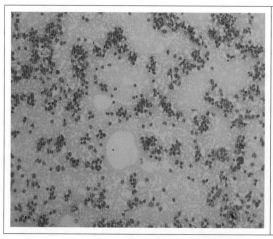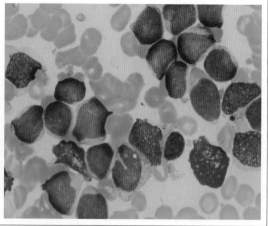

图 2　骨髓涂片可见大量原始细胞，Auer's 小体

考虑到患者 AML-M2 诊断明确，但心脏及大血管占位能否用急性髓系白血病来解释尚未明确，另外急性髓系白血病首选化疗方案为蒽环类联合阿糖胞苷，但蒽环类药物心肌毒性较强，化疗风险高，特提请于 2015 年 4 月 29 日内科大查房。

二、讨　论

放射科林路医师： 患者以胸腔积液、心包积液、颈静脉怒张、双下肢水肿、肺淤血等全心衰表现入院，胸部 CT 及心脏彩超提示心肌浸润性病变，心肌占位可能。心脏 MRI 可见双侧胸腔积液、心包积液，心脏各室腔外壁增厚，心脏左、右室运动正常，射血分数正常，主肺动脉周围软组织、心脏及大血管周围套样增厚，包绕的软组织信号稍高，与正常心肌分界不清。增强扫描示轻度均一强化，室间隔、心肌、房室沟存在不均一延迟强化。正常心肌组织延迟强化不显影，如出现心肌内延迟强化需考虑心肌梗死、心肌炎、浸润性心肌病如心肌淀粉样变等。鉴别诊断：①定位：脏层心包与心脏之间较均质软组织信号，浸润样生长，包绕心脏及大血管（包括主动脉、肺动脉、冠状动脉），早期轻中度均匀强化，延迟强化不均匀，心脏舒张运动受限，考虑心肌浸润性病变可能，升主动脉环周增厚；②定性：主要分为两大类：肿瘤性改变如心脏转移性肿瘤，血液系统肿瘤（淋巴瘤、髓系肉瘤）；非肿瘤性疾病如 ECD、炎性假瘤、IgG4 相关性疾病等。a. ECD：最常见骨骼（约占 90%）、心血管受累，可表现为心包积液、心肌增厚、心脏舒张功能受限，常累及右房、右室、房室沟，表现为假瘤样浸润性病变，包绕冠状动脉，造成冠状动脉狭窄，主动脉环周增厚，与该患者非常相似。b. IgG4 相关性疾病：多系统受累，可累及心脏，出现心脏炎性假瘤样病变，心包积液，文献有类似报道，比较罕见。c. 原发心脏的淋巴瘤：最常见于弥漫性大 B 细胞淋巴瘤，PET/CT 可见高摄取病灶，影像学可见心包内边界不清浸润性肿块。d. 髓系肉瘤：罕见病，多见于儿童，心脏受累非常罕见，可有心包积液、心肌浸润等。

血液内科韩潇医师： 本例患者系老年男性，慢性病程，急性加重。病程可分为两个部分：①咳嗽、呼吸困难、双下肢对称性凹陷性水肿，持续约半年；②近 1 月来血象异常，血小板持续下降，白细胞早期下降，之后进行性上升，最高可达 $40 \times 10^9/L$。辅助检查方面主要有 2 个系统异常：①心血管系统：ECHO、心脏 MRI、心脏 PET/CT 可见心脏周围套样软组织包绕；②血液系统：血象异常，骨髓涂片低倍镜下可见骨髓增生活跃，高倍镜下可见幼稚细胞浸润，形态学符合急性粒细胞白血病，M2 型，流式符合部分分化型。鉴别诊断方面：①Erdheim-Chester Disease：1930 年由 Jakob Erdheim、William Chester 首次描述的一种罕见的非朗格汉斯细胞组织细胞增生症，由富有脂质的组织细胞浸润各器官，引起多系统受累，目前发病机制尚不清楚，与遗传相关（BRAF-V600E 基因突变较特异）。心脏方面：心脏受累可见于 75% 患者，预后不良（占 60% 的死因），临床表现多为心衰、心梗、瓣膜病、血栓、心包填塞等，心电图可见短 PR、传导阻滞、病理性 Q 波、ST-T 异常；心脏 MRI/CTA/ECHO 可见心包增厚、心肌浸润、瓣膜反流等。血管方面：可见血管周、主动脉旁浸润；头臂干、颈总动脉、锁骨下动脉、冠状动脉、肺动脉干、腹腔干、肠系膜上动脉、肾动脉等浸润后狭窄；静脉受累少见；CTA 典型表现为 coated aorta。骨骼系统：96% 的患者受累，下肢骨（股骨、胫骨、腓骨）常见，典型表现为长骨近骨骺区域对称性硬化性骨病，可见溶骨性改变、骨膜炎，通常伴随其他系统病变。X 线可见长骨近骨骺区域对称性骨硬化；骨显像：长骨远端^{99m}Tc 对称性异常浓聚。中枢神经系统：有 45%～51% 的患者受累，可出现中枢性尿崩（早期）、突眼、小脑性共济失调、全垂体功能减低、视盘水肿，通常不单独出现；影像学可见垂体柄结节、眶后肿物、脑实质脱髓鞘样改变（T2 高信号、T1 低信号）。ECD 的组织学表现为光镜下非朗格汉斯细胞（嗜酸、脂质）、黄色肉芽肿、淋巴细胞聚集、纤维细胞增生等；免疫组化：CD68（+），CD1a（-），S-100（-/弱+）；超微结构：无 Birbeck 颗粒。该患者影像学可见心脏及大血管周围软组织包绕，比较符合 ECD 表现，但诊断需心肌病理；②髓系肉瘤：2001 年 WHO 肿瘤病理分类提出髓系肉瘤，包括孤立性（非白血病性）、白血病髓外浸润（白血病性），可早于、同步于或晚于急性髓系白血病，心脏受累部位包括右心房（多见）、上腔静脉、肺静脉，其次为室间隔、心包及心室；常见表现有胸痛、乏力、呼吸困难、上腔静脉阻塞综合征、心律失常、心衰、心跳暂停等，该患者明确诊断为急性髓系白血病，且心脏症状及影像学均比较符合心肌髓系肉瘤表现，需考虑，但明确诊断需心肌病理；③IgG4 相关性疾病：一种新型的临床疾病实体，与 IgG4 淋巴细胞密切相关的慢性、系统性疾病，临床特征包括：血清 IgG4 水平升高、IgG4 阳性浆细胞浸润多种器官和组织。常见受累器官为泪腺、胰腺和腹膜后间隙等。诊断标准：a. 血清 IgG4 升高 ≥135mg/dl；b. 病理：浸润的 IgG4 阳性浆细胞：IgG4+/IgG+浆细胞>40%，并且>10 个 IgG4+浆细胞/HPF。该患者血清 IgG4 水平正常，且心脏、心包非 IgG4 相关性疾病常见受累部位，考虑可能性不大；④结核等特殊感染：老年男性，白血病诊断明确，抵抗力较差，需警惕结核感染可能，回顾病程无明确发热、盗汗等症状，且多次完善血 T-SPOT. TB 未见异常，考虑可能性不大。

心外科刘剑洲医师：患者因"心脏房室外明显增厚，舒张功能显著受限"于 2015 年 4 月 3 日在心外科行剑突下开窗活检术，正中开胸、小切口，术中见壁层心包正常，切取部分送检，后可见心包腔内淡黄色积液，留取积液送检，吸净约 400ml，可见心脏表面黄白色质地坚韧组织，弥漫覆盖腔静脉及大动脉，心脏舒张运动受限，心脏周围软组织质地坚韧，基本无血运，与心肌界限不清，取右心室、右心耳表面组织送检。

心内科方理刚医师：患者就诊时一般情况较差，颈静脉怒张，多浆膜腔积液，全心衰竭，BNP 升高，考虑限制性心肌病可能，不除外缩窄性心包炎。遂行超声心动图示主动脉瓣、二尖瓣少量反流，左心房增大，左心室、前室间隔运动下降，中等量心包积液，心肌（左右心室、房室沟）、心包间存在厚厚的一层软组织影，瓣膜正常，M 型超声射血分数 49%，双平面示 50%，肺动脉压 40mmH$_2$O（轻度升高），心房明显增大，E 峰高，F 峰低，限制性舒张功能障碍，下腔静脉增宽。结合临床表现及超声心动图考虑不除外肿瘤。心脏肿瘤可分为心包（腔内、腔外）、心肌受累，该患者同时存在心包及心肌受累，出现类似限制性心肌病表现，更倾向于肿瘤，原发或继发均有可能。其中原发心脏肿瘤较少见，多为肉瘤，向心腔内生长，心包、心肌受累均可，但该患者 PET/CT 可见大血管受累，考虑原发心脏肿瘤可能性不大，需警惕转移。转移性心脏肿瘤，常见有肺癌、乳腺癌、淋巴瘤、黑色素瘤、白血病，但患者外院检查未见相关提示，考虑可能性不大，考虑到该患者同时存在急性髓系白血病，是否为髓外肉瘤还需等待病理结果。

免疫内科杨云娇医师：患者为中年男性，病情较急，胸部大血管、心包及心肌软组织包绕需与 IgG4 相关性疾病鉴别。目前 IgG4 相关性疾病分类标准：①相关脏器受累表现：淋巴结肿大，米库利兹病，自身免疫性胰腺炎，腹膜后纤维化，腹主动脉周围炎；②血清 IgG4 升高；③病理可见 IgG4 阳性细胞/IgG 阳性细胞>40%，且不同组织中每高倍视野下 IgG4 阳性细胞数增多。诊断需除外感染、组织细胞增多症等疾病。该患者纵隔内可见主动脉周围软组织包绕，但 IgG4 相关性疾病的主动脉周围炎 85% 位于腹主动脉周围，位于纵隔内者多为个例报道，不到 10%，且患者血清学 IgG4 不高，为不支持点。最后主动脉周围炎鉴别诊断需考虑：巨细胞动脉炎，大动脉炎，ECD，淋巴瘤，感染如慢性炎性感染，结节病，组织细胞增多症，肿瘤。

感染内科吕玮医师：该患者为急性白血病合并心肌病变，感染相关鉴别诊断需考虑结核。病程中突出表现为多浆膜腔积液，但无发热、食欲缺乏等结核中毒症状，影像学可见肺内索条及斑片影，但多位于下肺，而血 T-SPOT. TB 轻度升高，不能用于确定患者是否存在活动或潜伏结核。结核感染可有心肌受累，但目前文献报道较少。本患者从一元论角度解释更加合理。

核医学科崔瑞雪医师：患者 PET/CT（图 1）可见纵隔大血管周围，心包内心脏表面不均匀代谢增高软组织密度影，SUVmax 4.7（肝脏 1.9），延迟显像 SUVmax 8.6（肝脏 2.4），大量心包积液；脊柱骨髓放射性摄取弥漫不均匀增高；左锁骨上淋巴结代谢轻度增高。心脏异常高代谢的病变原因：①炎性疾病：心包炎，心内膜炎，瓣膜炎，IgG4 相关性疾病；②恶性疾病：心脏方面：血管肉瘤，横纹肌肉瘤，黏液瘤，淋巴瘤，神经纤维瘤；心包方面：心包恶性间皮瘤，粒细胞肉瘤。

病理科任新瑜医师：心包、右心室表面及心耳免疫组化示：MPO（+），Vimentin（+）；CD34（部分+）；CK5/6、Calretinin、AE1/AE3、CD20、CD3、CD79α 均（-）；原位杂交：EBER ISH（-）。心包为纤维脂肪组织，一侧见小片状恶性肿瘤组织。诊断为小细胞性恶性肿瘤，结合免疫组化，符合髓系肉瘤（可能为粒细胞肉瘤，请结合骨髓涂片）。髂前骨髓活检病理：骨髓组织大部被幼稚细胞替代；免疫组化：MPO（+），CD43（+），CD99（+），CD117（灶+），CD15（散在+），CD34、TdT、CD20 及 CD3 均（-）；符合急性髓系白血病。

三、转　归

2015 年 4 月 19 日行第 1 程 IDA 方案诱导化疗后患者骨髓达到部分缓解，再行 1 程 CAG 方案（粒细胞集落刺激因子 300μg qd d1～14，阿糖胞苷 10mg/m² q12h d1～14，阿克拉霉素 10mg qd d1～10）化疗后骨髓完全缓解，未出现心脏相关并发症，1 程化疗后胸闷等症状明显改善，肘静脉压恢复正常，2 程化疗后骨髓 CR，评价 ECHO 和 PET 心脏表面肿物明显缩小，心功能恢复，接近正常。化疗期间出现Ⅳ度骨髓抑制，粒缺伴发热，予重组人粒细胞刺激因子注射液（吉赛欣）升白细胞，注射用亚胺培南西司他丁钠（泰能）+万古霉素

（稳可信）抗感染后好转。2016年1月病情复发，最终死亡。

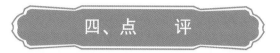

四、点　评

这是一例以心脏髓外粒细胞肉瘤起病的急性髓系白血病，起病方式特殊，主要表现为心脏功能不全，且病初血象正常，影像学与ECD相似，临床上极具迷惑性，但心脏占位的病理活检及后期出现血象异常后提醒临床医生行骨髓病理检查，最终明确诊断。治疗也极具挑战性，患者已有心脏受累、心功能不全，而急性髓系白血病一线化疗中的蒽环类化疗药物可能进一步加重心脏损伤，因此我们选择了心脏毒性较小的去甲氧柔红霉素联合阿糖胞苷作为诱导方案，患者化疗过程中并未出现心衰、心律失常、心血管事件等心脏毒性。2程化疗后骨髓完全缓解，心功能接近正常。然而，急性髓系白血病伴髓外粒细胞肉瘤预后较差，常规化疗中位生存期短，获得长生存需要行异基因造血干细胞移植。

（谷俊杰　韩　潇）

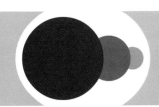

发现凝血功能异常2月、尿急、尿痛1月

本例为一位老年男性，以凝血异常和蛋白尿起病，检查提示患者存在低纤维蛋白原血症和PT延长，但无明显的出血倾向。完善检查后提示患者存在单克隆增高的异常免疫球蛋白，并存在骨髓瘤的"CRAB"表现，最终诊断为轻链型多发性骨髓瘤，经过标准的骨髓瘤治疗，患者的各项指标好转。本次查房就多发性骨髓瘤与凝血异常的关系，是否合并淀粉样变，以及其与该患临床表现的关系等进行了讨论。

一、病例摘要

患者，男性，61岁，主因"发现凝血功能异常2月，尿急、尿痛1月"于2015年7月31日入院。

（一）现病史

患者于2015年5月因"三叉神经痛"就诊外院时发现凝血功能异常（具体不详），无出血倾向。2015年6月11日患者无诱因出现尿频、尿急、尿道口灼痛，伴下腹胀痛、发热，Tmax 39℃，不伴畏寒、寒战，持续2~3日可自行缓解，否认恶心、呕吐、腹泻、黑便，否认肉眼血尿、泡沫尿、双下肢水肿、尿量异常等。就诊我院急诊，查血常规：WBC 11.89×10⁹/L，NEUT% 76.2%，Hb 120g/L，PLT 191×10⁹/L；尿常规：Pro 1.0g/L，WBC 15Cells/μl，RBC 80Cells/μl。考虑"泌尿系感染"，予左氧氟沙星0.5g qd 口服治疗，症状无缓解。2015年6月13日就诊北京东方医院，改为头孢克肟200mg bid 口服治疗2日后症状消失，体温恢复正常。2015年6月底发现尿中泡沫增多，无肉眼血尿、水肿、夜尿增多等不适。此后患者尿频、尿急、尿痛、下腹胀痛反复发作，进行性加重，因泌尿系疾病和凝血功能异常多次就诊我院门诊，查血常规：WBC 7.65×10⁹/L，Hb 104g/L，PLT 188×10⁹/L；尿常规+沉渣：Pro≥3.0g/L，BLD 80~200Cells/μl，正常形态RBC% 100%；24hUP 13.23g/24h；生化：Ca 2.35mmol/L，UA 483μmol/L，TC 6.35mmol/L；Ig 三项：IgG 4.95g/L，IgA 0.39g/L，IgM 0.10g/L；凝血：PT>70s，APTT 18.7~20.8s，TT>150s，Fbg<0.4g/L，D-Dimer 1.34~2.06mg/L；正浆纠正试验：PT、APTT 即刻+2h 孵育均可纠正；TT 纠正：即刻35s，孵育2h为39.6s，Fbg<1.24g/L；凝血因子活性：Ⅷ因子306.1%，Ⅺ因子160.7%，Ⅸ因子207.9%，Ⅴ因子188.6%；血清蛋白电泳（-）；血免疫固定电泳：

轻链 κ 型 M 蛋白（+）；尿免疫固定电泳：游离 κ 型 M 蛋白（++）；尿蛋白电泳：肾小管型蛋白 83.6%；24h 尿轻链定量：κ 型轻链 32470mg；血轻链：κ 1219.68mg/dl，λ 198mg/dl，κ/λ 6.16；血栓弹力图：凝血功能总体表现正常，凝血因子激活时间 4.6min（5~10）；IgD 免疫固定电泳、ANA 3 项（−）；凝血因子Ⅷ定性、LA、补体均（−）。泌尿系 BUS：膀胱壁弥漫性增厚。期间予抗感染对症治疗，效果欠佳。2015 年 7 月 30 日就诊血液科门诊，考虑为"单克隆丙球蛋白病"收入院。

患者自起病以来，否认骨痛，大便正常，体重稳定。

（二）既往史

否认既往出血或血栓病史。2010 年因心前区不适就诊当地医院，发现高脂血症，行冠脉 CTA 示"动脉粥样硬化"（具体不详），予比索洛尔 2.5~5mg qd 及辛伐他汀长期口服，曾短暂服用阿司匹林，后因胃部不适停用，无心前区不适。2014 年 5~10 月多次补牙洗牙，无出血表现。2015 年 3 月起间断出现左侧面部疼痛，外院诊为"三叉神经痛"，予奥卡西平 2 片 bid 口服及针灸治疗后缓解。

（三）个人史、婚育史及家族史

长期从事汽车维修工作，接触油漆及汽油，已退休。无出血性疾病家族史，有 3 姐 1 弟，1 姐曾因冠心病行支架置入术，父母及其余姐弟体健，女儿查凝血功能正常。

（四）入院查体

生命体征平稳，轻度贫血貌，未见明显舌体肥大，无皮肤黏膜出血表现，胸肋骨无压痛，心、肺、腹无殊，肾区无叩痛，双下肢不肿，脊柱无明显叩痛。

（五）诊治经过

入院后完善检查：血常规：WBC $7.21×10^9$/L，NEUT# $4.87×10^9$/L，Hb 106g/L，MCV 98.1fl，PLT $175×10^9$/L；尿常规 + 沉渣：WBC 500Cells/μl，BLD 80Cells/μl，亚硝酸盐（+），Pro 0.3g/L，正常红细胞 100%；复查尿常规：WBC 125Cells/μl，亚硝酸盐（−）；24hUP 8.95g；便常规 + OB：（−）；ESR 75mm/h；生化：Alb 41g/L，ALT 16U/L，Cr 86μmol/L，Ca 2.41mmol/L，ALP、LDH、TG、cTnI、NT-proBNP（−）；DIC 全套：PT>70s，APTT 22.7s，Fbg<0.4g/L，TT>150s，D-Dimer 1.18mg/L，FDP 4.1μg/ml；ABG（自然状态）：pH 7.429，pCO_2 36.1mmHg，pO_2 90.6 mmHg，$cHCO_3$ 24.3mmol/L，乳酸（Lac）1.6mmol/L；尿 $α_1$ 微球蛋白 49.300mg/L，$β_2$ 微球蛋白<0.225mg/L；尿氨基酸定性、ANA 3 项、抗 ENA 均（−）；ECHO：左房轻度增大，LVEF（M 型）71%。

原发病方面，尿轻链：κ 1380.00mg/dl，λ<5.00mg/dl；24h 尿 κ 定量 22080mg；血 $β_2$ 微球蛋白 3.690mg/L；外周血涂片：未见明显异常；骨髓涂片：增生活跃，红细胞呈"缗钱"状排列，浆细胞比例增高（占 6%），部分浆细胞胞体较大，初浆区消失，可见个别三核及核畸形；骨髓活检：骨髓组织中造血组织比例升高，脂肪比例减少；造血组织中可见

浆样细胞浸润；结合免疫组化，考虑为浆细胞瘤累及骨髓；免疫组化：CD20、CD79a、Lambda（－），CD38、CD61、CD138、Kappa（＋），Ki-67指数2%；骨髓免疫分型：异常细胞占骨髓非红细胞3.2%，表达CD38、CD138、CD184，Kappa＋轻链限制性，部分表达CD56；骨髓细胞原位杂交：P53（17p13.1）（del）5%（≤4.87）、1q21阴性；头颅正侧位、肋骨相、肱骨、股骨正侧位、脊柱相、骨盆相：颅顶骨可疑散在透亮影，双侧肱骨、股骨、骨盆诸骨及胸、腰椎骨质疏松；约T_{11}~L_2椎体略压缩楔形变；全身DWI：颈胸腰骶椎椎体及附件、双侧锁骨、双侧肩胛骨、胸骨、双侧多发肋骨及骨盆组成骨、肱骨及股骨上段T2加权像信号弥漫增高，DWI高信号，ADC值降低，双侧髂骨、右股骨上段及右股骨内侧髁多灶性异常信号，符合多发性骨髓瘤活动期表现；膀胱壁弥漫性毛糙增厚；双肾增大、双肾周渗出；胸部CT：双上肺胸膜下结节、淡片影。已行齿龈、腹壁脂肪活检，无明显出血；泌尿系统方面，尿找瘤细胞（－）×3次；泌尿系BUS：膀胱壁毛糙增厚，伴小梁形成，符合慢性炎症改变，前列腺增大伴钙化，前列腺囊肿；CTU：双肾增大、双肾周脂肪囊内密度增高；右输尿管中下段管壁毛糙增厚；膀胱壁弥漫性毛糙增厚；腹膜后、肠系膜根部、盆腔内及双侧腹股沟多发小淋巴结。膀胱镜：膀胱黏膜见右侧壁多发滤泡状改变，双侧输尿管口正常。清洁中段尿培养：ESBL（＋）大肠埃希菌。根据药敏予头孢他啶治疗，后序贯为口服磺胺。

除外化疗禁忌后，2015年8月7日开始第1程BCD方案化疗，具体为：硼替佐米2.2mg d1、8、15、22，环磷酰胺0.48g d1、8、15，地塞米松40mg d1、8、15、22。同时予水化、碱化及镇吐治疗，过程顺利。患者未诉特殊不适。化疗后复查凝血功能：PT>70s，APTT 23s，Fbg<0.4g/L，TT>96.6s。

二、讨 论

放射科王凤丹医师：颅骨相显示额骨、顶骨、右侧颞骨可见穿凿样骨质破坏，符合典型多发性骨髓瘤（MM）表现。胸腰椎、骨盆骨质密度下降，T_{11}及T_{12}略呈楔形变。对于MM，应用全身DWI评估全身骨骼受累情况，胸骨、肋骨、腰椎、右侧髂骨等部位可见异常DWI升高及ADC减低信号，符合MM骨骼受累表现。膀胱壁正常厚度<3mm，CTU显示右侧输尿管下段及膀胱壁明显毛糙增厚。

骨髓室蒋显勇医师：克隆性浆细胞病患者的骨髓涂片主要关注浆细胞各种异常表现，如幼稚、多核、核畸形、胞体巨大。而正常浆细胞形态：胞质蓝色，核偏位、固缩，核周可见初浆区。目前MM的诊断标准中强调异常形态浆细胞，对数量无绝对要求，最终诊断需结合临床表现和其他实验室检查。该患者骨髓可见6%异常浆细胞，浆细胞增大，核畸形，初浆区消失，可见三核浆细胞，胞质存在异常颗粒。而原发性系统性轻链型淀粉样变患者骨髓检查中，浆细胞数量大多正常，但浆细胞普遍偏小。

检验科苏薇医师：血清蛋白电泳（SPE）：M蛋白分子结构高度均一，在血清蛋白电泳γ球蛋白区域易见异常峰，可根据Alb的含量估算M蛋白含量。因M蛋白各自氨基酸组成不同，分子量不同，无法通过免疫化学抗原定量方法进行检测。该患者血清蛋白电泳（-）。

血清免疫固定电泳（IFE）：应用分别针对 IgG、IgA、IgM、IgD、κ 轻链和 λ 轻链的抗体对其进行固定沉淀后，与血清蛋白对照组一起跑电泳，如果出现异常浓集的蛋白条带，就提示存在某一特定类型的 M 蛋白。该患者仅在 κ 轻链处出现异常条带。轻链在血清中半衰期较短，分子量小，容易经肾小球滤过进入尿液，如血清免疫固定电泳出现不典型轻链浓集条带也高度怀疑轻链型 M 蛋白存在，患者 Ig 定量提示 IgG、IgA、IgM 均显著减低，在除外肾病综合征漏出因素时，需警惕轻链型 M 蛋白可能，可进一步进行尿免疫固定电泳明确。

尿免疫固定电泳：是用 Ig 重链混合抗体（检测有无完整 Ig），总 κ 轻链抗体，总 λ 轻链抗体，游离 κ 轻链抗体，游离 λ 轻链抗体进行检测。该患者总 κ 轻链抗体和游离 κ 轻链抗体均出现浓集异常条带（抗原量较大时出现条带中空现象），结果提示为强阳性。

尿蛋白电泳：提示小管性蛋白为主，其中存在占比 30% 多的异常蛋白信号，不除外轻链与其他蛋白形成聚合体所致。

血清游离轻链（FLC）：提示 κ 轻链与 λ 轻链比值显著升高，达 101.2，结合 24h 尿 κ 轻链显著升高，均提示本例患者存在单克隆 κ 轻链增多，血 FLC 及 24h 尿轻链定量亦可用于病情监测和疗效评估。

需要指出的是该患者血清游离轻链达到 22g/L，但血清总轻链测定仅 12g/L，此外蛋白电泳提示异常浓集条带位于 Ig 区域，但总 Ig 含量未见显著升高，看似不好解释。上述情况是因为，散射比浊免疫分析法中抗原抗体复合物形成散射中心，但如果轻链发生聚合，其形成的复合物散射信号随之增强，测定出的值会异常升高，由此推测单克隆轻链实际值不到 22g/L。

该患者凝血功能提示 Fbg 显著下降，APTT 缩短，因测定 APTT 依靠最终形成纤维蛋白形成，测定时受到异常轻链成分干扰可能性大，结合患者血栓弹力图及临床上无明显出血倾向，考虑 Fbg 含量及功能不存在显著异常，具体机制需进一步探讨。

血液科杨辰医师： 总结本例患者的病例特点：61 岁男性，病程 3 月，起病隐匿。尿路刺激症状突出，曾有一过性发热，逐渐出现尿中泡沫增多，无血尿，无骨痛、水肿、夜尿增多、消耗症状，无出血表现，但检查发现明显凝血异常。简言之，可以从以下三方面切入：①尿中泡沫增多的诊治；②患者尿路刺激症状及 CT 所示膀胱壁增厚如何解释；③凝血功能显著异常，与临床表现不匹配。

尿中泡沫增多方面，患者次尿蛋白 >3g，尿蛋白电泳：T-P 83.6%，尿轻链：κ 1910mg/dl，24hU κ 32.47g/24h；尿 IFE：F-κ（++）。SPE：未见 M 蛋白；血 IFE：κ（+）；IgD 免疫固定电泳（-）。单纯进行血清蛋白电泳或血免疫固定电泳，对于 M 蛋白的漏诊率分别为 20%、10%~17%。在正常情况下，一个免疫球蛋白（Ig）单体由 2 条重链和 2 条轻链组成，在 B 细胞发育过程中 κ 轻链基因优先重排，所以携带 κ 轻链免疫球蛋白的成熟 B 细胞多于携带 λ 轻链免疫球蛋白的 B 细胞，两者比例 2：1，人体中 κ 型轻链占 65%，λ 型轻链占 35%。正常个体每日产生约 500mg 轻链，除与重链组成完整的 Ig 分子外，近 40% 的过剩轻链呈游离状态，由于轻链的分子量小，可自由通过肾小球并在近曲小管几乎全部被重吸收，只有当血清轻链量超出近曲小管的最大重吸收能力才可能从尿里溢出。因此尤其当面对单克隆轻链型M蛋白存在时，因尿轻链大量溢出，血轻链浓度反而不高，血IFE及血SPE可能出现假阴性导致漏诊。血清游离轻链检测大大弥补了这一不足，因检测试剂作为抗体只与游离轻链结合，而不与完整Ig上的轻链结合，能检测每升数毫克水平的游离轻链，其灵敏度是SPE的500多倍、是IFE的50多倍。患者大量尿蛋白，尿蛋白电泳显示其蛋白成分为肾小管性蛋白成分而非白蛋白（肾小球源性）成分，以此与淀粉样变鉴别，小管性蛋白也就是溢出的轻链成分，24hU κ 达32.47g（正常<0.2g），尿IFE证实尿轻链成分为单克隆的κ轻链，结合血FLCR（κ/λ）6.16，提示存在单克隆B细胞增殖产生的游离轻链为κ型。在肝硬化、结核感染、干燥综合征、支气管扩张等情况下也可伴有M蛋白的出现，但多为多克隆升高，免疫球蛋白普遍升高，伴有轻链一致升高，κ/λ比值正常。所谓"单克隆成分"特点，即均一、量大、伴有正常免疫球蛋白成分的减少、轻链比例失调，此患者的实验室特点符合"单克隆"特点，有大量均一的尿κ轻链，血IgG、IgA、IgM全面下降，血尿κ轻链明显升高，而λ明显降低，考虑患者存在克隆性浆细胞病，尤其是多发性骨髓瘤。症状性骨髓瘤的临床表现可用"CRAB"概括：Calcium elevation（hypercalcemia）、Renal failure/Repeated infections、Anemia/Amyloidosis、Bone lesions。该患者存在贫血、反复泌尿系感染、多发溶骨性病变，结合骨髓中可以见到异常形态的浆细胞（骨髓瘤细胞），骨髓流式可见异常浆细胞的限制性轻链表达，骨髓活检提示浆细胞瘤累及骨髓，根据WHO对于症状性骨髓瘤诊断标准——具备下列两条：骨髓中浆细胞增多（未规定具体比例）或组织活检（或流式检测）证实为浆细胞瘤+血或尿中出现M蛋白（未规定具体量），同时具备CRAB中至少一条（包括高黏滞血症）即可诊断。据此考虑本例患者症状性骨髓瘤诊断明确（轻链κ型，DS ⅢA期，ISS Ⅱ期）。需要指出的是MM存在三个"No"—— No fever（除非合并感染）；No hepatosplenomegaly（除非合并淀粉样变）；No ALP↑（MM骨质破坏为溶骨性改变，治疗前不会出现反映成骨指标的ALP升高，而实体瘤骨转移多引起ALP升高）。

泌尿系病变方面，CTU提示双肾偏大，右侧输尿管下段管壁及膀胱壁毛糙增厚。膀胱镜示膀胱右侧黏膜滤泡样改变。从一元论角度出发，MM可继发淀粉样变，经过文献搜索，膀胱淀粉样变目前世界上仅报道20余例，肉眼血尿症状突出，其膀胱病变多表现为膀胱壁局部占位。经膀胱壁活检诊断。但此患者存在突出的凝血异常，临床中需考虑进行替代部位，如齿龈、腹壁脂肪、骨髓的活检以提高淀粉样变的诊断率。

病理科肖雨医师：骨髓活检：造血组织明显增多，可见较多核偏位浆样细胞，浆细胞标记CD38、CD138均阳性，肿瘤细胞EMA阳性，淋巴细胞标记CD3、CD20、CD79a阴性，结合免疫组化考虑为浆细胞瘤累及骨髓，未见明确组织间的均质淡染物沉积。

尿液脱落细胞显示尿液中散在退变尿路上皮黏膜细胞及炎细胞，未见瘤细胞。

齿龈、腹壁、腹壁脂肪活检：均未见到明确的血管周或者组织间的均质淡染物沉积。特殊染色刚果红和高锰酸钾化刚果红均未见到明确的云雾状沉淀，偏光镜下没有双折光物质。已有病理活检结果不支持淀粉样变。

泌尿外科徐维锋医师：老年男性，反复出现尿频、尿急症状，需考虑以下情况。①前列腺增生。建议完善前列腺 BUS 及残余尿量测定，关注有无排尿淋漓不尽症状。但该患者病程偏短，临床无典型表现，暂时不支持；②前列腺癌。患者 PSA 正常可以除外。

CTU 显示膀胱壁弥漫增厚，除外膀胱充盈欠佳后，鉴别如下：①膀胱肿瘤。CTU 未提示膀胱壁明显肿块病变。膀胱镜示膀胱右侧壁局部滤泡样改变，未见菜花样肿物。膀胱肿瘤多数为尿路上皮细胞来源，少部分患者表现为膀胱壁增厚，但应伴有膀胱黏膜病变及肉眼血尿。目前暂不考虑；②炎症。特异性炎症：泌尿系统结核菌感染，多表现为尿路刺激症状，及上尿路病变。可完善抗 TB 抗体，T-SPOT. TB，尿抗酸染色等。非特异性炎症：腺性膀胱炎，可表现为滤泡样改变，但多累及三角区及后尿道。慢性膀胱炎，灌注化疗相关膀胱炎，需膀胱镜下病理协助诊断。患者凝血功能显著异常，是活检相对禁忌，建议进一步完善检查。CT 所示膀胱壁弥漫增厚临床价值有限，结合其尿培养阳性，可抗感染治疗至培养转阴，待 3 个月后复查膀胱镜。若后续凝血功能恢复，可考虑行静脉麻醉下膀胱镜下膀胱黏膜活检。

血液内科杨辰医师：患者的实验室检查提示显著的凝血功能异常。但凝血异常不等于出血性疾病。该患者既往及病程中多次有创检查中均没有出血表现，所以不属于出血性疾病，没有抗凝药物服用史及肝病史，无家族史（患者兄弟姐妹及女儿凝血功能未见异常），结合 2 月以来突出的凝血指标异常，考虑为获得性凝血功能异常。浆细胞疾病中轻链型淀粉样变最易合并凝血功能异常。

按下图依次解读凝血异常，凝血酶原时间 PT>70s；活化部分凝血活酶时间 APTT 20. 2s 缩短；凝血酶时间 TT>150s；纤维蛋白原 Fbg<0. 4g/L。依次进行了 1∶1 正浆纠正试验（该实验将患者与正常人的血浆 1∶1 混合，分别于即刻和孵育 2h 后测定 PT、TT 及 APIT），观察即刻及孵育 2 小时后的指标变化，鉴别是凝血因子缺乏还是获得性抑制物产生。

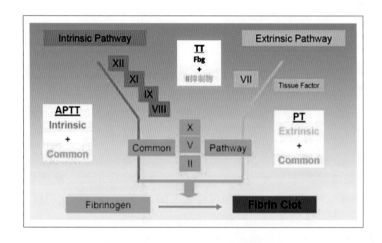

图 1　凝血途径示意图

该患者 PT 的正浆纠正试验在孵育 2h 后仍延长，予筛查外源性凝血通路凝血因子功能（Ⅱ、Ⅶ、Ⅸ、Ⅹ因子）未见异常，无抗磷脂抗体存在，从孵育的正浆纠正 PT 结果看，需警惕血液中存在某种成分干扰 PT 测定。患者 APTT 缩短，经查Ⅷ、Ⅸ及Ⅺ因子活性存在 1~3 倍升高，不除外代偿性升高。MM 患者体内存在炎症细胞因子释放，使得Ⅷ因子及

vWF 活性反应性升高，下调蛋白 C 系统影响纤溶系统。此外，凝血酶时间（TT）延长，可见于 a. 抗凝物质存在：肝素、直接凝血酶抑制剂（阿加曲班、比伐卢定等）、类肝素样循环抗凝物质；b. 纤溶亢进；c. 纤维蛋白原数量或功能异常；d. 血浆中副蛋白成分增加。该患者无抗凝药物应用史，D-Dimer 及 FDP 正常，排除 a、b 可能，而患者 Fbg 明显降低，血浆中存在大量单克隆游离 κ 轻链，推测其与 TT 延长相关。

患者凝血功能中 Fbg<0.4g/L，Fbg 显著降低可造成 TT、PT、APTT 延长，但 Fbg 对于三者的影响程度不同，影响程度依次为 TT、PT、APTT，上述分析可以解释该患者的凝血功能异常。Fbg 降低，可以因失代偿肝病，门冬酰胺酶等药物的使用也可导致 Fbg 合成减少，或纤溶亢进导致消耗增多（如 DIC），本例患者可以排除这两种常见的原因，还有少见的原因是先天或后天的疾病导致纤维蛋白原量的异常（低纤维蛋白原血症）或质的异常（异常纤维蛋白原血症）。患者 Fbg 低下但无任何出血表现，考虑存在获得性低（异常）纤维蛋白原血症，通常见于肝脏疾病、可产生纤维蛋白原抗体的疾病（如自身免疫性疾病、浆细胞病），肾癌、肝癌等实体瘤。1：1 正常血浆纠正 Fbg 试验，纤维蛋白原活性低不能被正常血浆纠正，说明患者血浆中含有影响活性检测的物质，可能是单纯的吸附（聚集）作用使血清中的发挥作用的 Fbg 减少，还是干扰了 Fbg 的聚集（包括 FPA\FPB 位置的封闭，不能够聚集）或是纤溶加速，应进一步行纤维蛋白原抗体及纤维蛋白的纤溶聚集曲线测定，甚至电镜下检测纤维蛋白结构。

送检血样至上海瑞金医院行纤维蛋白原活性检测不出，而纤维蛋白原抗原略高于正常参考范围，但是否是纤维蛋白原抗体无法确认，检测纤维蛋白原抗体的 ELISA 试剂盒目前国内暂缺。用两个浓度梯度（通常是用 0.5g/L）的纤维蛋白原进行纤维蛋白聚集试验，但发现患者血浆的纤维蛋白都没有发生聚集，所以无法绘制纤维蛋白溶解曲线（图 2）。进一步工作可以试将血液中的副蛋白沉淀后再行测定，绘制聚集纤溶曲线。

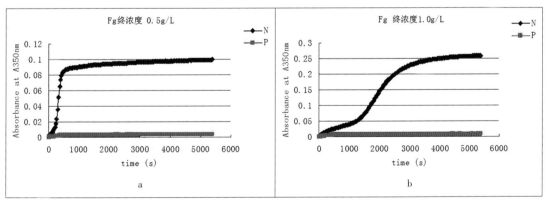

图 2　纤维蛋白聚集试验（N 正常血浆，P 患者血浆）

治疗方面，患者于 2015 年 8 月 7 日开始接受以硼替佐米为主的 BCD 方案化疗，8 月 19 日复查凝血：PT 13.3s，TT 96s，Fbg 仍<0.4g/L。此后随化疗推进，需定期监测 24 小时尿轻链含量，我们预期待治疗起效，患者游离 κ 轻链含量下降，凝血功能可能随之得到进一

步改善，从而有条件择期行膀胱壁黏膜活检排除淀粉样变，进一步明确膀胱壁弥漫增厚的原因。

血液内科朱铁楠医师：我们目前针对纤维蛋白原的测定是进行功能的测定（通过测定凝血时间间接反映纤维蛋白原功能），并非绝对数量的测定。我院和上海瑞金医院的凝血功能检测均提示该患者纤维蛋白原功能出现异常，但上海瑞金医院同时进行了 Fbg 抗原测定，提示 Fbg 含量无显著下降。患者在体内正常的 Fbg 水平下没有明显出血表现，但为什么体外测定 Fbg 功能显著减低？结合既往文献报道，电镜下已观察到 M 蛋白可以附着于 Fbg 表面，是不是与患者体内存在大量游离 κ 轻链 M 蛋白附着于 Fbg 表面从而影响体外凝血时间测定，表现为推算出的 Fbg 水平下降，相关问题还需要进一步分析，以及随着治疗推进，M 蛋白水平下降，体外测定凝血功能可否恢复来明确。

血液科王书杰医师：该病例较为罕见，患者因三叉神经痛就诊，常规检查提示凝血功能显著异常，进而诊断了多发性骨髓瘤，实际上该患者多发性骨髓瘤相关症状较轻微。说明临床情况的复杂性，在不典型情况下，需要从表面问题出发深入下去明确诊断原发病，才能够做到及时治疗。多发性骨髓瘤约 20% 合并有凝血功能异常，最常见的是 PT 延长，其次是 TT 延长，凝血因子方面最常见的是 X 因子功能下降，多与 M 蛋白附着相关，而 Fbg 下降极为罕见。该患者就是一例多发性骨髓瘤合并体外测定 Fbg 水平显著下降，却没有明显出血表现的病例，其背后的原因还有待进一步分析。

三、转 归

患者完成第 1 程 BCD 方案后复查凝血功能，PT、Fbg 正常，TT 23.1s，APTT 19.8s。患者无明显尿频、尿急、尿痛，复查尿常规：WBC、NIT（-），清洁中段尿培养：阴性。2个月后复查泌尿系 B 超：未见明显膀胱壁增厚或毛糙，仍有前列腺增大伴钙化。4 程化疗后复查 24hU κ 846mg，病情评估达 PR。

四、点 评

多发性骨髓瘤起病的临床表现多样，经常被误诊或漏诊，而以凝血异常和蛋白尿起病的临床上并不少见。本例的特点，是以纤维蛋白原下降、进而引起 PT 延长起病，出血的表现并不明显，这在临床上相对少见。同时，患者还存在蛋白尿、膀胱壁增厚等可能与骨髓瘤继发淀粉样变有关的临床表现，再一次印证了多发性骨髓瘤临床表现的异质性，提示我们在今后的工作中，遇到类似患者，应考虑多发性骨髓瘤的鉴别诊断。此外，该患者的凝血异常，在治疗骨髓瘤后得到改善，也进一步佐证了其与多发性骨髓瘤的相关性。

（承 飞 杨 辰）

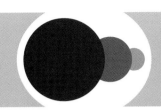

癫痫发作9月，腹痛7月、双下肢肿痛1月

这是一例以多发血管栓塞事件为主要表现的中年女性患者，其血栓事件有两个特点，①是多个罕见部位血栓形成，包括颅内静脉、门静脉、肠系膜静脉等；②是同时累及动脉系统、静脉系统。经过充分低分子肝素抗凝联合阿司匹林抗血小板治疗，症状有缓解。从易栓症的诊断考虑，依次对遗传性易栓症，以及包括肿瘤性疾病、自身免疫性疾病、代谢性因素在内的多种获得性易栓因素进行排查。

一、病例摘要

患者，女性，43岁，主因"癫痫发作9月，腹痛7月，双下肢肿痛1月"于2015年12月2日入院。

（一）现病史

2015年2月27日患者夜间无诱因出现抽搐，每2~3分钟发作1次，每次持续2~5分钟，抽搐后遗留左侧肢体软瘫、感觉丧失。就诊外院查血常规：WBC $3.97×10^9$/L，Hb 95g/L（小细胞低色素），PLT $127×10^9$/L；肝肾功能（−）；凝血：D-Dimer 2.15mg/L，余正常；ANA、ANCA、抗ENA、ACL、肿瘤标志物、Ig三项、HCY均（−）；头颅CT：右侧额叶及双侧顶叶脑梗死，右侧顶叶少量出血灶；头颅CTA（−）；MRV：上矢状窦前部未见，考虑静脉窦血栓形成；头颅MRI平扫+DWI：双侧额叶大片新鲜脑梗死灶，病变程度以右侧更重；24h脑电图（−）；腹部大血管BUS：腹主动脉未见异常；胸部CT：双肺散在纤维索条影，右肺下叶后基底段斑片状实变灶。予甘露醇脱水降颅压、丙戊酸抗癫痫、低分子肝素及阿司匹林抗栓治疗后症状明显好转，未再发癫痫，半月后停用低分子肝素。2015年4月无明显诱因反复发作腹部绞痛，以脐周右侧为著，VAS 10分，伴恶心、呕吐，无发热、寒战，曾排暗红色血便1次约300ml。就诊外院，查血常规：WBC $6.61×10^9$/L，Hb 83g/L，PLT $124×10^9$/L；多次复查大便OB，间断阳性；血淀粉酶（−）；凝血：PT正常，APTT 55.6s，Fbg 4.463g/L，FDP 24μg/ml，D-Dimer 5.23mg/L；腹部BUS示右侧腹部局部肠管壁增厚、水肿；下肢深静脉BUS（−）；腹部增强CT：脂肪肝；脾脏体积增大；门脉右支分支、肠系膜上静脉主干及分支血栓形成，左中腹节段性小肠壁水肿，脂肪间隙浑浊，右侧肾前筋膜增厚，腹腔及盆腔积液。外院将阿司匹林更换为低分子肝素并予对症支持治疗后好转。2015 年 5 月出现咳嗽、咳少量黄痰并进行性加重，无咯血，无明显胸闷、呼吸困难，CTPA 示左肺下叶多发亚段级充盈缺损，考虑肺动脉栓塞；继续低分子肝素抗凝，并过渡为华法林，INR 2.0~3.0（后期未达标）。抗凝治疗后患者腹痛略减轻，但仍有发作，进餐后为著，同时腹部压痛明显，间断出现腹部游走性包块，考虑为不全肠梗阻所致肠型。2015 年 10 月 14 日觉双下肢酸胀、麻木，左侧著，行走困难，查腹主动脉+双下肢动脉 CTA：腹主动脉下段粥样硬化，并穿透溃疡形成；左侧髂动脉远段、股动脉近段管腔节段性闭塞，考虑血栓形成。10 月 19 日就诊我院查血常规：WBC 4.11×10^9/L，Hb 94g/L，PLT 116×10^9/L；凝血：D-Dimer 0.98mg/L，余（－）；Ig 三项（－）；铁 4 项：血清铁 138.5μg/dl，铁蛋白 114ng/ml；ANA（＋）胞质型 1 : 80，ACL、LA（－）；易栓症 4 项：AT-Ⅲ 133%↑，P-S 95%，P-C 79%，APC-R 3.0；HCY（－）。复查下肢动脉 BUS：左侧股总动脉、右侧股总动脉远心段及右侧股浅动脉近心段管腔闭塞不除外；CTPA+CTV：右侧股浅静脉、左侧腘静脉、左侧胫后静脉多发低密度影，考虑血栓形成；双肺下叶多发斑片索条影，右肺下叶为著；脾大；回肠肠壁增厚，浆膜面毛糙，近端肠管扩张，远端肠管局部管腔塌陷，系膜面多发淋巴结。患者为行进一步诊治于 2015 年 10 月 21 日首次入住我院。入院后查血常规、血生化较前无明显改变，便 OB（＋）×3 次，给予阿司匹林 100mg qd+依诺肝素 6000U q12h 治疗。血栓方面：DIC 全套：D-Dimer 0.56mg/L，余（－）；凝血因子活性：Ⅷ因子 183.7%↑，Ⅺ、Ⅻ、Ⅸ、Ⅹ、Ⅱ、Ⅶ、Ⅴ因子活性正常范围内。血管 BUS：锁骨下动脉、颈动脉、椎动脉、腹主动脉、脾动脉、肝动脉、肠系膜上动脉、肾动脉未见明显异常，左侧股总、股浅动脉栓塞不除外。血管外科会诊后加用沙格雷酯、西洛他唑等改善血管栓塞药物。抗凝期间测抗 X 因子活性：0.22U/ml。免疫方面：ANCA、AECA（－）；ESR 12mm/h，hsCRP 16.12mg/L；CK 25U/L。2015 年 10 月 25 日出现左足痛性微血栓栓塞样皮疹（图 1），皮肤科会诊考虑闭塞性微血管病，建议继续抗凝治疗，眼科会诊未见明确血管炎改变。肿瘤方面：肿瘤标志物（－），血清蛋白电泳、血免疫固定电泳（－），CD55/CD59 异常克隆细胞（－）；骨髓涂片：红细胞大小不等，部分细胞中心淡染区扩大，可见嗜多色红细胞；骨髓活检未见异常；骨髓查 JAK2V617F、JAK2 exon12、MPL W515、MPL exon10、CALR 突变均（－）。PET/CT：①右侧盆腔内小肠肠壁增厚，局部代谢增高（SUV 5.4），考虑恶性病变可能，周围肠系膜、腹膜后代谢增高淋巴结，转移性淋巴结可能；②脾脏增大，代谢未见明显异常；全身骨髓代谢增高，均考虑继发性改变；③右肺下叶无代谢活性索条影，考虑陈旧性病变。腹盆增强 CT+小肠重建：腹膜后、肠系膜根部、盆腔内及双侧腹股沟区多发小淋巴结影，部分饱满。小肠重建：右下腹约第五组小肠肠壁明显增厚，病变节段长约 4cm，肠腔变窄，浆膜面毛糙、肠壁异常强化，近端肠梗阻，肿瘤性病变可能；肠系膜多发淋巴结；肠系膜上静脉血栓形成可能，胰头、肝门多发侧支循环形成；门脉左支细，肝左叶体积小；脾大；左侧髂总动脉血栓可能，管腔轻度－中度狭窄，左侧髂外动脉及股动脉近端闭塞可能。其他检查：血 T-SPOT. TB（－）。超声心动图：LVEF 75%，心脏结构与功能未见明显异常，未见心腔内血栓征象。头常规 MRI+T2＊：右侧额叶陈旧性脑梗死灶；左侧顶叶小出血灶（含铁血黄素沉积）。妇科超声：宫腔内中高回声，子宫内膜息肉可能性大，宫颈多发囊肿，盆腔少量积液。患者继用阿司匹林 100mg qd，依诺肝素 6000U q12h 1 月，腹痛症状较前减轻，但仍有进食后疼痛，VAS 评分最高 7 分，腹部包块出现次数明显减少；双下肢未再出现微血栓栓塞样皮疹，平地行走可达 500m。本次为下一步诊治入院。患者病程中无口腔、外阴溃疡，无关节肿痛、雷诺现象。睡眠、饮食欠佳，小便可，大便如上所述，体重无明显减轻。

（二）既往史

否认明确慢性病史，否认结核、肝炎等传染病史及接触史，既往有输血史。否认食物药物过敏史。

（三）个人史及家族史

无吸烟饮酒史，家族史无特殊。

（四）入院查体

T 36.8℃，R 18 次/分，P 85 次/分，BP 90/68mmHg，一般情况可，浅表淋巴结未及肿大，双侧颈部压痛，未触及明显肿块，左侧乳房可及一枣核大小肿块，伴轻压痛，左侧腋下可及约 1.0cm×0.5cm 大小肿块，压痛明显，活动性欠佳。心肺（-），右下腹轻压痛，无反跳痛，未见肠型，双下肢轻度凹陷性水肿，皮温不低，足背动脉搏动弱。

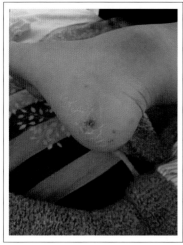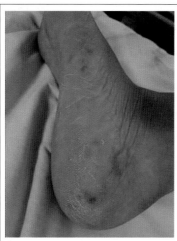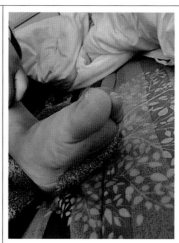

图 1　患者入院前足部多发小血管栓塞样皮疹

（五）诊治经过

入院后完善常规检查及评估，常规检查：血常规：WBC 2.43×10^9/L，NEUT# 1.00×10^9/L，Hb 99g/L，PLT 148×10^9/L；生化：Alb 40g/L；便 OB（+）；尿常规+沉渣：（-）；炎症方面：ESR 12mm/h，hsCRP 7.42mg/L，炎症性肠病抗体（-）；肿瘤方面：肿瘤标志

物（−）。骨穿：红细胞大小不等，建议查血清铁及铁蛋白；骨髓活检未见异常；乳腺超声：左乳实性结节，BI-RADS 3，左腋下淋巴结可见。肠道超声：上腹偏左局限性肠壁增厚（厚约 1.0cm）伴肠腔狭窄。血栓方面：凝血均正常（D-Dimer 0.16mg/L）；血管 BUS：腹主动脉、双侧髂静脉、双下肢深静脉未见异常，肠系膜上静脉、左侧股总动脉部分栓塞可能性大。入院后为行肠镜检查，暂停阿司匹林，继续给予依诺肝素 6000U q12h 抗凝，长期口服沙格雷酯、西洛他唑，一般情况可，查体大致同入院。该患者目前诊断存疑，后续治疗不明确，特提请于 2015 年 12 月 9 日内科大查房。

二、讨　论

血液科张炎医师：患者中年女性，慢性病程，临床表现为全身多发血栓形成，表现为：①颅内静脉上矢状窦血栓，导致癫痫发作，为该患者的首发症状；②发生腹痛、血便及持续不全性肠梗阻，考虑与肠系膜静脉血栓有关；③咳嗽后筛查 CTPA 发现左肺动脉栓塞；④除静脉血栓外，有多个动脉血栓事件，包括下肢大动脉及小动脉，大动脉主要为双下肢髂血管，出现双下肢疼痛、无脉及间歇性跛行，小动脉表现为双侧足底血栓性小血管闭塞性改变。实验室检查方面，筛查遗传性易栓症、免疫病、肿瘤标志物均为阴性，炎症指标轻度升高，影像学检查除提示血栓之外，发现局限性第 5 组小肠病变，PET 提示局部炎性或恶性肿瘤可能。治疗方面：患者在不规律抗凝过程中疾病仍持续进展：①在服用阿司匹林过程中出现肠系膜血栓；②后期华法林不正规抗凝过程中出现双下肢血栓形成；近期正规阿司匹林联合低分子肝素抗凝治疗后患者血栓表现及腹痛症状好转。

总结该患者病例，其血栓发生有以下特点：①动静脉同时受累；②静脉系统血栓为少见部位血栓，如颅内静脉窦、肠系膜上静脉等；③抗凝过程中疾病仍有进展。目前诊断考虑易栓症。易栓症，又称为高凝状态，指由于遗传性或获得性原因引起凝血障碍，进而导致容易形成血栓的状态。如患者出现以下情况，需考虑易栓症或高凝状态，①发病年龄早，特别在 50 岁以下；②出现少见部位血栓如肾静脉、脾静脉、肠系膜静脉、颅内静脉等；③血栓事件反复发作；④其他：包括血栓家族史、反复流产或服用华法林出现皮肤坏死情况。

易栓症患者病因分析主要考虑 3 个方面：①遗传性易栓症，所有不明原因易栓症患者中遗传性因素占 30%~40%，包括内源性抗凝物质缺乏、异常纤维蛋白原血症、内源性促凝物质增加等；②混合性因素，如高同型半胱氨酸血症；③获得性因素：常见的包括自身免疫性疾病、炎症状态、肿瘤、口服避孕药、手术、制动等。关于本患者的病因：①遗传性因素筛查：抗凝物质减少方面，该患者易栓四项中抗凝血酶Ⅲ、APC（活化蛋白 C）、APS（活化蛋白 S）检测均为阴性；促凝物质增加方面，国外主要为Ⅴ因子和Ⅱ因子突变，国内极罕见，该患者 APC-R（活化蛋白 C 抵抗）检测亦为阴性，检测Ⅻ因子活性正常；异常纤维蛋白原血症及纤维蛋白原缺陷在易栓症中罕见，且起病较早，多数在 30 岁之前，与该患者表现不符，综上该患者暂不考虑遗传性易栓症；②混合性因素中，最常见的为高同型半胱氨酸血症（HCY），该患者外院及我院检测 HCY 均正常，诊断依据不足；③获得性因素中，患者病史中无流产史、血小板减低史，ANA、ANCA、抗磷脂抗体、狼疮抗凝物检测均为阴性，目前 CTD、抗磷脂综合征（antiphospholipid syndrome，APS）等暂不考虑。但患者 hsCRP 等炎症指标升高，炎症状态等导致的易栓症目前不能完全排除，特别是系统性血管炎、炎症性肠病。肿瘤筛查方面，血液系统肿瘤中骨髓增殖性疾病（MPN/MPD）如真性红细胞增多症（PV）、原发性血小板增多症（ET）等可导致腹腔少见部位血栓，该患者骨髓涂片及活检、特异性融合基因检查均阴性，暂无相关依据；阵发性睡眠性血红蛋白尿（PNH）亦可发生腹腔血栓，但该患者病程中无溶血表现，且筛查 CD55/CD59 表达均正常，不支持 PNH 诊断；但其他肿瘤，特别是肠道来源肿瘤尚不能排除。其余肝素诱导的血小板减少（HIT）、妊娠、激素、肥胖、手术、制动方面，患者均无相关病史，暂不考虑。特发性易栓症在易栓症患者中占 10%～15%。如未能发现其他病因，则考虑为特发性易栓症。对本患者而言，肿瘤、炎症和自身免疫性疾病依然是需重点筛查的病因。

从血栓发生部位来寻找病因：①肠系膜血栓形成：按照发病率高低，依次为遗传性易栓症、肿瘤相关易栓症、炎症状态、淤血状态及特发性易栓症。遗传性易栓症目前已排除，获得性病因中血液肿瘤已基本排除；部分腹腔肿瘤，可以表现为腹腔静脉血栓，但很少累及其他静脉血栓且动脉血栓少见，目前暂时无法完全排除；炎症状态方面，腹腔内炎症及全身炎症都可以导致血栓，因为患者存在有局限性肠管病变，需重点怀疑有无炎症性肠病可能；此外淤血状态和特发性，目前暂无证据；②颅内静脉血栓，为少见部位血栓，常见原因为肿瘤、特发性、系统性血管炎，以上均无法排除；③动静脉同时受累，病因最常见的是抗磷脂综合征、高同型半胱氨酸血症、MPN/MPD、肿瘤、血管炎及 PNH，针对患者，病因仍集中在肿瘤和血管炎。

国外一宗 61 例住院易栓症患者回顾研究中报道，男女比例相似，50 岁以下居多，多数为单纯 DVT，单纯动脉血栓不多，少见部位血栓仅占 10%；病因最多见为特发性，其次为遗传相关易栓症，主要是 V 因子突变及 PS 缺乏。同时统计我院 2010～2015 年收治易栓症患者资料，男性居多，中位年龄 39 岁；病因中原发性占 22 例，多数为 ATⅢ缺乏，继发性为 15 例，最多为特发性，其次为自身免疫性疾病，再次为肿瘤。单纯动脉受累 7 例，单纯静脉受累 16 例，动静脉同时受累的 14 例，同时受累患者中继发性 6 例，其中特发 4 例，CTD 1 例，原发性 8 例，其中 ATⅢ缺乏 7 例；受累部位主要为 DVT，还有肺栓塞、腹腔内静脉、颅内静脉、心腔内血栓等，资料显示腹腔血栓更多见于特发性或者 ATⅢ缺乏患者，颅内血栓仅 3 例，较为少见。

综上所述，本患者的鉴别诊断主要集中在以下几种可能：①肿瘤性疾病：患者多发血栓病史结合 PET/CT 及影像学结果，专业组查房考虑实体瘤继发易栓症可能性大；淋巴增殖性疾病亦可以继发栓症，有文献回顾 60 例淋巴瘤合并狼疮抗凝物阳性患者，均合并血栓；②血管炎：该患者多血管受累，且炎症指标升高，需考虑有血管炎可能；③炎症性肠病亦可以继发肠道血栓形成，但少见腹腔外血栓形成，与该患者腹腔外血栓较重不符；④特发性易栓症，肠道病变可能仅为肠道缺血/淤血的继发表现。

查房目的：①请消化内科和基本外科探讨肠道病变性质，肿瘤？炎症肠病？缺血性肠病？或是其他病因；②下一步治疗选择小肠镜？手术切除？药物？该患者对抗凝治疗需求高，手术操作本身会加重高凝状态，因此无论何种操作，均会导致围操作期高度的术中出血和术后血栓风险。何种选择对患者最为有利，需要请相关科室协助；③请免疫内科明确有无免疫性疾病可能；④请血管外科指导双下肢动脉后续处理。

放射科曹剑医师：患者 43 岁女性，因间断癫痫发作，腹痛及双下肢肿痛就诊我院。①肺部情况：外院 2015 年 5 月 CTPA 提示左下肺局部栓塞，2015 年 10 月我院 CTPA+CTV 显示双侧肺动脉未见到明确血栓，考虑患者抗凝治疗有效；②双下肢血管：我院双下肢 CTV 显示双侧腘静脉、左侧小腿肌间小血管充盈缺损，右侧股浅静脉低密度影，提示患者双下肢多发血栓形成，患者下腔静脉及双侧髂静脉未见到明显异常；③肝脏情况：外院 2015 年 5 月影像学增强检查后肝脏密度不均，考虑急性血栓形成，血流灌注不均所致；④腹部情况：外院 2015 年 5 月腹部增强 CT 可见平脐水平局部肠管狭窄表现，近端肠管轻度扩张，肠管壁轻度增厚，我院 2015 年 11 月小肠重建提示脐周水平局部肠管增厚，冠状位示局部肠管增厚、狭窄，近端肠管明显扩张，肠壁变薄、肠管扩张等肠梗阻表现较外院明显加重，肠系膜多发淋巴结肿大，初步考虑为肿瘤性病变，但结合患者外院 2015 年 4 月即有类似局部影像学改变，且本身合并多发血栓形成，肠管的慢性缺血亦可导致该表现，需进一步完善肠镜、小肠镜明确局部肠管形态。肠系膜上静脉充盈缺损，重建后可见门脉多发侧支小血管形成，考虑慢性反复血栓形成导致，经过抗凝后血栓已较前缩小。肝内门脉左支显示不清，左侧髂外至股动脉段完全闭塞与外院结果符合；⑤颅内情况：外院 2015 年 2 月头颅 MRI 示双侧额叶、右侧顶叶长 T1、T2 信号，压水像可见大片水肿样改变，DWI 为高信号，提示急性脑出血，颅脑 CT 提示右脑顶叶少量出血，治疗后分别于 2015 年 3 月、4 月复查头颅 CT 和 MRI 可见双侧水肿面积逐渐吸收缩小，2015 年 10 月我院 MRI 提示右侧额叶陈旧性梗死灶，左侧顶叶微出血灶，原先额叶水肿带已经完全吸收。

免疫内科彭琳一医师：患者年轻女性，慢性病程，临床表现为反复动静脉血栓形成，病程中共有 3 次血栓事件。免疫内科最常见发生血栓疾病主要有抗磷脂综合征与贝赫切特综合征。①抗磷脂综合征为非炎症性的自身免疫性疾病，最大的特点是动静脉血栓形成、病态妊娠、血小板减少，血中可检测到抗磷脂抗体，该患者无病态妊娠史，病程中无血小板减低，多次查抗 β_2GP1、ACL、LA 均为阴性，凝血检查中 APTT 亦正常，目前不考虑抗磷脂综合征；②贝赫切特综合征（Behcet's Disease，BD）为血管炎中最常见的动静脉可同时受累的疾病，可伴有血栓形成。该患者虽有 hsCRP 轻度升高，但 ESR 持续正常，且在无抗炎治疗的情况下，抗凝后期 hsCRP 水平就逐渐下降，因此考虑该患者没有明确的全身性炎症状态，轻度 hsCRP 升高可能与血栓相关。此外该患者病程中无反复口腔、外阴溃疡的表现，无葡萄膜炎的眼部表现，亦无关节炎、皮肤结节红斑等临床表现，针刺反应阴性，基于以上，目前诊断贝赫切特综合征证据不足。结缔组织病方面，患者临床上无免疫病相关症状，自身抗体均为阴性，亦不能诊断。建议：①积极寻找易栓症背后原因，PET/CT 发现小肠可疑肿瘤病变，可进一步明确；②充分抗凝治疗。

消化内科李晓青医师：回顾患者腹痛病史，2015年4月底出现突发剧烈腹痛，起病时为上腹痛，后期转移到右下腹，疼痛难以忍受，腹痛2~3天后解1次暗红色血便，量约300ml。腹痛发作时增强CT提示肠系膜上动静脉血栓形成，肠壁明确增厚，此后患者腹痛症状持续存在。在腹痛过程中曾出现明确不全性肠梗阻表现，腹痛时右下腹可见鼓包，可闻及气过水声，肠内容物通过后腹痛可减轻。患者病程中应用不充分的抗凝及抗血小板治疗，但腹痛无明确减轻。2015年10月开始给予正规充分抗凝和抗血小板治疗至今，腹痛有所减轻，可以进食。本次入院后查体未触及腹部包块，无气过水声，未能诱发肠型，提示对抗凝和抗血小板治疗有效。故该患者目前肠道病灶考虑：①缺血性病变，患者多发血栓病变，病变肠管有明确地犯罪血管即肠系膜上动静脉受累，纵观患者腹痛、便血过程符合缺血性肠病临床表现。患者在充分的抗血小板、抗凝治疗后腹痛症状有所减轻，支持该病诊断；②影像学上提示局部肠壁增厚，且PET/CT提示SUV值明显升高，肿瘤亦不能完全排除。消化系统肿瘤中，小肠肿瘤发生率较低，约占5%以下，最常见小肠肿瘤为淋巴瘤及间质瘤。结合患者局部小肠病变伴周边淋巴结肿大，全身多发血栓情况，如为肿瘤，则淋巴瘤可能性较大；③炎症性肠病；临床过程不符合IBD，溃疡性结肠炎不支持，克罗恩病以回盲部为主，可以有小肠受累，但单纯累及小肠的克罗恩病相对少见。患者影像学上肠管局限性病灶系膜侧炎症表现并不突出，考虑IBD可能性极小。建议完善小肠镜明确病变性质，但需考虑以下问题：①内镜操作需停止抗凝治疗，期间可能有新发血栓形成，且操作内镜时可能发生血栓脱落；②小肠病变位置大概位于第4~5组小肠，经肛小肠镜可能无法到达位置取材。建议若有效抗凝和抗血小板治疗后，临床症状持续减轻，优先保守治疗，若腹痛、肠梗阻症状继续加重，则无论是缺血性肠病或肿瘤，均有手术指征。

基本外科徐强医师：患者目前无明确肠梗阻症状，不存在急诊手术指征。择期手术方面，如考虑缺血性肠病，治疗后目前病情好转，择期手术指征亦不强，但PET/CT考虑局部恶性病变可能，且与易栓症状态有关联，考虑恶性肿瘤则有手术指征，需与患者及家属沟通围手术期可能发生的重要脏器栓塞等相关风险。

血管外科陈跃鑫医师：①该患者易栓症诊断明确，但是病因不明，患者起病年龄较晚，遗传性易栓症暂不支持，获得性易栓症因素不能除外，肿瘤或者免疫性疾病不能除外，尽管目前尚无证据。由于目前检测手段的局限性，特发性易栓症往往是病因暂时无法明确的易栓症。我院血管外科统计数据表明，某些特发性易栓症患者可延迟半年或者一年后方发现肿瘤，该患者易栓症高度怀疑有背景疾病的存在，但目前尚无法明确；②患者目前静脉受累明确，包括门静脉系统、颅内静脉窦，动脉受累亦明确，但需鉴别是动脉血栓形成或是动脉栓塞。病史方面，患者腹痛时肠系膜上动脉中可见小栓子，后期复查时，小栓子消失，依据临床经验，动脉血管内血栓形成，即使给予充分抗凝，血栓很难完全消除，但如是栓塞，则可以在抗凝治疗后消融；髂动脉方面，目前可见到髂总动脉局限一段、髂外尤其是股总动脉分叉部位、腘动脉、左侧髂内动脉一短段血栓，周围有侧支循环形成，与常见动脉粥样硬化或局部血栓形成表现不符，因此患者下肢动脉、肠系膜动脉血管不排除为血栓栓塞事件。栓塞病变的来源，85%来源于心脏，

5%～10%来源于主动脉，5%为不明原因，该患者心脏超声未有相关提示，外院影像学提示腹主动脉透壁溃疡高度怀疑为附壁血栓的影像表现，近期可再次评估主动脉情况，建议完善主动脉尤其是降主动脉 CT 检查。如有多发栓塞或者主动脉严重的、附壁的、大块的、漂浮的血栓，有手术干预的指征；③关于下肢动脉的处理问题，目前患者踝肱指数预计不太低，经过抗凝及口服药扩血管治疗后，侧支循环已建立，查体双下肢皮温及足背动脉搏动均有所恢复，建议目前下肢动脉治疗以内科治疗为主，加强行走锻炼，促进侧支循环建立，如内科疾病得到有效控制前提下，患者治疗意愿强烈，可以外科干预；④动脉血栓患者使用抗血小板有获益的证据集中在动脉粥样硬化人群，对于易栓症或其他血栓形成、免疫疾病人群，治疗上更偏向于抗凝，结合本患者肠系膜动脉、下肢动脉栓塞事件怀疑为易栓症引起主动脉附壁血栓脱落引起的血栓事件，并非真正动脉血栓，同时患者目前正在联合口服具有较弱的抗血小板、较强扩血管作用的药物，目前内科治疗抗凝措施充分，如预期手术或小肠镜，停用抗血小板治疗可行。抗凝效果监测的指标，除了临床症状持续改善外，还可以通过 D-Dimer 水平指导抗凝。

血液内科庄俊玲医师： 患者易栓症诊断明确，先天性易栓症发病年龄较早，有家族史，以静脉血栓为主，与该患者不符；患者抗凝治疗后病情仍持续进展，提示有背景疾病促发高凝因素，但不能据此完全排除先天性，如先天性脂质代谢异常时也可同时发生动静脉血栓，也可以晚发病，但极罕见。获得性因素中需要重点排查肿瘤与抗磷脂综合征，血液科肿瘤中 MPN/MPD 大部分以静脉血栓为主，但亦可累及动脉，如 PV 可以出现心梗、脑梗、缺血性肠病等。诊断方面，尽管目前抗凝治疗取得一定临床效果，但为了更好地解释疾病，尽量手术或内镜活检取病理。抗凝治疗方面，对于没有明确原因的患者，抗凝至少半年，如果受累血管完全再通，Dimer 正常，可以考虑半年后停药，如停药后复发或血栓持续进展，且未发现病因，需考虑长期抗凝，甚至终身抗凝，如果发现病因，则视原发病情况决定抗凝时间长短。

三、转　　归

大查房后再次与患者及家属沟通手术或小肠镜相关事宜，患者及家属要求内科保守治疗并出院。院外继续使用阿司匹林 100mg qd，依诺肝素钠 6000U q12h，逐渐过渡至华法林抗凝，INR 维持在 2.0～2.5 之间。当地医院随访中，患者未再发血栓；间断腹痛，程度较前减轻，禁食后好转；间断大便潜血阳性，血红蛋白减低，补铁治疗后好转，复查腹部增强 CT 较前无明显变化。

四、点　　评

以下肢静脉血栓形成为代表的血栓性疾病是血液科最为常见的疾病，但是以多发性、少见部位血栓形成为特点的易栓症临床相对少见。可是，两者的诊断思路是类似的。首先要筛查有无导致高凝状态的诱发因素，比如肥胖、药物、制动等；其次要注意排查有无背后潜在疾病，比如抗磷脂综合征、肿瘤、遗传性易栓症等。本例从各方面证据来看，不能除外肿瘤。治疗方面，对于反复发作血栓的患者，一定要予以足量的抗凝治疗。而本患者同时存在消化道出血的风险，在治疗的过程中，要高度警惕治疗相关出血事件。

（裴 强 张 炎）

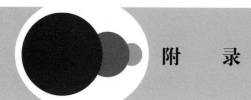

附 录

缩略词表

英文缩写	英文全称	对应中文
24hUP	24 hours urinary protein	24 小时尿蛋白定量
AA	aplastic anemia	再生障碍性贫血
AAV	ANCA-associated vasculitis	ANCA 相关小血管炎
Ab	antibody	抗体
ABG	arterial blood gas	动脉血气
ACA	anticentromere antibody	抗着丝点抗体
ACEI	angiotension converting enzyme inhibitor	血管紧张素转换酶抑制剂
ACL	anticardiolipin antibody	抗心磷脂抗体
ACS	acute coronary syndrome	急性冠脉综合征
ACTH	adrenocorticotrophic hormone	促肾上腺皮质激素
ADA	adenosine deaminase	腺苷脱氨酶
ADC	apparent diffusion coeffecient	表观弥散系数
AECA	anti-endothelial cell antibody	抗内皮细胞抗体
AF	atrial fibrillation	心房颤动
AFP	alpha fetal protein	甲胎蛋白
Ag	antigen	抗原
AKI	acute kidney injury	急性肾损伤
Alb	albumin	白蛋白
ALP	alkaline phosphatase	碱性磷酸酶
ALT	alanine aminotransferase	丙氨酸氨基转移酶
AMA	antimitochondrial antibodies	抗线粒体抗体
AMI	acute myocardial infarction	急性心肌梗死
AML	acute myeloid leukemia	急性髓系白血病
ANA	antinuclear antibodies	抗核抗体

英文缩写	英文全称	对应中文
ANCA	antineutrophil cytoplasmic antibodies	抗中性粒细胞质抗体
AOSD	adult-onset Still's disease	成人斯蒂尔病
APS	antiphospholipid syndrome	抗磷脂综合征
APTT	activated partial thromboplastin time	活化部分凝血活酶时间
ARB	angiotensin receptor blocker	血管紧张素受体拮抗剂
AS	ankylosing spondylitis	强直性脊柱炎
ASO	anti-streptolysin O	抗链球菌溶血素 O
AST	aspartate amino transferase	天门冬氨酸氨基转移酶
ATN	acute tubular necrosis	急性肾小管坏死
A-Tg	antithyroglobulin antibodies	抗甲状腺球蛋白抗体
A-TPO	thyroid microsomal antibodies	抗甲状腺微粒体抗体
BD	Behçet's disease	贝赫切特综合征（白塞病）
bid	twice a day	每日两次
BLD	blood	红细胞
BMI	body mass index	体重指数
BNP	B type natriuretic peptide	B 型钠尿肽
BP	blood pressure	血压
BST	Brucella serum agglutination test	布氏杆菌血清凝集试验
BUS	B-ultrasound	B 超
C3	complement 3	补体 C3
C4	complement 4	补体 C4
Ca	calcium	钙
CA125	carbohydrate antigen 125	糖链抗原 125
CA15-3	carbohydrate antigen 15-3	糖链抗原 15-3
CA19-9	carbohydrate antigen 19-9	糖链抗原 19-9
CA242	carbohydrate antigen 242	糖链抗原 242
CA72-4	carbohydrate antigen 72-4	糖链抗原 72-4
CAD	coronary artery disease	冠状动脉粥样硬化性心脏病
CAP	community acquired pneumonia	社区获得性肺炎

续　表

英文缩写	英文全称	对应中文
CA-EBV	chronic active Epstein-Barr virus infection	慢性活动性 EB 病毒感染
CD	crohn's disease	克罗恩病
	castleman's disease	Castleman 病/巨大淋巴结增生症
CEA	carcinoembryonic antigen	癌胚抗原
CK	creatine kinase	肌酸激酶
CKD	chronic kidney disease	慢性肾脏疾病
CK-MB	creatine kinase-MB	肌酸激酶-MB
CMV	cytomegalovirus	巨细胞病毒
COPD	chronic obstructive pulmonary disease	慢性阻塞性肺疾病
Cr	creatinine	肌酐
CT	computerized tomography	计算机化断层显像
CTA	computerized tomographic angiography	CT 血管成像
CTD	connective tissue disease	结缔组织病
cTnI	cardiac troponin I	心肌肌钙蛋白 I
CTPA	computed tomographic pulmonary angiography	CT 肺动脉造影
CTU	computerized tomographic urography	CT 尿路成像
CTV	computerized tomographic venography	CT 静脉成像
Cyfra21-1	Cyfra21-1	细胞角蛋白 19 片段
DBil	direct bilirubin	直接胆红素
DIC	disseminated intravascular coagulation	弥散性血管内凝血
DIC	disseminated intravascular coagulation	弥散性血管内凝血
DLCO	diffusion capacity of the lung for carbon monoxide	一氧化碳弥散量
DM	diabetes Mellitus	糖尿病
DNA	deoxyribonucleic acid	脱氧核糖核酸
DPLD	diffuse Parenchymal Lung Disease	弥漫性肺实质疾病
DVT	deep vein thrombosis	深静脉血栓
DWI	diffusion weighted imaging	弥散加权成像
D-Dimer	D-Dimer	D 二聚体
EBER	epstein-barr virus encoded RNA	EB 病毒编码核糖核酸

续　表

英文缩写	英文全称	对应中文
EBV	epstein-barr virus	EB 病毒
ECHO	echocardiogram	超声心动图
eGFR	estimated glomerular filtration rate	估测肾小球滤过率
ENA	extractable nuclear antigen	可提取核抗原
EOS	eosinophile granulocyte	嗜酸性粒细胞
EPO	erythropoietin	促红细胞生成素
ESR	erythrocyte sedimentation rate	红细胞沉降率
Fbg	fibrinogen	纤维蛋白原
FDP	fibrin (-ogen) degradation products	纤维蛋白（原）降解产物
FEV1	forced expiratory volume in 1 second	1 秒用力呼气容积
FSH	follicle-stimulating hormone	卵泡刺激素
FT_3	free triiodothyronine	游离三碘甲腺原氨酸
FT_4	free thyroxine	游离甲状腺素
FUO	fever of unknown origin	发热原因未明
FVC	forced vital capacity	用力肺活量
GBM	glomerular basement membrane	肾小球基膜
GFR	glomerular filtration rate	肾小球滤过率
GGT	γ-glutamyltransferase	γ-谷氨酰转移酶
GH	growth hormone	生长激素
Glu	glucose	葡萄糖
GPA	granulomatosis with polyangiitis	肉芽肿性多血管炎
HAV	hepatitis A virus	甲型肝炎病毒
Hb	hemoglobin	血红蛋白
HbA1c	glycosylated hemoglobin	糖化血红蛋白
HBcAb	hepatitis B core antibody	乙型肝炎核心抗体
HBeAb	hepatitis B e antibody	乙型肝炎 e 抗体
HBsAb	hepatitis B surface antibody	乙型肝炎表面抗体
HBsAg	hepatitis B surface antigen	乙型肝炎表面抗原
HBV	hepatitis B virus	乙型肝炎病毒

续 表

英文缩写	英文全称	对应中文
HCC	Hepatic cell carcinoma	肝细胞癌
HCV	hepatitis C virus	丙型肝炎病毒
HCY	Homocysteine	同型半胱氨酸
HDL-C	high density lipoprotein cholesterol	高密度脂蛋白胆固醇
HES	hyper-eosinophilic syndrome	高嗜酸粒细胞综合征
HEV	hepatitis E virus	戊型肝炎病毒
HIT	heparin-induced thrombocytopenia	肝素诱导的血小板减少
HIV	human immunodeficiency virus	人类免疫缺陷病毒
HLH	hemophagocyticlymphohistiocytosis	噬血细胞性淋巴组织细胞增生症
HR	heart rate	心率
HRCT	high resolution computerized tomography	高分辨计算机化断层显像
hsCRP	hyper sensitive C-reactive protein	超敏 C 反应蛋白
HSV-1	herpes simplex virus-1	单纯疱疹病毒-1
HTN	hypertension	高血压
IBD	inflammatory bowel disease	炎症性肠病
IE	infective endocarditis	感染性心内膜炎
Ig	immunoglobulin	免疫球蛋白
IGF-1	insulin-like growth factor-1	胰岛素样生长因子-1
IL-	interleukin-	白介素-
INR	international normalized ratio	国际标准化比值
ITP	immunologic thrombocytopenic purpura	免疫性血小板减少性紫癜
Iv	intravenous	经静脉
K	kalium	钾
LA	lupus anticoagulant	狼疮抗凝物
LAD	left anterior descending artery	左前降支
LCX	left circumflex artery	左回旋支
LDH	lactate dehydrogenase	乳酸脱氢酶
LDL-C	low density lipoprotein cholesterol	低密度脂蛋白胆固醇
LH	luteinizing hormone	黄体生成素

续 表

英文缩写	英文全称	对应中文
LM	left main artery	左主干
LVEF	left ventricular ejection fraction	左室射血分数
LY	lymphocyte	淋巴细胞
MCH	mean corpuscular hemoglobin	平均红细胞血红蛋白
MCHC	mean corpuscular hemoglobin concentration	平均红细胞血红蛋白浓度
MCV	mean corpuscular volume	平均红细胞体积
MGUS	monoclonal gammopathy of undetermined significance	意义未明的单克隆冰球蛋白血症
MM	multiple myeloma	多发性骨髓瘤
MPA	microscopic polyarteritis	显微镜下多血管炎
MRI	magnetic resonance Imaging	磁共振成像
MRV	magnetic resonance venography	磁共振静脉成像
Myo	myoglobin	肌红蛋白
Na	natrium	钠
NEUT	neutrophil	中性粒细胞
NHL	non-Hodgkin's lymphoma	非霍奇金淋巴瘤
NSAIDs	nonsteroidal anti-inflammatory drugs	非甾体类抗炎药
NSE	neuron-specific enolase	神经元特异性烯醇化酶
NSTEMI	non-ST-segment elevation myocardial infarction	非 ST 段抬高型心肌梗死
NT-proBNP	n terminal B type natriuretic peptide	N 末端 B 型钠尿肽原
OB	occult blood	潜血
PAH	pulmonary artery hypertension	肺动脉高压
PAN	polyarteritisnodosa	结节性多动脉炎
pCO$_2$	pressure of carbon dioxide	二氧化碳分压
PCT	procalcitonin	降钙素原
PE	pulmonary embolism	肺栓塞
PET/CT	positron emission tomography/computerized tomography	正电子发射计算机断层显像
PLT	platelet	血小板

续　表

英文缩写	英文全称	对应中文
PM	polymyositis	多发性肌炎
po	by mouth	经口
pO_2	pressure of oxygen	氧分压
PPD	purified protein derivative	结核菌素纯蛋白衍生物
PRL	prolactin	泌乳素
Pro	protein	蛋白质
ProGRP	pro-gastrin-releasing peptide	胃泌素释放肽前体
PSA	prostate specific antigen	前列腺特异性抗原
PT	prothrombin time	凝血酶原时间
PTH	parathyroid hormone	甲状旁腺素
qd	every day	每日一次
qid	four times a day	第日四次
qod	every other day	隔日一次
R	respiration	呼吸
RA	rheumatoid arthritis	类风湿关节炎
RBC	red blood cell	红细胞
RCA	right coronary artery	右冠状动脉
RF	rheumatoid factor	类风湿因子
RPGN	rapidly progressive glomerulonephritis	急进性肾小球肾炎
RV	rubella virus	风疹病毒
RVEF	right ventricular ejection fraction	右室射血分数
SCCAg	squamous cell carcinoma antigen	鳞状细胞癌抗原
SLE	systemic lupus erythematosus	系统性红斑狼疮
SpA	spondyloarthropathy	脊柱关节病
SpO_2	pulse oxygen saturation	脉搏血氧饱和度
SS	Sjogren's syndrome	干燥综合征
STEMI	ST-segment elevation myocardial infarction	ST 段抬高型心肌梗死
SUV	standard uptake value	标准摄取值
T	temperature	体温

英文缩写	英文全称	对应中文
TB	tuberculosis	结核
TBil	total bilirubin	总胆红素
TC	total cholesterol	总胆固醇
TG	triglyceride	甘油三酯
tid	three times a day	每日三次
TMA	thrombotic microangiopathy	血栓性微血管病
Tmax	temperature maxium	最高体温
TP	total protein	总蛋白
TPS	tissue polypeptide specific antigen	组织多肽特异性抗原
TRAb	thyrotrophin receptor antibody	促甲状腺素受体抗体
TSH	thyroid-stimulating hormone	促甲状腺素
TTP	thrombotic thrombocytopenic purpura	血栓性血小板减少性紫癜
T_3	triiodothyronine	三碘甲状腺原氨酸
T_4	thyroxine	甲状腺素
T-SPOT. TB	T-SPOT. TB	淋巴细胞培养+干扰素释放测定结核感染T细胞斑点试验
UA	uric acid	尿酸
UC	ulcerative colitis	溃疡性结肠炎
Urea	urea	尿素
V/Q	ventilation/perfusion	通气/血流灌注
VAS	visual analogue scale	视觉模拟评分
WBC	white blood cell	白细胞
β_2GP1	β_2-glycoprotein1	β_2糖蛋白1

北京协和医院化验项目

项目名称	涵盖内容
ANA 3 项	ANA，dsDNA-IF，dsDNA-ELISA
ANA 18 项	ANA3 项+抗细胞质抗体、抗中性粒抗体、免疫印迹法 14 项（Sm、RNP、SSA、SSB、Scl-70、Jo-1、rRNP、PCNA、AHA、Ro 52、PM-Scl、ANuA、CENP B、AMA-M2）
ANCA 3 项	ANCA-IF、PR3-ANCA、MPO-ANCA
DIC 全套	PT，APTT，TT，Fbg，D-Dimer，FDP
感染 4 项	HBsAg，HCV-Ab，TP-Ab，HIV Ag/Ab
抗 ENA（4 项+7 项）	双扩散法（Sm、RNP、SSA、SSB），免疫印迹法（Sm、RNP、SSA、SSB、Scl-70、Jo-1、rRNP）
抗磷脂抗体谱	ACL，β_2GP1
输血 8 项	乙肝 5 项+HIV Ag/Ab+HCV-Ab+Tp-Ab
铁四项	血清铁（Fe）、总铁结合力（TIBC），转铁蛋白饱和度（TS），铁蛋白（Fer）
TORCH 10 项	弓形虫 IgG+IgM，风疹病毒 IgG+IgM，巨细胞病毒 IgG+IgM，单纯疱疹病毒 1 型 IgG+IgM，单纯疱疹病毒 2 型 IgG+IgM
乙肝 5 项	HBsAg，HBsAb，HBeAg，HBeAb，HBcAb
易栓症 4 项	APC 抵抗，蛋白 C，蛋白 S，抗凝血酶-Ⅲ（AT-Ⅲ）